U0322854

# 介入肿瘤学

## 影像引导下肿瘤治疗的理论与实践

● 第 2 版 ●

**主编** ［美］让–弗朗索瓦 H. 盖斯文德（Jean–François H. Geschwind）

美国康涅狄格州纽黑文市，耶鲁大学医学院放射学与生物医学影像学系主任，放射学与肿瘤学教授

［美］迈克尔 C. 索兰（Michael C. Soulen）

美国宾夕法尼亚州费城，宾夕法尼亚大学艾布拉姆森癌症中心放射学和外科学教授，兼介入肿瘤科主任

**主译** 陆骊工

辽宁科学技术出版社
LIAONING SCIENCE AND TECHNOLOGY PUBLISHING HOUSE

拂石医典
FU SHI MEDBOOK

**图书在版编目（CIP）数据**

介入肿瘤学：影像引导下肿瘤治疗的理论与实践/（美）让－弗朗索瓦 H. 盖斯文德，（美）迈克尔 C. 索兰主编；陆骊工主译．—2 版．—沈阳：辽宁科学技术出版社，2019.7

ISBN 978－7－5591－1159－3

Ⅰ. ①介…　Ⅱ. ①让…　②迈…　③陆…　Ⅲ. ①肿瘤—介入性治疗　Ⅳ. ①R730.5

中国版本图书馆 CIP 数据核字（2019）第 074119 号

出版发行：辽宁科学技术出版社

　　　　　北京拂石医典图书有限公司

　　　　　地址：北京海淀区车公庄西路华通大厦 B 座 15 层

联系电话：010-57262361/024-23284376

E－mail：fushimedbook@163.com

印刷者：中煤（北京）印务有限公司

经销者：各地新华书店

幅面尺寸：185mm×260mm

字　数：736 千字　　　　　　　印　张：29.5

出版时间：2019 年 7 月第 1 版　　印刷时间：2019 年 7 月第 1 次印刷

责任编辑：李俊卿　　　　　　　责任校对：梁晓洁

封面设计：潇　潇　　　　　　　封面制作：潇　潇

版式设计：天地鹏博　　　　　　责任印制：丁　艾

如有质量问题，请速与印务部联系　联系电话：010-57262361

定　价：238.00 元

# 翻译委员会名单

主　　译　陆骊工

主　　审　罗鹏飞

译者名单　（按姓氏笔画排序）

于向荣（暨南大学附属珠海医院）

王冰寒（暨南大学附属珠海医院）

王　坤（暨南大学附属珠海医院）

王　勇（暨南大学附属珠海医院）

毛　俊（暨南大学附属珠海医院）

文烈伟（暨南大学附属珠海医院）

占美晓（暨南大学附属珠海医院）

向青锋（暨南大学附属珠海医院）

刘永康（暨南大学附属珠海医院）

刘　羽（暨南大学附属珠海医院）

许卫国（暨南大学附属珠海医院）

许鸿发（暨南大学附属珠海医院）

苏燕红（暨南大学附属珠海医院）

杨翔宇（暨南大学附属珠海医院）

李记华（暨南大学附属珠海医院）

李忠亮（暨南大学附属珠海医院）

李　佳（暨南大学附属珠海医院）

李　勇（暨南大学附属珠海医院）

李　静（暨南大学附属珠海医院）

肖　静（暨南大学附属珠海医院）

邱力戈（暨南大学附属珠海医院）

何　旭（暨南大学附属珠海医院）

忻勇杰（暨南大学附属珠海医院）

张德景（暨南大学附属珠海医院）

郑游冰（暨南大学附属珠海医院）

孟　雅（暨南大学附属珠海医院）

赵　炜（暨南大学附属珠海医院）

殷　花（暨南大学附属珠海医院）

黄国敏（暨南大学附属珠海医院）

黄建文（暨南大学附属珠海医院）

彭秀斌（暨南大学附属珠海医院）

程光森（暨南大学附属珠海医院）

傅思睿（暨南大学附属珠海医院）

廖少琴（暨南大学附属珠海医院）

薛　明（暨南大学附属珠海医院）

# 编写人员名单

**Muneeb Ahmed MD**

Department of Radiology, Beth Israel Deaconess Medical Center, Boston, MA, USA

**Erica S. Alexander MD**

Department of Radiology, Hospital of the University of Pennsylvania, Philadelphia, PA, USA

**Tomas Andrasina MD PhD**

Department of Radiology, University Hospital Brno and Medical Faculty, Masaryk University, Brno, Czech Republic

**Melissa Atwood DO**

Children´s Hospital of Wisconsin, Milwaukee, WI, USA

**Thierry de Baè re**

Department of Interventional Radiology, Institut de Cancérologie, Villejuif, France

**Lourens Bester MBChB BSc（Hons）MMedRad MFGPFRANZCR FACP**

Department of Interventional Radiology, University of New South Wales, St. Vincent's Hospital, Darlinghurst, NSW, Australia

**David Boshell MBBS FRANZCR**

Department of Interventional Radiology, University of New South Wales, St. Vincent's Hospital, Darlinghurst, NSW, Australia

**Matthew R. Callstrom MD PhD**

Department of Radiology, Mayo Clinic College of Medicine, Rochester, MN, USA

**Julius Chapiro MD**

Russell H. Morgan Department of Radiology and Radiological Science, Division of Cardiovascular and Interventional Radiology, Johns Hopkins Hospital, Baltimore, MD, USA

**Jin Wook Chung MD**

Department of Radiology, Seoul National University Hospital, Seoul, Korea

**Dania Cioni MD**

Division of Diagnostic Imaging and Intervention, Pisa University School of Medicine, Pisa, Italy

**Jonathan Coleman MD**

Department of Urology, Kimmel Center, Memorial Sloan Kettering Cancer Center, New York, NY, USA

**François Cornelis MD PhD**

Department of Radiology, Memorial Sloan Kettering Cancer Center, New York, NY, USA

**Laura Crocetti MD PhD**

Division of Diagnostic Imaging and Intervention, Pisa University School of Medicine, Pisa, Italy

**Maria Clotilde Della Pina MD PhD**

Division of Diagnostic Imaging and Intervention, Pisa University School of Medicine, Pisa, Italy

**Eric Desruennes**

Department of Anesthesiology, Institut de Cancé rologie, Villejuif, France

**Damian E. Dupuy MD FACR**

Department of Radiology, Warren Alpert Medical School of Brown University, Providence, RI, USA

**Jeremy C. Durack MD MS**

Department of Radiology, Memorial Sloan Kettering Cancer Center, New York, NY, USA

**Behfar Ehdaie MD**

Department of Urology, Kimmel Center, Memorial Sloan Kettering Cancer Center, New York, NY, USA

**Anthony M. Esparaz MD**

Department of Radiology, Beth Israel Deaconess Medical Center, Boston, MA, USA

**Kelly Fábrega – Foster MD**

Russell H. Morgan Department of Radiology and Radiological Sciences, Johns Hopkins University, Baltimore, MD, USA

**Dimitri Filippiadis MD PhD**

Department of Radiology, School of Medicine, University of Athens, Athens, Greece

**Florian Nima Fleckenstein**

Russell H. Morgan Department of Radiology and Radiological Science, Division of Cardiovascular and Interventional Radiology, Johns Hopkins Hospital, Baltimore, MD, USA

**Terence P. Gade MD PhD**

Division of Interventional Radiology, University of Pennsylvania, Philadelphia, PA, USA

**Ricardo Garcia – Monaco MD PhD FSIR**

Department of Radiology, Hospital Italiano, University of Buenos Aires, Argentina

**Vanessa L. Gates MS**

Department of Radiology, Section of Interventional Oncology, Northwestern University, Robert H. Lurie Comprehensive Cancer Center, Chicago, IL, USA

**Debra A. Gervais MD**

Massachusetts General Hospital, Boston, MA, USA

**Jean – François H. Geschwind MD**

Department of Radiology and Biomedical Imaging, Yale University School of Medicine, New Haven, CT, USA

**George I. Getrajdman MD**

Department of Radiology, Memorial Sloan Kettering Cancer Center, New York, NY, USA

**S. Nahum Goldberg MD**

Interventional Oncology Unit, Department of Radiology, Hadassah Hebrew University Medical Center, Ein Karem, Jerusalem, Israel

**Ryan M. Hickey MD**

Northwestern University, Chicago, IL, USA

**Hwan Jun Jae MD**

Department of Radiology, Seoul National University Hospital, Seoul, Korea

**Ihab R. Kamel MD PhD**

Russell H. Morgan Department of Radiology and

Radiological Sciences, Johns Hopkins University, Baltimore, MD, USA

**Alexis Kelekis MD EBIR FSIR**

2nd Department of Radiology, School of Medicine, National and Kapodistrian University of Athens, Athens, Greece

**Nancy Kemeny MD**

Medical Oncologist, Memorial Sloan Kettering Cancer Center, New York, NY, USA

**Hyo-Cheol Kim MD**

Department of Radiology, Seoul National University Hospital, Seoul, Korea

**A. Nicholas Kurup MD**

Mayo Clinic College of Medicine, Rochester, MN, USA

**Riccardo Lencioni MD FSIR EBIR**

Department of Radiology, University of Pisa School of Medicine, Pisa, Italy

**Robert J. Lewandowski MD**

Department of Radiology, Section of Interventional Oncology, Northwestern University, Robert H. Lurie Comprehensive Cancer Center, Chicago, IL, USA

**David Li MD PhD**

Department of Radiology, Weill Cornell Medical College, New York, NY, USA

**David C. Madoff**

Department of Radiology, Weill Cornell Medical College, New York, NY, USA

**Sean Marks MD**

Division of Hematology and Oncology, Medical College of Wisconsin, Milwaukee, WI, USA

**Fidel David Huitzil Melendez MD MSc**

Memorial Sloan Kettering Cancer Center, New York, NY, USA

**Baerbel Meteling BvetMed PhD**

Department of Interventional Radiology, University of New South Wales, St. Vincent's Hospital, Darlinghurst, NSW, Australia

**Peter R. Mueller MD FSIR FCIRSE**

Department of Radiology, Harvard Medical School, Boston, MA, USA

**Govindarajan Narayanan MD FSIR**

University of Miami, Coral Gables, FL, USA

**Jae Hyung Park MD**

Department of Radiology, Gachon University Gil Medical Center, Incheon, Korea

**Elena N. Petre**

Department of Radiology, Section of Interventional Radiology, Memorial Sloan Kettering Cancer Center, New York, NY, USA

**Neda Rastegar MD**

Russell H. Morgan Department of Radiology and Radiological Sciences, Johns Hopkins University, Baltimore, MD, USA

**William S. Rilling MD FSIR**

Department of Radiology, Medical College of Wisconsin, Milwaukee, WI, USA

**Drew A. Rosielle MD**

Palliative Medicine, University of Minnesota Medical Center, Minneapolis, MN, USA

**Mansi A. Saksena MBBS**

Department of Radiology, Massachusetts General

Hospital, Boston, MA, USA

**Riad Salem MD**

Department of Radiology, Section of Interventional Oncology, Northwestern University, Robert H. Lurie Comprehensive Cancer Center, Chicago, IL, USA

**Lynn Jeanette Savic**

Russell H. Morgan Department of Radiology and Radiological Science, Division of Cardiovascular and Interventional Radiology, Johns Hopkins Hospital, Baltimore, MD, USA

**Constantinos T. Sofocleous**

Department of Radiology, Section of Interventional Radiology, Memorial Sloan Kettering Cancer Center, New York, NY, USA

**Stephen B. Solomon MD**

Interventional Radiology Service, Department of Radiology, Memorial Sloan Kettering Cancer Center, New York, NY, USA

**Michael C. Soulen MD FSIR FCIRSE**

Department of Radiology, Abramson Cancer Center, University of Pennsylvania, Philadelphia, PA, USA

**Govindarajan Srimathveeravalli PhD**

Interventional Radiology Service, Department of Radiology, Memorial Sloan Kettering Cancer

Center, New York, NY, USA

**Ursina Teitelbaum MD**

University of Pennsylvania, Philadelphia, PA, USA

**Ashraf Thabet MD**

Department of Radiology, Massachusetts General Hospital, Boston, MA, USA

**Sean Tutton MD FSIR**

Department of Radiology, Medical College of Wisconsin, Milwaukee, WI, USA

**Vlastimil Valek MD CSc MBA**

Department of Radiology, University Hospital Brno and Medical Faculty, Masaryk University, Brno, Czech Republic

**Aradhana M. Venkatesan MD**

Radiology and Imaging Sciences and Center for Interventional Oncology, NIH Clinical Center, Bethesda, MD, USA

**Bradford J. Wood MD**

Department of Radiology, Center of Interventional Oncology, NIH Clinical Center, Bethesda, MD, USA

**Hooman Yarmohammadi MD**

Department of Radiology, Memorial Sloan Kettering Cancer Center, New York, NY, USA

# 序 言

随着现代医学知识的不断革新与医学技术的快速发展，肿瘤介入与微创治疗领域得到了前所有未有的关注，成为继肿瘤外科、肿瘤内科、肿瘤放疗以外的第四大癌症治疗支柱。面对世界范围内肿瘤治疗这一日益严峻的命题，肿瘤介入治疗学凭借其创伤小、恢复快、疗效确切等优势，在过去三十余年获得了快速的发展。三十多年来，随着先进的影像引导治疗设备、介入新技术及新方法的开发和应用，中国肿瘤介入治疗领域得到了迅猛的发展，其适应证已拓宽至人体绝大多数脏器肿瘤。另一方面肿瘤介入的知识体系获得广泛应用，技术不断由三甲医院向基层医院传递，介入医师队伍的整体素质亦通过规范化培训得到不断提高。在肿瘤介入治疗飞速发展的新形势下，对国内外先进治疗技术进行系统性的总结，对治疗领域的共识与指南进行汇总与梳理，加强对各级从业人员及研究人员的培训，对提升各级介入从业人员的专业素质显得尤为重要。

陆骊工教授长期从事肿瘤介入治疗的研究，是我国介入医学领域的领军人物之一，在各类良恶性肿瘤微创介入技术的应用方面积累了丰富经验。其团队主译的《介入肿瘤学——影像引导下肿瘤治疗的理论与实践》具有很强的科学性、系统性和专业性，全书一方面涵盖了肝癌、结肠癌、前列腺癌及肾细胞癌等各恶性肿瘤介入治疗的最新治疗理念，另一方面也将影像引导肿瘤消融、栓塞及不可逆电穿孔、放射性栓塞及近距离内放疗等最新技术的操作原理、理论与实践进行了全面的梳理。体系化地阐述了最新的循证医学证据，涉及流行病学、发生机制、影像学诊断、适应证及治疗原理等，详尽介绍了各项技术的适应证、预后及治疗原则，叙述生动，图文并茂，值得国内同行学习借鉴。

相信本书的出版发行，对促进国内肿瘤介入规范化治疗及临床循证医学思维能力提升将起到积极的推动作用。

故欣以为序，推荐本书。

徐克

2019 年 4 月

# 译者序

介入肿瘤学是在现代医学影像学的基础上，充分吸收现代医学的诊断方法、治疗原理而逐渐发展成熟的一门新兴学科。在过去 30 年中，介入肿瘤学得到了飞速发展，它融医学影像诊断和介入治疗于一体，具有独特的先进性和技术性，又有一般医学学科所固有的规范性和科学性。今天，介入肿瘤治疗已覆盖人体多种脏器疾病，科学技术的日新月异更让人们对这门技术充满了好奇与期待。

作为一名在肿瘤介入治疗领域钻研了半辈子的临床科研工作者，参与这本书的翻译，内心无疑是激动欣喜的。为了更好地让读者阅读，我们试图引用文豪的经典语录，也想赋予其有趣的灵魂，最终却放弃挣扎，回归科学的质朴。千言万语最后也只有一个愿望：将此书翻译出来与国内同行分享，希望无论是行内还是行外的阅读者在看这本书的时候都能有所收获。

本书的编写颇具条理性，将目前国内外最新的概念、学说、原理、案例和技术融入其中，力求做到集先进性、科普性、实用性、总结性于一体。全书共分十篇，第一篇是对肿瘤学原理的概述，重点关注介入医学在肿瘤治疗中不可或缺的地位。在第二篇中，作者聚焦于影像引导下的治疗，分别对肿瘤消融术、化疗栓塞、放射性栓塞、动脉灌注化疗、超声等进行了详细的原理解释，强调了介入肿瘤学中成像的重要性，同时总结了局部治疗后 MR 评估治疗反应的新进展。本书第三篇至第九篇分别介绍了各器官特异性肿瘤，着重点突出介入手段——消融术在各肿瘤中的应用。最后在第十篇中，作者总结了肿瘤治疗的专用介入技术，包括血管通路、CT 引导神经松解术治疗癌症相关疼痛、姑息疗法及其在腹水和积液姑息治疗中的应用。

在翻译此书的时候，脑海中经常浮现出："此书有点东西，有点意思"，唯恐自己翻译能力有限，不能很好地还原书中的奥妙，同时又为介入肿瘤学飞速发展所致的书中的延漏感到遗憾。

此专著翻译历时半年之久，倾注了我院团队大量的心血，并得到罗鹏飞教授、徐克教授、张福君教授及我国其他介入医学前辈们的热心指导，在此对他们及其他未提及名字但同样做出贡献的工作人员表示诚挚的感谢。

本书翻译不妥之处，敬请批评指正！

陆骊工
2019 年 4 月

# 目 录

# 第 1 篇

# 介入肿瘤学原理

# 第1章　介入肿瘤学：肿瘤治疗的第四大支柱

Michael C. Soulen and Jean – François H. Geschwind

自本书第一版问世以来，介入肿瘤学已成为肿瘤的多学科综合治疗领域中，继内科、外科和放疗之后的又一重要支柱。介入肿瘤学的概念也由不被人了解，发展成被临床经验丰富的肿瘤医生们认可的学科。他们现在寄希望于影像引导治疗，期待患者由此获得更好的临床疗效，并将影像引导治疗与同类学科一起整合到肿瘤综合治疗计划之中。而正是我们多年来坚持不懈的努力，提高了人们对该学科的信任度，确立了它如今可喜的地位。而今，介入肿瘤学的大门已经打开，从事影像引导下微创治疗的医生都可以参与其中。

介入放射医生从事介入肿瘤学工作，始于肿瘤患者的常见诊疗操作，如建立静脉和肠内通路、组织活检和姑息手术等。尽管介入诊疗操作简单，治疗后的额外费用和护理需求甚少，但介入放射医生与患者及初诊肿瘤医生的沟通非常重要。而每一次组织活检、胸腔穿刺或腹腔穿刺，都能为癌症患者提供完善的诊疗计划，也能让医患了解介入肿瘤学的价值。

开展介入肿瘤工作所需的设施和人员与其他临床科室差不多。譬如：设有检查室的诊所，人员包括接待员、秘书、医学助理、护士、执业护士、医生助理；电子病历；计费和预认证服务等。辅助人员的数量将等于或超过医生的数量。不过，如果要让业务稳步发展，这些投入必不可少。每次介入肿瘤会诊费用相当高，包括影像和治疗处置费用。目前，癌症已经超过心血管疾病，成为全球首位的死因。随着介入肿瘤学地位的不断提高，该增长趋势有望得以延缓。

随着专科医院的医疗报销比例下降，收取全部费用的独立医院对许多介入肿瘤服务而言，是一个颇具吸引力的选择。

筹建设施、配备人员并保持人数接近最大限度都需要大量的投资，但这会提升医疗环境之外高水平服务的满意度。

但即便是最完善的设施，如果没有技能精湛、充满责任心的介入肿瘤医生，临床工作也较难开展。如要成为临床肿瘤学第四大支柱，科室成员之间取长补短是远远不够的。介入肿瘤医生必须从肿瘤专业的角度与患者的医生沟通，而且能纵向地护理癌症患者，这样才能赢得其他学科医生的信任。这不仅需要深入了解介入肿瘤学的知识和实践，与癌症专家们进行专业的交流，而且还要接受其他肿瘤学科的基础教育，以便于理解和尊重他们所做的工作，将所有治疗选择传达给患者。此外，他们还必须熟知各种癌症治疗指南。虽然有些指南的证据不十分可靠，但却是大多数治疗计划的基础。新版《介入肿瘤学：影像引导下肿瘤治疗的理论与实践》收录了各类癌症的标准肿瘤学指南，让您在这个新兴的领域大显身手时有备无患。

肿瘤病例讨论会（Tumor Board）对于实践介入肿瘤学显得十分重要。市场调查显示，患者转诊至介入肿瘤科面临的主要障碍是，临床肿瘤医生缺乏对介入肿瘤科及其治疗的了解。故此，参加肿瘤病例讨论对消除这一障碍十分重要。

一些患者除了介入肿瘤治疗外已别无选

择。通过为此类患者提供诊疗，树立对团队成员的信任，最终可使介入肿瘤科尽早被患者接纳。

技术和意愿固然重要，但循证医学才是肿瘤治疗的根本。不幸的是，影像引导下的介入治疗并没有足以让撰写治疗指南的肿瘤专家所信服的特别完整的试验设计。介入肿瘤界已经意识到这一领域固有的局限性，并且已经开始摒弃对临床实践评价效力不足的单中心回顾性研究。介入肿瘤学面临的长期挑战是，设计并取得能令人信服的前瞻性多中心临床研究结果，以改变目前治疗的模式。尽管介入肿瘤学在这方面道路漫长，但在过去十年来仍成绩斐然。介入肿瘤医生已经凭借严谨的研究设计获得了临床研究的数据，让公认的临床指南接纳了该诊疗方式，使其迈上了一个新的高度。而人们对介入肿瘤学的信赖程度也随之上升。以原发性肝癌（肝细胞癌）为例，介入肿瘤学已经在国际肿瘤治疗指南中占据一席之地，其中包括消融和化疗栓塞两种疗法。除了被指南采纳之外，该疗法的证据水平也达到了 1a 的最高级别。这对于起步较晚的介入肿瘤学而言，实在是不小的成就。

此后随着标准的提高，一些临床研究已开始探索极具临床意义的问题。新规范中包含了前瞻性多中心的 II 期或 III 期研究，既有单组研究，也有随机试验。肿瘤学其他三大支柱也在逐渐接受介入疗法，必定有利于患者的诊疗，而这也是介入肿瘤医生共同期盼的结果。

# 第 2 篇

# 影像引导下肿瘤治疗的原理

# 第 2 章

# 射频和微波肿瘤消融治疗的原理

Anthony M. Esparaz, S. Nahum Goldberg, and Muneeb Ahmed

## 本章要点

- 射频（RF）消融和/或微波消融是多种局灶性实性恶性肿瘤可行的替代治疗方案，尤其适用于无法手术的患者。
- 影像引导下微创消融的优势有：并发症少、死亡率低、费用低廉，适用于无法手术的患者，患者可当天出院。
- 射频和微波消融的基本原理由三个要素构成，即：①热生物学；②射频和微波技术；③操作人员的专业知识技能。
- 治疗成功的标准是完全损毁肿瘤，同时尽可能不损伤周围正常组织和邻近器官，使两者达到平衡。
- 射频和微波消融的广泛应用使可进行消融的肿瘤体积范围变大了。而化疗、抗血管生成剂、栓塞和放疗等辅助疗法在介入治疗方面的联合应用具有很大的潜力。

## 引言

　　影像引导下微创肿瘤消融旨在利用热能或非热能，或注射化学药物诱导不可逆的细胞损伤，来根除或基本消除局部肿瘤[1]。消融的形式可分为能量消融和化学消融两种。化学消融是使用乙醇或乙酸等物质诱导凝固坏死达到肿瘤消融的目的，而基于能量的消融技术则利用热能（高温或低温）或非热能摧毁肿瘤[1]。本章主要讲述能量消融模式的两个范例，即射频消融和微波消融。从最初的射频消融，到如今日益广泛使用的微波消融，此类疗法不但已得到医学界的广泛关注，而且被广泛应用于各类实体恶性肿瘤的治疗，其中包括肝、肾、肺、骨的原发和继发性恶性肿瘤[2-7]。鉴于治疗方法多样，肿瘤学范式复杂，而基于能量的消融技术的应用也多种多样，全面理解射频和微波消融技术的基本原理与最新进展是临床中有效运用的先决条件（图2.1）。

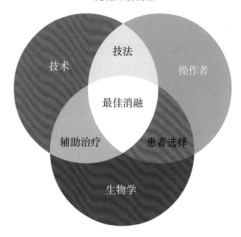

图 2.1　**实现最佳消融的要素概念模型。**成功的射频消融需要三个关键要素：技术（即，选用的射频发生器和电极）；肿瘤及其生发组织的生物学；操作者的因素。技术与生物学的交界处是辅助疗法，它可以调节这两个因素。技法是技术和操作者的关键要素，而患者选择是操作者与肿瘤生物学的关键要素。

　　能量消融的终极目标是完全消灭靶病灶。对手术切除或消融治疗的肿瘤复发模式和病理分析的长期研究表明，在可见肿瘤边缘周围，貌似正常的实质性组织中，经常存在镜下才能发现的存活肿瘤灶。因此，在肿瘤消融时，除了目标区域之外，还应包含5～10mm宽的周围正常组织，即所谓的"消融余量"，特别是肝癌和肺癌[8,9]。而余量的宽度取决于肿瘤和器官的类型，一些肾脏肿瘤适合较窄的消融余量。

另外，只有当整个目标肿瘤都暴露在适当温度下，才能彻底消灭肿瘤，所以如果肿瘤较大（一般定义为直径大于3～5cm的肿瘤），仅凭一次消融无法涵盖整个肿瘤体积[10]。此外，还须考虑到目标肿瘤中受热组织的模式。所以，必须进行重叠消融，或同时使用几个治疗方案，才能成功灭活整个肿瘤，并留出消融余量[11,12]。

还应注意，虽然完全清除肿瘤是首要目标，但还要考虑到它的特异性和准确性。而另一个目标则是尽可能减少周围正常非靶组织的损伤。射频和微波消融的显著优点之一就是很少伤及正常组织，而这对于器官储备功能有限的局部肿瘤尤为重要。此类临床状况的例子有：潜在肝硬化且肝功能不全的局灶性肝癌患者、肾功能低下且需要治疗多发肾肿瘤的家族性多发肾细胞癌患者（如 von Hippel-Lindau 综合征），以及患有广泛肺气肿且肺功能低下的原发性肺肿瘤患者[13,14]。此类患者都不适合手术治疗，因为器官功能低下，术后并发症或器官衰竭的风险很高。射频和微波消融以其极少伤及周围正常组织的优点，很快被人们接受。

## 热生物学

### 射频消融

射频消融通过电极周围产生的局部高温加热组织，导致细胞发生不可逆损伤。目前设备一般采用375～500kHz的电磁能进行射频消融[1]。射频消融的机制就像一个简单的电路，主机发出的电流通过存在于大多数生物组织中的离子通道，在两个电极之间振荡。组织类似于电路中的电阻。附近的区域产生热量局部加热。射频电流从治疗器流向远方的接地板，由于组织属于不良电导体，局部组织对电流的阻抗引起了摩擦离子搅动并生热，这就是所谓的"焦耳效应"。

组织致热的另一个机制是组织热传导[15]。电极周围产生的热量通过肿瘤扩散，导致额外的高温加热，与电极周围的直接能量－组织作用不同。

射频消融的最终目的是组织加热到一定程度时，整个靶区产生凝固性坏死。正常细胞内的调节机制能够承受组织温度小幅升高（不超过40℃），而低温加热（42～45℃）则会使细胞发生可逆性损伤。这种状态会提高细胞对化疗和放疗等治疗的敏感性[16]。如果温度达到46℃并持续60分钟，可导致细胞不可逆损伤。而温度升高到50℃时，大多数细胞会死亡[17]。因此，最佳消融温度应超过50℃。

不过，当温度超过110℃时组织会汽化。这反过来限制了射频治疗系统的电流沉积（相比之下，微波系统就不存在这种限制）。

胞浆、线粒体酶及核酸－组蛋白复合物的蛋白质凝固性坏死是细胞直接损伤的主要原因。该过程可在数天内导致细胞凋亡[18]。所谓"凝固"是一个标准化的术语。它用来描述靶组织受热损伤后整体的病理外观。不过，细胞死亡的最终表现可能不符合严格的凝固性坏死组织的病理学标准[19]。这在临床工作中有显著意义，因为经皮活检和标准的组织病理结果，特别是用标准 HE 染色的检查，不能作为肿瘤充分消融的可靠指标[19]。

细胞凋亡所需的确切温度取决于多种因素和组织特征。一些研究发现，加热时间、热量升高速度、受热组织产生的消融区边缘最大温度有很大差别。消融区边缘的最大温度称为"临界温度"。例如，正常组织的临界温度范围为30～77℃，而肿瘤模型则为41～64℃（相差竟达23℃）[20]。不同组织在特定时间内施加的热量总值（热剂量）差别也较大。所以说，目标温度阈值 50℃ 只是一个基本参照线。

## 微波消融

"微波"是指 300MHz ~ 300GHz 的电磁能。微波消融在该能量范围内发挥功效，因此属于射频消融的一部分[1]。不过，微波加热和摧毁组织的机制与射频消融截然不同。微波加热的机制是介质滞后或旋转偶极子[21]。电磁能施加到组织后，一部分迫使带有固有偶极矩的分子（如水分子）保持与施加的磁场一致。分子转动表现为动能增加，使得局部组织温度升高。所以，含水量高的组织更适合微波消融，如大多数实质性器官。相反，含水量较低的组织（如脂肪）受热耐受力较低[22]。由于实际情况和法规所限，微波消融设备一般只能使用 915MHz 或 2.45GHz 的频率。

最基本的微波消融系统包括主机、能量分配系统和天线。天线中还有防止操作杆过热的冷却系统[21]。微波主机发出的能量经同轴线传输到间质内天线，然后被输送至靶区。大多数天线设计为直针形，不过也有的设计为可展开的环形[23]。小直径天线无法承受较高的功率，天线杆近端常会出现热损坏。所以，常采用冷却系统避免皮肤烫伤。譬如，循环的冷水或冷生理盐水，或冷却套管等。另外，主动冷却能够延长高功率的传输时长，从而消融更大的面积。

## 影响射频消融的组织因素

了解肿瘤和器官的生物物理环境对组织加热的影响，是肿瘤成功消融的关键。迄今为止，大多数研究都集中在组织特征对射频消融的影响上。比如说，能够影响热传导的肿瘤或组织特征，会导致组织加热模式各异。

限制肿瘤热消融的最重要因素仍然是组织血流量，它具有双重效应：

1. 大血管的散热效应　血流较快的大血管可起到散热器的作用，带走消融区的热量（或低温）。Lu 等[24]在活猪模型研究中评估了肝血管直径对射频消融效果的影响。他们通过计算机断层扫描（CT）和组织病理分析发现，当加热区内肝血管直径 <3mm 时，加热更完全，散热效应更低。相反，当血管直径 >3mm 且血流较通畅时，射频消融后内皮损伤较少，周围肝细胞的存活率较高。

2. 微血管灌注　组织血流的另一个效应是微血流灌注导致的组织冷却（毛细血管血流），这也类似于散热器的作用。该效应带走治疗区的热量，使得组织凝固性坏死体积缩小。一些研究利用药物改变组织灌注，从而降低了这种效应。Goldberg 等[25]经动脉给予抗利尿激素和高剂量氟烷，调节肝血流，同时对活体猪肝进行射频消融。新型抗肿瘤药物三氧化二砷最近颇受关注。研究表明，它能优先降低肾肿瘤的血流灌注，并显著增加射频引起的凝固坏死范围[26]。最近的一些研究已经证明，使用抗血管生成药（如索拉非尼）可改变肿瘤血管密度，增加射频后的组织凝固。一项研究先给予患者口服索拉非尼，然后进行射频消融，结果明显降低了微血管密度，使射频凝固坏死区显著加大[27]。此外，消融前动脉内给予微栓塞剂（使用 100 ~ 500μm 颗粒），或作为经动脉化疗栓塞（TACE）的一部分，也可增加消融区的面积[28]。

除了组织灌注特性之外，局部电导率也是能影响射频系统能量沉积的组织特征。

局部电导率的影响途径有：

1. 肿瘤和周围器官电导率不同的影响　肿瘤与周围背景器官的电导率不同，可影响肿瘤边缘的组织加热。一些研究证实，当周围组织的电导率较低时，肿瘤与器官交界处的组织热量增加[29]。在某些环境下，如肺或骨骼内的局部肿瘤，电导率的明显差异使得肿瘤与器官交界处的加热程度差距明显。这确实限制了周围器官的加热，很难获得理想的消融范围。

2. 靶区电导率改变　利用离子制剂改变射频电极周围的电环境，可以在射频消融前或过程中增加电导率。电导率增加可使更多能量沉积，进而增加凝固的体积[30]。对电流通路不足的空腔肿瘤进行消融时，加生理盐水会很有帮助。通常，将少量高浓度的钠离子注射到消融部位内或附近，可使局部热效应最大化[31]。不过应注意，注射生理盐水有时无法控制，如果使用不当，液体会流到其他部位导致并发症。另外，太多的生理盐水会增加电导率，但超到一定水平后则会减少产热。

另一个需要考虑的特征是组织的导热性。一项临床研究采用射频消融治疗伴有肝硬化的肝细胞癌，初步结果发现了一种"烤箱"效应（即被硬化的肝组织或脂肪围绕的肿瘤的热效应增加，如外生型的肝细胞癌），或发现肿瘤和周围组织交界处的热传导发生变化[10]。肿瘤导热性很差时，限制了电极热量离心性传导，造成肿瘤中央明显升温，而周边却加热不足。相反，当导热性加强时（如囊性病变，或腹水包围的肿瘤），热传导速度加快（即热消散），可造成肿瘤受热不完全或不均匀。

### 影响微波消融的组织因素

相对电容率、有效电导率和体电导率是决定生物生理环境，影响微波能量传播和组织加热程度的最重要特性。相对电容率或称为"介电常数"，表示与真空下的绝对电容率相比，组织能承受电场的程度[21,22]。它影响着能量在组织中的传播速度，电容率越高波长越短。而有效电导率是指偶极子的旋转，表示特定组织吸收微波能量的程度。它与射频消融中的电导率相反，用来表示电子交替流动的特征[22]。

如前所述，组织由大量水分构成，可快速吸收微波，因此具有较高的有效电导率。

组织的体电导率是指组织中能量损耗量，在微波介导的加热模型中必须考虑该参数。微波消融也要和射频消融一样考虑到组织血流灌注量。由于消融区边缘的热量会被带走，因此影响了微波消融区的面积。但有些报道指出，鉴于微波的起始温度较高，这种灌注导致的冷却效应不如射频消融强[21,32,33]。

### 射频消融与微波消融的对比——优势与不足

虽然各种能量消融技术不尽相同，但其目标只有一个，即让组织达到足够温度，形成细胞不可逆损伤。射频能量成本低且易产生，但必须使用电流，具有一定局限性。故而，射频消融不适用于高血流或高阻抗的组织器官（如肺部），并需要电气开关来启动多个治疗器。

射频和微波消融的主要区别在于产生组织加热的部位不同，这一点十分重要[22]。射频消融加热的组织仅限于高电流密度部位，而微波消融则加热治疗器天线周围的组织。因而，射频加热必须借助于导电通路，但微波却不同，它可以在导电性很低乃至不导电的组织中传导。基本上讲，电导率低的组织虽阻碍射频电流，但更有利于微波传导。

微波加热快速高效，似乎能克服散热效应，以治疗更大体积的肿瘤。组织对微波相对敏感，而且能支持改进的多个治疗器，但是它要比其他能量来源更难传输。

同样，人们已经证明了微波能量用于组织消融的诸多优点[34,35]。微波能轻松穿透各类生物组织，包括电导率较低的肺组织和骨骼，以及脱水或结痂的组织。因此，我们可以连续施加微波功率，达到很高的温度（150℃以上），通过增加向周围组织的热传导来提高消融效果[32]。此外，微波加热组织的效率比射频能量高、不需要接地板，而且可同时操作多个天线[33]。而实际上，微波热梯度的增加改善了肿瘤边缘的被动加热，加之微波能量在正常肺组织的高效传播，使得微波消融更加适用于肺肿瘤的治疗[22]。

但另一方面，微波能量的传输要比射频困难得多。微波需要波导作为载体（如同轴缆线），它们通常比射频电极供能的细导线笨重，而且当输送较大功率时常会发热。众所周知，微波功率越高，消融区就越大。但是，过高的功率会使天线轴发烫，造成皮肤等部位损伤[34]。在天线外配以冷却套管，能够降低缆线产热和皮肤烫伤，同时又能安全地增加输送至肿瘤的功率[36]。

射频消融作为小肝癌（＜3cm）和结肠癌肝转移的治疗方法已经被人们逐渐接受，尽管目前使用的设备需要放置多个间质电极，增加了手术的创伤性。虽然射频消融广泛用于肺肿瘤治疗，但成功率却不高。这主要是因为射频能量穿透低电导率的含气肺组织能力较差，限制了建立适当消融余量所需的热传导。射频消融对骨骼的效力也同样受到电导率低和导热性差的限制。射频在肾脏中可有效消融小细胞肾癌[22]。然而，肾盏和肾门处的高灌注产生散热效应，给所有能量热消融疗法都造成了困扰。

## 能量沉积技术

毋庸置疑，所有基于能量的热消融技术都是要安全地提高或改善靶病灶中能量沉积，可靠地实现更大的消融区。能量算法、电极、治疗器和主机都可以进行调整，形成一种复杂的算法，提供不同幅度和频谱的射频与微波能量。但总的来说，这些策略都要以小直径器械为出发点进行权衡，以体现微创的优势及价值。

### 多治疗器阵列

增加凝固体积最简单的方法就是延长射频消融时间。但这种方法会形成圆柱形的消融范围，而大多数肿瘤却呈球形。如果要形成更接近球形的消融区，需要在一次治疗中

多次插入射频针[37-39]。可如果这样做，既费时又增加手术风险，不能满足临床日常使用的要求。

所以，将几个单极射频治疗器排列成固定的结构，既可以增加消融面积，又不会延长治疗时间[37,39]。每个治疗器的间距不超过 1.5cm 时，能够生成均匀和可重复的组织凝固，而且同时施加射频能量与依次施加相比，能造成更明显的坏死。事实表明，这种排列与单独电极相比，凝固体积可增加 8 倍以上[39]。

微波消融也是如此，同时使用多条微波消融针可增大消融区面积，天线相互靠近时可产生热协同效应[21]。

另外，我们还可以加大消融针的间距，同时消融多个肿瘤。多个微波消融治疗器可连续赋能，无须像射频消融那样切换。而天线的位置和时相可以设置调整，充分利用电磁场的重叠，比单针消融能产生更加高效热能，产生更高的温度。这也是微波消融独有的特点。热量的增加与天线数的平方成正比。这种产热的增加是其他多治疗器消融技术中热协同效应的补充。

### 多针治疗器

如要使用多条探针，就要建立多个穿刺部位。为了克服该技术难题，研发出了多针可扩展射频电极（multitined expandable RF electrodes）。该系统由不同数量的细弯针构成，它们以套管为中心，呈伞状或更复杂的形状排列[40,41]。其目的是让能量空间分布更加均匀，提高加热效率，增加电极总表面积，在短时间内建立更大的消融区。它克服了前面提及的难题，可轻松放置多个探针，形成更大的可凝固性坏死区。例如，活体猪肝内直径可达 3.5cm 的消融区，单针可扩展为多极电极针，消融区直径可超过 5cm。这种电极采用优化的步进扩展（stepped-extension）和功率输入算法[40-42]。尽管有关器械的对比研究并不多，但可想而知，多

针电极的侵入性较大，并发症会增加[43]。

有一种多针电极采用三只17G电极，呈三角形排列，间距为5mm，由同一台主机驱动，其效果类似于一条大电极，但减少了穿刺部位。它利用200W的主机，可在12分钟内在正常肝脏中形成直径3cm以上的消融区[44]。其他多针电极设计为从一个针体上发出很多细电极。目前，这两种设计都已用于临床，形成星形或伞状阵列。星形电极分布在14G（直径2.1mm）的针体上，采用4针、9针或12针的排列。而伞状电极有10条细针，分布在13G的针体上。这些细针采用并联供电和运行，也就是说通过每个细针的电流根据组织特性不同而不同。可展开电极可能会造成加热模式不规则，因此在评估其性能时须格外小心。尽管如此，它还是能在30～45分钟内形成5～7cm的消融区[42]。

目前，研究者正在开发微波消融平台使用的多针治疗器[45]。

## 双极阵列

有几个研究小组已经利用双极阵列来增加射频的消融体积，并且与传统单极系统进行对比研究[46,47]。

在该系统中，施加的射频电流用有源电极取代了接地垫的第二间质接地电极。从理论上讲，此种方法可将消融的热量提高2倍。大多数电流被限制在电极之间的区域内，避免了血流灌注导致的冷却，使电极之间区域的加热更快、更局限。该方法无须使用接地垫，从而减少了被接地垫烫伤的风险。双极操作的电极位置必须更精确，以便形成融合的坏死区。它也会受到消融后局部电导率变化的影响[48]。因此，双极系统常会充注生理盐水，以增加电极之间的能量输送。

不过，尽管它增加了总凝固性坏死体积，但两个电极周围的热量形成了一个椭圆形的凝固区域，坏死区形状与肿瘤常见的球形不符，使这种体积增加的临床意义不是很大。一些试验性的治疗器联合运用了冷冻和射频消融，希望在形成更近似球形区域的同时，充分利用双极系统的优势[49]。

## 内置冷却电极

射频能量大量沉积的一个缺点是有源电极周围温度过高，使组织炭化、阻抗增加，射频电流中断。为此，人们开发了内置冷却电极。与传统的单极射频电极相比，可产生更大的凝固区[37,40,44,50,51]。内置冷却电极与灌注电极的区别在于制冷剂（盐水、水或气体）不接触组织[1]。

内置冷却电极包含两个中空内腔，低温灌注液通过空腔持续冷却器械前端，然后将升温的流出液排到体外的收集装置内，从而减少电极周围的热量，避免组织炭化和阻抗升高，提高了射频能量沉积，通过热传导加热更深层组织。这种技术与无冷却的电极相比，沉积到组织中的射频能量及其导致的凝固坏死显著增多（$P < 0.001$）[50,51]。此外，一些研究者采用其他制冷剂（如氩气或氮气）实现了更明显的冷却，使得射频前端的消融区更大[49]。

## 灌注电极

灌注电极与内置冷却电极不同，有源电极的前端带有小孔，可在消融之前、过程中或之后，将液体（即生理盐水或肝素盐水）直接注入或注射到组织中。这样可以提高热扩散范围，以及组织的导电性与导热性[41,52,53]。临床上至少有一种系统采用了该技术，提高了消融治疗的质量[41,53]。

氯化钠（NaCl）可通过多种因素改变组织的特性，增加消融治疗效果。首先，NaCl能提高组织电导率。如果中心电极的热扩散增加了血流，那么NaCl还能改善热传导[53]。它还能减少组织炭化，以及来自电极束的气泡"涌出（flushing）"。这种现象发生在射频消融时会限制电导率。最后，单独注射高渗 NaCl 溶液具有轻微的抗肿瘤效应[53]。

### 微波消融中的冷却

冷却系统能提高细天线承受大功率的能力，减少微波天线造成的意外皮肤烫伤和组织损伤[21]。最常见的冷却方法是冷水或盐水循环。这种方法可以延长大功率的持续时间，形成更大的消融区。有一种系统（美国威斯康辛州麦迪逊市，NeuWave Medical 公司生产的 Certus 140）利用快速减压的二氧化碳在带有开孔的探针前端产生了焦耳汤普森（Joule-Thompson）热衰减效应。因此，该系统可以使用高功率主机（140W）和细天线。

### 集群射频

集群射频是联合使用多针阵列和冷却装置扩大凝固性坏死体积。鉴于该研究方法，目前的一种标准系统采用了三个内置冷却的 2cm 前端治疗器，其间隔为 0.5cm。它可以在有灌注的肝脏内形成 3cm 以上消融区，并且有可重复性[44]。这是目前临床中使用较广泛的消融设备，报道文献也颇多[8,54,55]。

### 脉冲射频的应用

能量脉冲是在射频应用中增加平均能量沉积强度的另一种方法。当使用能量脉冲时，高低两种能量沉积周期快速交替。如果两者达到适当平衡，则在能量沉积最低时，电极附近组织冷却，同时又不会显著降低深层组织受热。因此，高能量沉积期间可以施加更大的能量，加大热量穿透深度，使更多的组织发生凝固性坏死[56]。内置冷却和脉冲能量的协同作用，可能比单独使用其中任何一种产生更大的凝固坏死和肿瘤破坏[56]。脉冲能量技术也已成功用于微波和激光系统。

### 切换射频治疗器的能量

一些射频主机系统能够独立切换三个电气独立的治疗器，产生的消融效果比同时使用更大[57]。这是因为当某一治疗器的阻抗达到峰值时，可以对其他的治疗器施加能量。而以前的系统此时不能施加能量，必须等到系统复原。

有一种理论认为，由于电极之间存在电干扰，所以同时启动治疗器时的中心加热程度不如单电极单点作用的快速切换法[57]。

## 操作人员和技能

消融治疗的方法取决于操作人员的专业知识和技能，可使用的影像引导设备包括超声波（用或不用造影剂）、CT 扫描和/或磁共振成像。这些都会显著影响最终的治疗结果。

### 消融余量

为了能彻底损毁肿瘤，应在肿瘤边界以外消融更多的组织，这一点非常重要。大多数研究者认为，消融余量应该为 5 ~ 10mm，特别是在肝脏、肺和肾脏。不过，目前还没有研究证明什么是最佳的消融余量值[58]。

从理论上可以将接受热消融的靶肿瘤分为三个区域：①加热导致凝固性坏死的中心消融区；②加热不足导致可逆性改变的边缘区；③尽管暴露在治疗下，但未受到消融影响的周围肿瘤或正常组织。消融和辅助治疗的最大协同作用区，就是高温消融区周围的边缘。

在理想的情况下，应该报告肿瘤凝固的三维范围，特别应包括短轴直径。微波消融引起的胶原和蛋白质重塑、大量水分蒸发和消融区内脱水，会造成组织收缩，这一点很关键[1]。因此，影像或肉眼所见的消融区往往会小于消融前的直径。

## 治疗器的选择

医生的决策中包含对治疗器的选择。正确的形状覆盖既要求完全摧毁肿瘤，同时还要尽量保护正常组织。这在一部分程度上取决于选择单针或多针治疗器[40,55]。而选择多针治疗器又涉及到何时使用集束电极，何时使用多针治疗器。因此，在如何充分且有效地凝固肿瘤方面，上述技术（或实际应用）也是变化颇多。

## 重叠技术

肿瘤负荷较大时，一次消融难以完全覆盖的病例很常见。因此，需要多次治疗才能达到治疗效果。这就需要将治疗器调整到前次治疗未覆盖到的部位。

多次治疗是为了形成一个更大且连续的球形消融体积。由于完整的大消融区是由很多小球体组成的，所以它们之间必须相互重叠，才能构成完整的消融区[59,60]。如果只做到"首尾相连"而没有重叠，就会形成很多治疗不到的盲区。

## 辅助治疗过程

基于能量的热消融必须避免损伤周围非靶器官，这是首先要注意的问题[1]。例如，有些研究设想将消融区与重要的非靶组织区分开。

其中一项关键的技术就是"水分离术"。它通过单独的空心针头注射液体，起到将重要组织器官（如横膈或肠）与消融区分开的作用。术中使用离子含量低的液体（如 5% 葡萄糖溶液），使射频电流远离受保护组织，降低烫伤的发生率。必须注意的是，不能使用 0.9% 的生理盐水，因为它会增加射频电流[61]。

目前，已发展为用气体来代替注射液体（如气分离术），制造人工气胸或腹水，或用球囊导管进行机械位移，将消融区和非靶组织分开。

其他的辅助治疗包括：外部加温或用冷却袋覆盖保护皮肤，利用热球囊控制周围组织温度，以及腔内灌注以保护非靶结构（如肾盂肾盏、输尿管和胆道保护）等[1]。

## 联合治疗

我们对消融患者的长期随访发现，尽管治疗最初符合适应证，但肿瘤的局部复发发生率有所增加。这表明有大量病例仍然存在残留的活癌灶[10]。因而，我们需要一种能根除全部恶性细胞来彻底摧毁肿瘤的方法，哪怕是小肿瘤。研究人员发现，热消融与放疗和化疗等方法联合运用，能够改善最终的结果[62,63]。

细胞毒性或化疗药物与消融联合应用，可发挥协同效应[1]。该效应的可能优势包括：改善肿瘤的细胞毒性和降低治疗边缘的残留癌灶，通过填充消融区内未治疗的空白区形成完整的治疗区，在较短的治疗时间内完成同等程度的肿瘤摧毁（如治疗较大的肿瘤或扫描次数不能太多时）。

### 射频消融联合经动脉化疗栓塞术（TACE）

射频消融与 TACE 联合使用具有很多优势。肿瘤会遭受非致死性低温热疗和化疗的双重细胞毒性打击。消融前对肿瘤血管进行栓塞，改变了肿瘤的血管灌注，提高了射频消融的效果。而在消融后进行 TACE，周围充血又提高了 TACE 疗效。而且，先进行 TACE 还可以提高射频消融时肿瘤的可视性（碘化油在肿瘤内聚集）[64]。

一些采用射频/TACE 联合疗法的研究结果显示，联合治疗消融区增大且疗效增强，尤其是不可切除的较大肿瘤（＞5cm）的首选治疗方法。Yang 等[65]采用这种方法治疗了 103 例肝切除后复发的肝细胞癌，与单纯使用这两种方法相比，复发率下降，3 年生存率提高。对射频消融联合 TACE 治疗小肿瘤（＜3cm）的研究较少，最近的随机对照研究荟萃分析表明，射频/TACE 与单纯射频消融相比，生存率方面无显著差异[66]。根据患者的情况调整治疗方案非常关键，因为初次治疗后可以继续用这种方法根除残留的病灶。需要注意的是，从社会家庭幸福感和功能健康评分来看，接受化学栓塞和射频消融患者的生活质量更加优越，体现在他们的肝功能、肿瘤复发和并发症方面[67]。

**射频联合化疗**

热消融（使用基于射频的设备）联合化疗（游离或包含在脂质体内），可以增加总体肿瘤坏死体积和肿瘤内药物积累。化疗的给药方式可以是直接注射、静脉内或血管内/动脉内给药[62]。这些效应优先发生在消融中心周围的充血区内。该结果已经在大型动物肿瘤模型、不同肿瘤和组织类型，以及原发和继发性肝脏恶性肿瘤的初步临床试验中得以证实[62,68]。在大多数临床病例中，治疗效果扩展至肿瘤周围的肝组织，可以破坏难以治疗的 0.5～1cm"消融余量"[68]。Goldberg 等[68,69]开展的初步临床研究表明，联合使用射频消融和静脉内注射脂质体多柔比星（liposomal doxorubicin），肿瘤治疗效果更好，消融余量更彻底。而且，射频消融联合脂质体化疗能克服肿瘤或器官环境（如血流）造成的局限性。

这种协同效应的机制涉及多种因素。采用脂质体作为载体（通过增加循环时间，以及"热敏型脂质体"增加药物释放），以及已经被充分证明的亚致死高温对治疗区周围的血管效应（包括血管扩张和增加内皮渗透性），都可以改善肿瘤内药物的浓度[70]。化疗药物的细胞毒性作用，加上高温导致的细胞修复机制减弱，最终加速了细胞凋亡[71]。此外，一些研究表明，脂质体本身也单独具有热相关的细胞毒性作用[71]。随着新型靶向载体（targeting vehicles）的开发，这种联合治疗的短期疗效会得到进一步提升，其中包括目前正处于研究之中的基于聚合物的温度依赖性输送系统[72]。

**射频消融联合放疗**

研究人员已经开始探索射频消融联合放疗的疗效，并取得了可喜的成果。文献数据已经证明，外照射放疗联合低温高热（low-temperature hyperthermia）可增大肿瘤的破坏程度[73]。动物实验也表明，联合治疗与单纯疗法相比，能增加肿瘤坏死率、减缓肿瘤生长、提高生存率[63,74]。对原发肺恶性肿瘤的初步研究证明了该疗法的协同效应[6]。究其原因，可能是高温增加了肿瘤血流，从而使氧合作用升高，增加了肿瘤对后续放疗的敏感性[75]。动物模型中发现的另一个可能机制是，放疗介导的修复和恢复过程受抑，增加了自由基的形成[71]。射频消融联合外照射放疗后的免疫组织染色结果证明，氧化和氮化应激的标志物增多[74]。应该在今后的研究中明确每个器官的最佳消融温度、最佳放疗剂量、最有效的放疗方式（外照射、近距离放疗或钇微球栓塞）。

## 患者的选择

对治疗结果影响最大的变数，可能就是操作者与患者选择之间的相互作用。由于我们的目的是要彻底消灭靶肿瘤细胞，所以不能夸大多手段联合疗法能完全摧毁肿瘤的论点。这就同外科、放疗和化疗等多学科治疗大多数实质性癌症的情况一样。利用介入领域中的可用方法治疗肿瘤，可能会实现最大的临床收益。在制订联合治疗计划时，我们需要考虑多种因素，使计划更具个体化，其中包括肿瘤生物学、肿瘤大小和数量，以及肿瘤可及性/可见性等。

## 小结

尽管如何正确施行射频和微波消融的方法尚无定论，但是我们必须深入掌握它们的基本原理，以及体内组织受热后的生物物理知识，以避免最佳热消融时可能出现的问题。

我们在本章中讲述了射频和微波消融的基本原理，并着重于三个要素，即：①热生物学；②射频和微波技术；③操作人员的专业知识和技能。成功的肿瘤消融既要完全摧毁肿瘤，又要尽量不损伤周围正常组织，使两者达到完美平衡，而这离不开充分了解和认识三大要素之间的相互关系。

尽管射频和微波消融技术已经有了诸多改进，但我们今后的研究方向仍将着眼于更深入的肿瘤生物学，以便在辅助治疗、联合治疗时，改变局部组织的相互作用，如抗血管生成剂、栓塞疗法、化疗和放疗等。

# 参考文献

1. Ahmed M, Solbiati L, Brace CL, et al. Image-guided tumor ablation: Standardization of terminology and reporting criteria-a 10-year update. *Radiology* 2014; 273: 241 – 260.

2. Solbiati L, Ierace T, Cova L, et al. Ten-year experience in nonsurgical treatment of "intermediate" hepatocellular carcinoma in cirrhotic patients: Long-term survival and causes of death. *Radiology* 2006; 241: 359.

3. Livraghi T, Solbiati L, Meloni MF, et al. Treatment of focal liver tumors with percutaneous radiofrequency ablation: complications encountered in a multicenter study. *Radiology* 2003; 226: 441 – 451.

4. Gillams AR, Lees WR. Five-year survival following radiofrequency ablation of small, solitary, hepatic colorectal metastases. *J Vasc Interv Radiol* 2008; 19: 712 – 717.

5. Gervais DA, McGovern FJ, Arellano RS, et al. Renal cell carcinoma: clinical experience and technical success with radio-frequency ablation of 42 tumors. *Radiology* 2003; 226: 417 – 424.

6. Dupuy DE, DiPetrillo T, Gandhi S, et al. Radiofrequency ablation followed by conventional radiotherapy for medically inoperable stage I non-small cell lung cancer. *Chest* 2006; 129: 738 – 745.

7. Callstrom AR, Atwell TD, Charboneau JW, et al. Painful metastases involving bone: percutaneous image-guided cryoablation – prospective trial interim analysis. *Radiology* 2006; 241: 572 – 580.

8. Dodd 3rd GD, Soulen MC, Kane RA, et al. Minimally invasive treatment of malignant hepatic tumors: at the threshold of a major breakthrough. *Radiographics* 2000; 20: 9 – 27.

9. Shimada K, Sakamoto Y, Esaki M, et al. Role of the width of the surgical margin in a hepatectomy for small hepatocellular carcinomas eligible for percutaneous local ablative therapy. *Am J Surg* 2008; 195: 775 – 781.

10. Livraghi T, Meloni F, Goldberg SN, et al. Hepatocellular carcinoma: radiofrequency ablation of medium and large lesions. *Radiology* 2000; 214: 761 – 768.

11. Dodd 3rd GD, Frank MS, Aribandi M, et al. Radiofrequency thermal ablation: computer analysis of the size of the thermal injury created by overlapping ablations. *AJR Am J Roentgenol* 2001; 177: 777 – 782.

12. Chen MH, Yang W, Yan K, et al. Large liver tumors: protocol for radiofrequency ablation, and its clinical application in 110 patients – mathematical model, overlapping mode, and electrode placement process. *Radiology* 2004; 232: 260 – 271.

13. Gervais DA, McGovern FJ, Arellano RS, et al. Radiofrequency ablation of renal cell carcinoma: part 1. Indications, results, and role in patient management over a 6-year period and ablation of 100 tumors. *AJR Am J Roentgenol* 2005; 185: 64 – 71.

14. Lencioni R, Crocetti L, Cioni R, et al. Response to radiofrequency ablation of pulmonary tumours: a prospective, intention-to-treat, multicentre clinical trial (the RAPTURE study). *Lancet Oncol* 2008; 9: 621 – 628.

15. Schramm W, Yang D, Haemmerich D. Contribution of direct heating, thermal conduction and perfusion during radiofrequency and microwave ablation. *Conf Proc IEEE Eng Med Biol Soc* 2006; 1: 5013 – 5016.

16. Seegenschmiedt M, Brady L, Sauer R. Interstitial thermoradiotherapy: review on technical and clinical aspects. *Am J Clin Oncol* 1990; 13: 352 - 363.

17. Larson T, Bostwick D, Corcia A. Temperature-correlated histopathologic changes following microwave thermoablation of obstructive tissues in patients with benign prostatic hyperplasia. *Urology* 1996; 47: 463 - 469.

18. Zevas N, Kuwayama A. Pathologic analysis of experimental thermal lesions: comparison of induction heating and radiofrequency electrocoagulation. *J Neurosurg* 1972; 37: 418 - 422.

19. Goldberg SN, Gazelle GS, Compton CC, et al. Treatment of intrahepatic malignancy with radiofrequency ablation: radiologic – pathologic correlation. *Cancer* 2000; 88: 2452 - 2463.

20. Mertyna P, Dewhirst MW, Halpern E, et al. Radiofrequency ablation: the effect of distance and baseline temperature on thermal dose required for coagulation. *Int J Hyperthermia* 2008; 24: 550 - 559.

21. Lubner MG, Brace CL, Hinshaw JL, et al. Microwave tumor ablation: mechanism of action, clinical results and devices. *J Vasc Interv Radiol* 2010; 21: 192 - 203.

22. Brace CL. Radiofrequency and microwave ablation of the liver, lung, kidney, and bone: what are the differences? *Curr Probl Diagn Radiol* 2009; 38: 135 - 143.

23. Yu NC, Lu DS, Raman SS, et al. Hepatocellular carcinoma: microwave ablation with multiple straight and loop antenna clusters – pilot comparison with pathologic findings. *Radiology* 2006; 239: 269 - 275.

24. Lu DS, Raman SS, Limanond P, et al. Influence of large peritumoral vessels on outcome of radiofrequency ablation of liver tumors. *J Vasc Interv Radiol* 2003; 14: 1267 - 1274.

25. Goldberg SN, Hahn PF, Halpern EF, et al. Radiofrequency tissue ablation: effect of pharmacologic modulation of blood flow on coagulation diameter. *Radiology* 1998; 209: 761 - 769.

26. Horkan C, Ahmed M, Liu Z, et al. Radiofrequency ablation: effect of pharmacologic modulation of hepatic and renal blood flow on coagulation diameter in a VX2 tumor model. *J Vasc Interv Radiol* 2004; 15: 269 - 274.

27. Hakime A, Hines-Peralta AU, Peddy H. Combination of radiofrequency ablation with antiangiogenic therapy for tumor ablation efficacy: study in mice. *Radiology* 2007; 244: 464 - 470.

28. Mostafa EM, Ganguli S, Faintuch S, et al. Optimal strategies for combining transcatheter arterial chemoembolization and radiofrequency ablation in rabbit VX2 hepatic tumors. *J Vasc Interv Radiol* 2008; 19: 1740 - 1748.

29. Liu Z, Lobo SM, Humphries S, et al. Radiofrequency tumor ablation: insight into improved efficacy using computer modeling. *AJR Am J Roentgenol* 2005; 184: 1347 - 1352.

30. Goldberg SN, Ahmed M, Gazelle GS, et al. Radiofrequency thermal ablation with adjuvant saline injection: effect of electrical conductivity on tissue heating and coagulation. *Radiology* 2001; 219: 157 - 165.

31. Miao Y, Ni Y, Yu J, et al. A comparative study on validation of a novel cooled-wet electrode for radiofrequency liver ablation. *Invest Radiol* 2000; 35: 438 - 444.

32. Yang D, Converse MC, Mahvi DM, et al. Measurement and analysis of tissue temperature during microwave liver ablation. *IEEE Trans Biomed Eng* 2007; 54: 150 - 155.

33. Brace CL, Laeseke PF, Sampson LA, et al. Microwave ablation with a single small-gauge triaxial antenna: in vivo porcine liver model. *Radiology* 2007; 242: 435 - 440.

34. Wolf EJ, Grand DJ, Machan JT, et al. Microwave ablation of lung malignancies: effectiveness, CT findings, and safety in 50 patients. *Radiology* 2008; 247: 871 - 879.

35. Wright AS, Sampson LA, Warner TF, et al. Radiofrequency versus microwave ablation in a hepatic porcine model. *Radiology* 2005; 236: 132 - 139.

36. Wang Y, Sun Y, Feng L, et al. Internally cooled antenna for microwave ablation: results in ex vivo

and in vivo porcine livers. *Eur J Radiol* 2008；67：357－361.

37. Haemmerich DG, et al. A device that allows for multiple simultaneous radiofrequency (RF) abla-tions in separated areas of the liver with imped-ance-controlled cool-tip probes：an ex-vivo feasi-bility study. *Radiology* 2002；225：242.

38. Solbiati L, Ierace T, Goldberg SN. Percutaneous US-guided RF tissue ablation of liver metastases：long-term follow-up. *Radiology* 1997；202：195－203.

39. Goldberg SN, Gazelle GS, Dawson SL, et al. Tis-sue ablation with radiofrequency using multiprobe arrays. Acad Radiol 1995；2：670－674.

40. de Baere T, Denys A, Wood BJ, et al. Radiofre-quency liver ablation：experimental comparative study of water-cooled versus expandable systems. *AJR Am J Roentgenol* 2001；176：187－192.

41. Miao Y, Ni Y, Yu J, et al. An ex vivo study on ra-diofrequency tissue ablation：increased lesion size by using an "expandable-wet" electrode. *Eur Ra-diol* 2001；11：1841－1847.

42. Appelbaum L, Sosna J, Pearson R, et al. Algo-rithm optimization for multitined radiofrequency ablation：comparative study in ex vivo and in vivo bovine liver. *Radiology* 2010；254：430－440.

43. Shibata T, Shibata T, Maetani Y, et al. Radiofre-quency ablation for small hepatocellular carcino-ma：prospective comparison of internally cooled e-lectrode and expandable electrode. *Radiology* 2006；238：346－353.

44. Goldberg SN, Solbiati L, Hahn PF, et al. Large-volume tissue ablation with radio frequency by u-sing a clustered, internally cooled electrode tech-nique：laboratory and clinical experience in liver metastases. *Radiology* 1998；209：371－379.

45. Shock SA, Meredith K, Warner TF, et al. Micro-wave ablation with loop antenna：in vivo porcine liver model. *Radiology* 2004；231：143－149.

46. Desinger K, Stein T, Mueller GJ, et al. Interstitial bipolar RF-thermotherapy therapy by planning by computer simulation and MRI-monitoring－a new concept for minimally invasive procedures. *Proc SPIE* 1999；3249：147－160.

47. Ritz JP, Lehmann KS, Isbert C, et al. In-vivo e-valuation of a novel bipolar radiofrequency device for interstitial thermotherapy of liver tumors during normal and interrupted hepatic perfusion. *J Surg Res* 2006；133：176－184.

48. McGahan JP, Gu WZ, Brock JM, et al. Hepatic ablation using bipolar radiofrequency electrocau-tery. *Acad Radiol* 1996；3：418－422.

49. Hines-Peralta A, Hollander CY, Solazzo S, et al. Hybrid radiofrequency and cryoablation device：preliminary results in an animal model. *J Vasc In-terv Radiol* 2004；15：1111－1120.

50. Goldberg SN, Gazelle GS, Solbiati L, et al. Radio-frequency tissue ablation：increased lesion diame-ter with a perfusion electrode. *Acad Radiol* 1996；3：636－644.

51. Lorentzen T. A cooled needle electrode for radiofre-quency tissue ablation：thermodynamic aspects of improved performance compared with conventional needle design. *Acad Radiol* 1996；3：556－563.

52. Livraghi T, Goldberg SN, Monti F, et al. Saline-enhanced radiofrequency tissue ablation in the treatment of liver metastases. *Radiology* 1997；202：205－210.

53. Ahmed M, Lobo SM, Weinstein J, et al. Improved coagulation with saline solution pretreatment dur-ing radiofrequency tumor ablation in a canine mod-el. *J Vasc Interv Radiol* 2002；12：717－724.

54. Lencioni R, Cioni D, Crocetti L, et al. Early stage hepatocellular carcinoma in patients with cirrho-sis：long-term results of percutaneous image-guided radiofrequency ablation. *Radiology* 2005；234：961－967.

55. Dupuy D, Goldberg SN. Image-guided radiofre-quency tumor ablation：challenges and opportuni-ties－part Ⅱ. *J Vasc Interv Radiol* 2001；12：1135－1148

56. Goldberg SN, Stein M, Gazelle GS, et al. Percuta-neous radiofrequency tissue ablation：optimization of pulsed-RF technique to increase coagulation necrosis. *J Vasc Interv Radiol* 1999；10：907－916.

57. Lee Jr. FT, Haemmerich D, Wright AS, et al. Multiple probe radiofrequency ablation：pilot

study in an animal model. *J Vasc Interv Radiol* 2003；14：1437 – 1442.

58. Wang X, Sofocleous CT, Erinjeri JP, et al. Margin size is an independent predictor of local tumor progression after ablation of colon cancer liver metastases. *Cardiovasc Interv Radiol* 2013；36：166 – 175.

59. Goldberg SN, Dupuy EE. Image-guided radiofrequency tumor ablation：challenges and opportunities – part Ⅰ. *J Vasc Interv Radiol* 2001；12：1021 – 1032.

60. Kim SK, Rhim H, Kim YS, et al. Radiofrequency thermal ablation of hepatic tumors：pitfalls and challenges. *Abdom Imaging* 2005；30：727 – 733.

61. Laeseke PF, Sampson LA, Winter 3rd TC, et al. Use of dextrose 5% in water instead of saline to protect against inadvertent radiofrequency injuries. *AJR Am J Roentgenol* 2005；184：1026 – 1027.

62. Ahmed M, Goldberg SN. Combination radiofrequency thermal ablation and adjuvant Ⅳ liposomal doxorubicin increases tissue coagulation and intratumoural drug accumulation. *Int J Hyperthermia* 2004；20：781 – 802.

63. Horkan C, Dalal K, Coderre JA, et al. Reduced tumor growth with combined radiofrequency ablation and radiation therapy in a rat breast tumor model. *Radiology* 2005；235：81 – 88.

64. Brace CL, Sampson LA, Hinshaw JL, et al. Radiofrequency ablation：simultaneous application of multiple electrodes via switching creates larger, more confluent ablations than sequential application in a large animal model. *J Vasc Interv Radiol* 2009；20：118 – 124.

65. Yang W, Chen MH, Wang MQ, et al. Combination therapy of radiofrequency ablation and transarterial chemoembolization in recurrent hepatocellular carcinoma after hepatectomy compared with single treatment. *Hepatol Res* 2009；39：231 – 240.

66. Wang W, Shi J, Xie WF. Transarterial chemoembolization in combination with percutaneous ablation therapy in unresectable hepatocellular carcinoma：a meta-analysis. *Liver Int* 2010；30：741 – 749.

67. Wang YB, Chen MH, Yan K, et al. Quality of life after radiofrequency ablation combined with transcatheter arterial chemoembolization for hepatocellular carcinoma：comparison with transcatheter arterial chemoembolization alone. *Qual Life Res* 2007；16：389 – 397.

68. Goldberg SN, Kamel IR, Kruskal JB, et al. Radiofrequency ablation of hepatic tumors：increased tumor destruction with adjuvant liposomal doxorubicin therapy. *AJR Am J Roentgenol* 2002；179：93 – 101.

69. Goldberg SN, Giman GD, Lukyanov AN, et al. Percutaneous tumor ablation：increased necrosis with combined radio-frequency ablation and intravenous liposomal doxorubicin in a rat breast tumor model. *Radiology* 2002；222：797 – 804.

70. Chen Q, Krol A, Wright A, et al. Tumor microvascular permeability is a key determinant for antivascular effects of doxorubicin encapsulated in a temperature sensitive liposome. *Int J Hyperthermia* 2008；24：475 – 482.

71. Solazzo S, Ahmed M, Schor-Bardach R, et al. Liposomal doxorubicin increases radiofrequency ablation-induced tumor destruction by increasing cellular oxidative and nitrative stress and accelerating apoptotic pathways. *Radiology* 2010；255：62 – 74.

72. Bae Y, Buresh RA, Williamson TP, et al. Intelligent biosynthetic nanobiomaterials for hyperthermic combination chemotherapy and thermal drug targeting of HSP90 inhibitor geldanamycin. *J Control Release* 2007；122：16 – 23.

73. Algan O, Fosmire H, Hynynen K, et al. External beam radiotherapy and hyperthermia in the treatment of patients with locally advanced prostate carcinoma. *Cancer* 2000；89：399 – 403.

74. Solazzo S, Mertyna P, Peddi H, et al. RF ablation with adjuvant therapy：comparison of external beam radiation and liposomal doxorubicin on ablation efficacy in an animal tumor model. *Int J Hyperthermia* 2008；24：560 – 567.

75. Mayer R, Hamilton-Farrell MR, van der Kleij AJ, et al. Hyperbaric oxygen and radiotherapy. *Strahlenther Onkol* 2005；181：113 – 123.

# 不可逆电穿孔的原理

Govindarajan Srimathveeravalli and Stephen B. Solomon

## 引言

电穿孔是细胞膜在强大外电场中形成纳米级小孔的现象。当外电场消失后，小孔重新封闭，细胞恢复正常功能。但如果孔数或孔径超过一定阈值，电场消失后细胞再也无法修复小孔，这种效应被称为不可逆电穿孔（IRE）。由于细胞的凋亡基本是电穿孔所致，而与温度无关，所以 IRE 属于非热消融技术。但是组织也并非完全不受热，因为在 IRE 中也可以看到探针附近 2~3mm 区域内存在焦耳效应引起的组织损伤[1]。这种非热量导致的细胞溶解机制，使得 IRE 广受青睐，适用于不能接受热消融的肿瘤。IRE 似乎不受组织血流灌注变化和生物散热效应的影响，所以被用来治疗富血管肿瘤，以及大血管附近的病灶（图 3.1）[2]。IRE 消融与造成蛋白质变性并完全破坏消融区内胶原结构的热消融技术不同，它不会破坏治疗区内的细胞外基质[3]。IRE 可安全地治疗胆管或直肠附近的肿瘤[4]（图 3.1）。

IRE 是计划和执行影像引导下消融的一个新的临床范例。热消融技术的消融区位于消融探针的中心，而 IRE 则不同，治疗部位通常位于两个单极针电极之间（图 3.2）。探针位置构型的轻微变化都会显著影响有效消融区的大小与形状，影响被消融组织的体积（图 3.3）。IRE 消融施加的强大电场可引起神经肌肉激活，并影响对电能敏感的生理功能。因此，IRE 治疗的患者需要特殊麻醉，包括用深度麻痹剂减少电流诱发的神经肌肉刺激。

IRE 必须在心电图（ECG）门控下施行，以避免室性心动过速、心律不齐和其他心脏效应[5]。最后须指出，人们对 IRE 最佳临床应用实践的了解不多，而且对消融治疗后随访和确认疗效的影像学结果资料不足。因此，运用 IRE 开展肿瘤消融的医生必须对组织 IRE 潜在的生理机制，以及各种治疗参数对临床结果的影响有深入了解。

## 脉冲参数及其对 IRE 的影响

活细胞利用细胞内液和外液的离子浓度差建立跨膜电位。跨膜电位因细胞活性或功能而不同，通常范围为 $-35 \sim -70\text{mV}$。当细胞暴露在外电场中，跨膜电位迅速变化，并在暴露后几微秒内达到较高的平衡水平[6]。根据细胞的类型，当跨膜电位升高至 $300\text{mV} \sim 1\text{V}$ 时，形成细胞膜的磷脂双分子层结构受到影响。该结构在跨膜电位骤然升高的情况下做出反应并重新排列，使细胞膜生成纳米级的小孔，最终导致了细胞 IRE[7]。促成细胞 IRE 的脉冲参数包括：外电场的振幅（电压）、曝光持续长度（脉冲长度）、连续曝光之间的时间（脉冲重复频率）和输送过程中的暴露集群（脉冲串）。这些参数对细胞电穿孔单独发挥作用，因此我们必须谨慎进行选择，以达到 IRE 的效果，避免发生非致死性的可逆性电穿孔。

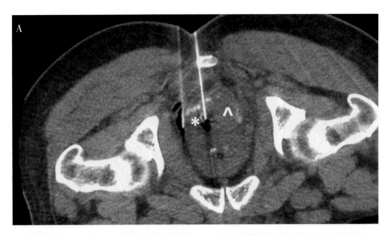

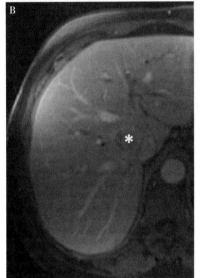

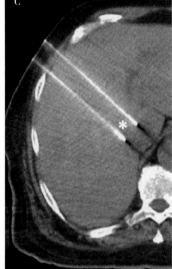

图 3.1　（A）CT 扫描图像显示不可逆电穿孔（IRE），探针插入直肠（箭头）附近复发肿瘤（星号）内。（B）磁共振图像显示肝静脉和胆管附近的肿瘤（星号）。（C）CT 图像显示插入 IRE 探针治疗肿瘤（星号）。

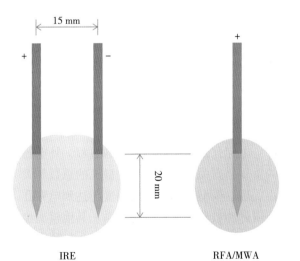

图 3.2　所需最小数量探针和产生消融区域的示意图。（A）不可逆电穿孔（IRE）：消融区位于两枚单极探针之间。（B）射频消融（RFA）：消融区以一个探针为中心。MWA：微波消融。

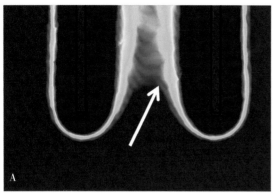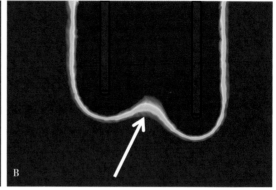

图 3.3　计算机模拟显示不完全的不可逆电穿孔治疗区（红色），其原因为：（A）针对探针间距选择电压不当，导致两探针间消融不充分（箭头）；（B）探针插入不均匀，导致一个探针周围消融不满意（箭头）。

## 电场强度

我们可以利用众所周知的 Schwann 方程，确定升高跨膜电位和形成 IRE 所需的电场强度。

跨膜电位可以在细胞膜的任何位置上形成，因为外电场是细胞半径以及半径和膜电位评估点之间夹角的函数[8]。由该方程式可以看出，大细胞受到的电场强度要高于小细胞。同样，直接面对电极或位于两电极之间的细胞，其跨膜电位要高于垂直于电极的细胞。该方程的前提是假定悬浮在介质中的细胞大致为球形。有限元建模和数值模拟可用来估计细胞在体内环境下的跨膜电位。由于组织中的细胞比悬液中更紧密，外电场可能被细胞和周围的细胞外基质扭曲[9]。在这种条件下，细胞两极和指向电极有利角度位置上的跨膜电位最高。如果要让特定类型的细胞成功发生 IRE，我们必须考虑要拟定治疗细胞的分布范围大小，并调节外电场强度，如至少达到 0.7～1V，即使细胞较小，或细胞与电极的相对位置较为不利。

## 脉冲长度

细胞暴露在外电场后，跨膜电压在达到稳定值之前会呈指数倍数增长。跨膜电位必须达到平衡值，并保持一段时间（几微秒），才能实现电穿孔[8,10]。当外电场强度固定时，与用同样脉冲参数治疗的小细胞相比，较大的细胞会产生较高的跨膜电位，但达到平衡值所需的时间也较长。如果电场暴露的时长（脉冲长度）短于细胞的充电时间（charging time），则跨膜电位不能达到足以电穿孔的阈值。反之，如果脉冲长度大于稳定跨膜电位所需的充电时间，则多余的能量会通过焦耳效应或阻抗加热的方式消散。因此，我们必须调节脉冲长度，让跨膜电位达到治疗细胞的阈值，但同时又不能过高，避免不必要的热效应。基于这些考虑，研究报告称 50～100 微秒的脉冲长度能最佳地导致人体癌细胞 IRE，而不会显著增加焦耳热效应。

## 脉冲数

电穿孔是一个逐渐积累的过程，外电场的重复暴露关系到细胞膜上微孔的总数和大小。理论模型表明，电场幅度与达到电穿孔所需脉冲数量间存在对数关系。其他模型也表明，也可以将 IRE 导致细胞死亡看作是一个统计过程，增加的暴露和施加的电压以指数过程（exponential process）组合影响着靶区中的细胞[11]。尽管一些理论模型被活体试验验证，但有些仍须确认。不过，根据所施加的场强大约 10 个脉冲就足以导致组织发生可逆或不可逆电穿孔，这一点已被人们普遍接受。而我们通常施加 50 ~ 100 个脉冲，以确保靶区细胞发生 IRE[12]。

## 数值模拟

IRE 在活体内的治疗效果主要取决于针状电极间电压导致的电场分布和强度。我们可以利用施加电场的 Laplace 方程对组织上不同位置的电场分布进行数学评估（$-\nabla \cdot (\sigma \nabla \phi) = 0$）[13,14]。从该方程中可明显看出，活体内形成的电场（$\phi$）强度是施加的外电压（正电极处 $\phi = V_0$）和治疗组织电导率（$\sigma$）的函数。从宏观角度而言，肿瘤及其周围环境质地不均，由各类组织构成，如血管、神经、脂肪组织、胆管或泌尿系统等。各类组织的电导率不同，因此会作用或影响到其中产生的电场。例如，Neal 和 Davalos[15] 进行的模拟试验表明，尽管探针位置和治疗参数均最佳，但肿瘤和周围正常组织电导率的差异最终仍影响到消融的范围（图 3.4）。Ben - David 等[16] 指出，电导率的局部差异也会影响 IRE 治疗区的大小和形状。比如，在肾脏收集系统附近与远处进行的消融结果就不同。此外，金属元件也可能会改变消融电场，如支架、标记粒子，以及未用于治疗带有暴露前端的消融探针等。

开发数值模型并作为 IRE 治疗计划的可靠工具一直都是研究难题。治疗组织的类型、采用的数字模型及其与病理或成像的相关性[17] 都会影响治疗区估测的准确性和可靠性。此外，有限元建模的局限性在于，需要整体表示（gross representation）组织的类型和性质。因此在目前阶段，测定亚毫米级阈值处的电场分布相当困难。故而，IRE 治疗模拟仅适用于整体评估电场预期分布，而不能用来预测细胞水平的疗效。

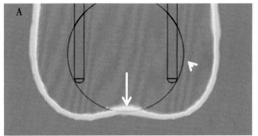
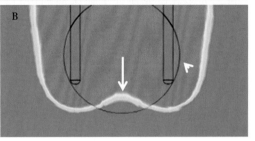

图 3.4　计算机模拟两种情况下肿瘤的不可逆电穿孔（圆圈，无尾箭头）和消融余量（箭头）：（A）肿瘤电导率高于周围组织时；（B）肿瘤电导率低于周围组织时。

## 设备和消融探针

IRE 治疗离不开高电压方波主机，以及用于将直流（DC）电脉冲输送到靶组织的适当电极。目前，唯一获得美国食品和药物管理局（FDA）批准的组织消融主机是 Nanoknife 低能量直流电穿孔设备（美国纽约州莱瑟姆市 Angiodynamics 公司生产）。该主机最多可同时输送 100 个脉冲，振幅范围为 500 ~ 3000V，脉冲长度范围为 70 ~ 100 微秒。它能将脉冲分为 10 个集群，每个脉冲间隔 250 毫秒，脉冲串间隔 3.5 秒。该设备一次最多可以支持 6 只消融探针，并使用 ECG 同步传送脉冲。系统配有长度为 15cm 的 19G（直径 1mm）消融探针。尽管目前只有一种 FDA 批准的临床用主机或设备，但诸如 ECM 830 方波主机（BTX，美国哈佛仪器设备公司生产）等系统，也能输送类似于 Nanoknife 的能量，常用于临床前动物实验。

许多临床前研究报道了将 IRE 的用途

扩展到经皮组织消融之外的新型设备。Maor 等报道了用于血管平滑肌 IRE 的导管[18]，Srimathveeravalli 等报道了用于局部经黏膜治疗直肠壁的直肠内探针[19]，而 Neal 等则提出了一种能采用单独消融探针施行 IRE 软组织消融的双极电极构造[20]。不过，大多数研究还处于临床前的可行性证实阶段，在其用于患者之前，需要大量的疗效和安全性试验数据。

## 临床评价

影像引导下消融技术无法获得用于病理检查的组织样本，不能由此确定肿瘤 IRE 的疗效。因此，确定能够作为 IRE 治疗评估替代指标如影像参数和其他生理变化显得非常重要。在电穿孔期间和之后，总能观察到组织电导率的显著改变。在缺乏其他指标的情况下，可以将治疗组织的电导率变化作为评价电穿孔相对有效性的指标[21,22]。在正常情况下，生物组织的电导率会随着施加电流频率的增加呈线性升高。组织的最大电导率处于兆赫兹（MHz）频率范围或更高。这一部分是细胞的复杂电行为，其表现类似于电阻电容（RC）电路。它的功能与细胞外液提供的导电路径同步。这些细胞电穿孔会产生两种效应：细胞内液释放到细胞外液，以及细胞正常 RC 电路短路。我们已观察到，这两种组合效果即使在较低的电频率下也会导致组织电导率大幅增加。治疗组织电导率的这种变化可以在每次施加脉冲时以及在输送总体治疗时观察到。Neal 等[23]探索将该效应作为 IRE 的评价指标，并在 2 例前列腺癌患者 IRE 后报道了与病理检查的某些相关性。该技术用途和前景广阔，但须注意的是，虽然电导率改变可预示 IRE 效果，但却不能量化电穿孔组织的类型或体积。将该指标单独用来表明患者 IRE 消融有效性之前，仍须开展大量的研究工作。

在目前阶段，增强 CT 扫描（CECT）和超声检查（US）仍然是引导 IRE，并确认患者消融效果的主要手段。在治疗后即刻的 CECT 图像中，IRE 治疗组织表现为低密度区，伴有消融边界之外的同心性强化区。中心区对应于治疗部位的坏死核心，而周围强化可能是发生可逆电穿孔并破裂的血管组织（图 3.5）。该表现有时与射频或微波消融后即刻的影像所见相似。但 IRE 治疗肝脏肿瘤后形成的纤维化和瘢痕较少，这与热消融技术相反。

因此，组织 IRE 治疗后影像学表现和发展过程与射频或微波消融不同。我们发现，IRE 消融肝转移癌并成功局部控制的患者表现为消融部位的萎缩（involution），1 个月时缩小 22%，3 个月时缩小 35%。不过，我们仍然需要通过大量对照研究验证，才能将 IRE 治疗后消融区的进展过程用来预示早期的治疗反应。

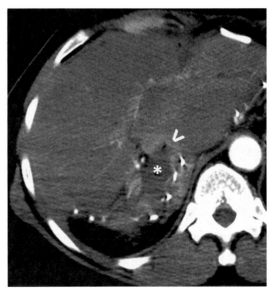

图 3.5　直肠癌肝转移（星号）不可逆电穿孔消融后即刻的增强 CT 扫描图像。治疗区（无尾箭头）周围可见强化边缘。

由于 IRE 治疗能改变治疗组织的回声特性，因此超声成像已被用于实时观测消融进程，以及在治疗后即刻确认消融区域的有效手段[24,25]。然而，采用正常猪肝 IRE 并使用超声成像得出的结果，尚未经过验证，不能用来指导和确定恶性肿瘤的消融。肿瘤的存在会影响超声影像结果的清晰度，或造成混淆，从而降低了消融区内改变的敏锐度。细胞 IRE 之后会向细胞外间隙释放大量的细胞内液，并观察到治疗区内血流破坏。该效应已被用于绘制正常大脑[26]，以及 IRE 治疗前列腺（图 3.6）、肾脏[27]和肝脏肿瘤的图集。已经证明，磁共振成像（MRI）可有效区分出 IRE 消融区和周围的

暂时性电穿孔区。但由于 IRE 和 MR 不兼容，该结果来自于临床前研究。所以，将 MRI 用于患者 IRE 消融的随访是一个难题。在氟代脱氧葡萄糖标记的病灶中，正电子发射断层扫描（PET - CT）引导可以为 IRE 消融提供有用的指导和随访[29]。PET 影像与 CT 或 MRI 不同，它能体现出组织的细胞功能状态，展现出一副清晰的影像图像，不会受到 IRE 治疗后肿瘤形态变化的影响。对患者的初步试验表明（图 3.7），PET - CT 能在治疗后即刻确定治疗是否充分，证明它是一种具有前景的新技术。

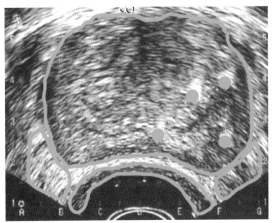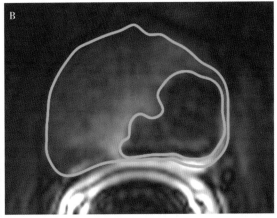

图 3.6　（A）术中超声图像，标出了前列腺和不可逆电穿孔探针。（B）3 个月随访磁共振成像中的低强度区就是当时的治疗区。（由 Jonathan Coleman 博士提供）

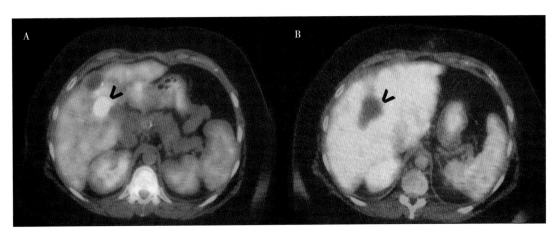

图 3.7　采用分次剂量技术进行的正电子发射断层扫描图像（PET）。（A）治疗前的肿瘤（无尾箭头）。（B）治疗后分次剂量 PET 图像显示，消融后肿瘤无强化。

## 临床经验

我们对 IRE 的临床经验尚且不足，大多数疗效和安全性证据均源自有限的样本量报告。Scheffer 等[30]的综述收录了 16 篇已发表的研究，包含 221 例患者和 325 个肿瘤灶。IRE 治疗主要用于肝脏（129）和胰腺（69）。

他们报道称，6 个月时肝脏肿瘤治疗的有效率为 55% ~95%。Cannon 等[31]、Kingham 等[2]和 Silk 等[4]的临床报道表明了 IRE 治疗胆管和大血管附近肝脏肿瘤的安全性。肝脏病灶 IRE 后偶尔会出现气胸和轻度胆管阻塞等并发症。据 Martin 等[32]和 Narayanan 等[33]报道，胰腺肿瘤 IRE 治疗可能会给患者带来生存获益。胰腺 IRE 消融后的主要并发症包括胆汁漏和门静脉栓塞，也有少数轻度胰腺炎的报道。

## 小结

IRE 是一种应用前景广阔的新型临床工具，可安全地局部治疗不适合现有热消融技术的肿瘤。一些证据表明，IRE 能够安全用于敏感结构附近的病灶（如胆管等）。但是作为一种新技术，正确指导 IRE 治疗，并利用现有成像手段评估消融有效性的证据还不足。因此，运用 IRE 的医生必须学习该方法的生物物理学知识，以便选择适当的治疗参数，给患者带来最大的利益，并将风险降至最低。

## 参考文献

1. Faroja M, Ahmed M, Appelbaum L, etal. Irreversible electroporation ablation: is all the damage nonthermal? *Radiology* 2013; 266: 462 – 470.

2. Kingham TP, Karkar AM, D'Angelica MI, et al. Ablation of perivascular hepatic malignant tumors with irreversible electroporation. *Am Coll Surg* 2012; 215 (3): 379 – 387.

3. Phillips M, Maor E, Rubinsky B. Nonthermal ir-

reversible electroporation for tissue decellularization. *J Biomech Eng* 2010; 132 (9): 091003.

4. Silk MT, Wimmer T, Lee KS, et al. Percutaneous ablation of peribiliary tumors with irreversible electroporation. *J Vasc Interv Radiol* 2014; 25: 112 – 118.

5. Deodhar A, Dickfeld T, Single GW, et al. Irreversible electroporation near the heart: ventricular arrhythmias can be prevented with ECG synchronization. *AJR Am J Roentgenol* 2011; 196 (3): W330 – W335.

6. Weaver JC. Electroporation theory. Concepts and mechanisms. *Methods Mol Biol* 1995; 55: 3 – 28.

7. Valic B, Golzio M, Pavlin M, et al. Effect of electric field induced transmembrane potential on spheroidal cells: theory and experiment. *Eur Biophys J* 2003; 32 (6): 519 – 528.

8. Ivorra A. Tissue electroporation as a bioelectric phenomenon: basic concepts. In Rubinsky B, ed. *Irreversible Electroporation*. Springer Series in Biomedical Engineering. *Berlin: Springer*, 2010; pp. 23 – 61.

9. Gowrishankar TR, Weaver JC. An approach to electrical modeling of single and multiple cells. *Proc Natl Acad Sci U S A.* 2003; 100 (6): 3203 – 3208.

10. Hui SW. Effects of pulse length and strength on electroporation efficiency. *Methods Mol Biol* 1995; 55: 29 – 40.

11. Golberg A, Rubinsky B. A statistical model for multidimensional irreversible electroporation cell death in tissue. *Biomed Eng Online* 2010; 9: 13.

12. Rubinsky J, Onik G, Mikus P, et al. Optimal parameters for the destruction of prostate cancer using irreversible electroporation. *J Urol* 2008; 180 (6): 2668 – 2674.

13. Davalos RV, Mir IL, Rubinsky B. Tissue ablation with irreversible electroporation. *Ann Biomed Eng* 2005; 33 (2): 223 – 231.

14. Daniels C, Rubinsky B. Electrical field and temperature model of nonthermal irreversible electroporation in heterogeneous tissues. *J Biomech Eng* 2009; 131 (7): 071006.

15. Neal RE 2nd, Davalos RV. The feasibility of irre-

versible electroporation for the treatment of breast cancer and other heterogeneous systems. *Ann Biomed Eng* 2009；37（12）：2615 – 2625.

16. Ben – David E, Ahmed M, Faroja M, et al. Irreversible electroporation：treatment effect is susceptible to local environment and tissue properties. *Radiology* 2013；269（3）：738 – 747.

17. Wimmer T, Srimathveeravalli G, Gutta N, et al. Comparison of simulation – based treatment planning with imaging and pathology outcomes for percutaneous CT – guided irreversible electroporation of the porcine pancreas：a pilot study. *J Vasc Interv Radiol* 2013；24（11）：1709 – 1718.

18. Maor E, Ivorra A, Mitchell JJ, et al. Vascular smooth muscle cells ablation with endovascular nonthermal irreversible electroporation. *J Vasc Interv Radiol* 2010；21（11）：1708 – 1715.

19. Srimathveeravalli G, Wimmer T, Monette S, et al. Evaluation of an endorectal electrode for performing focused irreversible electroporation ablations in the swine rectum. *J Vasc Interv Radiol* 2013；24（8）：1249 – 1256.

20. Neal RE 2nd, Singh R, Hatcher HC, et al. Treatment of breast cancer through the application of irreversible electroporation using a novel minimally invasive single needle electrode. *Breast Cancer Res Treat* 2010；123（1）：295 – 301.

21. Ivorra A, Al – Sakere B, Rubinsky B, et al. In vivo electrical conductivity measurements during and after tumor electroporation：conductivity changes reflect the treatment outcome. *Phys Med Biol* 2009；54（19）：5949 – 5963.

22. Neal RE 2nd, Garcia PA, Robertson JL, et al. Experimental characterization and numerical modeling of tissue electrical conductivity during pulsed electric fields for irreversible electroporation treatment planning. *IEEE Trans Biomed Eng* 2012；59（4）：1076 – 1085.

23. Neal RE 2nd, Millar JL, Kavnoudias H, et al. In vivo characterization and numerical simulation of prostate properties for non – thermal irreversible electroporation ablation. *Prostate* 2014；74（5）：458 – 468.

24. Au JT, Kingham TP, Jun K, et al. Irreversible electroporation ablation of the liver can be detected with ultrasound B – mode and elastography. *Surgery* 2013；153（6）：787 – 793.

25. Appelbaum L, Ben – David E, Sosna J, et al. US findings after irreversible electroporation ablation：radiologic – pathologic correlation. *Radiology* 2012；262（1）：117 – 125.

26. Hjouj M, Last D, Guez D, et al. MRI study on reversible and irreversible electroporation induced blood brain barrier disruption. *PLoS ONE* 2012；7（8）：e42817.

27. Wendler JJ, Porsch M, Hühne S, et al. Short – and mid – term effects of irreversible electroporation on normal renal tissue：an animal model. *Cardiovasc Intervent Radiol* 2013；36（2）：512 – 520.

28. Zhang Y, White SB, Nicolai JR, et al. Multimodality imaging to assess immediate response to irreversible electroporation in a rat liver tumor model. *Radiology* 2014；18：130989.

29. Ryan ER, Sofocleous CT, Schöder H, et al. Split – dose technique for FDG PET/CT – guided percutaneous ablation：a method to facilitate lesion targeting and to provide immediate assessment of treatment effectiveness. *Radiology* 2013；268（1）：288 – 295.

30. Scheffer HJ, Nielsen K, de Jong MC, et al. Irreversible electroporation for nonthermal tumor ablation in the clinical setting：a systematic review of safety and efficacy. *J Vasc Interv Radiol* 2014；pii：S1051 – 0443（14）00101 – 8.

31. Cannon R, Ellis S, Hayes D, et al. Safety and early efficacy of irreversible electroporation for hepatic tumors in proximity to vital structures. *J Surg Oncol* 2013；107（5）：544 – 549.

32. Martin RC 2nd, McFarland K, Ellis S, et al. Irreversible electroporation in locally advanced pancreatic cancer：potential improved overall survival. *Ann Surg Oncol* 2013；20 Suppl 3：S443 – S449.

33. Narayanan G, Hosein PJ, Arora G, et al. Percutaneous irreversible electroporation for downstaging and control of unresectable pancreatic adenocarcinoma. *J Vasc Interv Radiol* 2012；23（12）：1613 – 1621.

# 高强度聚焦超声的原理

Aradhana M. Venkatesan and Bradford J. Wood

## 引言

高强度聚焦超声（HIFU）也被称为聚焦超声（US），是一种无创影像引导疗法。它在临床中主要用于良、恶性肿瘤无创热消融[1,2]，通过超声或磁共振成像（MRI）的引导，实现实时成像、治疗监测和质量控制[3]。已有关于 HIFU 治疗平滑肌瘤（子宫肌瘤），前列腺（良性前列腺增生和癌症）、乳房、肝、肾、胰、脑、骨肿瘤的临床经验的报告，尽管大多数研究的病例数相对较少。HIFU 热消融仍未得到广泛的应用。目前面临的技术难题：在有限的时间内治疗大肿瘤的可行性；如何治疗容易转移的肿瘤；以及声窗受到解剖结构限制时（如肋骨、肠道）如何瞄准靶病灶。

治疗性超声也有一些优于传统热消融的生物效应，有时可用于特定肿瘤的治疗。热效应可增强热敏药物的释放，增强化疗药物或纳米颗粒的渗透性和保留（"EPR 效应"），使组织对辐射效应敏感性增加，并且潜在地增加肿瘤内的治疗性基因转染。HIFU 的机械效应（包括稳定和惯性空化和辐射力），也在热敏药物和基因传递中起作用，并且增强了治疗分子的通透性和血脑屏障（BBB）的破坏。这些都是正在研究的方向，并有望获得进展的肿瘤学领域。

本章将概述 HIFU 的原理和现有的治疗平台，包括超声和 MRI 引导、治疗计划和监控功能。此外，文中还总结了临床应用现状，以及对未来发展方向的展望。

## HIFU 原理和生物效应

### 发展历史

HIFU 并不是一项新技术。Lynn 等[4]在 1942 年首次就报道了它的临床使用。作者设计出一种聚焦超声系统，并对大脑开展了临床前试验。

20 世纪 50 年代，Fry 兄弟[5]研发出一种临床 HIFU 设备，希望能够治疗神经障碍，如帕金森病。该系统采用 X 线摄影术确定目标与其上方颅骨的相对位置，通过切开颅骨聚焦超声波[5-7]。该法需要切除一部分颅骨，而且当时无法采集高分辨率的神经影像，因此限制了它的应用[8]。到了 20 世纪 70 年代，人们描述了聚焦超声使组织温度升高的能力（即让组织温度升高至 43℃）[8,9]。自 20 世纪 90 年代以来，随着超声换能器设计的成熟，以及术中利用诊断性超声和 MRI 靶向与监控更加精准，科学家们又重新开始研究 HIFU 在肿瘤学的应用[8]。

### 热效应

#### 消融

诊断超声与 HIFU 的原理完全相同。根据美国食品和药物管理局（FDA）的规定，诊断用超声（B 超、脉冲或连续多普勒超声）的典型强度时间均值最高不能超过 720mW/cm²。而 HIFU 的强度可以是它的数倍，为 100 ~ 10 000 W/cm²，压缩压力（compression pressures）峰值可达 70MPa，稀薄压力（rarefaction pressures）峰值可达 20 MPa。HIFU 消融利用中心频率通常为1 ~ 7MHz 的压电换能器。它通过耦合介质将声波传输到体内，如体外系统使用的脱气水凝胶接触面，或用于体腔内的换能器周围的凝胶涂层水球囊[1]。

在 HIFU 治疗时，靶灶吸收声能导致组织温度快速升高[1,8,10]。小体积组织被快速加热，形成边界清晰的局灶凝固坏死，而超声聚焦以外部位的声能很低，使得皮肤和上层组织不受影响，而且温度升高程度也最低[1,10]（图4.1 和4.2）。组织的热损伤程度取决于消融区的温度和消融持续时间，这一点与其他形式热消融一样[6]。

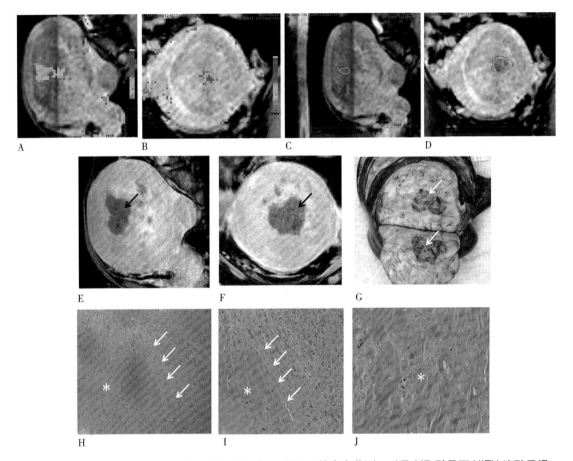

图4.1　磁共振（MR）引导下高强度聚焦超声（HIFU）的术中监测，以及 MR 引导下 HIFU 消融平滑肌瘤后的 MR 影像与组织病理学结果。图形化用户界面显示，超声治疗子宫体前壁内平滑肌瘤时的多平面三维 T2 加权图像和温度叠加图（A，B），以及温度剂量估算叠加图（C，D）。每次超声治疗后，显示治疗体积内的累计热剂量信息，作为热剂量估算值。以 CEM43 报告热剂量，30 CEM43（米黄色多边形，C，D）对应于组织变化的开始，而 240 CEM43（白色多边形，C，D）表示预测的完全坏死区。而每次超声处理后，30 CEM43 和 40 CEM43 热剂量预测值均会更新。HIFU 之后的矢状面（E）和冠状面（F）强化 MR 图像显示治疗区无强化（箭头）。（G）双瓣大体子宫标本显示治疗区出血性坏死（箭头所示）。边界区的低倍（4x）放大图像（H）、高倍（10x）放大图像（I）和消融区中央的高倍放大图像（J）确定了坏死区（星号），以及存活与坏死 HIFU 治疗组织之间的狭窄过渡区（箭头）。（Venkatesan AM，Partanen A，Pulanic TK，et al. Magnetic resonance imaging – guided volumetric ablation of symptomatic leiomyomata：correlation of imaging with histology. *J Vasc Interv Radiol* 2012；23：786 – 794[14].）

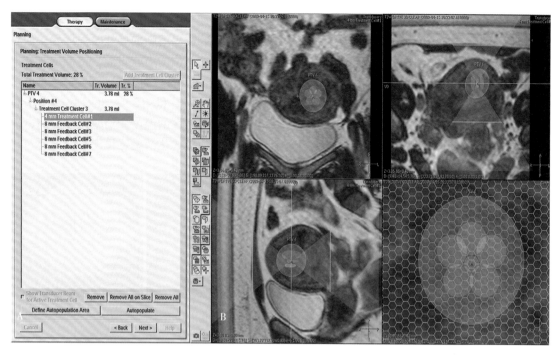

图 4.2　磁共振（MR）引导下高强度聚焦超声消融平滑肌瘤的治疗计划。治疗计划软件能在规划中勾勒出靶区容积（PTV）和每次声处理。每个声处理装置（治疗装置或反馈装置）都能设定各自的声功率设置、声频和细胞直径。（A）勾勒出单独的声处理，以及每个计划声处理的累计体积（称为治疗集群），与 PTV 对比测定出占待消融靶容积的百分比（本例中为 28%）。本试验的法规规定，允许消融目标纤维瘤体积的 30%。（B）三维 T2 加权 MR 图像可以进行多平面评估和治疗计划，PTV（红色椭圆）和计划的声处理（绿色椭圆）叠加在解剖图像上。在 PTV 中部署预定的声处理装置后，影像医生能在所有平面上验证装置是否位于 PTV 的轮廓之内。（引自：Venkatesan AM, Partanen A, Pulanic TK, et al. Magnetic resonance imaging – guided volumetric ablation of symptomatic leiomyomata：correlation of imaging with histology. *J Vasc Interv Radiol* 2012；23：786 – 794.[14]）

组织温度超过 60℃ 1 秒钟，即可瞬间通过凝固坏死造成细胞不可逆死亡[8]。随着 HIFU 暴露时间的延长，血流灌注造成温度梯度下降。靠近大血管的组织会遇到与其他热消融类似的对流热损失，特别是当 HIFU 能量输送时间较长或较慢时[6]。解剖部位和组织类型造成的血流与灌注变化，仍是 HIFU 治疗面临的难题。因为这些因素会使治疗无效或疗效不一致[6,11-14]。除了控制达到的温度和暴露时长之外，超声束聚焦可以达到很高的声强度[1,8]。单独 HIFU 声处理可达到的平均消融体积直径大约 1mm，长度约 10mm，平均体积为 50 ~ 300mm³之间[1,8]。

数次单次短时间暴露可形成较大的消融体积，其中涵盖了实质性肿瘤和计划的无肿瘤消融余量[1]。声处理之间要稍作暂停，避免组织"沸腾"而产生气泡。因为气泡会反射和扭曲超声场，引起损伤部位无法预测的增大，靶区之外的热损伤，或无法控制的空泡[1]。为了缩短该方法的治疗时间，人们开发出了一些新技术，包括使用交错模式最大限度减少超声处理的重叠，而缩短冷却时间[6]。

另一种能让 HIFU 消融实现融合的高效方法是采用相控阵换能器和射束成型技术。它们既可以扩大有效超声聚焦区域，同时又可保留超声场的聚焦特性[1,15]。体积消融能够快速切换治疗组织中的聚焦点，尤其是采用相控阵换能器和驱动电子装置的设备[12,14,16-19]。该技术利用了热扩散效应，可在单位时间内加热更大的组织体积[1,12,14,16-19]。

## 高温

聚焦超声在消融性（>60℃）和非消融性高温（通常为 40~45℃）下，都能产生具有临床意义的热效应。高温可以让组织对放疗和化疗更敏感，这也是聚焦超声较为前沿的应用领域[6,20,21]。而利用 HIFU 激活热敏感基因的研究正在进行之中，因为 HIFU 可能具有局部、物理和空间-时间上控制转基因表达的能力[6,20,22]。已有人利用 HIFU，让封装在热敏脂质体内的化疗药物在肿瘤内部释放。热敏脂质体的固有性质包括：①与固相和液相相比，它们可在凝胶-液晶相转变温度下增加双分子层，使渗透性增加；②在它开始熔化时，从双分子层释放出水溶性成分的能力[23]。热敏脂质体在高温下会经历相变的过程，从有序的固态变为无序的液态，从而释放出药物[24,25]。

## 超声场形成和换能器的设计

HIFU 换能器的大小依据临床用途而不同。应用范围从浅表的腔内靶灶到腹腔深处的病变，而后者需要强大的声功率才能完成消融[3,26]。

最简单的 HIFU 换能器一般是由单独元件构成的球形或扁平换能器。它通过机械运动进行逐点（光栅）声处理。此类换能器大多数是具有固定孔径和焦距的自聚焦压电陶瓷传感器[1]。而较为复杂的相控阵换能器则由多个换能器元件组成，每个元件由具备自身时相、频率和幅度的单独射频信号驱动。因此，每个元件可选择性启动，以及对这些换能器进行电子射束控制[1]。在特定的临床用途中（如大脑 HIFU），相控阵换能器中的元件数量可达数千个[1,27]。为了防

止换能器在高功率应用中受热损坏，可以利用水冷却。由于相控阵换能器的设计复杂，往往要比单元件的设备昂贵[1]，但是它不仅速度快，用途也更广泛。

## 热剂量的概念

高温 HIFU 暴露导致的组织热损伤可以用 Arrhenius 分析来预测，而通常人们更喜欢使用 Sapareto-Dewey 热剂量模型，$t_{43} = \sum_{t=0}^{t-final} R^{(43-T)}\Delta t$，其中，$t_{43}$ 是热剂量，表示为 43.0℃时等价分钟数，$T$ 是时间 t 过程中的平均温度，$R$ 是常数，当温度 >43.0℃时为 0.50，<43.0℃时等于 0.25[28]。Sapareto-Dewey 模型描述了组织热损伤程度与暴露时间呈线性关系，而与温度升高呈指数关系，热剂量表达为 43℃ 时的等价分钟数（EM43℃，CEM43℃或t43）[8,29]。尽管靶区的特定阈值会根据组织类型、局部血流和灌注而不同，但当热剂量为 43℃ 120~240 分钟时，会导致不可逆的凝固坏死[8,30]。

## 机械效应

只有使用高强度的声脉冲时，HIFU 才能持续发挥机械效应[8,31-33]。机械效应包括空化作用、微流和辐射力[8]。

## 空化作用

在高压超声振幅下，超声波导致局部温度升高，并让组织交替发生压缩和稀疏作用，使气体从溶液中溢出而形成微气泡[6,31]。声空化作用是指高强度超声波下气泡的生成、发展、破裂塌陷，以及与高强度超声的相互作用[32]。预成型的微气泡（临床上用作超声造影剂），可在低强度超声下用作空化的部位[6,33]。空化作用有两种形式：稳定空化和惯性空化[8,34]。稳定（非惯性）空化作用是指在低压声场下，气泡的大小稳定振荡[8]。惯性（不稳定）空化作用则与稀疏阶段中气泡猛烈振荡、快速发

展，以及随后的破裂塌陷相关。它可以导致细胞死亡和组织损伤[35-37]。

HIFU 的机械效应与其热消融相结合，能够形成更大的消融体积，缩短治疗时间[6]。组织学研究已经证实，空化作用可以导致血脑屏障破坏、选择性血管损伤、动脉闭塞，以及动脉粥样硬化斑块和血栓的瓦解[6,38-42]。此外，空化作用还能作用于细胞膜，使血管通透性增加，使其可能用于热敏性化疗药物的靶向聚集[6,43,44]。不过，与不发生空化作用的标准 HIFU 相比，空化作用可能改变安全性，降低可控性或靶向性。一些 MRI - HIFU 系统为空化作用提供了安全措施。

### 组织摧毁

HIFU 自身的机械效应可带来精确的消融损伤[8,31,45]。组织摧毁（histotripsy）是一种可控的空化作用形式。它凭借强度很高（高达 100MPa）的短脉冲（1～2 毫秒）超声，辅以自身产生的机械生物效应，可能再加上高温，达到汽化和摧毁局部组织的效果[6,8,31,46-48]。目前，人们正在研究基于这种效应的组织破坏在临床中的应用，包括肿瘤消融和溶栓。

### 微流

微流是稳定空化作用的结果，由于微气泡的振荡运动，使其附近的液体产生快速运动[8]。微流可以形成剪切力，导致细胞膜破坏和细胞损伤[8,31]。微流剪切力导致的细胞膜暂时性破坏，有助于超声强化的药物输送和基因传递[8,49]。

### 辐射力

由于超声波能量的吸收和反射，HIFU 可在组织中产生辐射力[31,49]。它具有附加的生物破坏效应，包括细胞膜变形和微流[31,50,51]。辐射力沿着超声束的方向产生，通过脉冲的超声传播。目前，它已被认为是

HIFU 强化肿瘤药物输送的机制[6,52]。

## HIFU 系统的技术

在 HIFU 肿瘤治疗中，影像引导对制订术前计划、术中靶向、安全监控、术后治疗效果评价都十分关键。目前采用的 HIFU 影像引导包括超声引导或 MRI 引导，而每种手段都有其利弊。

### 超声引导

全世界大多数的 HIFU 治疗都采用超声引导[6,53]。超声引导下的 HIFU 将诊断换能器和治疗源的声场叠加在一起[1]。超声引导的优点是成本低且使用方便[6]。缺点是它依赖操作者的技术，以及消融时难以分辨肿瘤和周围组织的声学边界。HIFU 治疗时，气泡团会显示为回声反射区[1]。尽管该区提供了消融部位的基本信息，但会妨碍对靶区的观察。目前的超声成像技术还不能在术中测定温度[6]。而且，在超声引导的治疗中，很难可靠地再现相同的影像和靶病灶同一个解剖部位[6]。Tempany 等指出，人们正致力于改善超声肿瘤成像技术，其中包括基于超声的温度测量法、超声弹性成像术，以及在 HIFU 中其他监测组织凝固方法的研究[6,54-56]。

### MRI 引导

HIFU 中实时 MRI 引导的优点包括：分辨率高、可以多平面成像以及术中可获得温度敏感 MRI 参数。T1 加权、质子密度和扩散加权成像法均有温度敏感的特点，已经被研究用作引导热消融的手段[6,57-59]。用来检测 MR 引导下热疗的最常用方法是"质子共振频率（PRF）频移法"[60]。

通常，氢电子屏蔽来自外部施加的 MRI 磁场的质子，从而降低质子的共振频率。当组织温度升高后，氢键被部分破坏，导致电子对质子的屏蔽增加和共振频率降低。该效应在所有含水组织中有相似的表现，并在感

兴趣温度范围内呈线性关系，温度系数为 $\alpha = 0.01\,\text{ppm}/\text{℃}$。

利用这种关系测定温度的方法被称为"PRF 频移温度测量法"[61]。采用这种方法，可以通过一系列梯度回波图像的相位变化来测定组织的温度变化，并由以下关系定义：

$$\Delta T = \frac{\varnothing - \varnothing_0}{\propto \gamma B_0 TE}$$

其中，回波时间 $TE$、场强 $B_0$ 和旋磁比 $\gamma$ 已知，$\varnothing_0$ 是当前图像的时相，$\varnothing$ 是已知温度下基线图像的时相。PRF 的线性和温度依赖性，以及它对组织类型几乎无依赖性，使得基于 PRF 的相位映射法成为目前临床应用的最佳选择[57]。此外，PRF 频移法的温度敏感性不依赖于热凝固过程中组织特性的变化[62,63]。基于 PRF 频移的温度测量法的缺点是它对运动敏感，在脂肪组织中温度测量不准确[6]。

MRI 引导下 HIFU 的另一个优点是能够通过钆增强序列成像，在治疗期结束时显示去血管的消融区。由于高场强下信噪比和图像分辨率的提高，因此最近使用的 3T MRI 引导下 HIFU 治疗，与以前的 1.5T MRI 相比能显示出更清晰的肿瘤边界。今后先进的 MRI 技术与肿瘤特异性造影剂的联合运用，还将进一步提升 MRI 引导下 HIFU 治疗的效果[6]。MRI 引导下 HIFU 的缺点包括：需要使用与 MRI 兼容的超声换能器，集成系统相对昂贵和复杂，实用性不强，以及在 MRI 环境中必须考虑到的安全性问题[1,6]。

## HIFU 器械

HIFU 器械可以分为体外、体腔内和间质内系统三种类型。市场上的体外系统包括 MR 和超声引导系统，绝大多数超声引导系统用于亚洲国家[31]。正在开发的间质内 HIFU 系统，采用了可 360° 旋转的 HIFU 治疗器[8,64]。它能治疗体外和体腔内系统不容易触及的肿瘤部位，如胆道、食管和前列腺恶性肿瘤等（后者

通过经尿道途径）[8,64]。我们推荐读者查阅 Tempany 等[6]和 Zhou 等[8]最近发表的两篇评论，文中给出了目前 HIFU 器械和当前肿瘤应用的总结表。HIFU 的制造商详表参见 http：//www.fusfoundation.org/the - technology/manufacturers[65]。

目前，可供临床使用的腔内 HIFU 系统有两种：Ablatherm（法国里昂的 EDAP TMS 公司生产）和 Sonablate 500（美国纽约夏洛特市的 SonaCareMedical 公司生产，该公司以前为印第安纳州印第安纳波利斯的 Focus Surgery 公司）[31]。这两种系统都是超声引导，并且采用机器人控制下的水冷经直肠超声换能器。尽管这两种系统对盆腔的应用潜力更大，但临床试验中主要用于治疗前列腺癌[31,66]。

Ablatherm 器械内置双超声换能器元件的 HIFU 探头，分别用于成像和治疗。Sonablate 500 采用了"分光束"技术的单一水冷经直肠超声治疗器，几乎能同时实现成像和治疗[31,67]。

体外 HIFU 系统的焦距比腔内系统更长，工作层面更深，且已在临床中广泛应用。一般来讲，体外超声引导设备在亚洲国家和地区更普遍[31]。JC 型 HIFU 系统（中国重庆海扶医疗科技股份有限公司）已用于治疗包括肝癌和肾癌在内的多种类型癌症[31,68]。其他超声引导 HIFU 设备包括：自 2001 年开始在中国及香港地区和韩国用于治疗癌症的 HIFU - 2001（香港九龙 Sumo 公司）、HIFUNIT - 9000 肿瘤治疗系统（中国上海爱申科技发展股份有限公司）和 FEP - BYTM 系统（中国北京源德生物医学工程有限公司）[31]。目前市场上有两种 MRI 引导下 HIFU 体外系统，其中一种是 ExAblate 系统（以色列海法 InSightec 公司）。它利用 MRI 引导下的实时温度测量法，用于治疗子宫肌瘤，并且在欧洲获得了治疗骨转移瘤的 CE 批准。目前在欧洲、亚洲和以色列正在开展利用 ExAblate 系统治疗乳腺癌和子宫内膜异位症的研究[69,70]。正在开发之中的 Sonalleve MR – HIFU（芬兰万塔 Philips Healthcare 公司）将 256 元件的相控阵体外超声换能器整合到与飞利浦 MRI 平台兼容的 MRI 床面中[31]。该换能器为电子操纵，采用了体积消融方法，在靶点处以同心圆的方式施加连续声能，利用热扩散实现消融目的[14]（图 4.3）。Sonalleve 系统已获得治疗子宫肌瘤的 CE 标志，目前正在美国申请 FDA 批准。该器械还获得了用于减缓骨转移的 CE 标志，正在美国开展该适应证的临床试验。此器械正在进行的其他肿瘤学研究包括乳腺癌和前列腺癌的治疗。

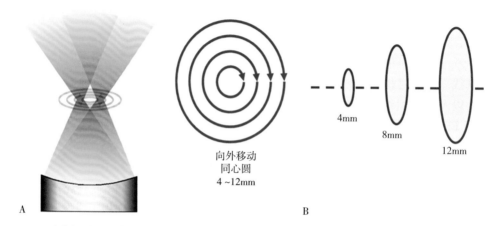

向外移动
同心圆
4～12mm

A

B

4mm

8mm

12mm

图 4.3　磁共振引导下高强度聚焦超声（HIFU）体积消融。（A）HIFU 换能器和波束的示意图，以同心圆的方式将聚焦声能施加到治疗装置内。（B）直径为 4，8 或 12mm 的治疗装置，装置直径与长度之比约为 1∶2.5。（引自：Venkatesan AM, Partanen A, Pulanic TK, et al. Magnetic resonance imaging – guided volumetric ablation of symptomaticleiomyomata: correlation of imaging with histology. *J Vasc Interv Radiol* 2012；23：786 – 794.[14]）

专门为经颅 HIFU 设计的体外系统包括 ExAblate Neuro 半球相控阵 HIFU 系统。该系统目前正在进行治疗神经性疼痛和运动障碍（如帕金森病和特发性震颤）的研究[31,71]。早期的临床结果令人鼓舞，特别是在治疗特发性震颤方面[72]。

## 临床应用

超声和 MRI 引导 HIFU 已被用于治疗各种良性和恶性肿瘤。治疗的恶性肿瘤包括乳腺癌、前列腺癌和肝癌，以及骨和软组织转移癌。小规模的临床试验也描述了用于胰腺和肾细胞癌的治疗情况[58,73 – 76]。尽管本章节详细综述了 HIFU 用于肿瘤的所有相关文献，但我们仍推荐读者参阅有关本内容的近期资料[2,56]。

## 前列腺

前列腺根治术、外照射放疗、近距离放疗和激素疗法等是前列腺癌的标准治疗方式，但是存在着一定的风险。这为 HIFU 局部治疗前列腺癌提供了依据。最近，研究者首次报道了对脊髓麻醉或全身麻醉的患者使用 Sonablate 或 Ablatherm 系统进行超声引导下前列腺癌 HIFU 治疗的情况[6,76-79]。文献综述表明，超声引导下经直肠 HIFU 已用于总共 3018 例患者，其中 93% 为前列腺癌首次治疗，7% 为挽救性治疗[78]。Ablatherm 和 Sonablate 治疗的 5 年（生化检查）无疾病生存率分别为 77% 和 45% ～48%。而且活检阴性率较为理想，前列腺特异性抗原水平也较低[80]。

超声引导下经直肠 HIFU 的并发症包括：泌尿道感染、压力性尿失禁、尿潴留、膀胱出口梗阻、直肠尿道瘘，以及早期研究中出现的阳痿[76]。最近，FDA 医疗器械咨询委员会的胃肠病学和泌尿学专家小组成员投票反对批准 Ablatherm – HIFU 设备用于治疗低风险的局灶性前列腺癌，其理由是担心它的安全性和有效性[81]。

目前，该设备正在等待 FDA 对上市前的最终审批。这无疑会影响该治疗手段在美国的运用。Ablatherm – HIFU 已经在欧洲上市销售，并获得治疗前列腺癌的批准[81]。

近来，文献报道了 MRI 引导下经直肠 HIFU。它与实时术中 MRI 温度测量以及靶区和关键解剖结构成像联合使用，其中包括神经血管束和直肠壁[6]。Napoli 等的早期研究经验显示了在根治性前列腺切除术中使用 MRI 引导下经直肠 HIFU 的可行性。该研究中包含 5 例经术前多参数成像和活检证实的单发前列腺癌患者[3]。组织学检查确定为广泛的凝固型坏死，术后消融区内无残存肿瘤[3]。MRI 引导下经尿道 HIFU 治疗前列腺的方法也正在研究之中，可能会带来较好的安全性。我们和其他研究人员正在进行临床前研究，采用 MRI 引导下经尿道 HIFU，进行狗模型的前列腺局灶消融（图 4.4 和 4.5）[82,83]。Chopra 等[84]开展的可行性临床研究中，8 例局灶性前列腺癌患者（Gleason 评分 ≤ 7，前列腺特异性抗原水平 < 15μg/L）接受根治性前列腺切除术前施行了经尿道 MRI 引导 HIFU。这项研究证明了此疗法的安全性与可行性，平均组织治疗速度为每分钟 0.5ml，空间靶向准确性为 – 1.0 ± 2.6mm。

由于迄今为止大多数临床研究都缺乏对照组，所以仍需要 HIFU 用于前列腺癌有效性和安全性的高循证医学证据。需要开展大规模的 HIFU 与传统手术和非手术治疗或无治疗（主动监测）患者的对照研究。关于总体生存率、前列腺癌特异性生存率、不良事件和生活质量指标的数据极为重要[80]。展望未来，随着临床经验的积累和技术进步，前列腺癌治疗的安全性和有效性会大大提高。

## 乳腺

在乳腺中使用 HIFU 的优势有：靶区更接近换能器，存在软组织声窗，以及能够固定靶组织。针对包括 HIFU 在内的非侵入性乳腺癌治疗的主要争议是缺乏病理标本，而无法评估消融余量。HIFU 技术应用于乳腺癌面临的难题有：皮肤、肋骨和肺部损伤的风险，以及目前基于 PRF 的温度测量法在脂肪组织中相对不敏感[31]。但是随着技术不断进步，这些难题将会迎刃而解。其中包括能够在不均匀组织中进行焦点修正的设计[31,85,86]。

乳腺 HIFU 作为保留乳房的替代治疗方式，一直是研究的热点（图 4.6 至图 4.8）。尽管在该领域仍须开展更深入的研究，而且 HIFU 对乳腺癌的明确作用尚未阐明，但之前的临床前和临床研究表明了 HIFU 的可行性和有效性。Gianfelice 等[87]利用 HIFU 治疗 24 例已确诊为乳腺癌但拒绝手术的患者，将 HIFU 作为他莫昔芬的辅助疗法，研究了 MRI 引导下 HIFU 的可行性。在 24 例患者中，有 19 例（79%）经过 1 或 2 次治疗后活检结果为阴性。Furusawa 等[69]利用 ExAblate 设备治疗了 21 例活检证实的导管癌患者。在中位时间为 14 个月的随访中，21 例患者中有 1 例复发。Wu 等[88]利用 JC 型 HIFU 系统治疗了 22 例接受过化疗、放疗和他莫昔芬治疗的患者，5 年无疾病生存率和无复发生存率分别为 95% 和 89%。随后，Wu 等[89]报道了 23 例组织学确诊为乳腺癌的患者。该组患者的肿瘤和 1.5～2cm 的无肿瘤边缘接受了 HIFU 治疗，并在治疗 1～2 周后施行改良乳房切除术[89]。消融区显著大于靶肿瘤，经组织病理学证实，靶区完全坏死。

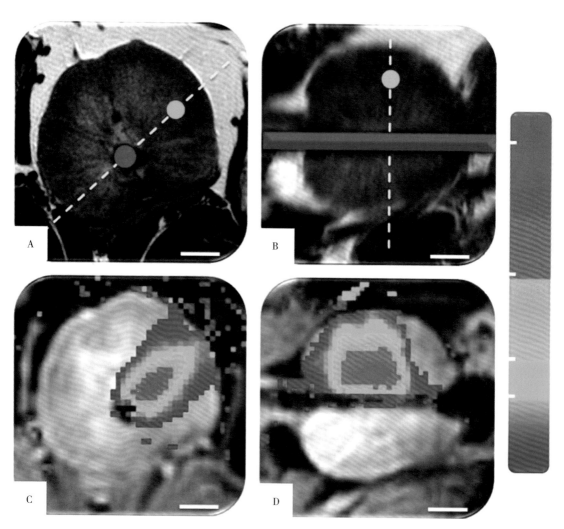

图 4.4　利用磁共振成像引导下超声消融局部前列腺的治疗计划和温度图。（A，B）T2 加权轴位和矢状位治疗计划图像中清晰显示前列腺，并显示出前列腺内的温度反馈控制点（绿圈）。红色叠加显示了超声治疗器的位置，黄色虚线表示图像层面的位置（A）显示（B）中的层面位置，（B）显示（A）中的层面位置。描述了前列腺中治疗器的位置。（C，D）超声治疗过程中彩色编码温度图叠加在动态幅值图像上（使用四个换能器元件），显示在 124 秒治疗结束时的典型温度分布。利用快速梯度回波（FFE）-回波平面成像（EPR）序列、采用质子共振频移（PRFS）法进行温度测绘和双温度反馈算法，实现了靶区的温度监控。（B）和（D）分别为（A）和（C）的矢状面图像。［经许可转载，引自：Partanen A，Yerram NK，Trivedi H，et al. Magnetic resonance imaging（MRI）-guided transure-thral ultrasound therapy of the prostate: a preclinical study with radiological and pathological correlation using customized MRI-based moulds. *BJU Int* 2013；508 - 516.[82]］

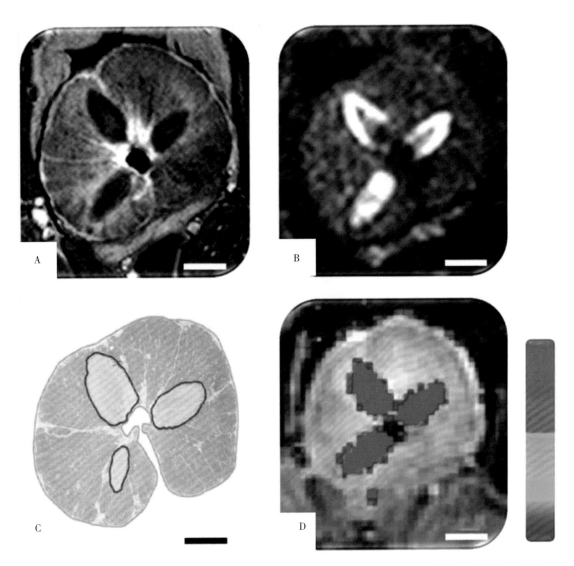

图 4.5　经尿道磁共振成像（MRI）引导下高强度聚焦超声消融后，影像与组织学结果的关系。增强扫描的代表性示例显示无血流灌注区（A），扩散加权成像（DWI）（b 值 =2000）显示消融区内的有限扩散（B），CK－8－染色组织显示非存活组织区（C），和实时积累的热剂量估计（D）。由于组织层面位置不同，以及福尔马林固定导致的固缩，组织检查所示的消融体积与 MRI 相比略有变形。[ 经许可转载，引自：Partanen A，Yerram NK，Trivedi H，et al. Magnetic resonance imaging（MRI）－guided transurethral ultrasound therapy of the prostate：a preclinical study with radiological and pathological correlation using customized MRI－based moulds. *BJU Int* 2013；508－516. [82] ]

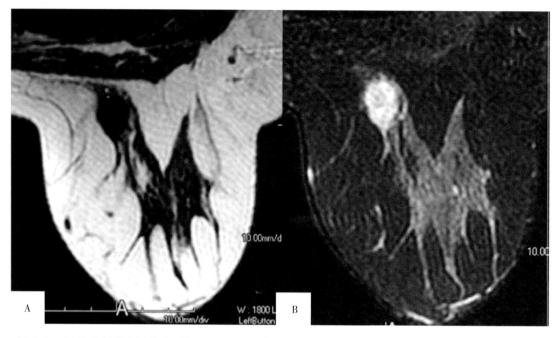

图 4.6　45 岁左侧乳房导管癌（T1 N0 M0）患者。在治疗前计划中（A），T2 加权轴位像显示结节，以及结节与胸肌（红色虚线）的距离，（B）T2 加权脂肪抑制相显示病理学结节的高信号强度。（经许可转载，引自：Napoli A, Anzidei M, Ciolina F, et al. MR – guided high – intensity focused ultrasound：current status of an emerging technology. *Cardiovasc Interv Radiol* 2013；36：1190 – 1203.[3]）

## 肝脏

　　研究者正致力于将 HIFU 用于肝恶性肿瘤，特别是无法切除的肝细胞癌（HCC）患者，或手术复发患者（图 4.9 和 4.10）[90]。肝脏消融面临的技术难题包括：呼吸运动、难以通过肋骨或肋间输送适当的能量，以及大肿瘤治疗时间较长的问题[31,91,92]。今后的技术进步可能会包括呼吸门控，以及能实现肋间消融的选择性元件启动[93]。肝肿瘤 HIFU 的并发症有肋骨骨折和坏死、膈肌破裂、胆道梗阻、胸腔积液、气胸和瘘道形成等[94]。HIFU 治疗肝肿瘤的临床经验和研究基本来自于亚洲，因为这里的 HCC 发病率居高不下[31]。Ng 等[95]利用 JC HIFU 系统（中国重庆海扶医疗科技股份有限公司）治疗 49 例不可切除 HCC 患者的结果显示，治疗肿瘤的中位直径为 2.2cm（范围 0.9～8cm），有效率为 79.5%（49 例患者中的 39 例）。肿瘤大小（≥3.0cm）是影响完全消融率的主要风险因素，而 Child-Pugh 肝功能分级是影响总体生存率的主要预后因素。1 年和 3 年总生存率分别为 87.7% 和 62.4%，因此作者认为 HIFU 是一种有效的治疗方式，具有良好的生存结局[95]。文献还描述了经动脉化学栓塞（TACE）和 HIFU 联合治疗 HCC 的结果。Wu 等[96]随机采用单纯 TACE，或在 TACE 后 4～6 周联合使用 JC HIFU，治疗 50 例 Ⅳa 期 HCC 患者，治疗肿瘤的直径为 4～14cm（平均 10.5cm），TACE 联合超声消融治疗患者的生存率高于单纯 TACE 的患者（P = 0.007，log – rank 检验）。TACE + HIFU 组的中位生存时间为 11.3 个月，单纯 TACE 组为 4.0 个月（P = 0.004）。TACE + HIFU 组的 6 个月生存率为 80.4%～85.4%，单纯 TACE 组为 13.2%（P = 0.003），1 年生存率分别为 42.9% 和 0[96]。

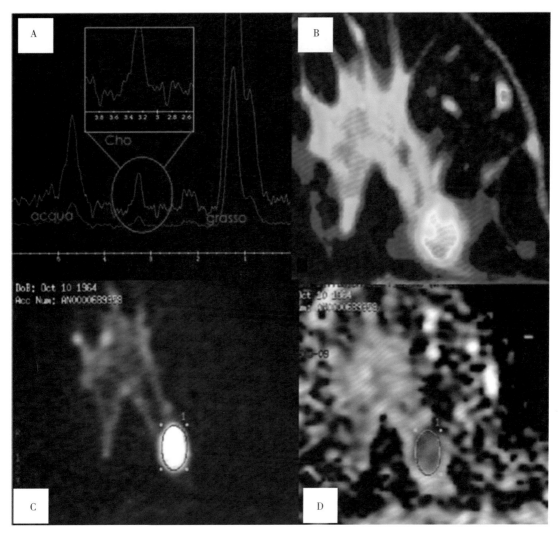

图 4.7　乳腺磁共振引导下聚焦超声手术（MRgFUS）的治疗前图像。（A）用 MR 光谱法完成乳房 MRgFUS 治疗前评估。（B）动态钆增强的 T1 加权灌注图像。（C）分子限制的扩散加权图像。（D）表观扩散系数图。全部表明为恶性病变。（经许可转载，引自：Napoli A, Anzidei M, Ciolina F, et al. MR – guided high – intensity focused ultrasound：current status of an emerging technology. *Cardiovasc Interv Radiol* 2013；36：1190 – 1203.[3]）

### 骨骼

　　骨骼的吸收能力强增加了它的热消融效应，骨骼达到有效消融所需的能量大约只有软组织的 30%[6]。迄今为止，超声引导 HIFU 已被用于治疗原发性骨肿瘤，而 MRI 引导 HIFU 主要用于缓解骨转移瘤的疼痛。

　　Chen 等[97]报道了利用 JC HIFU 系统治疗原发性骨恶性肿瘤的前瞻性临床试验。研究中共治疗 80 例患者，其中 62 例接受超声引导 HIFU 联合化疗，14 例患者为单纯 HIFU 治疗。

　　80 例患者中有 69 例在随诊 CT、MRI 和单光子发射 CT 图像中观察到肿瘤完全消融。这 69 例患者中有 5 例（7%）在随访期间出现局部复发[97]。

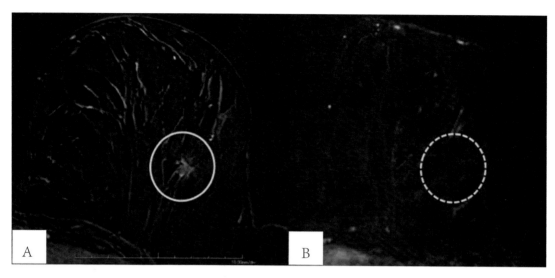

图 4.8　乳腺磁共振引导下聚焦超声手术（MRgFUS）的治疗前和治疗后图像。（A）钆增强 T1 梯度回波脂肪饱和轴位图像显示 MRgFUS 前血管丰富的恶性乳腺结节。（B）MRgFUS 治疗后，未检测到消融病灶的残余增强。（经许可转载，引自：Napoli A, Anzidei M, Ciolina F, et al. MR – guided high – intensity focused ultrasound：current status of an emerging technology. *Cardiovasc Interv Radiol* 2013；36：1190 – 1203.[3]）

利用 HIFU 缓解疼痛性骨肿瘤具有广阔的前景。HIFU 缓解疼痛的最终目标与实现肿瘤消融不同。HIFU 缓解骨骼疼痛时，超声焦点故意设定在骨表面的上方，让热能局限于骨膜、骨 – 软组织交界面的上方，通过去除骨膜神经达到缓解疼痛的效果[6]。

Liberman 等[98] 报道了一项多中心试验的结果。该试验采用 ExAblate MR 温度测量引导聚焦超声（MRgFUS）系统。研究评估了 MRI 引导下 HIFU 姑息治疗骨转移瘤的安全性和有效性。他们对 31 例患者进行 36 次手术，其中 72% 的可评估患者（18/25）报告疼痛显著改善，其定义为直观模拟量表分值降低超过 2 分。直观模拟量表平均分值从治疗前的 5.9 分降低至治疗后 3 个月的 1.8 分。有 67% 患者阿片类药物用量减少[98]。ExAblate MRgFUS 系统分别在 2007 年和 2012 年获得姑息治疗骨转移瘤疼痛的欧洲 CE 标识和美国 FDA 批准[31]。

Hurwitz 等[99] 随后的研究证明，MRI 引导下 HIFU 的骨疼痛缓解率明显高于安慰剂组。研究中共纳入 147 例拒绝、不适合放疗或放疗失败的患者，并将其按 3:1 的比例随机分配至 ExAblate 系统 MRI 引导下 HIFU 治疗组或无治疗组。在第 3 个月时，利用最差疼痛评分（0~10 分）和每日吗啡用量与基线值相比变化的综合终点评估主要有效性。MRgFUS 组的主要终点缓解率为 64.3%，而安慰剂组为 20.0%（P < 0.001）。MRgFUS 在 3 个月时的研究次要终点，如最差量表值和《疼痛简要清单 – 生活质量问卷》评分（两者 P < 0.001）也优于安慰剂组。Sonalleve MRgFUS 系统用于缓解骨转移瘤疼痛的欧洲和加拿大试验正在进行之中[31]。

## 新兴的应用

HIFU 在肿瘤学领域颇具前景，其中包括超声介导的靶向药物输送和血脑屏障瞬时与可逆性开放。迄今为止，这些应用仍处于可行性研究阶段，仅限于体外和动物实验[1]。正在进行的研究还包括，HIFU 形成的高温可以提高放疗敏感性的机制[100,101]。

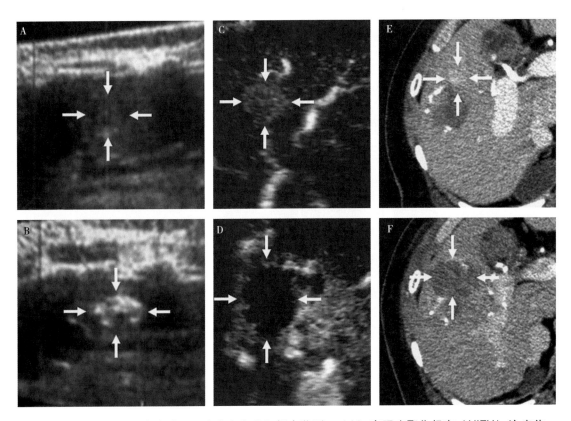

图 4.9 利用实时超声成像对肝细胞癌患者进行超声监测。（A）高强度聚焦超声（HIFU）治疗前。（B）HIFU 后治疗区可见高回声改变。HIFU 治疗前（C）和治疗后（D）的超声造影图像。HIFU 治疗后的血流消失。使用 CT 扫描评估消融的结果。（E）HIFU 治疗前的动脉相可见肿瘤强化（白色箭头），肿瘤后方的低密度区为肝囊肿。HIFU 治疗后 1 周的动脉相（F）显示肿瘤强化消失（箭头所示）。（经许可转载，引自：Fukuda H，Ito R，Ohto M，et al. Treatment of small hepatocellular carcinomas with US – guided high intensity focused ultrasound. *Ultrasound Med Biol* 2011；37：1222 – 1229.[90]）

## 靶向药物输送

声空化作用及其相关的微流效应被认为是在超声介导药物输送过程中，增加细胞膜对药物或质粒通透性的机制[102]。声孔效应（sonoporation）与局部药物输送增强和基因转染有关。这是因为超声在脂质双分子层中形成微孔，使细胞膜通透性暂时增加[102]。

尽管声孔效应的机制尚不完全清楚，但应主要归因于微流、稳定和惯性空化效应。基于微泡的超声造影剂可强化声孔效应，载药微泡能够被超声束聚焦机械性破坏，实现靶向药物释放[1]。机械声辐射力（mechani-cal acoustic radiation forces）也被假定为脉冲 HIFU 介导的靶向药物输送的驱动机制[103]。另一种方法是使用热敏脂质体，此时的 HIFU 束作为外部高温源，实现药物的局部控释[104,105]。这些机制可导致超声束焦点处的药物浓度升高，增强局部治疗，消除与全身高剂量化疗相关的风险[1]。但 Jenne 等表示，这些技术在用于临床之前，仍有亟待解决的问题[1]。譬如，确保局部药物长期暴露的方法，以便到达持久释放的效果。此外，还有一些尚未解决的问题，包括全身给予载药超声造影剂和热敏脂质体后的药效学及长期临床效果[1]。

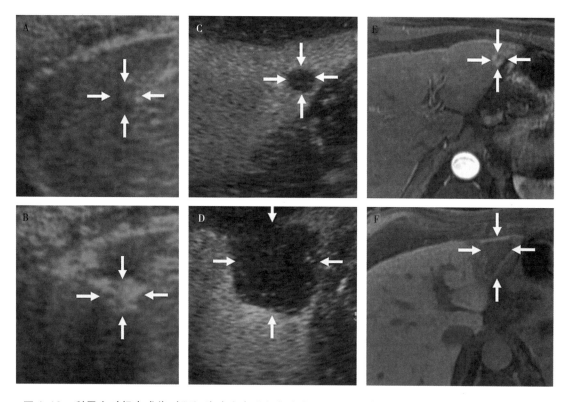

图 4.10　利用实时超声成像对肝细胞癌患者进行超声监测。（A）高强度聚焦超声（HIFU）治疗前。HIFU 治疗后可见高回声改变（B）。HIFU 治疗前（C）和治疗后（D）的超声造影图像。消融区足够宽阔，并有较宽的安全消融余量。使用磁共振成像（MRI）评估消融效果。HIFU 前采集的动脉相 MRI（E）和 HIFU 后 1 周采集的晚期 MRI 图像。可见包括肝脏周围在内的低信号区。（经许可转载，引自：Fukuda H，Ito R，Ohto M，et al. Treatment of small hepatocellular carcinomas with US – guided high intensity focused ultrasound. *Ultrasound Med Biol* 2011；37：1222 – 1229.[90]）

### 血脑屏障破坏

　　脑肿瘤化疗所面临的问题是化疗药物无法穿过完好的血脑屏障[106]。血脑屏障的局部开放有助于药物输送至大脑[107]。预制微气泡存在的情况下使用 HIFU，可使家兔的血脑屏障可逆性开放。在目标部位检测 MR造影剂证明了这一点[108]。MRI 显示施加载药造影剂后血脑屏障可保持开放 24 小时，而最佳的脑摄取在开放后 6 小时之内。研究发现，在同时给予微气泡的情况下，血脑屏障可被暂时性破坏，亦不会损伤脑组织，同时减少所需的超声强度[108]。对超声诱导家兔血脑屏障开放后内皮细胞形态变化的分析

表明，可能存在几种穿过毛细血管通道的机制[107]。其中包括转胞吞作用、通过开窗和通道形成的内皮细胞胞质开放、紧密连接的部分开放，以及来自损伤内皮的自由通道等，后者须在高功率超声下发生[107]。

　　超声诱导的血脑屏障破坏已经在其他动物模型中得以证实，如小鼠和非人类灵长类动物[102,106-110]。经过研究发现，HIFU 有助于多巴胺受体抗体和用于基因治疗的 DNA输送，以及增强脑组织对多柔比星和曲妥珠单抗的反应[102,106,109,111 – 114]。

### 小结

　　自 20 世纪 40 年代临床首次应用聚焦超

声以来，HIFU 已经成为具有前景的影像引导治疗手段之一。随着现代化实时成像和治疗监测方法的出现，超声和 MRI 引导下 HIFU 已被有效地用于治疗各种良恶性肿瘤。不过，超声和 MRI 引导热消融在临床中的广泛应用仍缺乏大规模前瞻性随机试验的证实。这仍然是目前临床研究和转化研究中具有争议的领域。而 HIFU 的生物效应在肿瘤领域的潜在运用，也同样引起临床医生和科学家们的兴趣。其中包括热诱导的放疗敏感性、靶向药物输送，以及血脑屏障的破坏。我们预计，目前治疗超声背后蕴含的临床和科研动力将进一步扩大，应完善 HIFU 的临床应用，使其逐渐臻于成熟。此外，适应证越来越广泛，使其将来可融入到多模态癌症治疗之中。

# 参考文献

1. Jenne JW, Preusser T, Gunther M. High – intensity focused ultrasound: principles, therapy guidance, simulations and applications. *Z Med Phys* 2012; 22: 311 – 322.

2. Al – Bataineh O, Jenne J, Huber P. Clinical and future applications of high intensity focused ultrasound. *Cancer Treatment Rev* 2012; 38: 346 – 353.

3. Napoli A, Anzidei M, Ciolina F, et al. MR – guided high – intensity focused ultrasound: current status of an emerging technology. *Cardiovasc Interv Radiol* 2013; 36: 1190 – 1203.

4. Lynn LG, Zwemer RL, Chick AJ, Miller AE. A new method for the generation and use of focused ultrasound in experimental biology. *J Gen Physiol* 1942; 26: 179 – 193.

5. Fry WJ, Fry FJ. Fundamental neurological research and human neurosurgery using intense ultrasound. *IRE Trans Med Electron* 1960; ME – 7: 166 – 181.

6. Tempany CMC, McDannold NJ, Hynynen K, Jolesz FA. Focused ultrasound surgery in oncology: overview and principles. *Radiology* 2011;

259: 39 – 56.

7. Meyers R, Fry WJ, Fry FJ, Dreyer LL, Schultz DF, Noyes RF. Early experiences with ultrasonic irradiation of the pallidofugal and nigral complexes in hyperkinetic and hypertonic disorders. *J Neurosurg* 1959; 16: 32 – 54.

8. Zhou YF. High intensity focused ultrasound in clinical tumor ablation. *World J Clin Oncol* 2011; 10: 8 – 27.

9. Hynynen K, Lulu BA. Hyperthermia in cancer treatment. *Invest Radiol* 1990; 25: 824 – 834.

10. Al – Bataineh O, Jenne J, Huber P. Clinical and future applications of high intensity focused ultrasound in cancer. *Cancer Treatment Rev* 2012; 38: 346 – 353.

11. McDannold N, Tempany CM, Fennessy FM, et al. Uterine leiomyomas: MR imaging – based thermometry and thermal dosimetry during focused ultrasound thermal ablation. *Radiology* 2006; 240: 263 – 272.

12. Enholm J, Kohler MO, Quesson B, Mougenot C, Moonen C, Sokka S. Improved volumetric MR – HIFU ablation by robust feedback control. *IEEE Trans Biomed Eng* 2010; 57: 103 – 113.

13. McDannold N, King R, Jolesz F, Hynynen K. Usefulness of MR imaging – derived thermometry and dosimetry in determining the threshold for tissue damage induced by thermal surgery in rabbits. *Radiology* 2000; 216: 517 – 523.

14. Venkatesan AM, Partanen A, Pulanic TK, et al. Magnetic resonance imaging – guided volumetric ablation of symptomatic leiomyomata: correlation of imaging with histology. *J Vasc Interv Radiol* 2012; 23: 786 – 794.

15. Fjield T, Sorrentino V, Cline H, Hynynen K. Design and experimental verification of thin acoustic lenses for the coagulation of large tissue volumes. *Phys Med Biol* 1997; 42: 2341 – 2354.

16. Fan X, Hynynen K. Control of the necrosed tissue volume during noninvasive ultrasound surgery using a 16 – element phased array. *Med Phys* 1995; 22: 297 – 306.

17. Daum D, Hynynen K. Thermal dose optimization via temporal switching in ultrasound surgery. *IEEE*

*Trans Ultrason Ferroelectr Freq Control* 1998；45：208 – 215.

18. Liu HL, Lin WL, Chen YY. A fast and conformal heating scheme for producing large thermal lesions using a 2D ultrasound phased array. *Int J Hyperthermia* 2007；23：69 – 82.

19. Kohler MO, Mougenot C, Quesson B, et al. Volumetric HIFU ablation under 3D guidance of rapid MR thermometry. *Med Phys* 2009；36：3521 – 3525.

20. Moonen CT, Madio DP, de Zwart JA, et al. MRI – guided focused ultrasound as a potential tool for control of gene therapy. *Eur Radiol* 1997；7：1165.

21. O'Neill BE, Li KC. Augmentation of targeted delivery with pulsed high intensity focused ultrasound. *Int J Hyperthermia* 2008；24：506 – 520.

22. Deckers R, Quesson B, Arsaut J, Eimer S, Couillaud F, Moonen CT. Image – guided, noninvasive, spatiotemporal control of gene expression. *Proc Natl Acad Sci USA* 2009；106：1175 – 1180.

23. Needham D, Anyarambhatia G, Kong G, Dewhirst MW. A new temperature – sensitive liposome for use with mild hyperthermia：characterization and testing in a human xenografts model. *Cancer Res* 2009；60：1197 – 1201.

24. Schroeder A, Kost J, Barenholz Y. Ultrasound, liposomes, and drug delivery：principles for using ultrasound to control the release of drugs from liposomes. *Chem Phys Lipids* 2009；162：1 – 16.

25. Dromi S, Frenkel V, Luk A, et al. Pulsed – high intensity focused ultrasound and temperature – sensitive liposomes for enhanced targeted drug delivery and antitumor effect. *Clin Cancer Res* 2007；13：2722 – 2727.

26. Jolesz FA, McDannold N. Current status and future potential of MRI – guided focused ultrasound surgery. *J Magn Reson Imaging* 2008；27：391 – 399.

27. Hynynen K, Clement G. Clinical applications of focused ultrasound – the brain. *Int J Hyperthermia* 2007；23：193 – 202.

28. Sapareto SA, Dewey WC. Thermal dose determination in cancer therapy. *Int J Radiat Oncol Biol*

*Phys* 1984；10：787 – 800.

29. Dewey WC. Arrhenius relationships from the molecule and cell to the clinic. *Int J Hyperthermia* 1994；10：457 – 483.

30. Diederich CJ. Thermal ablation and high – temperature thermal therapy：overview of technology and clinical implementation. *Int J Hyperthermia* 2005；21：745 – 753.

31. Malietzis G, Monzon L, Hand J, et al. High – intensity focused ultrasound：advances in technology and experimental trials support enhanced utility of focused ultrasound surgery in oncology. *Br J Radiol* 2013；86：2013044.

32. Leighton TG. *The Acoustic Bubble*. London：Academic Press, 1994；pp. 531 – 551.

33. Vykhodtseva N, McDannold N, Hynynen K. Induction of apoptosis in vivo in the rabbit brain with focused ultrasound and Optison. *Ultrasound Med Biol* 2006；32：1923 – 1929.

34. Mason TJ. A sound investment. *Chem Ind* 1998；21：878 – 882.

35. Zarnitsyn VG, Prausnitz MR. Physical parameters influencing optimization of ultrasound – mediated DNA transfection. *Ultrasound Med Biol* 2004；30：527 – 538.

36. Gruzman H, McNamara A, Nguyen D, Prausnitz M. Bioeffects caused by changes in acoustic cavitation bubble density and cell concentration：a unified explanation based on cell – to – bubble ratio and blast radius. *Ultrasound Med Biol* 2003；29：1211 – 1222.

37. Schlicher RK, Radhakrishna H, Tolentino TP, Apkarian RP, Zarnitsyn V, Prausnitz MR. Mechanism of intracellular delivery by acoustic cavitation. *Ultrasound Med Biol* 2006；32：915 – 924.

38. Vykhodtseva NI, Hynynen K, Damianou C. Histologic effects of high intensity pulsed ultrasound exposure with subharmonic emission in rabbit brain in vivo. *Ultrasound Med Biol* 1995；21：969 – 979.

39. Hynynen K, Chung AH, Colucci V, Jolesz FA. Potential adverse effects of high – intensity focused ultrasound exposure on blood vessels in vivo. *Ultrasound Med Biol* 1996；22：193 – 201.

40. Hynynen K, Colucci V, Chung A, Jolesz F. Non-invasive arterial occlusion using MRI guided focused ultrasound. *Ultrasound Med Biol* 1996; 22: 1071 – 1077.

41. Siegel RJ, Cumberland DC, Myler RK, DonMichael TA. Percutaneous ultrasonic angioplasty: initial clinical experience. *Lancet* 1989; 2: 772 – 774.

42. Rosenschein U, Bernstein JJ, DiSegni E, Kaplinsky E, Bernheim J, Rozenzsajn LA. Experimental ultrasonic angioplasty: disruption of atherosclerotic plaques and thrombi in vitro and arterial recanalization in vivo. *J Am Coll Cardiol* 1990; 15: 711 – 717.

43. Kim HJ, Greenleaf JF, Kinnick RR, Bronk JT, Bolander ME. Ultrasound – mediated transfection of mammalian cells. *Hum Gene Ther* 1996; 7: 1339 – 1346

44. Bednarski MD, Lee JW, Callstrom MR, Li KC. In vivo target – specific delivery of macromolecular agents with MR – guided focused ultrasound. *Radiology* 1997; 204: 263 – 268.

45. Therapeutic Ultrasound Group. Non – invasive ultrasonic tissue fractionation for treatment of benign disease and cancer – histotripsy. Biomedical Engineering Department, University of Michigan. http://www. histotripsy. umich. edu/ (accessed August 11, 2014).

46. Smith NB, Hynynen K. The feasibility of using focused ultrasound for transmyocardial revascularization. *Ultrasound Med Biol* 1998; 24: 1045 – 1054.

47. Xu Z, Ludomirsky A, Eun LY, et al. Controlled ultrasound tissue erosion. *IEEE Trans Ultrason Ferroelectr Freq Control* 2004; 51: 726 – 736.

48. Parsons JE, Cain CA, Abrams GD, Fowlkes JB. Pulsed cavitational ultrasound therapy for controlled tissue homogenization. *Ultrasound Med Biol* 2006; 32: 115 – 129.

49. Pitt WG, Husseini GA, Staples BJ. Ultrasonic drug delivery- a general review. *Expert Opin Drug Deliv* 2004; 1: 37 – 56.

50. Hynynen KH. Fundamental principles of therapeutic ultrasound. In: Jolesz FA, Hynynen KH, eds.

*MRI Guided Focused Ultrasound Surgery*. New York: Informa Healthcare, 2008; pp. 5 – 18.

51. Martin CJ, Pratt BM, Watmough DJ. Observations of ultrasound induced effects in the fish *Xiphophorous maculatus*. *Ultrasound Med Biol* 1983; 9: 177 – 183.

52. Frenkel V, Oberoi J, Stone MJ, et al. Pulsed high – intensity focused ultrasound enhances thrombolysis in an in vitro model. *Radiology* 2006; 239: 86 – 93.

53. Wu F. Extracorporeal high intensity focused ultrasound in the treatment of patients with solid malignancy. *Minim Invasive Ther Allied Technol* 2006; 15: 26 – 35.

54. Seip R, VanBaren P, Cain CA, Ebbini ES. Noninvasive real – time multipoint temperature control for ultrasound phased array treatments. *IEEE Trans Ultrason Ferroelectr Freq Control* 1996; 43: 1063 – 1073.

55. Curiel L, Chopra R, Hynynen K. In vivo monitoring of focused ultrasound surgery using local harmonic motion. *Ultrasound Med Biol* 2009; 35: 65 – 78.

56. Orsi F, Zhang L, Arnone P, et al. High intensity focused ultrasound ablation: effective and safe therapy for solid tumors in difficult locations. *Am J Roentgenol* 2010; 195: W245 – W252.

57. Rieke V, Pauly KB. MR thermometry. *J Magn Reson Imaging* 2008; 27: 376 – 390.

58. Higuchi N, Bleier AR, Jolesz FA, Colucci VM, Morris JH. Magnetic resonance imaging of the acute effects of interstitial neodymium: YAG laser irradiation on tissues. *Invest Radiol* 1992; 27: 814 – 821.

59. Bleier AR, Jolesz FA, Cohen MS, et al. Real – time magnetic resonance imaging of laser heat deposition in tissue. *Magn Reson Med* 1991; 21: 132 – 137.

60. Ishihara Y, Calderon A, Watanabe H, et al. A precise and fast temperature mapping using water proton chemical shift. *Magn Reson Med* 1995; 34: 814 – 823.

61. Pauly KB. Overview of PRF thermometry. http://rsl. stanford. edu/kim/index. html (accessed Au-

gust 10, 2014).

62. Peters RD, Hinks RS, Henkelman RM. Ex vivo tissue – type independence in proton resonance frequency shift MR thermometry. *Magn Reson Med* 1998; 40: 454 – 459.

63. Kuroda K, Chung AH, Hynynen K, Jolesz FA. Calibration of water proton chemical shift with temperature for noninvasive temperature imaging during focused ultrasound surgery. *J Magn Reson Imaging* 1998; 8: 175 – 181.

64. Makin IR, Mast TD, Faidi W, Runk MM, Barthe PG, Slayton MH. Miniaturized ultrasound arrays for interstitial ablation and imaging. *Ultrasound Med Biol* 2005; 31: 1539 – 1550.

65. Focused Ultrasound Foundation. Manufacturers. 2014. http: //www. fusfoundation. org/the – technology/manufacturers (accessed August 29, 2014).

66. Gardner TA, Koch MO. Prostate cancer therapy with high – intensity focused ultrasound. Clin Genitourin *Cancer* 2005; 4: 187 – 192.

67. Sonacare Medical. Sonablate 500 high intensity focused ultrasound. 2014. http: //sonacaremedical. com/sonablate – 500 – high – intensity – focused – ultrasound (accessed August 11, 2014).

68. Shehata A. Treatment with high intensity focused ultrasound: secrets revealed. *Eur J Radiol* 2012; 81: 534 – 541.

69. Furusawa H, Namba K, Nakahara H, et al. The evolving non – surgical ablation of breast cancer: MR guided focused ultrasound (MRgFUS). *Breast Cancer* 2007; 14: 55 – 58.

70. Fukunishi H, Funaki K, Sawada K, et al. Early results of magnetic resonance – guided focused ultrasound surgery of adenomyosis: analysis of 20 cases. *J Minim Invasive Gynecol* 2008; 15: 571 – 579.

71. InSightec. Transcranial magnetic resonance – guided focused ultrasound surgery: current applications and progress for noninvasive neurosurgery. 2010. http: //www. insightec. com/contentManagment/uploadedFiles/fileGallery/brainwhitepaper-sep2. pdf (accessed August 11, 2014).

72. Elias WJ, Huss D, Voss T, et al. A pilot study of focused ultrasound thalamotomy for essential tremor. *N Engl J Med* 2013; 369: 640 – 648.

73. Wu F, Wang ZB, Zhu H, et al. Feasibility of US – guided high – intensity focused ultrasound treatment in patients with advanced pancreatic cancer: initial experience. *Radiology* 2005; 236: 1034 – 1040.

74. Illing RO, Kennedy JE, Wu F, et al. The safety and feasibility of extracorporeal high – intensity focused ultrasound (HIFU) for the treatment of liver and kidney tumors in a western population. *Br J Cancer* 2005; 93: 890 – 895.

75. Wu F, Wang ZB, Chen WZ, Bai J, Zhu H, Qiao TY. Preliminary experience using high intensity focused ultrasound for the treatment of patients with advanced stage renal malignancy. *J Urol* 2003; 170: 2237 – 2240.

76. Thüroff S, Chaussy C, Vallancien G, et al. High – intensity focused ultrasound and localized prostate cancer: efficacy results from the European multicentric study. *J Endourol* 2003; 17: 673 – 677.

77. Blana A, Murat FJ, Walter B, et al. First analysis of the long – term results with transrectal HIFU in patients with localised prostate cancer. *Eur Urol* 2008; 53: 1194 – 1201.

78. Misraï V, Rouprêt M, Chartier – Kastler E, et al. Oncologic control provided by HIFU therapy as single treatment in men with clinically localized prostate cancer. *World J Urol* 2008; 26: 481 – 485.

79. Uchida T, Ohkusa H, Yamashita H, et al. Five years experience of transrectal high intensity focused ultrasound using the Sonablate device in the treatment of localized prostate cancer. *Int J Urol* 2006; 13: 228 – 233.

80. Warmuth M, Johansson T, Mad P. Systematic review of the efficacy and safety of high – intensity focussed ultrasound for the primary and salvage treatment of prostate cancer. *Eur Urol* 2010; 58: 803 – 815.

81. EDAP TMS. EDAP updates on FDA advisory committee meeting on Ablatherm – HIFU for the treat-

ment of prostate cancer. 2014. http：//investor. edap－tms. com/releasedetail. cfm? ReleaseID =863185#top（accessed August 26, 2014）.

82. Partanen A, Yerram NK, Trivedi H, et al. Magnetic resonance imaging（MRI）－guided transurethral ultrasound therapy of the prostate：a preclinical study with radiological and pathological correlation using customized MRI－based moulds. *BJU Int* 2013；508－516.

83. Siddiqui K, Chopra R, Vedula S, et al. MRI－guided transurethral ultrasound therapy of the prostate gland using real－time thermal mapping：initial studies. *Urology* 2010；76：1506－1511.

84. Chopra R, Colquhoun A, Burtnyk M, et al. MR imaging－controlled transurethral ultrasound therapy for conformal treatment of prostate tissue：initial feasibility in humans. *Radiology* 2012；265：303－313.

85. Payne A, Merrill R, Minalga E, et al. Design and characterization of a laterally mounted phased－array transducer breast－specific MRgHIFU device with integrated 11－channel receiver array. *Med Phys* 2012；39：1552－1560.

86. Mougenot C, Tillander M, Koskela J, Kohler MO, Moonen C, Ries M. High intensity focused ultrasound with large aperture transducers：a MRI based focal point correction for tissue heterogeneity. *Med Phys* 2012；39：1936－1945.

87. Gianfelice D, Khiat A, Boulanger Y, Amara M, Belblidia A. Feasibility of magnetic resonance imaging－guided focused ultrasound surgery as an adjunct to tamoxifen therapy in high－risk surgical patients with breast carcinoma. *J Vasc Interv Radiol* 2003；14：1275－1282.

88. Wu F, Wang ZB, Zhu H, et al. Extracorporeal high intensity focused ultrasound treatment for patients with breast cancer. *Breast Cancer Res Treat* 2005；92：51－60.

89. Wu F, Wang ZB, Cao YD, et al. "Wide local ablation" of localized breast cancer using high intensity focused ultrasound. *J Surg Oncol* 2007；96：130－136.

90. Fukuda H, Ito R, Ohto M, et al. Treatment of small hepatocellular carcinomas with US－guided

high intensity focused ultrasound. *Ultrasound Med Biol* 2011；37：1222－1229.

91. Sibille A, Prat F, Chapelon JY, et al. Extracorporeal ablation of liver tissue by high－intensity focused ultrasound. *Oncology* 1993；50：375－379.

92. Fischer K, Gedroyc W, Jolesz FA. Focused ultrasound as a local therapy for liver cancer. *Cancer J* 2010；16：118－124.

93. Quesson B, Merle M, Köhler MO, et al. A method for MRI guidance of intercostal high intensity focused ultrasound ablation in the liver. *Med Phys* 2010；37：2533－2540.

94. Jung SE, Cho SH, Jang JH, Han JY. High－intensity focused ultrasound ablation in hepatic and pancreatic cancer：complications. *Abdom Imaging* 2011；36：185－195.

95. Ng KK, Poon RT, Chan SC, et al. High－intensity focused ultrasound for hepatocellular carcinoma：a single－center experience. *Ann Surg* 2011；253：981－987.

96. Wu F, Wang ZB, Chen WZ, et al. Advanced hepatocellular carcinoma：treatment with high－intensity focused ultrasound ablation combined with transcatheter arterial embolization. *Radiology* 2005；235：659－667.

97. Chen W, Zhu H, Zhang L, et al. Primary bone malignancy：effective treatment with high－intensity focused ultrasound ablation. *Radiology* 2010；255：967－978.

98. Liberman B, Gianfelice D, Inbar Y, et al. Pain palliation in patients with bone metastases using MR－guided focused ultrasound surgery：a multicenter study. *Ann Surg Oncol* 2009；16：140－146.

99. Hurwitz MD, Ghanouni P, Kanaev SV, et al. Magnetic resonance－guided focused ultrasound for patients with painful bone metastases：phase Ⅲ trial results. *J Natl Cancer Inst* 2014；106：1－9.

100. Borasi G, Melzer A, Russo G, et al. *Cancer* therapy combining high－intensity focused ultrasound and megavoltage radiation. *Int J Radiat Oncol Biol Phys* 2014；89：926－927.

101. Salgaonkar VA, Prakash P, Rieke V, et al. Model based feasibility assessment and evaluation of prostate hyperthermia with a commercial MR – guided endorectal HIFU ablation array. *Med Phys* 2014; 41: 033301.

102. Phenix CP, Togtema M, Pichardo S, Zehbe I, Curiel L. High intensity focused ultrasound technology, its scope and applications in therapy and drug delivery. *J Pharm Sci* 2014; 17: 136 – 153.

103. Hancock HA, Smith LH, Cuesta J, et al. Investigations into pulsed high – intensity focused ultrasound – enhanced delivery: preliminary evidence for a novel mechanism. *Ultrasound Med Biol.* 2009; 35: 1722 – 1736.

104. Ranjan A, Jacobs GC, Woods DL, et al. Image – guided drug delivery with magnetic resonance guided high intensity focused ultrasound and temperature sensitive liposomes in a rabbit Vx2 tumor model. *J Control Release* 2012; 158: 487 – 494.

105. Gasselhuber A, Dreher MR, Partanen A, et al. Targeted drug delivery by high intensity focused ultrasound mediated hyperthermia combined with temperature – sensitive liposomes: computational modelling and preliminary in vivo validation. *Int J Hyperthermia* 2012; 28: 337 – 348.

106. Treat LH, McDannold N, Vykhodtseva N, Zhang Y, Tam K, Hynynen K. Targeted delivery of doxorubicin to the rat brain at therapeutic levels using MRI – guided focused ultrasound. *Int J Cancer* 2007; 121: 901 – 907.

107. Sheikov N, McDannold N, Vykhodtseva N, Jolesz F, Hynynen K. Cellular mechanisms of the blood-brain barrier opening induced by ultrasound in presence of microbubbles. *Ultrasound Med Biol* 2004; 30: 979 – 989.

108. Hynynen K, McDannold N, Vykhodtseva N, Jolesz FA. Noninvasive MR imaging – guided focal opening of the blood-brain barrier in rabbits. *Radiology* 2001; 220: 640 – 646.

109. Kinoshita M, McDannold N, Jolesz FA, Hynynen K. Targeted delivery of antibodies through the blood-brain barrier by MRI – guided focused ultrasound. *Biochem Biophys Res Commun* 2006; 340: 1085 – 1090.

110. Marquet F, Tung YS, Teichert T, Ferrera VP, Konofagou EE. Noninvasive, transient and selective blood-brain barrier opening in non – human primates in vivo. *PLoS ONE* 2011; 6: e22598.

111. Aryal M, Vykhodtseva N, Zhang YZ, Park J, McDannold N. Multiple treatments with liposomal doxorubicin and ultrasound – induced disruption of blood-tumor and blood-brain barriers improve outcomes in a rat glioma model. *J Control Release* 2013; 169: 103 – 111.

112. Alonso A, Reinz E, Leuchs B, et al. Focal delivery of AAV2/1 – transgenes into the rat brain by localized ultrasound – induced BBB opening. *Mol Ther Nucleic Acids* 2013; 2: e73.

113. Park EJ, Zhang YZ, Vykhodtseva N, McDannold N. Ultrasound – mediated blood-brain/blood-tumor barrier disruption improves outcomes with trastuzamab in a breast cancer brain metastasis model. *J Control Release* 2012; 163: 277 – 284.

114. Kinoshita M, McDannold N, Jolesz FA, Hynynen K. Noninvasive localized delivery of Herceptin to the mouse brain by MRI – guided focused ultrasound – induced blood-brain barrier disruption. *Proc Natl Acad Sci USA* 2006; 103: 11719 – 11723.

# 第 5 章

# 肿瘤栓塞治疗和化疗栓塞的原理

Hwan Jun Jae, Jae Hyung Park, and Jin Wook Chung

## 肿瘤栓塞治疗

### 一般适应证

经皮血管造影术最初由 Seldinger 提出[1]，而 Rösch 等[2] 在 1972 年首次将栓塞技术应用于控制十二指肠出血。"栓塞"是指通过选择性插入的导管向血管内注射栓塞剂来闭塞血管。

栓塞治疗的适应证很多，包括控制出血、阻断肿瘤血运、动静脉瘘和畸形、动脉瘤、器官或组织消融、静脉曲张、血液循环再分配和移植周围的渗血。适合采用栓塞治疗阻断血管的肿瘤包括：肾细胞癌[3]、血管平滑肌脂肪瘤[4]、肝肿瘤[5]、骨和软组织瘤[6] 及子宫肌瘤[7]。Doyon 等[8] 首次报道了经导管动脉栓塞（TAE）治疗肝肿瘤，而 Yamada 等[5] 最先报道了明胶海绵和抗癌药的化疗栓塞。

近年来，带有亲水涂层的导管和同轴微导管系统不断发展，使我们能够精准和安全地将栓塞剂经导管输送至全身任何部位。栓塞手术离不开精确定位目标部位、选择理想的栓塞剂、完成靶灶栓塞及保护非栓塞部位。而选择和超选技术对完全栓塞病灶，同时保护正常实质和靶器官功能是非常重要的。

### 栓塞剂

目前市场上的栓塞剂种类很多，在选用栓塞剂时必须考虑以下特征：栓塞水平（近端还是远端）、颗粒大小和形状（不变还是变化）、闭塞持续时间（永久还是暂时的）、是否容易经导管注射（固体、有弹性还是液体）和可能并发症。可用于 TAE 的栓塞剂有很多，如明胶海绵颗粒[9]、微球[10]、自体血栓[11]、聚乙烯醇颗粒[12]、氰基丙烯酸正丁酯（NBCA，胶）[13] 和无水乙醇[6]。

### 明胶海绵

明胶海绵是由提纯猪皮制成的多孔柔软产品，作为止血剂用于出血的表面。它是阻断肿瘤血运最常用的栓塞剂，也用于阻断血管来控制出血。动物和人体试验表明，直径为 $500 \sim 1000 \mu m$ 的明胶海绵颗粒不会导致严重肝损伤，能保留良好的肝功能[14]。它能被剪成所需的大小，最常用的为 $1 \sim 3mm$ 的小块（图 5.1）。明胶海绵经过微导管后能分解成直径为 $10 \sim 700 \mu m$ 的小颗粒（常为 $10 \sim 50 \mu m$）。也可以将大块明胶海绵稀释在造影剂中，并使用结核菌素注射器注入，用来栓塞近端血管，这种方法被称为"明胶海鱼雷（gelfoam torpe-do）"。不过，使用明胶海绵粉相当危险，因为它会增加缺血性并发症的风险，如缺血性肠坏死或周围和毛细血管闭塞导致的胆道损伤。明胶海绵是控制创伤性出血、胃肠道和实体器官出血的常用栓塞剂，并能有效阻断各类肿瘤的血供。它通常在栓塞后 $4 \sim 6$ 周吸收。

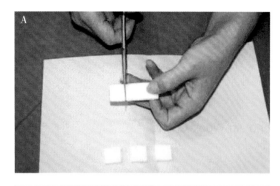

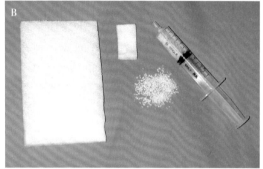

图 5.1　明胶海绵颗粒。（A）明胶海绵片很容易切成较小的颗粒。（B）这种 2mm×2mm×2mm 的立方形颗粒，可盛放在 10ml 注射器中用环氧乙烷气体灭菌。

## 聚乙烯醇泡沫

PVA 泡沫是 PVA 与甲醛反应的产物。它干燥时是不可溶的硬质材料，潮湿时具有弹性，但在活组织中可引起异物反应。颗粒大小一般为 50～1000μm（图 5.2A）。我们建议将 PVA 颗粒制备成充分悬浊的造影剂悬液，让该介质具有与 PVA 颗粒相同的比重非常关键（图 5.2B）。该悬液通常用于肝脏肿瘤[15]、肾细胞癌、子宫肌瘤[7]、转移性骨肿瘤、动静脉畸形、胃肠道出血的栓塞。

## 弹簧圈

弹簧圈属于永久性栓塞材料，闭塞程度取决于弹簧圈的大小。弹簧圈可由不锈钢或铂金制成，其全长可附有涤纶纤维，以促进血栓形成。

弹簧圈的尺寸范围从 0.010 到 0.035～0.038 英寸不等。微弹簧圈的直径为 0.018 英寸或以下，通过同轴微导管推送（图 5.3），而较大的弹簧圈则用标准 4～5Fr 导管输送。

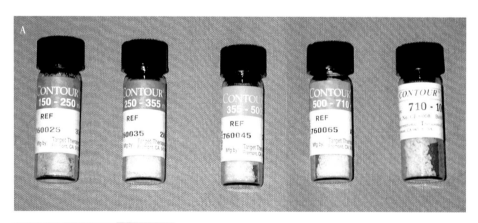

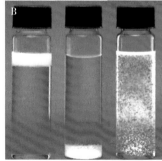

图 5.2　聚乙烯醇（PVA）颗粒。（A）市场上销售的 PVA 颗粒（Contour）有各种直径（150～1000μm）。（B）用造影剂稀释。颗粒悬浮在造影剂（左）中，在盐水中发生沉淀（中），自由分散在比重匹配的造影剂瓶中（右）。

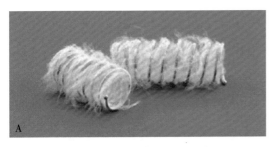

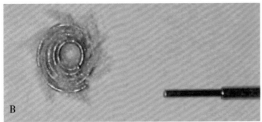

图 5.3　微弹簧圈。目前市场上有很多种微弹簧圈，如螺旋形（A）或龙卷风形（B），上面带有涤纶纤维。

微弹簧圈适用于超选栓塞，用来控制胃肠道、肾脏和肝脏出血，同时避免损伤周围正常组织。在肿瘤栓塞治疗中，弹簧圈和微弹簧圈用来改变血流的方向，从而改善动脉内化疗或化疗栓塞的疗效，闭塞非靶器官的动脉，避免发生并发症（图 5.4）[16]。尽管可脱性弹簧圈的价格昂贵，但在需要精准放置或最佳的尺寸时十分有用。可以通过联锁系统或附连接处的电化学溶解，实现弹簧圈的可控释放。

### 无水乙醇

无水乙醇是血管闭塞和组织消融的高效栓塞剂。它注入血管之后，会导致血液中蛋白质变性，从而引起血栓形成和内皮损伤，实现永久性血管闭塞。由于无水乙醇不能透过 X 线，因此使用时常加入碘油或非离子

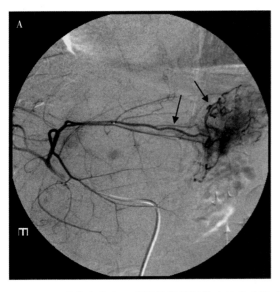

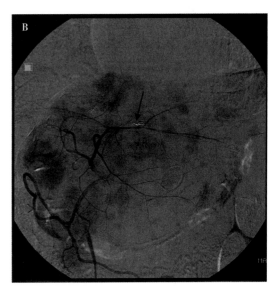

图 5.4　肿瘤治疗中，利用微弹簧圈栓塞改变血流方向。（A）多发结节型肝细胞癌患者的左肝动脉选择性造影显示，主要来自于左肝动脉的胃左动脉（箭头所示）向胃部供血。（B）微弹簧圈栓塞之后（箭头所示），左肝动脉向胃左动脉的供血阻断。在随访过程中，通过左肝动脉安全地对多结节病灶施行化疗栓塞。

型造影剂，使其在透视下显影[17]。它已被用于治疗肾细胞癌[3]、肾血管平滑肌脂肪瘤[18]、肝细胞癌[19]、食管静脉曲张和动静脉畸形。此类手术中必须留意栓塞剂的反流，

因为它会导致非靶器官的意外栓塞。正确识别目标血管也很重要，因为乙醇是一种特别危险的栓塞剂，一旦扩散到周围组织后，可导致包括神经和皮肤在内的邻近组织坏死。

### 微球

栓塞中使用的微球种类很多。Embospheres（美国马萨诸塞州罗克兰 Bioosphere Medical 公司）由三丙烯明胶微球制成。该产品可压缩并带有亲水表面，因此不易聚集。目前，市场上还有很多种 PVA 制成的微球，包括 Bead Block（英国法尔汉 Biocompatibles 公司）和 Contour SE（美国马萨诸塞州内蒂克波士顿科学公司）。

由于微球的大小均匀且不易聚集，所以与不呈球形的 PVA 相比，更容易通过微导管输送。此外，微球大小与闭塞血管直径之间存在更精确的相关性，从而实现准确的靶向栓塞[20]。

## 栓塞：技术评价

### 栓塞前评估

为了通过超选插管术进行有效栓塞，术前计算机断层扫描（CT）评估必不可少。目前 CT 血管造影能够在术前显示主动脉的大分支和主要的动脉变异。在施行栓塞之前，必须评判动脉解剖和靶灶之间的关系。每个器官都可能存在许多动脉变异。了解患者个体解剖结构对完全栓塞靶灶、避免不必要并发症、尽量保留正常组织至关重要。

### 路线图和超选动脉造影

透视过程中的路线图功能对栓塞的准确超选插管很有帮助。为了实现有效的超选栓塞，应尽量选择更远端的细小血管分支。放大相和不同角度的斜位相很有帮助，而且还应随时施行血管造影，以确定导管的超选位置。但应该权衡多次血管造影与辐射危害的利害关系。

对解剖形态比较困难的血管进行选择插管时，我们建议使用特定形状的微导丝，如与主干呈锐角的分支血管、严重扭曲的血管、发自于较粗主干的小分支血管等。例

如，有人提出在使用微导管和微导丝的情况下，采用牧羊钩技术选择发自于粗大主干且呈锐角的分支动脉[21]。

操作者应该熟悉超选插管中微导丝弹性先端形态的细微变化（图 5.5）。

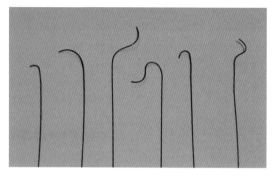

图 5.5　各种形式的预成型微导丝。微导丝的形状可以根据超选插管时靶血管的解剖形态预成型。

## 化疗栓塞

### 基本原理

正常肝脏接受肝动脉和门静脉双重血供。大约三分之一的正常肝血流源自肝动脉，而另外三分之二来自于门静脉。大约一半肝脏所需的氧分由门静脉供应。原发和继发性肝脏肿瘤则恰恰相反，90% 的血供来自于肝动脉，很少一部分（10%）来自于门静脉[22]。因此，一般通过肝动脉内给药对肝细胞癌（HCC）进行靶向治疗。在一项试验研究中，通过肝动脉而不是门静脉给药时，肿瘤内化疗药物浓度增加了10 倍[23]。经动脉化疗栓塞（TACE）是将化疗药物通过选择性动脉插管输送到肿瘤内，然后栓塞肿瘤血管，以期达到肿瘤坏死的目的。化疗栓塞的基本原理是肿瘤供血动脉栓塞导致缺血与细胞毒性药物产生的协同效应。栓塞导致的肿瘤缺血性坏死可能造成肿瘤细胞跨膜泵的失效，这可导致肿瘤细胞更大程度地吸收化疗药物[24]。细胞培养试验表明，在低氧条件下肝肿瘤

细胞对[3]H–道诺霉素（多柔比星类似物）的摄取增加[25]。这表明选择性肝动脉闭塞可能有助于增加肝肿瘤对化疗药物的摄取。另外，栓塞后动脉血流减少可使化疗药物长时间存留在肿瘤组织内。研究报告称，TACE 数月之后肿瘤内的化疗药物浓度仍是周围正常肝组织中的 40 倍[26,27]。

## 化疗栓塞常用的化疗药物

大量的化疗药物已被用于 TACE，但哪种药物最有效仍存在争议。最常用的单独化疗药物是多柔比星，而最常见的联合用药方案包含顺铂、多柔比星和丝裂霉素 C[28]。但目前尚无某种化疗药优于其他药物，或者单独疗法强于联合化疗的证据[29]。

## 碘油化疗栓塞

20 世纪 80 年代初期人们发现，肝动脉内注入淋巴 – 血管造影剂碘化油（碘油；法国欧奈苏布瓦 Andre Guerbet 公司）之后，它能选择性存留在肝肿瘤的新生血管和血管外间隙内[30]。从此之后，碘油与各种抗癌药混合的 TACE 被广泛用于不可切除的肝细胞癌的治疗。最常用的是碘油乳化液与抗癌药混合，然后用明胶海绵栓塞。

碘油注入肝动脉之后，由于富血管性肝肿瘤和肝实质之间的血流动力学差异，以及可能由于肿瘤中不存在枯否细胞，碘油可在肿瘤中选择性存留数周或数月[22]。据 Nakajo 等报道，碘 – 131 标记碘油在血管肿瘤中的聚集量是附近正常肝组织的 7.5 ~ 21 倍[31]。正常肝实质的情况恰恰相反，注入肝动脉的碘油通常不会引起肝动脉完全闭塞，并且通过多处动脉 – 门脉交通聚集在周围门静脉中。它们随后通过血窦进入体循环[32]。

化疗栓塞中的碘油不仅是一种栓塞剂，而且也是化疗药的载体[33]。一项化疗栓塞后多柔比星生物分布的研究表明，碘油与多柔比星的混合物能降低血浆中多柔比星的峰值，但增加了肿瘤内多柔比星的浓度，并延长其半衰期。而且，多柔比星、碘油和明胶海绵的联合应用能形成最大的肿瘤内药物浓度[32]。

制备碘油和化疗药混合物时，一般先将化疗药溶解在水溶性造影剂中，然后通过抽吸法乳化在碘油中（图 5.6）。为了制成稳定的水 – 油乳化剂，碘油的用量要多于造影剂，建议将碘油和多柔比星的混合比调节为（2 ~ 4）∶1（碘油/多柔比星溶液）[34]。调节溶解化疗药的造影剂的比重，使其接近碘油比重，可以进一步提高乳剂的稳定性[35]。

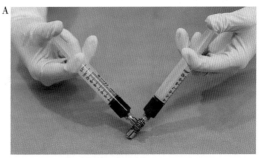

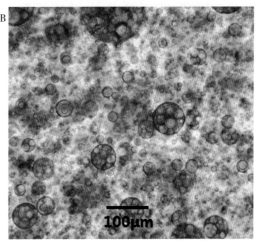

图 5.6 制备碘油和多柔比星的混合液。（A）用三通旋塞阀连接两只注射器，用抽吸法混合碘油和多柔比星。（B）光镜照片显示，在油基中形成不同直径（10 ~ 50μm）含盐酸多柔比星水滴的水 – 油乳化剂。

## 肝亚段化疗栓塞

肝肿瘤的血液供应取决于它们的发育阶段和生长模式。囊状结节性肝癌完全由肝动脉供血，分化良好或早期的 HCC、小结节肿瘤（即子结节）、肝内转移瘤及晚期 HCC 的囊外浸润边缘均由门静脉和肝动脉供血[36,37]。即使在晚期疾病中，大多数肝转移瘤的周边也有不同的门脉血供[38,39]。这些由门静脉供血的肿瘤对动脉内栓塞治疗无效，这也是同时施行肝动脉和门静脉化疗栓塞的原因所在。如果注入肿瘤供血动脉的碘油 – 抗癌药乳化剂充足，携带抗癌药的碘油不仅聚集在肿瘤血管内，而且还会通过动脉 – 门脉交通或肿瘤引流静脉聚集在肿瘤附近的周围门脉中。随后，对肿瘤供血动脉的颗粒栓塞完全阻断了肿瘤的血供。这就是亚段或超选碘油化疗栓塞治疗小肝脏肿瘤的基本概念和理想终点[40]（图 5.7）。

## 载药微球 TACE（DEB – TACE）

近来，另一种改善 TACE 药代动力学特征和治疗效果的方法是使用载药微球（DEB）[41]。DEB 是采用 PVA 制成的生物相容性微球，它能承载各种化疗药物[42]（图 5.8）。

DEB 可闭塞肿瘤供血血管，同时以缓慢可控的方式释放出化疗药物，将高浓度的药物持续释放到肿瘤内，而进入体循环内的药物很少，可降低全身毒性。

目前临床上使用的微球有两种：DC Bead 微球（英国法尔汉 Biocompatibles 公司）和超强吸收性能的聚酯材料 HepaSphere/QuadraSphere 微球（美国犹他州南乔丹市 Merit Medical 公司）。DEB 的大小为 $100 \sim 900 \mu m$，与较大的微球相比，较小的微球可实现更远端的栓塞和更广泛的坏死[43]。临床前和临床研究表明，与传统 TACE 相比，DEB – TACE 可以提高肿瘤内多柔比星的浓度，降低全身循环的药物浓度[42,44-46]。多中心随机前瞻性 II 期研究表

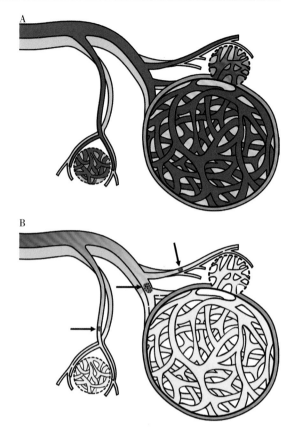

图 5.7　肝亚段碘油化疗栓塞的基本概念和理想终点。（A）说明囊状结节性肝细胞癌（HCC）的独有动脉供血，以及囊外浸润部分和无包囊小 HCC 的动脉与门脉混合供血。（B）经由肿瘤供血动脉注射足量的碘油和抗癌药混合液后，肿瘤新生血管和肿瘤附近的周围门脉中充满乳化剂。随后进行的肝动脉栓塞（箭头所示）可联合阻断动脉和门脉，高剂量化疗药和缺血的联合效应，能有效治疗由动脉和门脉联合供血的肿瘤部分。

明，DEB – TACE 与传统 TACE 相比能显著降低肝毒性，减少药物相关的不良事件。据报道，伊立替康 DEB – TACE 可安全有效地治疗结直肠癌肝转移的患者[47]。

传统 TACE 的不足之处在于，化疗药物选择、给药剂量、栓塞剂选择和手术技术方面的变数太多。由于 TACE 治疗方案变化多样，使人们觉得传统 TACE 不是标准的疗法，在治疗 HCC 方面备受争议。而 DEB – TACE 为我们提供了相对标准化的方案，且在一致性和再现性方面也远胜于传统

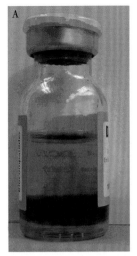
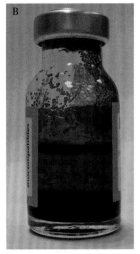
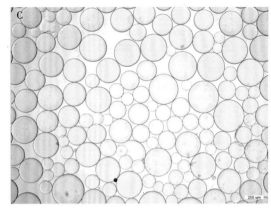
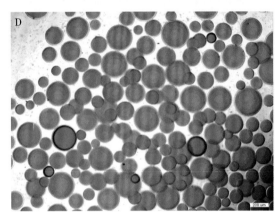

图 5.8　DC Bead 微球。（A）一瓶 100 ~300μm 的 DC Bead 微球（载多柔比星微球，英国 Biocompat-ible 公司）。（B）与多柔比星溶液混合 1 小时后的 DC Bead。（C）100 ~300μm DC Bead 的镜下所见。（D）染成红色的含多柔比星 DC Bead 浸泡在药物溶液后的镜下所见。

TACE，使我们有机会开展标准化的 HCC 治疗[46]。

**超选插管和 C 型臂 CT**

任何情况下，我们都建议采用超选插管进行 TACE（即肝段或肝亚段治疗）。C 型臂 CT 和微导管系统的技术进步，提高了肿瘤供血动脉超选插管的技术成功率（图 5.9）。微导管的尺寸很多，管径从大（外径 3Fr）到极细（2Fr 或以下）都有。微导管应该推送至适当的位置，尽可能地进行选择性栓塞，避免非靶肝组织的坏死。

C 型臂 CT 是近来数字减影血管造影系统的技术突破。它能够在一次旋转扫描中获得多层面 CT 图像和三维容积呈现，或最大密度投影图像[48]。C 型臂 CT 可以提供传统血管造影无法显示的肿瘤动脉血供信息，以及尾叶等困难部位肿瘤的血供信息[49]。它能让操作者识别并描绘出血管造影或横断面图像中不能明确显示的肿瘤[48]，以及鉴别阴性病变（如动脉 - 门脉分流）和肿瘤[50]。C 型臂 CT 也有助于检测肝外血供，避免化疗药物输送到供应其他器官的肝外动脉。一些研究已经证明了 C 型臂 CT 在化疗栓塞过程中的实用性。因为它提供了传统血管造影图像中无法获得的额外信息，并增强了操作者对超选择插管的信心[48]。

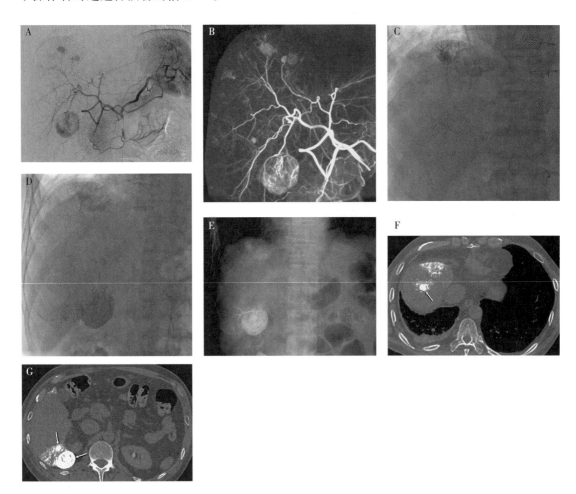

图5.9　使用C型臂计算机断层扫描（CT）对多结节性肝细胞癌进行超选化疗栓塞的病例。（A）腹腔动脉造影显示肝脏中存在多个富血管性肿瘤。（B）C型臂CT采集的最大密度投影图像显示所有富血管肿瘤及其供血动脉。（C，D）在C型臂CT引导下使用先端为2Fr的微导管进行超选化学栓塞。（E）化疗栓塞后点片显示肿瘤及其周围门静脉内密集的碘油摄取。（F，G）化疗栓塞后同一天采集的非强化CT图像显示肝亚段碘油摄取的分布，以及肿瘤内（箭头所示）和周围门静脉内密集的碘油摄取。

## 参考文献

1. Seldinger SI. Catheter placement of the needle in percutaneous arteriography. *Acta Radiol* 1953；39：368 – 376.

2. Rösch J, Dotter CT, Brown MJ. Selective arterial embolization. A new method for control of acute gastrointestinal bleeding. *Radiology* 1972；102：303 – 306.

3. Ellman BA, Parkhill BJ, Curry TS 3rd, et al. Ablation of renal tumors with absolute ethanol：a new technique. *Radiology* 1981；141：619 – 626.

4. Soulen MC, Faykus MH Jr., Shalnsky – Goldberg RD, et al. Elective embolization for prevention of hemorrhage from renal angiomyolipomas. *J Vasc Interv Radiol* 1994；5：587 – 591.

5. Yamada R, Sato M, Kawabata M, et al. Hepatic artery embolization in 120 patients with unresectable hepatoma. *Radiology* 1983；148：397 – 401.

6. Chuang VP, Soo CS, Wallace S, et al. Arterial occlusion：management of giant cell tumor and

aneurysmal bone cyst. AJR *Am J Roentgenol* 1981；136：1127 – 1130.

7.  Goodwin SC, Vedantham S, McLucas B, et al. Preliminary experience with uterine artery embolization for uterine fibroids. *J Vasc Interv Radiol* 1997；8：517 – 526.

8.  Doyon D, Mouzon A, Jourde AM, et al. Hepatic arterial embolization in patients with malignant liver tumors. *Ann Radiol（Paris）* 1974；17：593 – 603.

9.  Reuter SR, Chuang VP, Bree RL. Selective arterial embolization for control of massive upper gastrointestinal tract bleeding. *AJR Am J Roentgenol* 1975；125：119 – 126.

10. Nishioka Y, Kyotani S, Okamura M, et al. A study of embolizing materials for chemo – embolization therapy of hepatocellular carcinoma：effects of particle size and dose on chitin – containing cis – diamminedichloroplatinum（Ⅱ）albumin microsphere antitumor activity in VX2 hepatic tumor model rabbits. *Biol Pharm Bull* 1994；17：1251 – 1255.

11. Gunji T, Kawauchi N, Akahane M, et al. Long – term outcomes of transcatheter arterial chemoembolization with autologous blood clot for unresectable hepatocellular carcinoma. *Int J Oncol* 2002；21：427 – 432.

12. Tadavarthy SM, Moller JH, Amplatz K. Polyvinyl alcohol（Ivalon）- a new embolic material. *AJR Am J Roentgenol* 1975；125：609 – 616.

13. Dotter CT, Goldman ML, Rösch J. Instant selective arterial occlusion with isobutyl – 2 – cyanoacrylate. *Radiology* 1975；114：227 – 230.

14. Cho KJ, Reuter SR, Schmidt R. Effects of experimental hepatic artery embolization on hepatic function. *AJR Am J Roentgenol* 1976；127：563 – 567.

15. Chuang VP, Soo CS, Wallace S. Ivalon embolization in abdominal neoplasms. *AJR Am J Roentgenol* 1981；136：729 – 733.

16. Chuang VP, Wallace S. Hepatic arterial redistribution for intraarterial infusion of hepatic neoplasms. *Radiology* 1980；135：295 – 299.

17. Park JH, Jeon SC, Kang HS, et al. Transcatheter renal arterial embolization with mixture of ethanol and Lipiodol. *Invest Radiol* 1986；21：577 – 580.

18. Park JH, Kim WS, Han MC, et al. Renal arterial embolization with absolute ethanol. *J Korean Med Sci* 1987；2：13 – 18.

19. Matsui O, Kadoya M, Yoshikawa J, et al. Small hepatocellular carcinoma：treatment with subsegmental trans – catheter arterial embolization. *Radiology* 1993；188：79 – 83.

20. Laurent A. Microspheres and nonspherical particles for embolization. *Tech Vasc Interv Radiol* 2007；10：248 – 256.

21. Baek JH, Chung JW, Jae HJ, et al. A new technique for superselective catheterization of arteries：preshaping of a micro – guide wire into a shepherd's hook form. *Korean J Radiol* 2007；8：225 – 230.

22. Kan Z, Ivancev K, Lunderquist A. Peribiliary plexa- an important pathway for shunting of iodized oil and silicon rubber solution from the hepatic artery to the portal vein. An experimental study in rats. *Invest Radiol* 1994；29：671 – 676.

23. Sigurdson ER, Ridge JA, Kemeny N, et al. Tumor and liver drug uptake following hepatic artery and portal vein infusion. *J Clin Oncol* 1987；5：1836 – 1840.

24. Yu AS, Keeffe EB. Management of hepatocellular carcinoma. *Rev Gastroenterol Disord* 2003；3：8 – 24.

25. Kruskal JB, Hlatky L, Hahnfeldt P, et al. In vivo and in vitro analysis of the effectiveness of doxorubicin combined with temporary arterial occlusion in liver tumors. *J Vasc Interv Radiol* 1993；4：741 – 747.

26. Konno T. Targeting cancer chemotherapeutic agents by use of Lipiodol contrast medium. *Cancer* 1990；66：1897 – 1903.

27. Sasaki Y, Imaoka S, Kasugai H, et al. A new approach to chemoembolization therapy for hepatoma using ethiodized oil, cisplatin, and gelatin sponge. *Cancer* 1987；60：1194 – 1203.

28. Ramsey DE, Kernagis LY, Soulen MC, et al. Chemoembolization of hepatocellular carcinoma. *J Vasc Interv Radiol* 2002；13：S211 – S221.

29. Marelli L, Stigliano R, Triantos C, et al. Transarterial therapy for hepatocellular carcinoma: which technique is more effective? A systematic review of cohort and randomized studies. *Cardiovasc Intervent Radiol* 2007; 30: 6 – 25.

30. Nakamura H, Tanaka T, Hori S, et al. Transcatheter embolization of hepatocellular carcinoma: assessment of efficacy in case of resection following embolization. *Radiology* 1983; 147: 401 – 405.

31. Nakajo M, Kobayashi H, Shimabukuro K, et al. Biodistribution and in vivo kinetics of iodine – 131 Lipiodol infused via the hepatic artery of patients with hepatic cancer. *J Nucl Med* 1988; 29: 1066 – 1077.

32. Kan Z, Sato M, Ivancev K, et al. Distribution and effect of iodized poppy seed oil in the liver after hepatic artery embolization: experimental study in several animal species. *Radiology* 1993; 186: 861 – 866.

33. Raoul JL, Heresbach D, Bretagne JF, et al. Chemoembolization of hepatocellular carcinomas: a study of the biodistribution and pharmacokinetics of doxorubicin. *Cancer* 1992; 70: 585 – 590.

34. Nakamura H, Hashimoto T, Oi H, et al. Transcatheter oily chemoembolization of hepatocellular carcinoma. *Radiology* 1989; 170: 783 – 786.

35. Sakaguchi H, Uchida H, Nishimura Y, et al. Pharmacokinetic study of Adriamycin in the emulsion mixed with Lipiodol- difference resulting from composition and methods of preparation, and behavior after mesenteric arterial injection in rat. *Gan To Kagaku Ryoho* 1991; 18: 1349 – 1355.

36. Goseki N, Nosaka T, Endo M, et al. Nourishment of hepatocellular carcinoma cells through the portal blood flow with and without transcatheter arterial embolization. *Cancer* 1995; 76: 736 – 742.

37. Wakasa K, Sakurai M, Kuroda C, et al. Effect of transcatheter arterial embolization on the boundary architecture of hepatocellular carcinoma. *Cancer* 1990; 65: 913 – 919.

38. Strohmeyer T, Haugeberg G, Lierse W. Angioarchitecture and blood supply of micro – and macrometastases in human livers. An anatomic-pathological investigation using injection techniques. *J Hepatol* 1987; 4: 181 – 189.

39. Taniguchi H, Daidoh T, Shioaki Y, et al. Blood supply and drug delivery to primary and secondary human liver cancers studied with in vivo bromodeoxyuridine labeling. *Cancer* 1993; 71: 50 – 55.

40. Miyayama S, Matsui O, Yamashiro M, et al. Ultraselective transcatheter arterial chemoembolization with a 2 – f tip microcatheter for small hepatocellular carcinomas: relationship between local tumor recurrence and visualization of the portal vein with iodized oil. *J Vasc Interv Radiol* 2007; 18: 365 – 376.

41. Morise Z, Sugioka A, Kato R, et al. Transarterial chemoembolization with degradable starch microspheres, irinotecan, and mitomycin – C in patients with liver metastases. *J Gastrointest Surg* 2006; 10: 249 – 258.

42. Varela M, Real MI, Burrel M, et al. Chemoembolization of hepatocellular carcinoma with drug eluting beads: efficacy and doxorubicin pharmacokinetics. *J Hepatol* 2007; 46: 474 – 481.

43. Gonzalez MV, Tang Y, Phillips GJ, et al. Doxorubicin eluting beads – 2: methods for evaluating drug elution and in – vitro: in – vivo correlation. *J Mater Sci Mater Med* 2008; 19: 767 – 775.

44. Lewis AL, Taylor RR, Hall B, et al. Pharmacokinetic and safety study of doxorubicin – eluting beads in a porcine model of hepatic arterial embolization. *J Vasc Interv Radiol* 2006; 17: 1335 – 1343.

45. Poon RT, Tso WK, Pang RW, et al. A phase Ⅰ/Ⅱ trial of chemoembolization for hepatocellular carcinoma using a novel intra – arterial drug – eluting bead. *Clin Gastroenterol Hepatol* 2007; 5: 1100 – 1108.

46. Lencioni R, de Baere T, Burrel M, et al. Transcatheter treatment of hepatocellular carcinoma with doxorubicin – loaded DC bead (DEBDOX): technical recommendations. *Cardiovasc Intervent Radiol* 2012; 35: 980 – 985.

47. Aliberti C, Tilli M, Benea G, et al. Trans – arterial chemoembolization (TACE) of liver metastases from colorectal cancer using irinotecan – eluting beads: preliminary results. *Anticancer Res* 2006;

26: 3793 – 3795.

48. Tognolini A, Louie J, Hwang G, et al. C – arm computed tomography for hepatic interventions: a practical guide. *J Vasc Interv Radiol* 2010; 21: 1817 – 1823.

49. Wallace MJ, Murthy R, Kamat PP, et al. Impact of C – arm CT on hepatic arterial interventions for hepatic malignancies. *J Vasc Interv Radiol* 2007; 18: 1500 – 1507.

50. Sze DY, Razavi MK, So SK, et al. Impact of multidetector CT hepatic arteriography on the planning of chemoembolization treatment of hepatocellular carcinoma. *Am J Roentgenol* 2001; 177: 1339 – 1345.

## 第6章 放射性栓塞术

Vanessa L. Gates, Riad Salem, and Robert J. Lewandowski

## 引言

放射性栓塞术的定义为使用经皮经动脉技术，输注微米级的含放射性核素的栓塞微粒。在透视引导下施行靶灶动脉栓塞，以靶血管血液停滞作为血管栓塞后造影终点，并根据造影结果调整手术方案，这些都是经皮动脉栓塞术的内容。而放射剂量计划、微米级的放射性核素、根据肿瘤和肝脏容积修正剂量，以及须了解组织辐射效应，这又使得它具有近距离放射疗法的特点。因此，放射性栓塞术是一种放疗和栓塞治疗相结合的疗法。

人们将钇-90（$^{90}$Y）和其他放射性核素作为微球或颗粒用于治疗癌症的研究可追溯到20世纪60年代[1,2]。20世纪70年代后期报道了树脂–$^{90}$Y用于人体治疗的最初研究。而20世纪80年代后期在犬肝脏模型中进行的动物实验研究证明了利用$^{90}$Y治疗肝脏恶性肿瘤的安全性与可行性[3,4]。随后，从80年代后期到90年代，人们开展了$^{90}$Y微球用于人体肝脏的研究[5-12]。这些研究确定了$^{90}$Y用于肝脏内的安全性，以及正常肝实质对放射性栓塞的耐受性。不同学科对放射性栓塞的称呼略有差异，应予以注意，其中包括：微球近距离放射疗法、微近距离放射疗法、肝动脉内放疗、选择性内照射治疗。本章使用"放射性栓塞术"一词，因为这是介入放射学会标准文件中的首选术语[13]。

## 放射性栓塞术的原理

肝肿瘤的放射性栓塞术原理是利用了肝脏独特的血供系统[14]。在正常的肝脏组织中，70%~80%的器官血流由门静脉供应，其余来自于肝动脉。而肝细胞癌（HCC）和肝转移瘤相反，80%~100%的血流由肝动脉供应。放射性栓塞正是利用了肝血流灌注的这种差异，将含有放射性核素的微球通过肝动脉选择性输送至恶性肿瘤靶灶，对肝脏肿瘤内的毛细血管床形成微栓塞。

放射性栓塞的微栓塞效应来自毛细血管闭塞；初级毛细血管的平均管径约7μm，而微球的平均直径为25~32μm。由于每次治疗注射的微球数量为100万~8000万个，因此初级毛细血管的闭塞率为0.1%~11%。根据施用微球的数量，栓塞程度可以从轻度到中度不等。

目前，放射性栓塞中放疗的作用由$^{90}$Y完成。$^{90}$Y是一种β发射体，平均能量为（0.9267 ± 0.0008）MeV，半衰期为（2.6684 ±0.0013）天。$^{90}$Y在水中的最大β辐射范围为11mm[16]。90%的辐射能量在半径为5.3mm的水球体内被吸收[17]。因此，该放射性核素非常适合用于局部治疗。但应该注意的是，$^{90}$Y在99.98%的大部分时间内，通过β$^-$衰减，衰变为基态的$^{90}$Zr，一小部分的放射性核素（0.01%）β$^-$衰变为激发态$0^+$的$^{90}$Zr。它随后会通过内部变换、内部电子对形成（$e^+$ $e^-$）或双光子去激发衰变至基态。微乎其微的内部电子对形成的分支比为（31.86 ± 0.47）× $10^{-6}$，这可能有助于非破坏性地分析 $^{90}$Y，或监测微球在肝内的沉积[18-20]。

辐射效应与辐射吸收剂量有关，辐射吸收剂量是每单位组织吸收的能量，单位为 Gray（Gy）。由核医学会医学内照射剂量委员会（MIRD）制定的方案是目前放射性栓塞的剂量标准[13,21-23]。这种剂量测定方法是假定放射活性在整个感兴趣组织（治疗组织）中均匀分布。对于 β 粒子衰变，还假定不会产生轫致辐射，并且所有的衰变能量都在物质中被完全吸收。放射源永久植入患者体内，不会从该区域移出，因此有效半衰期等于放射性半衰期。鉴于上述所有假设，基于治疗活性（$A$）和治疗物质（$m$）计算剂量的公式如下：

$$D（Gy）= 49.38 \frac{A（GBq）}{m（kg）}$$

公式（1）

根据 Ho 等[24,25]描述的分区模型可进一步计算肿瘤、肺和正常肝组织的剂量。假定所有给定的放射活性都沉积在正常肝脏、肿瘤或肺中：

$$A_{总计} = A_{正常肝脏} + A_{肿瘤} + A_{肺}$$

公式（2）

然而，目前的报告标准采用的是肝叶剂量（即由右肝动脉、左肝动脉或中肝动脉供血组织的剂量），以便于各医院对比临床结果[13]。

## 放射性栓塞材料

目前全球市场上有两种 $^{90}$Y 微球产品：一种是含 $^{90}$Y 的树脂（SIR 微球；澳大利亚北悉尼 Sirtex Medical 公司），另一种是含 $^{90}$Y 的玻璃基质（TheraSphere；加拿大渥太华 BTG 公司）（表 6.1）[26,27]。TheraSphere 于 1999 年被美国食品和药物管理局（FDA）批准为人道主义豁免器械（HDE），用于治疗能使用导管超选择至肝内动脉进行治疗的不可切除 HCC 患者。医疗专业人士可直接

查阅 FDA 关于 HDE 的指导文件，以用于除 HCC 以外的其他疾病。

SIR – Spheres® 于 2002 年获得 FDA 完全上市前批准，与肝内氟尿苷（FUDR）联合用于治疗结直肠癌转移。这两种器械在欧洲均获得治疗肝肿瘤的批准。TheraSphere 也在加拿大获得治疗肝肿瘤的批准。SIR – Sphere 在印度、澳大利亚和其他几个远东国家获得广泛的认可。

表 6.1　市售钇 -90（$^{90}$Y）微球的特点

| 描述项目 | SIR – Spheres | TheraSphere |
|---|---|---|
| 微球残料 | 树脂 | 玻璃 |
| 微球直径（μm） | 20 ~ 60 | 20 ~ 30 |
| 每瓶放射活性（GBq） | 3 | 3 ~ 20（增幅为 0.5GBq） |
| 每瓶微球数量 | (40 ~ 80) × $10^6$ | (1.2 ~ 8) × $10^6$ |
| 密度（g/cm³） | 1.6 | 3.29 |
| $^{90}$Y 的激活模式 | Sr – 90 发生器 | 反应器 |
| 每个微球平均校准活性（Bq） | 55 | 2500 |
| 有效期 | 校准后 24 小时 | 校准后 12 天 |

目前这两种器械已获得 FDA 批准，而且用于严格适应证之外的疾病其实也是经过了临床医学实践的。换句话说，该疗法用于 HCC 或结直肠癌肝转移以外的适应证并不属于试验性，而是具有充分的 II 期临床数据支持。

两种微球均未表现出明显的 $^{90}$Y 析出，在这种情况下骨髓的剂量将超过 0.05Gy。对于玻璃微球，由于玻璃溶解而存在的总钇百分比范围为 0.02% ~ 0.13%[28]。《SIR – Spheres 用户手册》中讨论了树脂微球的特性。值得注意的是，由于在树脂微球的标记过程中产生游离的 $^{90}$Y，因此在患者的尿液中检测到微量的放射活性（25 ~ 50kBq/L/GBq）。

由于 $^{90}Y$ 不易显影，所以人们对其他放射性核素和材料也进行了研究。其中，最让人感兴趣的是钬 – 166（$^{166}Ho$）。$^{166}Ho$ 聚左旋乳酸（PLLA）微球非常特别。因为单光子发射计算机断层扫描（SPECT）（80.6keV gamma 6% ~ 7%）和磁共振都可以对它在活体内的分布成像。它的治疗效果来自于两个最大辐射能量，分别为 1.77 和 1.85MeV 的 β 粒子。如 Nijsen 等所述，$^{166}Ho$ – PLLA 微球依照《优质生产实践指南》制造[29-31]。适用于每例患者的 60mg 定位剂量（scout dose），以及 540mg 治疗剂量的 $^{165}Ho$ – PLLA 微球，包装在高密度聚乙烯小瓶内，它们在核反应器中被分别辐照。每个治疗小瓶内含约 3300 万个微球，每个微球的平均活性为 450Bq[32,33]。PLLA 的密度与树脂微球相似，为 1.4 g/ml，大小为（30±5）μm。目前，$^{166}Ho$ – PLLA 微球尚未上市销售。

## 适应证和禁忌证

放射性栓塞治疗肝脏肿瘤的成功离不开正确选择适应证，以确保患者接受到有益的循证治疗。由于每种微球产品具有不同的治疗标准和特性，因此我们必须具体评估每个病例，判断产品是否最适合疾病的表现。正如《放射栓塞近距离放射治疗肿瘤协会（REBOC）报告》和《欧洲核医学协会（EANM）指南》所详述，放射栓塞的最基本适应证包括：不可切除的肝原发或转移性肿瘤性疾病，且肝功能良好和预期寿命至少 3 个月的患者[34,35]。

根据 SIR – Spheres 的最新指南（EANM 指南[35]），以下是具体的禁忌证：

- 肝排泄功能检查明显异常。
- 腹水或临床肝衰竭。
- 血管解剖结构变异，会导致肝动脉血显著反流至胃、胰腺或肠（由治疗前血管造影确定）。SIR – Spheres 意外进入胃肠道或胰腺，会导致急性腹痛、急性胰腺

炎或消化性溃疡，必须引起注意。SIR – Spheres 意外进入胆囊可能导致胆囊炎。
- 肝动脉血流肺部分流 >20% ［通过治疗前动脉内锝 –99m 大颗粒微球体（$^{99m}Tc$ – MAA）闪烁照相术测定］。注意：注入的辐射剂量大和/或肺部过度分流，可能导致放射性肺炎。
- 播散性肝外恶性疾病。
- 之前曾经对大部分肝脏进行外照射放疗属于相对禁忌证。
- 患者在放射性栓塞前 2 个月内接受卡培他滨治疗，或在 SIR – Spheres 治疗后随时用卡培他滨治疗的患者。
- 门静脉主干血栓形成。
- 接受血管形成抑制药治疗，可能影响血管的质量，并在血管造影期间诱发并发症的患者。

以下是最新指南中（EANM 指南[35]）列出的 TheraSphere 放射性栓塞禁忌证：

- 血管造影技术无法纠正的胃肠道内沉积。
- 存在肺部分流，并且单次治疗向肺部输送的照射量超过 30Gy，或全部治疗超过 50Gy。值得注意的是，当患者同时接受放射增敏剂治疗时，肺部剂量低至 22Gy 时已经观察到放射性肺炎。
- 严重肝功能不全或肺功能不全的病例。
- 浸润型肿瘤。
- "巨块型肿瘤"（肿瘤体积 > 目标肝脏体积的 70%，或多发肿瘤结节）。
- 天冬氨酸转氨酶或丙氨酸转氨酶超过正常上限值的 5 倍以上。
- 胆红素超过正常上限值的 1 倍以上。
- 肿瘤体积 >50%，且白蛋白 <3g/dl。
- 接受血管形成抑制剂治疗，可能影响血管的质量，并在血管造影期间诱发并发症的患者。

总之，对患者进行治疗的第一步是收集病史和进行体格检查。患者应该能够耐受治疗，最好采用奥田（Okuda）分期系统、东部肿瘤协作组和 Karnofsky 评分进行评估。

总胆红素水平和凝血酶原时间是患者耐受治疗的重要预测指标。相关的信息还包括：肾脏或肝脏衰竭病史，以及肺功能损害，如慢性阻塞性肺疾病。此外，还应测量肿瘤标志物（如甲胎蛋白），可以用来评估治疗反应。

如果患者正在接受化疗，应该在开始使用$^{90}$Y 治疗之前 2 ~ 3 周停止治疗，以清楚地确定引起治疗反应的药物。而更重要的是，对于确定正在使用放射增敏剂的患者，如 5 - 氟尿嘧啶、卡培他滨和吉西他滨等，辐射性肝炎是一种潜在的致命并发症。请参考制造商文件，了解最新的适应证和禁忌证。

## 成像方面的考虑

肝脏疾病的成像对于患者诊断和随诊治疗后反应都必不可少。下面章节介绍了几种不同形式的成像方案。就像所有的患者追踪研究一样，成像方案的一致性至关重要。我们应该尽一切努力在整个诊断、治疗和随访过程中，对患者采用相同的成像方案。为了避免不必要的影像检查，应该制订适合本医院的方案，定义针对特定疾病表现的成像手段。而且，应定期审核该方案，以适应成像标准的变化。

放射性栓塞治疗是基于患者的横断面图像和动脉造影。该检查包括肝脏的三相增强计算机断层扫描（CT）和/或增强磁共振成像（MRI），用于评估肿瘤和非肿瘤体积、门静脉通畅程度和肝外疾病的范围。血清化学检验用于评估肝肾功能，并确定肿瘤标志物的存在和程度。REBOC 和美国医学物理学家协会特别工作组[144]发表的《放射栓塞临床实践指南》，详尽地描述了放射性栓塞治疗所需横截面成像[36,37]。

### 基线和随访横断面成像

从诊断成像的角度来看，仔细回顾治疗前 2 ~ 4 周内的近期 CT 或 MRI 片十分必要。

回顾横断面成像并将患者视为候选对象后，应采用肝叶的方法计算肝体积。

三维 CT 为肝脏体积计算提供了最快捷和可再现成像形式。由于$^{90}$Y 治疗最常用于肝叶，因此正确成像和体积计算对测定剂量至关重要。正确掌握肝脏解剖离不开对 Couinaud 肝段的认识。从解剖学上看，肝中静脉将肝脏分为左右两叶。当绘制感兴趣区并计算肝叶体积时，应该将肝中静脉作为左右肝叶的解剖标志。

如果不能看到肝中静脉，可以使用胆囊窝及其相对于肝脏的轴线。该技术假定患者的动脉解剖标准，肝右和肝左动脉各 1 条。如果血管造影中发现变异（如副肝右动脉），在绘制肝叶或肝段感兴趣区时，必须执行准确的血管造影相关性。平板锥形束 CT 对测定变异解剖结构的体积可能会有所帮助。

Liu 等[38]全面回顾了肝动脉的解剖。表 6.2 列出了最常见的血管造影结果与变异，及其相关的目标 Couinaud 肝段（因此所需的体积）[39]。介入放射科医师必须对这些解剖变异及其对剂量测定和微球分布的影响有一个全面的认识。

### 定位成像（核医学成像）

进行定位血管造影后，通过已正确定位的微导管推送$^{99m}$Tc - MAA。根据玻璃和树脂微球包装内说明书，利用 MAA 闪烁扫描测定出肝 - 肺分流量。但是，分流评估的技术有一些细微差别。如果患者是孤立性 HCC 并且只计划治疗 1 次，则将 MAA 注射到所需的动脉中（在肝叶或肝段中注射）。但如果诊断为多病灶双叶 HCC，则注射 MAA，并在每次治疗前评估肝叶水平的肺内分流。这是因为不同肝叶的 HCC 肿瘤分流程度不同。如果不了解这些信息，肺部的总累计剂量可能会意外超标。在转移性疾病患者中，除非肿瘤负荷很高，否则显著分流极为罕见。因此，可以在计划内脏动脉造影

表 6.2　血管造影结果的 Couinaud 肝段[39]

| 血管造影结果 | 对应的右肝目标段 | 对应的左肝目标段 |
|---|---|---|
| 标准 RHA 和 LHA | 1, 5, 6, 7, 8 | 2, 3, 4 |
| 替代的 RHA，流入肝左叶的中段 | 1, 4, 5, 6, 7, 8 | 2, 3 |
| 替代的 RHA，未流入肝左叶的中段和标准的 LHA | 1, 5, 6, 7, 8 | 2, 3, 4 |
| 替代的 LHA，未流入中叶 | | 2, 3 |
| 替代的 LHA，流入中叶 | | 2, 3, 4 |
| 副 RHA | 6, 7 | |
| RHA 存在副 RHA | 5, 8 | |
| 肝中动脉（无论起源何处） | | 4 |

RHA = 肝右动脉；LHA = 肝左动脉

过程中，放置导管和注射 MAA 时评估肺部分流。如果血管造影观察到分流，则执行肝叶 MAA 成像。对于计划接受全肝分流评估的解剖变异患者，建议分次注射 MAA。根据已经明确的解剖变异，在计划血管造影过程中，分次注射一瓶 148 ~ 185MBq 的 MAA，使得整个肝脏在同一种环境中显影。例如，存在替代左肝动脉的患者，替代左肝动脉应接受 37 ~ 74 MBq 的 MAA，而其余的 74 ~ 111 MBq 注入右肝动脉。

经过微导管输注 MAA 时，应采用与治疗时相似的流速，以避免因输注后高压导致的反流。因此，推送速度大约为 7ml/min。推注 MAA 后的成像时机也很关键。MAA 是一种放射性核素/蛋白质结构，它以时间依赖的方式分解为更小的蛋白质 MAA 颗粒，随后这些小片段通过正常毛细血管床迁移至肺并最终通过肾脏排泄。其生物半衰期为 4 ~ 6 小时，保质期由生产厂家决定。因此，必须在给药前 1 小时内标记 MAA。最佳成像时间窗为给予 MAA 后 0 ~ 2 小时；超过该窗口成像，会导致肝 - 肺分流估计值偏高。

MAA 颗粒大小也会导致肺分流分数（LSF）估计值升高。尽管通常生产的 MAA 颗粒为 30 ~ 90μm，但仍有一小部分颗粒不在此范围之内。而我们感兴趣的是那些 < 8 ~ 10μm 的颗粒，因为它们会经正常毛细血管系统分流，从而导致预测 LSF 结果偏高。据制造商称，小于 10μm MAA 颗粒的比例不足 10%。放射性药物的质量保证对限制此过程引起的错误非常重要。

导致 LSF 人为升高的另一个原因是游离锝的含量。我们在分析 LSF 和胃肠道摄取时，必须考虑到 MAA 和游离（Tc - 99m）高锝酸盐（用来标记 MAA 颗粒）的存在。不应将甲状腺、唾液腺和肾脏摄取，以及弥散性胃黏膜吸收认为是分流。

在不存在唾液腺和甲状腺吸收的情况下，应谨慎地分析胃黏膜、小肠或胰腺的摄取，因为这可能代表真正的胃肠分流，我们再次重申，MAA 的质量保证计划中，必须注意评估 MAA 剂量中游离（Tc - 99m）高锝酸盐的含量。

我们不能仅依赖于上腹部 SPECT 图像完全排除胃肠分流，而是应该考虑其他辅助成像手段。应综合运用肝动脉造影、三维 CT 血管造影和 SPECT 成像的综合信息，排除胃肠道分流的存在。将 CT 和 MAA SPECT 图像融合在一起，有助于识别出 MAA 的肝外分流。

目前，临床实践中采用平面成像测定 LSF。而平面成像中最准确的估测采用的是背景与散射校正的肺感兴趣区（ROI）和肝 ROI。使用几何平均值将每个 ROI 的注射前净计数和注射后净计数合并在一起，然后用左肺和右肺几何平均值之和除以肝脏与肺几何平均值之和，得出 LSF 估算值。

随访定位成像可以用轫致辐射 SPECT/CT 或 Y – 90 正电子发射断层成像（PET）– CT 进行。鉴于 PET – CT 的固有特性，Y – 90 PET – CT 用于定位时能提供更好的分辨率和特异性[19,20]。

## 测定治疗剂量（放射活性）

无论使用何种微球，了解瘤床的血流动力学和血液供应都十分重要。但是，每种微球都有其测定放射活性的方法。

### （Y – 90）SIR – Sphere

该产品的说明书指出，放射活性的测定技术还是基于肿瘤负荷的经验法。但由于肝叶治疗中施加高剂量会导致肝损害性疾病，该方法已经不再是首选之法[40]。目前计算施加放射活性的方法基于 Debois 体表面积（BSA）、治疗肝脏体积分数（VRF）、肿瘤负荷分数（TMB），以及包装说明书附表中的肺分流参考分数（LSRF）。对于接受化疗的患者，估算的治疗放射活性可能进一步减少。

$$治疗放射活性（GBq）= LSRF \times VRF \times (BSA - 0.2 + TMB) \quad 公式（3）$$

如果 LSF% 超过 20%，则不建议使用 SIR – Sphere 治疗。

### （Y – 90）TheraSphere

产品说明书指出采用 MIRD 方法测定施加的放射活性（见公式 1 和公式 4）。

$$A（GBq）= \frac{D（Gy）\times m（kg）}{49.38}$$

公式（4）

TheraSphere 的治疗放射活性也可以通过合并 LSF 来降低，以调节肺分流的放射

活性（见公式 5）。

$$A（GBq）= \frac{D（Gy）\times m（kg）}{49.38 \times (1 - LSF)}$$

公式（5）

与 SIR – Spheres 一样，对于接受化疗的患者，估算的治疗放射活性可能进一步减少。如果每次 TheraSphere 治疗时肺部平均剂量超过 30Gy，或全部治疗时超过 50Gy，则不建议使用。

## 放射性栓塞：技术考虑

### 微导管

在决定使用哪种微导管推送放射性微球时，需要考虑两个因素。为了保证至少推送 80% 的微球，微导管内径应该至少为 0.5mm（0.020 英寸）[26]。第二个考虑因素是微导管的长度。微导管的长度应足够连接到输送器械。以 TheraSphere 为例，产品说明书指导用户应将微导管连接到垂直的接口上，让重力帮助微球通过微导管尾部。

### （Y – 90）SIR – Sphere

SIR – Spheres 的推送速度应缓慢，不能超过 5ml/min，否则可能会反流入肝动脉，以至于其他器官中。术中应经常在透视下检查微导管位置，确保其位置正确和血流正常，因为血流停滞会导致反流/非靶器官栓塞。通过输送装置左侧端口注射造影剂，检查微导管的情况。手术结束后应拔除导管。

### （Y – 90）TheraSphere

通常情况下，完全推送至少需用 30ml 生理盐水，推注速率为 4 ~ 12ml/min。手术结束后应拔除导管。

## 辐射安全考虑

操作中必须考虑到辐射安全的问题，因为操作治疗量的 $^{90}Y$（β 粒子）可能会造成高剂量暴露。因此，重点关注的是眼睛、皮

肤和手的暴露。$^{90}$Y 的辐射可在空气中传播 1m 以上，但 1cm 厚的亚克力可使其明显衰减。放射性栓塞治疗时，手术室工作人员应佩戴护目镜或眼镜，并在亚克力材料的屏风后工作。

用于放射性栓塞的 $^{90}$Y 微球不能代谢，注册为医疗器械。放射性输送器械通常会使用由工作人员单独操作的密闭放射源。但 $^{90}$Y 微球只有 20～40μm 大小，且必须以生理盐水或 5% 葡萄糖水悬液的方式输送，因此须采用与放射性药物相同的技术操作。也就是说，如果输送操作受到影响，放射性污染是一个问题。故此，我们必须采取防止放射性污染扩散的措施。放射性药物需要用到带有塑料背衬的吸收材料。而对于微球，采用多孔材料防止污染（如手术巾和纱布），限制住微球的扩散。在树脂放射性栓塞术中，处理液体时应格外小心（如血液或尿液），因为它们中含有游离 $^{90}$Y。

用于监测污染的辐射探测器必须对 β 辐射敏感。例如，未使用 β 辐射屏蔽的手持式 Geiger - Müller（GM）探测器。大多数政府法规认为，放射活度为 185Bq 表明存在放射污染。因此，从输送系统中泄漏极少量的物质（超过使用微球的 $1/10^6$）会造成相当大的污染。每次放射性栓塞术后，手术室工作人员应使用 GM 探测器进行检查，并将污染消除到最低水平。

### 患者出院

患者的身体组织足够屏蔽 β 辐射衰减后的剂量，因此患者可在治疗后出院，无须采取任何针对体表的辐射预防措施。但由于 β 辐射与肝组织相互作用，仍存在一定的轫致辐射（不足相互作用的 1%）。因此，对于接受放射性栓塞治疗的患者，每单位放射活度的典型表面辐射剂量率平均为 0.04mSv/h/GBq，但根据患者的体重指数，范围在 0.003～0.135mSv/h/GBq。而普通人每年从背景电离辐射接受的剂量为 3～

6mSv。与其他接受放射性药物诊断的患者一样，应建议患者在几天内尽量少与他人接触。此外，还应建议患者和家属在以后的诊疗中，须告知医生曾接受过放射治疗。如前所述，患者接受树脂微球治疗后，尿中可检出微量放射活度，因此，应告知接受树脂微球放射性栓塞的患者，治疗后 24 小时内小便后应冲厕所两次。

### 术后患者接受外科手术时的防辐射管理

有些情况下，行放射性栓塞治疗的患者随后可能会接受肝切除或肝移植手术。

尽管医生应该遵守医院关于放射性栓塞与手术或肝移植时间间隔的规定，但还是应权衡患者对治疗的需要。通常会通过监测患者的表面剂量率来判断手术时须遵守的注意事项。一般来讲，如果患者皮肤表面剂量率 <20μSv/h，医生在手术时无须对肝脏和肺进行任何特殊处理。也就是说，没有必要佩戴铅手套、使用专用器械和肢体辐射监测器（如环形徽章）。应当通知放射安全人员运送和存放切除的标本。尽管各医院的经验不一，但无论注射的放射活性有多强，接受放射性栓塞治疗的患者在 30 天后的表面剂量率一般都会 <150μSv/h。

术后（切除术或肝移植）应将切除的肝脏放入福尔马林或乙醇溶液中，保存在密闭的容器内。该容器应该冰冻保存。由于切除的肝脏可能含有放射性微球，应使用能量补偿 GM 探测器，或便携式电离室监测该容器。如果容器表面的剂量率超过 50μSv/h，应将它放在铅屏风后待其衰变。保存期间应根据当地辐射安全指南，将存放切除肝脏容器标记为"放射性物质"。各医院还应遵循政府关于存放放射性物质或指定辐射区域的办公室公告指南。容器经过 60 天衰变后，使用便携式电离室测定表面暴露率，一般会降低至 5～10μSv/h。此时，病理科医生可采用标准技术和注意事项处理标本。如果需要立即测定手术边缘，则经冷冻切片处理的组织体积应尽量减少，这样不会给操作人员带来辐射风险。操作人员可佩戴手部辐射监测器，监控辐射暴露量。病理分析全部完成后，将所有组织放回原来的容器中，并送回作为放射材料保存。应使用辐射监测器（如 GM 薄窗探测器）检测处理过肝脏标本的所有地点。读数应低于周围环境的本底水平。

## 尸检、埋葬或火化的防辐射管理

国家辐射防护和测量理事会（NCRP）第 155 号报告《放射性核素治疗患者管理》（2006 年）[41]，就永久性植入放射性材料，且放射活度低于须采取措施水平患者的埋葬提出了指导。NCRP 第 161 号报告《受放射性核素污染人员的管理》（2010 年）[42]，也为医务人员和太平间人员提供了实践指导，尽管文中更多涉及的是一般污染对象的处理。在无监管要求的情况下，通常将 NCRP 报告作为适用指南。

国际辐射防护委员会第 94 号公告《非密闭放射性核素治疗后患者的放行》（2005 年）[43]，提供了关于接受治疗性放射性核素患者的埋葬、火化或尸体解剖的国际指导。

如果必须进行尸体解剖，且放射活性超过火化设定的极限值，可能需要采取特殊的预防措施。然而，$^{90}$Y 微球近距离放射治疗一般只在肝脏中有显著的含量。因此，如果肝脏已经切除并放在别处衰减，则病理医生可以执行尸检，不会超过公众辐射暴露的极值。如果在治疗 34 天内进行尸检，病理医生可能要采取较为保守的方法，在尸检之前切除肝脏和肺部，以减少广泛的暴露（少于 1 小时）。

对于死后的患者，在尸体防腐和埋葬方面无任何辐射安全限制。因为尸体防腐和殡葬人员受到的辐射剂量不可能超过每年 1mSv 的公众剂量极值。美国的火化场接纳放射性核素总活度低于 74MBq 的死者尸体[43]。某些州的规定可能会根据生产过程中引入的污染物阻止尸体火化。如果患者接受 1.5GBq 的 $^{90}$Y 微球近距离放射治疗，且在治疗后 12 天内死亡，则尸体须保存一段时间。这不是大问题，应根据具体情况来决定。如上所述，保守的办法是切除肝脏或肺，并保存待其衰减。

## 参考文献

1. Flynn WJ. ［The treatment of pulmonary metastases with microspheres of yttrium 90.］ *Minerva Med* 1967；58（99）：4498-4500. PubMed PMID：5625456.

2. Greene WM. Embolization of dog prostates with yttrium-90 microspheres. *J Urol* 1963；90：451-457. PubMed PMID：14063380.

3. Wollner I, Knutsen C, Smith P, Prieskorn D, Chrisp C, Andrews J, et al. Effects of hepatic arterial yttrium 90 glass microspheres in dogs. *Cancer* 1988；61（7）：1336-1344. PubMed PMID：3345490.

4. Wollner IS, Knutsen CA, Ullrich KA, Chrisp CE, Juni JE, Andrews JC, et al. Effects of hepatic arterial yttrium-90 microsphere administration alone and combined with regional bromodeoxyuridine infusion in dogs. *Cancer Res* 1987；47（12）：3285-3290. PubMed PMID：3581069.

5. Gray B, Van Hazel G, Hope M, Burton M, Moroz P, Anderson J, et al. Randomised trial of SIR-Spheres plus chemotherapy vs. chemotherapy alone for treating patients with liver metastases from primary large bowel cancer. *Ann Oncol* 2001；12（12）：1711-1720. PubMed PMID：11843249.

6. Lewandowski RJ, Thurston KG, Goin JE, Wong CY, Gates VL, Van Buskirk M, et al. 90Y microsphere（TheraSphere）treatment for unresectable colorectal cancer metastases of the liver：response to treatment at targeted doses of 135-150Gy as measured by ［18F］fluorodeoxyglucose positron emission tomography and computed tomographic imaging. *J Vasc Interv Radiol* 2005；16（12）：1641-1651. PubMed PMID：16371530.

7.　Salem R, Lewandowski RJ, Atassi B, Gordon SC, Gates VL, Barakat O, et al. Treatment of unresectable hepatocellular carcinoma with use of 90Y microspheres (TheraSphere): safety, tumor response, and survival. *J Vasc Interv Radiol* 2005; 16 (12): 1627 – 1639. PubMed PMID: 16371529.

8.　Stubbs RS, Cannan RJ, Mitchell AW. Selective internal radiation therapy (SIRT) with 90Yttrium microspheres for extensive colorectal liver metastases. *Hepato – gastroenterology* 2001; 48 (38): 333 – 337. PubMed PMID: 11379303.

9.　Stubbs RS, Cannan RJ, Mitchell AW. Selective internal radiation therapy with 90yttrium microspheres for extensive colorectal liver metastases. *J Gastrointest Surg* 2001; 5 (3): 294 – 302. PubMed PMID: 11360053.

10.　Van Hazel G, Blackwell A, Anderson J, Price D, Moroz P, Bower G, et al. Randomised phase 2 trial of SIR – Spheres plus fluorouracil/leucovorin chemotherapy versus fluorouracil/leucovorin chemotherapy alone in advanced colorectal cancer. *J Surg Oncol* 2004; 88 (2): 78 – 85. PubMed PMID: 15499601.

11.　Kulik LM, Mulcahy MF, Hunter RD, Nemcek AA, Jr., Abecassis MM, Salem R. Use of yttrium – 90 microspheres (TheraSphere) in a patient with unresectable hepatocellular carcinoma leading to liver transplantation: a case report. *Liver Transplant* 2005; 11 (9): 1127 – 1131. PubMed PMID: 16123954.

12.　Lau WY, Ho SK, Yu SC, Lai EC, Liew CT, Leung TW. Salvage surgery following downstaging of unresectable hepatocellular carcinoma. *Ann Surg* 2004; 240 (2): 299 – 305. PubMed PMID: 15273555. *Pubmed Central PMCID*: 1356407.

13.　Salem R, Lewandowski RJ, Gates VL, Nutting CW, Murthy R, Rose SC, et al. Research reporting standards for radioembolization of hepatic malignancies. *J Vasc Interv Radiol* 2011; 22 (3): 265 – 278. PubMed PMID: 21353979.

14.　Bierman HR, Kelly KH, Byron RL, Jr., Dod KS, Shimkin MB. Studies on the blood supply of tumors in man. II. Intra – arterial nitrogen mustard therapy of cutaneous lesions. *J Natl Cancer Inst* 1951; 11 (5): 891 – 905. PubMed PMID: 14850957.

15.　LNE-LNHB/CEA. Tables de radionucléides. www. nucleide. org/DDEP_ WG/Nuclides/Y – 90 _ tables. pdf (accessed March 14, 2014).

16.　Dosimetry of beta rays and low – energy photons for brachytherapy with sealed sources. *J ICRU* 2004; 4 (2): 2. PubMed PMID: 24170821.

17.　Simpkin DJ, Mackie TR. EGS4 Monte Carlo determination of the beta dose kernel in water. *Med Physics* 1990; 17 (2): 179 – 186. PubMed PMID: 2333044.

18.　Selwyn RG, Nickles RJ, Thomadsen BR, DeWerd LA, Micka JA. A new internal pair production branching ratio of 90Y: the development of a non – destructive assay for 90Y and 90Sr. *Appl Radiat* 2007; 65 (3): 318 – 327. PubMed PMID: 17045483.

19.　Gates VL, Esmail AA, Marshall K, Spies S, Salem R. Internal pair production of 90Y permits hepatic localization of microspheres using routine PET: proof of concept. *J Nucl Med* 2011; 52 (1): 72 – 76. PubMed PMID: 21149493.

20.　Lhommel R, Goffette P, Van den Eynde M, Jamar F, Pauwels S, Bilbao JI, et al. Yttrium – 90 TOF PET scan demonstrates high – resolution biodistribution after liver SIRT. Eur *J Nucl Med* Mol Imaging 2009; 36 (10): 1696. PubMed PMID: 19618182.

21.　Gulec SA, Mesoloras G, Stabin M. Dosimetric techniques in 90Y – microsphere therapy of liver cancer: The MIRD equations for dose calculations. *J Nucl Med* 2006; 47 (7): 1209 – 1211. PubMed PMID: 16818957.

22.　Bolch WE, Eckerman KF, Sgouros G, Thomas SR. MIRD pamphlet no. 21: a generalized schema for radiopharmaceutical dosimetry-standardization of nomenclature. *J Nucl Med* 2009; 50 (3): 477 – 484. PubMed PMID: 19258258.

23.　Dezarn WA, Cessna JT, DeWerd LA, Feng W, Gates VL, Halama J, et al. Recommendations of the American Association of Physicists in Medicine on dosimetry, imaging, and quality assurance procedures for 90Y microsphere brachytherapy in the treatment of hepatic malignancies. *Med Physics* 2011；38（8）：4824 – 4845. PubMed PMID：21928655.

24. Ho S, Lau WY, Leung TW, Chan M, Ngar YK, Johnson PJ, et al. Partition model for estimating radiation doses from yttrium – 90 microspheres in treating hepatic tumours. Eur *J Nucl Med* 1996；23（8）：947 – 952. PubMed PMID：8753684.

25. Ho S, Lau WY, Leung TW, Chan M, Johnson PJ, Li AK. Clinical evaluation of the partition model for estimating radiation doses from yttrium – 90 microspheres in the treatment of hepatic cancer. *Eur J Nucl Med* 1997；24（3）：293 – 298. PubMed PMID：9143467.

26. TheraSphere ® ［US package insertd］. Rev. 11 ed. Ottawa, ON：Nordion（Canada）Inc.；2011.

27. SIR – Spheres ［US package insert］. SIR – TeX Medical Limited. Australia；2011.

28. Erbe EM, Day DE. Chemical durability of $Y_2O_3$ – $Al_2O_3$ – $SiO_2$ glasses for the in vivo delivery of beta radiation. *J Biomed Mater Res* 1993；27（10）：1301 – 1308. PubMed PMID：8245044.

29. Nijsen JF, van Het Schip AD, van Steenbergen MJ, Zielhuis SW, Kroon – Batenburg LM, van de Weert M, et al. Influence of neutron irradiation on holmium acetylacetonate loaded poly（L – lactic acid）microspheres. *Biomaterials* 2002；23（8）：1831 – 1839. PubMed PMID：11950053.

30. Nijsen JF, Zonnenberg BA, Woittiez JR, Rook DW, Swildens – van Woudenberg IA, van Rijk PP, et al. Holmium – 166 poly lactic acid microspheres applicable for intra – arterial radionuclide therapy of hepatic malignancies：effects of preparation and neutron activation techniques. *Eur J Nucl Med* 1999；26（7）：699 – 704. PubMed PMID：10398817.

31. Zielhuis SW, Nijsen JF, de Roos R, Krijger GC, van Rijk PP, Hennink WE, et al. Production of GMP – grade radioactive holmium loaded poly（L – lactic acid）microspheres for clinical application. *Int J Pharm* 2006；311（1 – 2）：69 – 74. PubMed PMID：16439073.

32. Smits ML, Nijsen JF, van den Bosch MA, Lam MG, Vente MA, Huijbregts JE, et al. Holmium

– 166 radioembolization for the treatment of patients with liver metastases：design of the phase I HEPAR trial. *J Exp Clin Cancer Res* 2010；29：70. PubMed PMID：20550679. Pubmed Central PMCID：2903532.

33. Smits ML, Nijsen JF, van den Bosch MA, Lam MG, Vente MA, Mali WP, et al. Holmium – 166 radioembolisation in patients with unresectable, chemorefractory liver metastases（HEPAR trial）：a phase 1, dose – escalation study. *Lancet Oncol* 2012；13（10）：1025 – 1034. PubMed PMID：22920685.

34. Kennedy A, Nag S, Salem R, Murthy R, McEwan AJ, Nutting C, et al. Recommendations for radioembolization of hepatic malignancies using yttrium – 90 microsphere brachytherapy：a consensus panel report from the radioembolization brachytherapy oncology consortium. *Int J Radiat Oncol Biol Phys* 2007；68（1）：13 – 23. PubMed PMID：17448867.

35. Giammarile F, Bodei L, Chiesa C, Flux G, Forrer F, Kraeber – Bodere F, et al. EANM procedure guideline for the treatment of liver cancer and liver metastases with intra – arterial radioactive compounds. *Eur J Nucl Med Mol Imaging* 2011；38（7）：1393 – 1406. PubMed PMID：21494856.

36. Kennedy A, Nag S, Salem R, et al. Recommendations for radio – embolization of hepatic malignancies using yttrium – 90 microsphere brachytherapy：a consensus panel report from the Radio – embolization Brachytherapy Oncology Consortium（REBOC）. *Int J Radiat Oncol Biol Phys* 2006；68：13 – 23.

37. Dezarn A, Cessna JT, DeWerd LA, Feng WZ, Gates VL, Halama J, et al. Recommendations of the American Association of Physicists in Medicine on dosimetry, imaging, and quality assurance procedures for（90）Y microsphere brachytherapy in the treatment of hepatic malignancies. *Med Phys* 2011；38：4824 – 4845.

38. Liu DM, Salem R, Bui JT, Courtney A, Barakat O, Sergie Z, et al. Angiographic considerations in patients undergoing liver – directed therapy. *J Vasc Interv Radiol* 2005；16（7）：911 – 935.

PubMed PMID：16002500.

39. Salem R, Thurston KG. Radioembolization with 90Yttrium microspheres：a state – of – the – art brachytherapy treatment for primary and secondary liver malignancies. Part 1：Technical and methodologic considerations. *J Vasc Interv Radiol* 2006；17（8）：1251 – 1278. PubMed PMID：16923973. Epub 2006/08/23. eng.

40. Sangro B, Bilbao JI, Boan J, Martinez – Cuesta A, Benito A, Rodriguez J, et al. Radioembolization using 90Y – resin microspheres for patients with advanced hepatocellular carcinoma. *Int J Radiat Oncol Biol Phys* 2006；66（3）：792 – 800. PubMed PMID：16904840.

41. National Council on Radiation Protection and Measurements. *Management of Radionuclide Therapy Patients.* NCRP report 155. Bethesda, MD：National Council on Radiation Protection and Measurements；2006.

42. National Council on Radiation Protection and Measurements. *Management of Persons Contaminated with Radionuclides.* NCRP report 161. Bethesda, MD：National Council on Radiation Protection and Measurements；2010.

43. International Commission on Radiological Protection. Release of patients after therapy with unsealed radionuclides. ICRP publication 94. *Ann ICRP* 2005；34（2）.

# 第7章 经动脉灌注化疗术治疗结直肠癌肝转移

Fidel David Huitzil Melendez and Nancy Kemeny

## 引言

局部灌注化疗的基本原理是最大限度地提高靶器官内药物浓度和肿瘤药物摄取量，并将全身毒性降至最低[1]。为了能让局部药物灌注取得最佳疗效，必须遵循肿瘤生物学、药理学和药物输送系统方面的重要原则[2]。而结直肠癌肝转移模式恰好遵循了这些原则，因为结直肠癌具有局部转移的特性，在某些情况下，肝脏常是结肠癌转移的唯一部位[3]。其他特性还有，肝转移癌由肝动脉选择性供血[4]，所用灌注化疗药物的药代动力学特性合适[5]。

本章将讲述局部灌注化疗的药理学概念。我们将以单纯结直肠癌肝转移（CRLM）患者为例，以氟尿苷（FUDR）作为模型，讨论在局部化疗灌注的肝动脉灌注（HAI）模型中所期望的药代动力学和药效动力学特征。此外，本章还对目前已获批的转移性结肠癌治疗药物进行药理学评估，以及它们对局部化疗灌注的疗效价值。如果能获得这些药物 HAI 的 Ⅰ 期和 Ⅱ 期临床试验结果，我们还会根据已确定的药理学原理加以解释。最后，对于尚未开展试验的活性药物，我们将对可用的药代动力学数据进行临床分析，确定此药用于 HAI 治疗的可能性。此外，我们还编写了附录，阐释一些基本的药理学定义，以便让那些不熟悉这些概念的读者加深理解。

## 有助于理解和评价药物局部化疗灌注潜在优势的药理学概念

局部化疗灌注的最终目标是通过提高效力和降低全身毒性来改善治疗指数。肝动脉治疗基于以下两个重要的假设：

1. 药物局部化疗灌注能提高局部药物浓度，并因此改善治疗反应。

2. 药物局部化疗灌注能降低全身暴露和全身毒性。

可以通过对上述两个假设的满足程度来评判某种药物是否适合局部治疗。

### 药物局部化疗灌注能提高局部药物浓度

如 Collins[1] 所述，局部药物浓度升高取决于药物全身清除率（CLTB）与某部位区域交换率（$Q$）的比值：$CL_{TB}/Q$。在肝动脉给药模型中，由于区域交换率恒定（$100 \sim 1000 ml/min$），则药物的局部浓度取决于其全身清除率。$CL_{TB}$ 越高，局部药物浓度就越大。因此，有两种可能的情况：即便剂量明显高于正常全身用药剂量，清除率也表现一级动力学的药物；增加剂量时，表现为零级动力学的药物。只有第一种情况才能满足局部用药可以提高局部浓度的假设（图 7.1）。

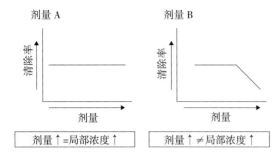

图 7.1　局部化疗灌注 A 药物（一级动力学，消除率恒定，与剂量无关），与全身浓度相比，可导致局部浓度升高。局部化疗灌注 B 药物（零级动力学，在某个剂量水平后清除率下降），给予高剂量时，不会导致局部浓度升高，限制了提高疗效的潜在优势。

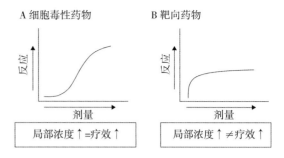

图 7.2　对于剂量 - 反应曲线陡峭的药物，增加药物局部浓度能表现出疗效的优势；而对于在特定浓度下表现出最佳生物效应的药物，增加局部浓度不会有任何疗效优势。

## 局部浓度增加导致治疗反应增强

　　增加药物剂量能提高生物效应这一思维模式已受到癌症靶向药物耐受的挑战[6]。大多数细胞毒性药物作用于 DNA 或微管蛋白，呈现出陡峭的"S"形剂量 - 反应曲线，剂量选择基于最大耐受剂量。但对于靶向治疗而言，并非多多益善。人们认为受体占用与饱和影响着药效作用。一定的药物浓度可达到最佳的靶点抑制，再提高剂量也不会增加疗效。而且，药物达到有效浓度时，并未达到最大耐受剂量。因此，我们需要用新策略来确定此类药物的临床活性剂量水平。传统的 I 期试验能够确定细胞毒性药物的剂量，但对靶向药物却无能为力。而其他参数可能会更有意义，包括药代动力学终点，即达到预定靶点血药浓度，或直接测定靶点抑制。故此，通过提高局部浓度增加疗效的优势只对细胞毒性药物有意义，而不适用于靶向药物（图 7.2）。

## 药物局部化疗灌注能降低全身暴露

　　药物全身暴露的降低取决于首过效应时药物代谢或消除的程度。HAI 治疗中的肝脏摄取率可以通过以下公式估算：

　　肝脏摄取率 = 肝动脉（HA）药物浓度 - 肝静脉（HV）药物浓度/HA 浓度

　　只有肝脏摄取率较高的药物才有可能降低全身暴露。如果在高剂量下肝脏提取也能表现为线性的药代动力学，那么可以通过剂量递增来寻求更大的治疗利益。但如果肝脏提取表现为非线性药代动力学，则剂量递增会导致肝脏摄取率下降，丧失了降低全身暴露的优势[7]。此外，一些药物首过代谢后会产生活性代谢产物，此类药物活性代谢产物的全身暴露势必不会降低（图 7.3）。

　　虽然提高局部药物浓度和降低全身暴露的优势取决于很多变量，并因此具有独立性，但我们仍能利用 Collins 公式表达出局部灌注治疗的综合优势：

$$优势 = 1 + \frac{药物的全身清除率}{[HA\ 流率 \times (1 - \frac{肝脏提取药物的分数})]}$$

　　最后，有效的局部灌注给药还要考虑到其他的药物属性，如体温的稳定性、小容量输注所需的高溶解度，还有药物与钛、不锈钢、硅橡胶和聚氨酯的相容性等[7]。

A

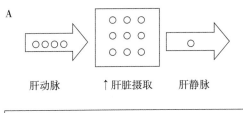

肝动脉　　　↑肝脏摄取　　　肝静脉

药物局部化疗灌注能降低全身暴露

B

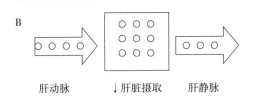

肝动脉　　　↓肝脏摄取　　　肝静脉

药物局部化疗灌注不能降低全身暴露

C

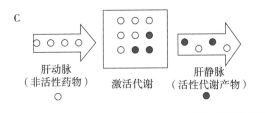

肝动脉　　　激活代谢　　　肝静脉
（非活性药物）　　　　　（活性代谢产物）

局部灌注非活性药物不能阻止活性代谢产物的全身暴露

图 7.3　在肝动脉灌注模型中，活性药物全身暴露的降低取决于该药物的肝摄取率。（A）肝脏摄取率高的药物会使全身暴露降低，并可能使全身毒性下降。如果肝摄取表现为线性药代动力学特征，而且作用具有剂量依赖性，则可以通过增加剂量来获得提高疗效和降低全身暴露的综合效益。（B）肝摄取率低的药物不会使全身暴露减少。如果给予高剂量药物时的药代动力学为非线性，则降低全身暴露的优势会随着剂量增加而减弱。（C）如果药物在肝内活化，则无法降低活性代谢产物的全身暴露。

## 结直肠癌肝转移动脉化疗灌注药物的药理作用

### 氟尿苷（5－氟－2′－脱氧尿苷）

氟尿嘧啶通过抑制胸苷酸合成酶起到治疗结直肠癌的作用[8]。氟尿苷（FUDR）被促进扩散转运的系统摄取后，由细胞内水平

的胸苷激酶磷酸化，形成具有活性的核苷酸 FdUMP。带负电荷的核苷酸不能离开细胞，使活性药物聚集在细胞内。FdUMP 和 5，10－亚甲基－四氢叶酸与胸苷酸合成酶形成了稳定的三元复合物，抑制 dUMP 向 dTMP 的转化，而该转化是嘧啶重新合成的关键步骤。

多项人类结直肠癌细胞系的体外研究表明，FUDR 比 5－氟尿嘧啶（5－FU）更有效。表现为 5－FU 的半抑制浓度（$IC_{50}$）超过 FUDR（以摩尔计）。FUDR 的剂量－反应曲线呈"S"形，甲酰四氢叶酸对其的增强作用更显著。根据细胞周期的特殊性，长时间暴露在 FUDR 中的人类细胞系生长抑制效应显著增强。但暴露时间延长时，甲酰四氢叶酸调控的影响会下降[8]。

动物肿瘤模型研究表明，在不同方案和结肠肿瘤的研究中，FUDR 的疗效优于 5－FU[8]。

早期对比全身给予 FUDR 和 5－FU 的研究，在缓解率方面得出了不同的结果。总的来说，它们被认为是等效的。FUDR 的给药模式对比研究表明，快速静脉注射比 24 小时连续输注的效果好，可获得更高的缓解率。不同的给药方式有各自的毒性模式，持续输注伴发较多的皮肤黏膜毒性和腹泻，而推注给药的白细胞减少症较常见[8]。

体外研究显示，FUDR[9]具有"S"形的剂量－反应曲线，即使在剂量率大于临床使用的情况下，FUDR 的药代动力学也呈线性且不饱和[5]。FUDR 的 $CL_{TB}$ 估计为 15 000 ~ 25 000ml/min。采用静脉内给药时，利用"HA 水平－HV 水平/HA 水平"公式计算出的 FUDR 肝脏摄取率范围为 0.69 ~ 0.92。但在 HAI 时，FUDR 肝脏摄取率为 0.94 ~ 0.99。HAI 时全身 FUDR 的浓度只有周围静脉给药时全身浓度的 25%（表 7.1）[5]。

表 7.1 氟尿苷 (FUDR) 和 5 - 氟尿嘧啶 (5 - FU) 在局部灌注治疗方面的药代动力学特征对比[5,7,10]

| | CLTB (L/min) | IV 后的肝摄取 | HAI 后的肝摄取 | HAI 后的全身浓度/ IV 后的全身浓度 | 线性 PK | 局部灌注治疗的优势 |
|---|---|---|---|---|---|---|
| FURD | 15 ~ 25 | 0.69 ~ 0.92 | 0.95 | 0.25 | 是 | 1200 倍 |
| 5 - FU[a] | 2 | | 0.8 | | 否 | 40 |
| 5 - FU[b] | 0.5 | | 0.1 | | 否 | 2.2 |

[a] 以 20mg/ (kg·d) 的剂量连续输注；[b] 以 270mg/ (kg·d) 的剂量短时间输注；CLTB = 全身清除率，IV = 静脉内输注，HAI = 肝动内脉输注

不出所料，基于这种药代动力学特性，通过 HAI 方式给予结直肠癌肝转移患者 FUDR 或 5 - FU，与全身给药相比具有更高的缓解率。在对比 HAI 和静脉内给予氟尿嘧啶的随机对照研究中，如果不允许交叉，经 HAI 治疗的中位生存期更长，而利用 Collins 公式计算出的 FUDR HAI 的药物暴露是全身给药的 1200 倍[7]。

## 5 - 氟尿嘧啶

5 - 氟尿嘧啶 (5 - FU) 是一种氟化嘧啶，它对结直肠癌的疗效已被证明。该药与 FUDR 的作用机制相同，通过形成 FdUMP 来抑制胸苷酸合酶[8]。但两者的代谢途径略有差异。5 - FU 的关键激活步骤是它被磷酸核糖化 (phosporibosylation) 为 5 - fluoridine - 5′ - monophospate (FUMP)。这是由乳清酸磷酸核糖转移酶 (PORT) 催化的反应，需要磷酸供体 5 - 磷酸核糖 - 1 - 焦磷酸作为共底物。然后，FUMP 由嘧啶核苷单磷酸激酶转换为 5 - 氟尿嘧啶核苷 - 5′ - 二磷酸 (FUDP)。此后，FUDP 将进一步转化为 5 - 氟尿嘧啶核苷 - 5′ - 三磷酸 (FUTP)。它能与 RNA 结合，表现出 5 - FU 的活性。另一方面，FUDP 可由核苷酸还原酶转换为 5 - 氟 - 2′ - 脱氧尿苷 - 5′ - 二磷酸 (FdUDP)，并最终形成 5 - 氟 - 2′ - 脱氧尿苷 - 5′ - 单磷酸 (FdUMP)。活性代谢物可以转换为 5 - FU，游离 5 - FU 可以被二氢嘧啶脱氢酶 (DPD) 降解。它的表达水平能改变药物的毒性，但不会改变抗肿瘤活性。

研究者已经在体外试验、肿瘤模型和临床试验中证实了 5 - FU 的抗肿瘤活性。抗肿瘤活性能被甲酰四氢叶酸强化。该药可在各种给药方式下发挥活性，包括灌注给药和连续静脉输注。目前已经证明，5 - FU 能够在最佳支持治疗下延长患者生存期。而许多临床研究表明，肠癌肝转移患者经 5 - FU 治疗后，在最佳支持治疗下生存率增加。

体外试验显示，它具有与 FUDR 类似的 "S" 形剂量 - 反应曲线。但与 FUDR 不同的是，5 - FU 具有显著饱和的非线性药代动力学特征，因此在高剂量下全身清除率和肝脏摄取率降低[11]。

以 20mg/ (kg·d) 的剂量连续输注时，$CL_{TB}$ 大约为 2000ml/min。以 270mg/ (kg·d) 的剂量输注时，$CL_{TB}$ 大约为 500ml/min。可以看出，静脉内给药后的清除取决于输注方式。在 8 小时内连续静脉输注 750 ~ 1000mg 时，$CL_{TB}$ 值较高，范围为 5.41 ~ 57.9L/min。以 20mg/ (kg·d) 的剂量连续输注时，肝脏摄取率为 80%，但在 270mg/ (kg·d) 时降低至 10%。其他研究人员估测，外周静脉给药后的肝摄取率在 0.22 ~ 0.45，而 HAI 的肝摄取率为 19% ~ 51%[5]。HAI 时全身 5 - FU 的浓度只有周围静脉给药时全身浓度的 59%。

值得注意的是，摄取率也会随着给药模式而改变。经肝动脉灌注 1000mg 5 - FU 的肝摄取率为 0.11，而 500 ~ 900mg/（m² · d）的剂量输注 5 天后的肝摄取率为 0.93。当输注速度提高至 900 ~ 1500mg/（m² · d）时，肝摄取率降低至 0.44[12]。

总体而言，5 - FU 的药代动力学不如 FUDR 更适合 HAI 治疗。5 - FU HAI 治疗与全身给药相比的局部治疗优势只有 2 ~ 6 倍[11]。肝动脉内灌注 5 - FU 与静脉内给药相比，5 - FU 血药浓度曲线下面积无任何差别[13]。对比 HAI 和全身给予 5 - FU 的随机临床试验结果表明，两者在缓解率、疾病进展时间、反应持续时间和生存率方面无显著差异[14]。

## 伊立替康

伊立替康（CPT - 11）通过抑制拓扑异构酶 I 的活性来抑制 DNA 合成。这种酶会在结直肠癌患者中过度表达[15]。CPT - 11 依次被组织和血清羧酸酯酶代谢为 SN - 38，经肝尿苷二磷酸葡萄糖醛酸转移酶转换为 SN - 38G。SN - 38 是 CPT - 11 的活性代谢物，其抗癌活性比 CPT - 11 高 100 ~ 1000 倍。SN - 38G 是非活性代谢物。SN - 38 和 SN - 38G 主要经过胆汁排泄和肠肝循环。SN - 38G 可以由肠 β - 葡糖醛酸糖苷酶去共轭形成 SN - 38。细胞色素 P450 3A4（CYP3A4）也参与 CPT - 11 的代谢，形成 APC。这是一种抗肿瘤活性比 SN - 38 低 500 倍的代谢产物。

此外，CPT - 11、SN - 38 和 SN - 38G 可以以内酯（完整的内酯环，活性）和羧酸（开环，无活性）的形式存在。当口服给药时，SN - 38 曲线下面积（AUC）/CPT - 11 的摩尔比至少是静脉给药的 3 倍，这表明首过代谢提高了 SN - 38 的暴露[15]。

CPT - 11 表现为非线性的药代动力学特性。较高剂量下 SN - 38/CPT - 11 的摩尔比下降，这可能是因为伊立替康转化为 SN - 38 饱和所致。低剂量连续输注 CPT - 11 后，SN - 38/CPT - 11 的代谢率也显著高于短时间高剂量输注 CPT - 11。非线性药代动力学特性可以由通过羧酸酯酶和葡萄糖醛酸化途径的饱和来解释[15]。

有文献报道了 CPT - 11 的药代动力学因剂量和给药方式而不同。

而非线性药代动力学特征导致了药物的清除率取决于给药剂量和模式。静脉给药剂量从 100mg/m² 递增至 750mg/m² 后，CPT - 11 的清除率从 26L/（m² · h）降低至 12L/（m² · h），降低了一半左右。在 30 ~ 90 分钟内多剂量和多次数静脉输注时，清除率为 232 ~ 352ml（m² · min）。每 3 周连续 14 天以 7.5 ~ 17.5mg/（m² · d）的低剂量静脉输注时，清除率为 28.2L/h[17]。另一项研究以 25 ~ 40mg/（m² · d）的剂量连续 5 天静脉输注 CPT - 11，清除率为47.4 ~ 101.6 L/h。这种低剂量连续输注时清除率升高的结果，与药物非线性的药代动力学特征相符[18]。

而在肝脏摄取率方面，目前尚无测定肝静脉和肝动脉水平的正式研究。CPT - 11 在肝内代谢后产生了活性产物，使我们很难在局部灌注给药优势的评估中考虑药物的肝脏摄取率。

而非线性药代动力学特征也预示着，剂量越高，药物的清除率越低，妨碍了优势的发挥。而且，药物首过代谢时也生成了活性代谢产物。所以，高肝脏摄取率会有损局部灌注治疗的优势，这似乎有些自相矛盾，因为它会导致活性代谢产物全身暴露的增加。

研究人员尝试通过 HAI 连续 5 天输注低剂量的 CPT - 11，以克服非线性药代动力学特性的不足。他们猜测，主要是作用于细胞周期 S 期的活性代谢产物升高，导致了抗肿瘤活性的增强。在 I 期临床试验中，研究者每 3 周采用 HAI 的方式，向实质性肿瘤肝转移患者连续 5 天输注 15 ~ 25mg/（m² · d）的 CPT - 11[19]。患者首先接受一个周期的静脉内 CPT - 11。HAI CPT - 11 的 $CL_{TB}$ 显著高于静脉内给药 [11.3 比 8.7 L/ $(m^2 \cdot h)$；$P = 0.008$]；HAI 与静脉给药相比代谢率（SN - 38 全身/CPT - 11 全身 × 100）也有所增加（16.2 比 11.3；$P = 0.015$）。在静脉给药时，CPT - 11 稳态浓度随着剂量线性升高（$r = 0.536$；$P = 0.032$）；而 SN - 38 的稳态浓度不随剂量显著升高。而当 HAI 时，反之也成立：CPT - 11 的稳态浓度不随剂量升高，而 SN - 38 的稳态浓度与剂量呈现出显著的线性关系（$r = 0.566$；$P = 0.035$）。$CL_{TB}$ 与输注的剂量无关。剂量为 25mg/ $(m^2 \cdot d)$ 时，剂量限制毒性有腹泻和中性粒细胞减少症。但该研究未包含评估全身连续输注伊立替康的对照组，须引起我们的注意。为了在 II 期临床试验中评价这种方案的疗效，25 例预治疗的结直肠癌肝转移患者连续接受 5 天剂量为 20mg/$m^2$ 的 HAI CPT - 11 治疗，部分缓解率为 13.6%，主要的毒性为呕吐和腹泻，无显著的血液学毒性。作者讨论了代谢物 SN - 38 的全身分布，认为它在肝转移癌内无法被摄取到是导致 HAI 优越性不足的原因。

Fiorentini 等[21] 报道了在 I 期研究中每 3 周经 HAI 输注 30 分钟伊立替康的结果。他们观察到 4 级腹泻、中性粒细胞减少症和腹痛。最大耐受剂量为 240mg/$m^2$，II 期研究的推荐剂量为每 3 周 200mg/$m^2$。该结果几乎不能证明 HAI 伊立替康的优势，因为推荐的伊立替康每 3 周全身剂量为 300 ~ 350mg/$m^2$。尽管如此，II 期临床试验中仍有 12 例患者经肝动脉导管接受伊立替康治疗。剂量为每 3 周输注 200mg/$m^2$ 30 分钟。观察到 4 例部分缓解。尽管患者为局部灌注给药，但仍出现了全身毒性：5 例患者发生 2 级腹泻，6 例患者发生 2 级骨髓抑制。

## 奥沙利铂

奥沙利铂是对晚期结直肠癌具有抗肿瘤作用的铂类似物。该药最初在日本合成，是一种二氨环己烷（DACH）草酸铂化合物。

奥沙利铂是一种前体药物，它经非酶水解转化为一氯、二氯和二水化合物后激活，从而导致草酸基置换。

奥沙利铂的水合衍生物被认为具有生物活性，能够与各种硫化物和氨基形成加合物。

水合奥沙利铂衍生物与 DNA 碱基形成 DNA 加合物，是奥沙利铂细胞活性的来源。最初它只形成一元加合物，但奥沙利铂最终同时与两个不同的核苷酸碱基附着，形成 DNA 链内交联。DNA 三维结构的修饰导致 DNA 聚合受到抑制。另一方面，DNA 加合物形成后，肿瘤细胞将激活细胞修复机制。这些机制涉及含有多个氨基和硫基的酶。奥沙利铂可与这些修复酶共价结合，从而损害酶的功能。而 DNA 聚合与修复受抑最终导致了 DNA 损伤，细胞凋亡通路被激活，致使细胞死亡。与 DNA 加合物形成过程竞争的细胞解毒过程包括：将水合物与谷胱甘肽、甲硫氨酸和半胱氨酸共轭结合。共轭产物随后从细胞中排出，并排出体外。此外，输注奥沙利铂 2 小时后，70% 的药物与血浆蛋白（主要是白蛋白）结合，失去了抗肿瘤的潜力，而在单次输注 5 天之后，该比例增加至约 95%[23]。

临床前试验证据表明，奥沙利铂在人结肠癌细胞中的剂量 - 反应曲线陡峭。将从结直肠癌肝转移患者切除的肿瘤标本暴露在 0.1，1，10 和 100μg/ml 的奥沙利铂中 2 小时，全部肿瘤标本表现出显著的浓度 - 反应效应[24]。

奥沙利铂对晚期结直肠癌的临床活性已经在很多研究中得以证实[25]。奥沙利铂作为单一药物，对从未治疗患者的客观缓解率为 20% ~ 24%，对 5 - FU 预治疗的患者为 10%。奥沙利铂联合 5 - FU 治疗时，从未治疗患者的客观缓解率为 51%。而对 5 - FU 耐药的晚期结直肠癌患者，5 - FU/甲酰四氢叶酸（LV）/奥沙利铂联合治疗的缓解率为 21% ~ 25%。5 - FU/LV/CPT - 11 对肿瘤进展的缓解率为 9.9% 或 15%[26,27]。

在药代动力学中，我们通常需要区别与血液和血浆结合的铂和游离铂。超滤过性铂（在等离子体水中由非蛋白结合药物和生物转化产物构成）被认为代表了血液循环中全部具有抗肿瘤和毒性的铂。因此在考虑药理活性时，血浆超滤液代表了最有意义的基质。

超滤液中铂的 PK 为三指数函数，其特征是最初较短的 α 和 β 分布期（分别为 0.28 和 16.3 小时），然后是较长的终末 γ 期（273 小时）。最初较短的 α 和 β 期可能代表了完好奥沙利铂的快速清除，以及反应性二氯、一氯和二水 - DACH 铂中间产物进入组织和/或通过肾小球滤过排出体循环之外。

血浆超滤液中未结合铂的长终末半衰期，可能反映了低分子量铂共轭物的缓慢释放。由于终末消除阶段中的铂大多数是完全失活的铂共轭物，α 和 β 阶段代表了具有临床意义的活性铂 t 值，每 3 周给予 130mg/m²，或每 2 周给予 85mg/m² 后，血浆超滤液中无积累[28]。

超滤性铂的清除率从每两周 85mg/m² 时的 18.5 ± 4.71 L/h，降低至每 3 周 130mg/m² 时的（9.34 ± 2.85）至（10.1 ± 3.07）L/h。通过组织和肾小球过滤清除的奥沙利铂似乎等同。目前还没有肝脏奥沙利铂摄取情况的正式研究。奥沙利铂用于 HAI 已经进行了 I 期和 II 期试验研究。Kern 等[29] 对 21 例孤立性结直肠癌肝转移患者开展的 I 期初步研究报告，每 3 周连续 5 天与 200mg/m² 亚叶酸和 600mg/m² 5 - FU 联合使用时的最大耐受剂量为 50mg/m²。剂量限制性毒性包括：白细胞减少、肝动脉闭塞和急性胰腺炎。总体而言，毒性反应包括：恶心/呕吐（21 例中有 16 例），贫血（16/21），上腹痛（15/21），感觉性神经病（16/21），腹泻（9/21），血小板减少症（9/21）。而严重毒性主要有：白细胞减少（4/21），血小板减少（2/21），高胆红素血症（2/21），疼痛（2/21）和腹泻（1/21）。这些初次化疗患者的缓解率为 59%。II 期研究的建议剂量为 125mg/m²。

在 Guthoff 等[30] 随后进行的 II 期研究中，5 例不可切除孤立性结直肠癌肝转移患者，每 35 天接受奥沙利铂 HAI 治疗。其中第 1 天奥沙利铂剂量为 130mg/m²，从第 1 ~ 5 天联合使用 5 - FU（480mg/m²）和 LV（140mg/m²），第 5 天联合使用丝裂霉素 C（7mg/m²）。对比本研究 HAI 给予奥沙利铂后静脉血药浓度曲线下面积值（AUC），与静脉给予奥沙利铂后 AUC 的历史对照数据，得出奥沙利铂的肝摄取率为 0.47。Mancuso 等[31] 报道了 17 例预先治疗的结直肠癌肝转移患者。与以往研究不同的是，他们每 3 周通过肝动脉连续 5 天输注 20mg/（m²·d）的奥沙利铂，因此可以准确地评估药物的毒性特征。

30% 的患者发生严重腹痛，属于剂量限制性毒性。17 例患者中有 4 例发生肝毒性，其定义为血清胆红素和/或碱性磷酸酶升高超过基线水平的 2 倍。3 级毒性包括虚弱（1/17）和恶心（1/17）。1 例患者出现导管和肝动脉血栓形成的直接并发症，7 例患者发生动脉血栓形成的继发并发症，并致使 HAI 化疗中断，总体缓解率为 46%。

Fiorentini 等[32] 报道了 12 例既往方案治疗过程中疾病进展的病例，对这些患者进行每 3 周 1 次奥沙利铂 HAI。剂量限制性毒性包括：肝动脉闭塞、腹痛、严重低血压，出现在 175mg/m² 的剂量时。因此，建议剂量定为 150mg/m²。Ducreux 等[33] 利用 100mg/m² HAI 奥沙利铂联合静脉输注 FU/LV 治疗 28 例初次化疗患者，缓解率为 64%。69% 的患者观察到神经毒性。只有 1 例患者发生 3 级神经毒性反应。作者指出，HAI 奥沙利铂可能会减少神经病变的发生。

总体而言，FUDR 的药代动力学特征与

治疗结直肠癌的其他活性细胞毒性药物不同。如果能在不使用历史对照数据的研究中证实奥沙利铂的肝脏摄取率，那么 HAI 给予奥沙利铂可能在降低神经病变方面有一些价值。但因其药代动力学缺乏线性，所以可以料到局部浓度或活性不会增加（表 7.2）。

适合研究的人群包括肝内只有结直肠癌转移灶且对全身奥沙利铂有一定疗效，但因为神经病变无法耐受进一步治疗的患者。我们通过 II 期对比试验更加明确 HAI 奥沙利铂的真正优势所在。

表 7.2　结肠癌化疗药物局部灌注治疗适用性方面的药理学特性对比

|  | 氟尿苷 | 5 - 氟尿嘧啶 | 伊立替康 | 奥沙利铂 |
|---|---|---|---|---|
| 对结肠癌有效 | + | + | + | + |
| 剂量 - 反应曲线陡峭 | + | + | + | + |
| 线性药代动力学 | + | − | − | − |
| 高清除率 | + | − | − | − |
| 肝脏摄取 | + + + | + | − * | + |

## 肝动脉联合化疗给药

欧洲研究人员报道了 OPTILIV 研究的结果[34]。这是一项静脉给予西妥昔单抗和 HAI 给予伊立替康、5 - FU 和奥沙利铂的 II 期临床试验。研究包含 64 例全身治疗失败的野生型 KRAS 结直肠癌肝转移且无法手术切除的患者。治疗方案为每两周静脉给予 500mg/m² 的西妥昔单抗，HAI 给予 180mg/m² 的伊立替康、2800mg/m² 的 5 - FU 和 85mg/m² 的奥沙利铂。中位肝转移灶数量为 10 个。缓解率为 46%。切除率为 28%。无进展中位生存期为 8.7 个月，总生存期为 25.7 个月。3 ~ 4 级毒性反应包括：中性粒细胞减少症（40%），腹痛（26%），虚弱（18%）和腹泻（16%）。血浆 PK 结果显示预期的西妥昔单抗水平，以及 HAI 所给予药物的明确全身暴露，SN - 38 的梯形 AUC 中位数为 12.4 µg* mn/ml（2.6 ~ 38.5），5 - FU 为 142 µg* mn/ml（96 ~ 434），游离奥沙利铂为 100 µg* mn/ml（37 ~ 189）。研究结果发现，游离奥沙利铂 AUC 与腹痛（P = 0.016），以及 SN - 38 AUC 与中性粒细胞

减少症（P = 0.018）和反应性（P = 0.028）之间有显著相关性[35]。

如前所述，5 - FU、伊立替康和奥沙利铂并不适合 HAI 给药。这一结果得到了 OPTILIV 的证实。由于 PK 结果揭示了该疗法的显著全身暴露和全身毒性，因此建议忽略局部灌注给药的优势。很显然，这四种药物全身给药也会获得类似的结果。

## 肝动脉内输注伊立替康载药微球（DEBIRI）

最近，一种 HAI 化疗的替代方法在治疗单纯结直肠癌肝转移患者中取得了良好的效果，它就是伊立替康载药微球（DEBIRI）化疗栓塞。其前提是，缺血效应与局部灌注化疗药物的组合导致了协同抗肿瘤活性。II 期研究表明，结直肠癌肝转移患者对 DEBIRI 化疗栓塞有效，而且已经报道了 III 期研究的结果。这项在意大利开展的多中心临床试验中，有 74 例结直肠癌肝转移患者被随机分配至 DEBIRI 化疗栓塞组和全身 5 - FU/LV 和伊立替康组（FOLFIRI 方案）。每月给予 DEBIRI 2 次，每次 200mg。所有患

者至少接受过二线化疗，显然不包括奥沙利铂和生物治疗在内。本研究的主要终点为生存期：DEBIRI 组 2 年生存率为 56%，FOL-FIRI 组为 32% （$P = 0.031$，对数秩）。DEBIRI 和 FOLFIRI 组的中位生存期分别为 22 和 15 个月，中位无进展生存期为 7 和 4 个月，肝脏进展时间为 7 和 4 个月，肝外进展时间为 13 和 9 个月[36]。

一些观察结果在以下研究中得到了证实。

1. 一项随机 II 期研究对比了栓塞和基于 5 - FU 的化疗栓塞，结果未发现联合治疗方案的缓解率或存活期升高。在这个方面，结直肠癌肝转移与肝细胞癌的结果不同，值得我们注意[37]。据我们所知，目前尚无证明 DEBIRI 对栓塞具有附加作用的对比研究。

2. 如前所述，药代动力学原理尚不支持伊立替康肝动脉注射优于全身给药。而且，现有的 I 期临床试验结果证实，肝动脉给予伊立替康的全身毒性与全身给药相似，因此掩盖了局部灌注给药的优势。

3. DEBIRI 化疗栓塞后，伊立替康及其代谢产物的药代动力学特性尚未得到全面论述[38]。至多也就是得出了它们的浓度 - 时间曲线。而与区域给药优势有关的重要药代动力学参数尚不明确，如清除率和肝摄取等。DEBIRI 或全身给予伊立替康后的肿瘤药物浓度也未测定。目前还未开展药代动力学数据的临床对比研究。

4. 作者未解释预先治疗的患者接受两次 200mg 伊立替康后，达到 13 个月肝外无进展生存期的理由。同时，也未报告患者接受全身化疗和一线生物治疗的无进展生存期。

因此，我们建议谨慎地诠释该数据，需要进行确认，并开展更多的药物临床对比试验。

## 治疗性单克隆抗体

研究已经证明，表皮生长因子受体（EGFR）抗体（西妥昔单抗和帕尼单抗）和血管内皮生长因子（VEGF）抗体（贝伐单抗）可用来治疗转移性结直肠癌。

贝伐单抗是针对 VEGF 的人源化单克隆抗体。VEGF 是生理和病理性血管形成的重要调节剂。在药代动力学方面，一项研究评估了来自 491 例实质性肿瘤患者的 4629 个贝伐单抗浓度。这些患者每周或每 3 周接受剂量为 1 ~ 20mg/kg 的贝伐单抗。典型女性的预计清除率（CL）和中央室分布容积（$V_c$）分别为 0.207L/d 和 2.39L。男性和女性的终末半衰期均为约 20 天。低血清白蛋白和高血清碱性磷酸酶的患者 CL 分别比典型患者快 19% 和 23%。模拟研究结果表明，当每周剂量 1mg/kg 保持不变时，可以保持相同的稳态暴露，这与它有较长的消除半衰期相符。因此，可以按照与细胞毒性药物相同的频率给予贝伐单抗[39]。

西妥昔单抗是嵌合免疫球蛋白 G1（$IgG_1$）单克隆抗体。它能够与 EGFR 高特异性结合，而且亲和力高于其他的表皮生长因子（EGF）或肿瘤生长因子 α（TGF - α）[40]，从而阻断配体诱导的 EGFR 磷酸化。这是与肿瘤细胞增殖有关的一系列细胞内事件的起始步骤[41]。

C225 每周剂量递增的 I 期临床试验[42]表现出非线性的药代动力学特征。抗体剂量为 200 ~ 400mg/$m^2$ 时，导致全身清除率完全饱和。全身清除率（Ml/h/kg）随着剂量上升而明显降低：20mg/$m^2$ 时为 3.09，50mg/$m^2$ 时为 1.16，100mg/$m^2$ 时为 0.811，200mg/$m^2$ 时为 0.433，400mg/$m^2$ 时为 0.374。

帕尼单抗是作用于 EGFR 的完全人类单克隆 $IgG_2$[43]。它与西妥昔单抗一样针对 EGFR 的细胞外配体结合域（表 7.3）。然而，帕尼单抗与西妥昔单抗相比亲和力更强，50% 抑制浓度明显较低。Ⅰ 期试验已在肾细胞癌患者中进行，检测在无负荷剂量下，每周以 1、1.5、2 或 2.5mg/kg 的剂量递增[44]。在 2.5mg/kg 剂量水平下，100% 的患者出现皮疹。帕尼单抗的 PK 适合于一种结合了线性与饱和 EFGR 介导的 CL 机制的模型。帕尼单抗浓度随着剂量呈非线性增加，这很可能是由于固定的 EGFR 库（fixed EGFR sink）逐渐饱和所致。EGFR 介导的CL 在内化之前需要帕尼单抗占据 EGFR。线性 CL 和分布容积的平均估计值分别为 2.59ml/（kg·d）和 41.8ml/kg。非线性清除率的估值约为 165μg/（kg·d）。半衰期平均为 15.9 天。在 2.5mg/kg 的剂量下，帕尼单抗的清除率接近人类抗体的典型 CL 范围，它不受 1~4ml/d 抗原库（antigen sink）的影响，而是通过网状内皮组织系统清除。

表 7.3　结肠癌靶向药物局域治疗适用性方面的药理学特性对比

| | 西妥昔单抗 | 贝伐单抗 | 帕尼单抗 |
|---|---|---|---|
| 对结肠癌有效 | + | + | + |
| 剂量－反应曲线陡峭 | - | - | - |
| 线性药代动力学 | - | - | - |
| 高清除率 | - | - | - |
| 肝脏摄取 | ? | ? | ? |

在局部灌注治疗方面，尽管治疗性单抗的结合目标、可能作用机制、主要毒性不同，但是它们具有共同的基本药代动力和药效特性，即：显著的非线性药代动力学、极低的全身清除率和受体介导的作用机制[45]。因此，HAI 与静脉给药相比不会增加局部浓度。即便局部浓度增加，也不会提高治疗效果。但如果证明了肝摄取，那么区域治疗能有效降低全身毒性。在正常的剂量下，治疗性抗体的非线性药代动力学会妨碍肝摄取。而通过 HAI 给予低剂量的治疗性抗体，则表现出线性药代动力学特征，能够实现肝摄取并降低全身毒性（图 7.4）。适合研究的受试者包括虽然出现临床反应，但无法耐受全身给予抗体的单纯肝转移患者。该方法可能会产生持续的益处，不会发生皮疹等恼人的副作用。

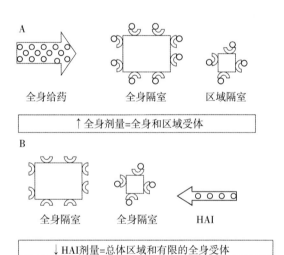

图 7.4　（A）全身给予常规剂量的治疗性抗体使局部和全身受体饱和，并表现出非线性药代动力学。（B）通过肝动脉内灌注（HAI）给予低剂量的治疗性抗体表现出线性药代动力学特征，优先使局部受体饱和，导致全身毒性下降。

## 联合使用最佳的全身化疗和 HAI 方案

就药理特性而言，目前还没有比 FUDR 更适合 HAI 的药物。一系列 I 期临床试验已经评价了全身化疗联合 HAI FUDR 的可行性。该策略已成功地进入 II 期临床试验，在两种临床情况下检验这种联合方案：不可切除的单纯肝脏疾病和肝切除后的辅助治疗。D'Angelica 等报道了 49 例不可切除的肝转移癌患者，根据化疗病史接受全身奥沙利铂和伊立替康，或 5 - FU 伊立替康治疗。主要疗效终点为肿瘤切除的转化率。肝脏病灶中位数为 14 处，切除率为 47%，缓解率为 76%，中位无进展生存期为 13 个月，中位总生存期为 38 个月。

第 3 年时，肿瘤切除患者的生存率为 80%。值得注意的是，前 24 例患者的治疗包含了全身给予贝伐单抗，因意外的高胆毒性发生率而停用，但这不影响最终结果[46]。Kemeny 等开展的一项随机 II 期试验中，对肝切除后患者采用 HAI FUDR，同时辅以全身化疗，并给予或不给予贝伐单抗治疗。研究的主要结果为无复发生存期。共随机分配 73 例因转移性结直肠癌施行肝切除的患者。在中位时间为 30 个月的随访期间，接受和无贝伐单抗治疗患者的 4 年无复发生存率分别为 46% 和 37%（$P = 0.4$）。尽管添加贝伐单抗并未获得有利结果，但研究表明，对采用和不采用贝伐单抗治疗的肝切除后患者，辅以 HAI 和全身化疗的 4 年总生存率分别为 81% 和 85%[47]。如果考虑到 50% 的患者具有很高的临床风险分值，那么该结果可谓大有前途。

## 进一步研究

我们建议采用以药理为导向的方法，选择适合 HAI 的候选新药。必须证明在局部灌注给药时，药物的药代动力学能产生优势。一些药物尽管在临床上颇具吸引力，但不能满足进一步开发的遴选标准。在临床开发过程中，需要每次只验证一种方案设计完善性的对照试验。此前描述的，在新辅助治疗和辅助治疗环境下开展的 II 期试验的成熟结果，还需 III 期临床试验来证实。

另一方面，为了明确局部灌注治疗的适应证，必须完善患者的选择。如果我们承认结肠癌的转移扩散既不是随机的，也不是完全由解剖决定的，那么我们可以假设存在决定转移行为的分子因素。为此，Kemeny 等报告了 KRAS 突变状态对结直肠癌肝转移切除后无复发生存期和复发模式的影响。作者回顾性关联了在 Sloan - Kettering 纪念癌症中心接受肝切除，以及辅助 HAI FUDR/LV 治疗联合全身化疗患者的 KRAS 突变状态与治疗结果。从 2003 年 3 月至 2013 年 1 月，共 402 例患者接受肝切除术，对 169 例患者进行了 KRAS 突变状态分析：118 例患者为 KRAS 野生型，51 例患者为 KRAS 突变型。野生型患者的 3 年无复发生存率为 46%，突变患者的 3 年无复发生存率为 30%（$P = 0.005$）。复发模式根据 KRAS 的状态而不同：野生型和突变型 KRAS 患者的骨转移累积发生率为 2% 比 13.4%（$P < 0.01$），脑转移 2% 比 14.5%（$P = 0.0533$），肺转移为 33.2% 比 58%（$P < 0.01$）[48]。该研究支持了确实存在转移扩散分子决定因素的概念。因此，有可能开发出一种分子生物标志物，以识别出那些具有肝外扩散倾向的患者，不对他们施行局部灌注治疗方案。

## 局部灌注治疗药理学[1,7]

增加局部浓度和降低全身暴露是局域治疗追求的两个优势。但我们必须意识到，即使将这两个特点整合到被称为"总体选择性（overall selectivity）"的单一表达方式中，这些优势也是相互独立的，因为它们由不同的变量决定。

**目标部位的局部浓度增加**　取决于药物

是否被目标组织代谢或消除。如果药物未被目标组织代谢或消除，则动脉内给药带来的目标部位浓度优势（R 目标）取决于全身清除率（$CL_{TB}$）与区域交换率（Q）的比值。

其中：

$$R_{目标} = \frac{C_{目标}（IA）}{C_{目标}（IV）} = 1 + \frac{CL_{TB}}{Q}$$

$C_{目标}$（IA）＝动脉内给药的目标浓度

$C_{目标}$（IV）＝静脉给药的目标浓度

肝脏的局部交换率（250 ~ 1000ml/min）不像腹膜（5 ~ 25ml/min）或蛛网膜腔（0.5 ~ 5ml/min）那样有利于增加局部浓度。不过，我们可以将其假设为恒定。这样对某些患者而言，局部浓度增加仅仅取决于药物的高 $CL_{TB}$。

另一方面，当目标组织是药物消除的唯一途径时，如果区域剂量与全身剂量相同，则不能实现浓度增加：

$$R_{目标} = \frac{C_{目标}（reg）}{C_{目标}（IV）} = 1$$

药物全身暴露的降低　取决于首过效应时药物代谢或消除的程度。它意味着生物转化为活性较低的产物，和/或被肝胆系统排泄。对 HAI 而言，首次通过时的提取分数也被称为肝脏摄取率，可通过"HA 水平 - HV 水平/HA 水平"来估算。

肝脏摄取率 = HA 水平 - HV 水平/HA 水平

因此，动脉内给药降低全身浓度暴露的优势（$R_{全身}$）可以利用首次通过时的提取分数表示为：

$$R_{全身} = \frac{C_{全身}（IA）}{C_{全身}（IV）} = 1 - E$$

总体选择性（Rd）综合了局部浓度升高和全身暴露降低的优势：

$$R_d = \frac{R_{目标}}{R_{全身}}$$
$$= \frac{C_{目标}（reg）/C_{目标}（IV）}{C_{全身}（reg）/C_{全身}（IV）}$$
$$= 1 + \frac{CL_{TB}}{Q（1 - E）}$$

当目标组织是药物消除的唯一途径时，不能实现增加局部浓度，只能达到降低全身暴露的优势。

$$R_d = \frac{1}{1 - E}$$

只要所用剂量率不会使 $CL_{TB}$ 或肝摄取饱和，局部灌注治疗的优势就一直存在。这是非线性药代动力学药物的潜在问题。随着剂量率的升高，$CL_{TB}$ 和肝摄取实际上减少，使治疗的优势丧失。而需要在动脉输注以外部位激活的药物，不会表现出局部灌注给药的优势。

最后必须注意的是，尽管药代动力学参数能选择性增加肝脏肿瘤暴露，但特定药物的某些关键目标效应（如胸苷类似物的 DNA 结合）也可能表现出非线性动力学的特征。在这种情况下，最重要的影响是药物作用，而不是药物浓度的升高，高剂量率时的选择性可能会低于低浓度时。这就是组织相关药代动力学的概念，它不仅考虑到肿瘤内饱和的药代动力学，还考虑到全身组织。如果在高剂量率时，全身组织效应的平稳期高于肿瘤本身，则局部灌注的选择性优势会丧失。

## 药理学附录[49 - 52]

药代动力学　是指对人体内药物浓度随时间变化的数学分析。它的重要性在于假定药理效应的程度依赖于作用部位的浓度。因此，药代动力学的研究领域涵盖了对药物浓度起决定作用的因素，如药物的吸收、分布、代谢和消除等。

动力学模型　对研究药代动力学十分有用。该模型将人体看作由几个相互关联的隔室组成。中央隔室由细胞外液间隙和灌注良好的器官（如肝和肾）构成。它不同于由灌注不良器官和组织（如肌肉或脂肪）构成的外周或组织隔室。在单剂量静脉注射药物后，双室动力学模型描述两个阶段内浓度的下降：最初的快速（α）分布期和终末较慢（β）消除期。α 期主要是药物从中心隔室向周围隔室分布，当两个隔室之间分布平衡后停止。大多数药物的分布速度要比消除速度快得多，因此当分布期变为零时，只有一小部分药物被消除。β 期主要是药物从中央隔室被消除。

所谓消除是指药物从体内排除。消除包含两个过程：代谢（主要是肝脏）和排泄（主要是肾脏）。血药浓度随时间的变化可以用算术或对数标度图来描绘。

在自然对数图中，如果忽略分布期，那么终末消除期内药物浓度的下降接近线性。这意味着每单位时间内残留的药物剂量按照"恒定分数"消除（一级动力学）。我们可以计算出各种药物的消除速度常数 $K_E$。但如果给药剂量过大，超过了酶系统按照恒比消除药物的能力，其结果是每单位时间内按照"恒定的数量"消除，而不是恒定的分数（零级动力学）。在这种情况下，消除速度不再取决于浓度。

代谢　是指药物以化学方式转变为其他化合物（即代谢产物）而导致的消除。药物代谢涉及药物化学结构的改变，通常有酶的参与。这种变化通常是转化为更易于尿液排泄的极形。而对于某些药物而言，代谢意味着转化为活性形式。代谢反应常被分为 I 期和 II 期。I 期反应包含氧化、还原和水解反应。许多药物的氧化反应由依赖细胞色素 P450 的混合功能氧化酶系统催化。II 期反应涉及到共轭作用，药物的分子与内生的取代基团结合，其产物的溶解度更高，或发生能提升肾或胆道消除率的其他改变。共轭作用可以发生在葡萄糖醛酸、活化甘氨酸、醋酸盐、硫酸盐和其他基团上。代谢反应速率取决于最大反应速率（$V_{max}$）、药物浓度（$S$）和 Michaelis 常数。它们的关系如以下公式所示：

$$V（反应速率）= \frac{V_{max}(S)}{K_m+(S)}$$

值得注意的是，在零级动力学过程中，

当酶系统饱和时，$V=V_{max}$，因此速率变得恒定。

排泄　是指药物不经过化学变化而排出体外。排泄主要是通过肾脏由尿液排出。

药代动力学　参数概括了药物的药代动力学特征，整合了药物代谢、排泄和分布的信息，并以标准的形式表达，以便对比各种药物。比较重要的药代动力学参数有清除率、分布容积、生物利用度和半衰期。最终，某种药物的药代动力学参数会用来计算剂量方案。

药物清除率　是指每单位时间内清除血液的容积（如 ml/min），用来描述药物从体内消除的效率。全身清除是指通过所有器官代谢或排泄清除药物的总和。因此，总清除 = 肾清除 + 肝清除。清除率与药物消除速率（mg/min）和药物血浆浓度（mg/ml）有关，因此以每单位时间的体积（ml/min）表示。

$$CL_p = \frac{药物的消除速度（mg/min）}{药物的血浆浓度（mg/ml）}$$

清除率是独立的药代动力学参数。它不依赖于分布的体积、半衰期或生物利用度，而且在特定患者体内保持恒定。在临床应用中，根据以下公式计算维持剂量率：

维持剂量率（mg/h）= 目标浓度（mg/L）× 清除率（L/h）

在一级动力学中，每种药物的清除率不变，与药物的血浆浓度无关。但在零级动力学过程中，当酶系统饱和时，消除速率变得恒定。因此根据该公式，在消除率恒定且血药浓度增加的情况下，清除率实际上是降低的。该概念有助于理解区域治疗时，零级动力学过程中优势丧失的原因。由于治疗优势直接取决于药物清除率，而剂量增加会导致清除率下降，所以优势随之削弱。

分布容积　是一个独立的药代动力学参数。它取代了药物分子在体内分布的实际测量，因为这是无法测定的。因此，表观分布容积（$V_d$）定义为：血液或血浆中药物浓度（mg/L）与体内药物总量（mg）的比例因数，并以容积单位表示。

$V_d$ 可以用静脉注射后，时间为零时的浓度（$C_0$）和剂量（$D$）来计算：

$$C_0 = D/V_d$$

将表观 $V_d$ 与典型的身体含水量对比，可以衍生出很多临床用途。血浆体积估计为 3L，胞外隔室的体积大约为 15L，身体总容积约为 45L。当药物广泛与血浆白蛋白结合时，$V_d$ 接近正常血浆量。如果药物广泛地与组织部位结合，但与血浆蛋白结合很弱时，则 $V_d$ 值可高达 15 000 L 或 40 000L。假如测定 $V_d$ 的样本仅限于血浆，则 $V_d$ 值将会远远超过身体总容量。

$V_d$ 的其他临床用途是根据以下公式计算负荷剂量：

$$负荷剂量（mg）= C_{ss}（mg/L）\times V_d（L）$$

$V_d$ 与清除率、半衰期或生物利用度无关。

半衰期（$t_{1/2}$）　定义为药物浓度减少一半所需的时间。测定 $t_{1/2}$ 的方法有很多种。

半衰期可以直接从 $logC$（$t$）的图形中读出。该值也可以从 $logC_p$ 时间曲线的斜率得出：

$$t_{1/2} = 0.693/Kel$$

作为依赖性药代动力学参数，其值与 $V_d$ 成正比，与清除率成反比：

$$t_{1/2} = （0.693 \times V_d）/Cl$$

半衰期在临床上的用途很多，如计算药物作用的持续时间、剂量间隔、消除药物所需的时间，以及在重复或维持给药期间，达到"平台期"浓度所需的时间。

药效学　是指药物的生物学效应研究。它涉及到在生理学、生物化学和分子水平的作用机制。

浓度 – 反应关系　是指对产生特定反应所需的药量进行量化，通常用算术或对数曲线表示。浓度假设为在连续输注过程中达到的稳态药物水平。当用灌注的方法给药时，应该将浓度解释为浓度（不是峰值浓度）– 时间曲线下面积，或者 $C \times T$。此外，由于我们无法知道作用部位的药物浓度，因此通常需要与剂量 – 反应关系一起使用。

受体理论　解释了将受体看作作用部位的概念。这个概念对于理解剂量 – 反应曲线至关重要。几乎所有药物的药理作用大小都取决于靶组织中药物和受体的浓度。该理论假设当药物浓度较高时会占用较多的受体。另外，受体占据的程度决定了药理效应的程度，以"S"形曲线表示。在该曲线的中部，随着药物浓度和受体占有率的增加，反应幅度几乎呈线性升高。而在达到最大效果的曲线最右端，即使药物浓度大幅增加，药理作用也只会小幅提升。在曲线最左侧的最小效应区附近，也观察到相同的现象，药物浓度大幅度增加，只能导致药理作用适度升高。

药物对受体的占据由药物浓度（D）和亲和常数（$K_D$）决定，而与受体总数无关（$R_T$）。亲和常数是一个固定参数，表示一半受体被占据时的药物浓度。$K_D$ 越低表示亲和力越高，$K_D$ 越高则意味着亲和力越低。因此，可以用下面的公式计算出相对于最大的可能结合比例（占有分数），药物结合的比例：

$$\frac{[DR]}{[R_T]} = \frac{[D]}{[D] + K_D}$$

其中：

$DR$ = 药物 – 受体复合物

$R_T$ = 受体总数

$[D_R]/[R_T]$ = 占有分数

$[D]$ = 药物浓度

$K_D$ = 亲和常数

拮抗剂的概念也来源于受体理论。竞争性拮抗剂会竞争受体上相同的结合位点。当存在两种药物并相互竞争时，拮抗剂的占有率由下式确定：

$$[DR] = \frac{[D]}{[R_T][D] + K_D(1 + [B]/K_B)}$$

最终，我们可以从公式中得出，竞争性拮抗是可以克服的。当两种药物竞争相同的位点时，相对于自身亲和常数而言，具有较高浓度的药物占据优势。

受体理论衍生的其他重要概念包括：部分激动剂、备用受体（信号放大）、受体脱敏和超敏等。

# 参考文献

1. Collins JM. Pharmacologic rationale for regional drug delivery. *J Clin Oncol* 1984；2（5）：498 – 504.

2. Kemeny NE., et al. Intra – arterial chemotherapy for liver tumors. In Blumgart LH, ed. *Surgery of the Liver, Biliary Tract and Pancreas*. Philadelphia, PA：Saunders Elsevier, 2007；pp. 1321 – 1337.

3. Weiss L, et al. Haematogenous metastatic patterns in colonic carcinoma：an analysis of 1541 necropsies. *J Pathol* 1986；150（3）：195 – 203.

4. Sigurdson ER, et al. Tumor and liver drug uptake following hepatic artery and portal vein infusion. *J Clin Oncol* 1987；5（11）：1836 – 1840.

5. Ensminger WD, et al. A clinical-pharmacological evaluation of hepatic arterial infusions of 5 – fluoro – 2′ – deoxyuridine and 5 – fluorouracil. *Cancer Res* 1978；38（11）：3784 – 3792.

6. Arteaga CL, Baselga J. Clinical trial design and end points for epidermal growth factor receptor – targeted therapies：implications for drug development and practice. *Clin Cancer Res* 2003；9（5）：1579 – 1589.

7. Ensminger WD. Intrahepatic arterial infusion of chemotherapy：pharmacologic principles. *Semin Oncol* 2002；29（2）：119 – 125.

8. van Laar JA, et al. Comparison of 5 – fluoro – 2′ – deoxyuridine with 5 – fluorouracil and their role in the treatment of colorectal cancer. *Eur J Cancer* 1998；34（3）：296 – 306.

9. Park JG, et al. Enhancement of fluorinated pyrim-idine – induced cytotoxicity by leucovorin in human colorectal carcinoma cell lines. *J Natl Cancer Inst* 1988；80（19）：1560 – 1564.

10. Ragnhammar P, et al. A systematic overview of chemotherapy effects in colorectal cancer. *Acta Oncol* 2001；40（2 – 3）：282 – 308.

11. Wagner JG, et al. Steady – state nonlinear pharmacokinetics of 5 – fluorouracil during hepatic arterial and intravenous infusions in cancer patients. *Cancer Res* 1986；46（3）：1499 – 1506.

12. Boublil JL, et al. Continuous 5 – day regional chemotherapy by 5 – fluorouracil in colon carcinoma：pharmacokinetic evaluation. *Br J Cancer* 1985；52（1）：15 – 20.

13. Goldberg JA, et al. Pharmacokinetics and pharmacodynamics of locoregional 5 fluorouracil（5FU）in advanced colorectal liver metastases. *Br J Cancer* 1988；57（2）：186 – 189.

14. Grage TB, et al. Results of a prospective randomized study of hepatic artery infusion with 5 – fluorouracil versus intravenous 5 – fluorouracil in patients with hepatic metastases from colorectal cancer：a Central Oncology Group study. *Surgery* 1979；86（4）：550 – 555.

15. Iyer L, Ratain MJ. Clinical pharmacology of camptothecins. *Cancer Chemother Pharmacol* 1998；42 Suppl：S31 – S43.

16. Abigerges D, et al. Phase I and pharmacologic studies of the camptothecin analog irinotecan administered every 3 weeks in cancer patients. *J Clin Oncol* 1995；13（1）：210 – 221.

17. Herben VM, et al. Phase I and pharmacokinetic study of irinotecan administered as a low – dose, continuous intravenous infusion over 14? days in patients with malignant solid tumors. *J Clin Oncol* 1999；17（6）：1897 – 1905.

18. Ohe Y, et al. Phase I study and pharmacokinetics of CPT – 11 with 5 – day continuous infusion. *J Natl Cancer Inst* 1992；84（12）：972 – 974.

19. van Riel JM, et al. Continuous administration of irinotecan by hepatic arterial infusion：a phase I and pharmacokinetic study. *Clin Cancer Res* 2002；8（2）：405 – 412.

20. van Riel JM, et al. Continuous infusion of hepatic

arterial irinotecan in pretreated patients with colorectal cancer metastatic to the liver. *Ann Oncol* 2004；15（1）：59－63.

21. Fiorentini G, et al. Irinotecan hepatic arterial infusion chemotherapy for hepatic metastases from colorectal cancer：results of a phase I clinical study. *Tumori* 2001；87（6）：388－390.

22. Desoize B, Madoulet C. Particular aspects of platinum compounds used at present in cancer treatment. *Crit Rev Oncol Hematol* 2002；42（3）：317－325.

23. Kweekel DM, Gelderblom H, Guchelaar HJ. Pharmacology of oxaliplatin and the use of pharmacogenomics to individualize therapy. *Cancer* Treat Rev 2005；31（2）：90－105.

24. Kornmann M, et al. Oxaliplatin exerts potent in vitro cytotoxicity in colorectal and pancreatic cancer cell lines and liver metastases. *Anticancer Res* 2000；20（5A）：3259－3264.

25. Raymond E, et al. Oxaliplatin：a review of preclinical and clinical studies. *Ann Oncol* 1998；9（10）：1053－1071.

26. Rothenberg ML, et al. Superiority of oxaliplatin and fluorouracil－leucovorin compared with either therapy alone in patients with progressive colorectal cancer after irinotecan and fluorouracil-leucovorin：interim results of a phase III trial. *J Clin Oncol* 2003；21（11）：2059－2069.

27. Tournigand C, et al. FOLFIRI followed by FOLFOX6 or the reverse sequence in advanced colorectal cancer：a randomized GERCOR study. *J Clin Oncol* 2004；22（2）：229－237.

28. Graham MA, et al. Clinical pharmacokinetics of oxaliplatin：a critical review. *Clin Cancer Res* 2000；6（4）：1205－1218.

29. Kern W, et al. Phase I and pharmacokinetic study of hepatic arterial infusion with oxaliplatin in combination with folinic acid and 5－fluorouracil in patients with hepatic metastases from colorectal cancer. *Ann Oncol* 2001；12（5）：599－603.

30. Guthoff I, et al. Hepatic artery infusion using oxaliplatin in combination with 5－fluorouracil, folinic acid and mitomycin C：oxaliplatin pharmacokinetics and feasibility. *Anticancer Res* 2003；

23（6D）：5203－5208.

31. Mancuso A, et al. Hepatic arterial continuous infusion（HACI）of oxaliplatin in patients with unresectable liver metastases from colorectal cancer. *Anticancer Res* 2003；23（2C）：1917－1922.

32. Fiorentini G, et al. Oxaliplatin hepatic arterial infusion chemotherapy for hepatic metastases from colorectal cancer：a phase I-II clinical study. *Anticancer Res* 2004；24（3b）：2093－2096.

33. Ducreux M, et al. Hepatic arterial oxaliplatin infusion plus intravenous chemotherapy in colorectal cancer with inoperable hepatic metastases：a trial of the gastrointestinal group of the Federation Nationale des Centres de Lutte Contre le Cancer. *J Clin Oncol* 2005；23（22）：4881－4887.

34. Levi F, Hebbar M, Smith D, Lepère C, Focan CNJ, et al. Final results of first European phase II trial of intravenous cetuximab（Cet）and hepatic artery infusion of irinotecan, 5－fluorouracil, and oxaliplatin in patients（pts）with unresectable liver metastases from wt KRAS colorectal cancer（LM－CRC）after systemic treatment failure（OPTILIV, NCT00852228）. In 2013 *Gastrointestina Cancers Symposium*. 2013. San Francisco, CA：Journal of Clinical Oncology.

35. Bouchahda M, Grimaldi MCE, Chatelut E, Innominato PF, Paintaud G, et al. Chronomodulated hepatic artery infusion（HAI）of irinotecan, 5－fluorouracil（5－FU）, and oxaliplatin（1－OHP）plus intravenous（iv）cetuximab（Cet）（Chrono－Optiliv）in patients with unresectable liver metastases from wt KRAS colorectal cancer（LM－CRC）after treatment failure（European phase II trial NCT 00852228）. In 2013 *ASCO Annual Meeting*. 2013. Chicago, IL.

36. Fiorentini G, et al. Intra－arterial infusion of irinotecan－loaded drug－eluting beads（DEBIRI）versus intravenous therapy（FOLFIRI）for hepatic metastases from colorectal cancer：final results of a phase III study. *Anticancer Res* 2012；32（4）：1387－1395.

37. Salman HS, Cynamon J, Jagust M, et al. Randomized phase II trial of embolization versus chemoembolization therapy in previously treated pa-

tients with colorectal carcinoma metastatic to the liver. *Clin Colorectal Cancer* 2002；2（3）：173 – 179.

38. Chen X, et al. Quantification of irinotecan, SN38, and SN38G in human and porcine plasma by ultra high – performance liquid chromatography – tandem mass spectrometry and its application to hepatic chemoembolization. *J Pharm Biomed Anal* 2012；62：140 – 148.

39. Lu JF, et al. Clinical pharmacokinetics of bevacizumab in patients with solid tumors. *Cancer Chemother Pharmacol* 2008；62（5）：779 – 786.

40. Chung KY, et al. Cetuximab shows activity in colorectal cancer patients with tumors that do not express the epidermal growth factor receptor by immunohistochemistry. *J Clin Oncol* 2005；23（9）：1803 – 1810.

41. Scaltriti M, Baselga J. The epidermal growth factor receptor pathway：a model for targeted therapy. *Clin Cancer Res* 2006；12（18）：5268 – 5272.

42. Baselga J, et al. Phase I studies of anti – epidermal growth factor receptor chimeric antibody C225 alone and in combination with cisplatin. *J Clin Oncol* 2000；18（4）：904 – 914.

43. Cohenuram M, Saif MW. Panitumumab the first fully human monoclonal antibody：from the bench to the clinic. *Anticancer Drugs* 2007；18（1）：7 – 15.

44. Rowinsky EK, et al. Safety, pharmacokinetics, and activity of ABX – EGF, a fully human anti – epidermal growth factor receptor monoclonal antibody in patients with metastatic renal cell cancer. *J Clin Oncol* 2004；22（15）：3003 – 3015.

45. Lobo ED, Hansen RJ, Balthasar JP. Antibody pharmacokinetics and pharmacodynamics. *J Pharm Sci* 2004；93（11）：2645 – 2668.

46. D'Angelica MI, et al. Phase II trial of hepatic artery infusional and systemic chemotherapy for patients with unresectable hepatic metastases from colorectal cancer：conversion to resection and long – term outcomes. *Ann Surg* 2015；261（2）：353 – 360.

47. Kemeny NE, et al. Randomized phase II trial of adjuvant hepatic arterial infusion and systemic chemotherapy with or without bevacizumab in patients with resected hepatic metastases from colorectal cancer. *J Clin Oncol* 2011；29（7）：884 – 889.

48. Kemeny NE, et al. KRAS mutation influences recurrence patterns in patients undergoing hepatic resection of colorectal metastases. *Cancer* 2014；120（24）：3965 – 3971.

49. Brody T. Introductions and definitions. In Wecker L, Minneman KP, eds. *Brody's Human Pharmacology*, Philadelphia：Elsevier Mosby, 2005；pp. 3 – 8.

50. Somogyi A. Clinical pharmacokinetics and issues in therapeutics. In Wecker L, Minneman KP, eds. *Brody's Human Pharmacology*. Philadelphia：Elsevier Mosby, 2005；pp. 41 – 56.

51. Hollenberg P. Absortion, distribution, metabolism, and elimination. In Wecker L, Minneman KP, eds. *Brody's Human Pharmacology*. Philadelphia：Elsevier Mosby, 2005；pp. 27 – 39.

52. Minneman KP. Receptors and concentration-response relationships. In Wecker L, Minneman KP, eds. *Brody's Human Pharmacology*. Philadelphia：Elsevier Mosby, 2005；pp. 9 – 25.

# 第 8 章

# 介入肿瘤学中影像引导的作用

François Cornelis and Stephen B. Solomon

## 引言

医学成像的进步为影像引导下微创肿瘤的诊疗创造了机会，它可以进行：①手术计划；②引导医疗器械递送；③术中监控；④治疗评估。尽管目前大多数影像引导治疗仍使用标准的诊断成像设备，但与此类设备用于诊断相比，其更多地用于肿瘤介入。介入手术中成像设备的优点有：①能提供实时成像；②降低辐射剂量；③让医生能更好地对患者体内病灶进行诊疗。介入手术的实时成像与诊断成像不同，较低质量的图像即可满足手术要求。一般患者接受介入治疗前已经接受了高质量图像的诊断性影像学检查。此外，与局部感兴趣区的快速成像相比，高质量的诊断成像会比较耗时，而且放射剂量也较高。

尽管目前的成像系统提供了一些介入手术必要的功能，但还没有一种比较完备的成像系统。超声是一种多平面实时成像技术，但在检测或观察病灶方面能力有限。计算机断层扫描（CT）适用于某些部位，可用于间断地引导手术，但患者和工作人员须暴露在电离辐射之下[1,2]。此外，CT 主要是二维（2D）平面工具，尚未完全集成实时三维（3D）成像功能。磁共振成像（MRI）似乎是最可靠的技术，能对只在 MRI 下显影的肿瘤进行治疗（如软组织肿瘤），并能提供消融热敏监测[3-6]，但 MRI 系统的引入受限，设备也缺乏兼容性[7,8]。不过，近来针对介入治疗的技术改进，拓宽了影像引导下介入治疗的应用。

## 用于手术计划的成像

在所有的影像引导手术中，成像的第一个用武之地就是治疗计划。在该阶段中，医生必须评估最有意义的高质量诊断图像。

在很多情况下，疾病评估需要进行各种成像检查，其中有些可能是针对解剖结构的检查（如造影 CT 或 MR）；有些则是针对生理学的检查，如正电子发射断层扫描（PET）或单光子发射计算机断层扫描（SPECT）。这些检查相互比较有助于指导治疗（图 8.1 和图 8.2）。患者术前评估中的成像检查能回答以下基本问题：①该手术在技术上是否可行？②接触靶部位的最佳方法是什么？③是否存在解剖变异？④对邻近的结构有哪些潜在的有害影响？

尽管放疗科医生已经运用复杂的治疗计划系统来优化手术，但介入肿瘤学的类似计划系统仍处于初级阶段。介入肿瘤学手术计划的一个恰当例子是在消融治疗前绘制叠加的消融图。该计划有助于保证足够的肿瘤覆盖率，避免损伤重要结构。现已有数学模型被用于预测所需的消融重叠[9,10]，一项可行性研究运用机器人来实施叠加的消融计划[11]。运用影像进行介入肿瘤治疗计划的其他示例还有：化疗栓塞前的 3D CT 肝动脉造影，以及选择性内照射治疗前的锝 - 99m（$^{99m}$Tc）多聚白蛋白（MAA）显像。

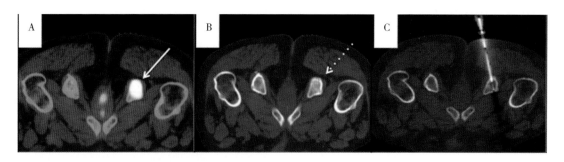

图 8.1　正电子发射计算机断层扫描（PET–CT）成像对 CT 引导骨活检的效果。（A）轴位氟–18–脱氧葡萄糖 PET–CT 融合图像显示，高度怀疑转移灶的右侧坐骨棘（箭头所示）摄取（标准摄取值 10.2）。（B）轴位非强化 CT 扫描显示相应区域（虚线箭头）的密度仅略有增加。（C）CT 图像显示针头插入病灶。病理医生得出结论为表皮样癌转移。

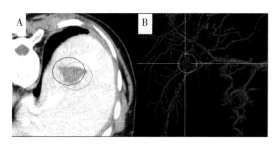

图 8.2　用于治疗计划的成像。（A）治疗计划软件用于规划重叠热消融，完全覆盖肿瘤体积。每个圆圈表示单次射频消融形成的理论坏死容积。（B）治疗计划软件可通过旋转血管造影图像划分肝动脉树。通过指向肿瘤目标，软件可以识别红色所示的供血分支。

治疗计划的另一方面还可能包括模拟系统。它不但能让医生查看图像，而且还能在虚拟手术中操纵器械。针对特定患者的计算机模拟，可利用术前和术中成像数据和治疗参数建立消融区的模型。最近，许多医疗机构已开始应用仿真软件和器械，让医生在实际操纵之前有"亲手实践"的机会[13]。虽然大多数仿真系统还在初级阶段，但它们将来必定会发挥更大的作用。

## 用于器械输送的成像

为了引导医疗器械推送到人体内组织时，所用的成像设备最好能提供实时 3D 信息。它还应提供表示强化区或代谢活动区的生理信息。此外，它还能帮助医生更大程度地触及患者的体内器官组织。尽管目前的成像手段提供了一些功能，但这些还远远不够。例如，大多数 CT 扫描是在无强化和无三维成像的情况下实现引导的。研究人员正努力改进成像设备，以求更好地满足介入治疗中成像的需求。以下是他们积极研究的领域。

### 实时成像的改善

CT 透视提供了引导治疗的实时 CT 图像[14]。目前，已广泛应用于各种介入手术，包括肺、腹部器官和脾等[15,16]。介入医生不用像以前使用标准 CT 扫描那样，每次推进针头后，都要往返于不同房间，而是可以连续监测针头的位置。而这种技术的缺点是增加了辐射暴露和没有三维成像。不过，人们试图减少 CT 透视带来的辐射暴露，其方法有：降低每层扫描的辐射剂量、使用成角射束调制，它可让管电流适应射束的路径和患者体型及提供手臂延长器，这些方法都已经得到了证实[17–19]。

另一方面，MR 透视能在无电离辐射的情况下提供实时成像。它优于 CT 之处在于能够沿着进针路径任意选择成像平面[20]。然而，医生在较高或中等场强系统中仍面临着不容易接近患者的主要限制[21]。

## 三维成像

　　虽然超声、CT 和 MRI 仍主要用于二维平面模式，但人们正致力于更多地运用 3D 成像。将 2D 图像快速重建为 3D 图像的功能将有助于影像引导下治疗[22,23]。初步研究表明，3D 成像有助于治疗器械的放置。运用 3D 成像的缺陷之一是在手术室创建图像并展示给医生的过程比较耗时。从 2D 图像快速重建 3D 图像的功能将有助于影像引导下的治疗。

　　近来，旋转平板血管造影（或称为锥形束 CT）的发展，提供了一种"类似于 CT 的"间歇快照式多平面成像的实时透视成像手段[24-26]。利用典型的透视法提供类似于 CT 的图像，使得传统的 X 线透视设备在介入肿瘤成像中发挥更大的作用。该方法对骨骼和注射造影剂的血管等高密度结构有很好的显影能力，但对软组织的显影仍较困难。不过，最近血管造影设备技术的进步，使我们可以用大直径的影像增强器进行旋转血管造影，从而覆盖整个肝脏血管，用于栓塞化疗[15,24,27-30]（图 8.2）。商用软件可在 3D 血管造影图像中勾画出肿瘤供血血管，用来引导经导管的治疗。这些新设备的进展，减低了很多介入手术中对 CT 的需要。

## 造影剂

　　造影剂在诊断成像中发挥了重要作用，而且新型造影剂正朝着适用于所有成像方式的方向发展。在诊疗过程中，造影剂正逐步成为一种"交互工具（interactive tool）"。它们能重点显示非强化扫描中无法显影的靶器官。有时，在术中间断推注小剂量造影剂很有帮助（图 8.3）。由于碘造影剂可导致肾毒性，所以使用时需要严格监控。可以将针头叠加在以前采集的增强 CT 图像上的新融合系统，可以掌控造影剂的剂量。

　　新型血池性碘造影剂可长时间驻留在血

管内，并且具有肝细胞选择性（如碘化甘油三酯双酶法），可用于 CT 引导介入手术中显示血管结构，或在将来改善肿瘤的显影[31,32]。

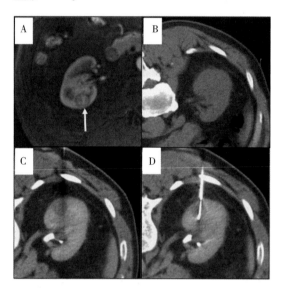

图 8.3　术中注射造影剂的效果。（A）增强 T1 加权磁共振成像显示右肾肿瘤（箭头）。（B）非增强 CT 扫描未显示病变。（C）介入术中在实质期注射造影剂确定病灶。（D）将针插入病变部位。

　　有些病例可以使用超声造影剂[33]。目前可以使用的超声造影剂有很多。它们均由装在配套外壳中的可注射气体微小气泡组成，经静脉以小灌注的方式注射后，驻留在血管腔内直到完全溶解，因此可以提高血流的显影。微气泡在体循环中停留的时间取决于所用的超声技术。这些微气泡的直径在微米等级，小于红细胞的直径。组成微泡的气体（全氟化碳、氮气）通过肺泡屏障由肺部清除，而稳定成分（外壳、表面活性剂）被肝脏和肾脏清除。如今超声造影剂的耐受性较好，基本与 MRI 造影剂相似。微泡造影剂无肾毒性，且过敏反应发生率非常低（1/50 000），间隔几分钟即可再次注射。该造影剂已经用于超声检查，用来计划、定位和监测射频消融[34-37]。

　　而用于 MRI 的特殊造影剂正在研发之

中[38]。针对于枯否细胞摄取（超磁氧化铁颗粒）和肝胆树（肝胆特定 MR 造影剂）的造影剂，为特殊病例提供了新的手段[39]。此外，新型热敏 MR 造影剂可在热消融过程中作为监测工具。例如，它能在特定的热条件下从脂质体释放出造影剂[40-42]。

最后，分子成像技术的进步会为我们提供更好的特异性和个性化靶向的可能。例如，新型放射示踪剂标记的抗体（如 huA33 和 cG250）可以特异性靶向标记结肠癌或透明细胞肾癌，并能指导介入治疗[43]。

## 图像配准和融合

图像配准的定义为，将两个成像数据集彼此空间对准。融合的定义为将它们重叠，并作为一幅图像来观察。影像融合的方式有很多，可以将代谢图像与解剖图像融合［如氟代脱氧葡萄糖（FDG）PET - CT 图像］，或将实时解剖图像与另一种解剖成像方式的图像融合（如超声与 CT 图像）。尽管 PET 等代谢成像对肿瘤有很大的意义，但由于它们缺乏解剖细节，因此在介入治疗中的指导作用有限。作为另一种选择，有人主张使用导航工具将术前 PET - CT 与术中 CT 进行融合，以用于嗜 FDG 病灶[44,45]。将 CT 或 MR 图像与 PET 图像融合或叠加，可以充分利用 CT 或 MRI 图像的解剖细节与 PET 的生理信息[46,47]。但患者术前 PET - CT 和手术 CT 的位置差别限制了这种方法的运用。

CT 图像也可与超声图像融合，以获得无电离辐射的实时超声影像信息，以及诊断

CT 中精细的解剖细节[48,49]。目前，一些厂家已经在销售能够将以前采集的 CT 或 MRI 图像与超声实时图像同步显示的超声系统，而且主要用于前列腺活检[50]。还有人探索了 MR 与超声，以及 3D 旋转透视与 2D 透视的类似融合。这种方法的优点是，超声上很难显影的结构可以在 CT 或 MRI 图像上显示，同时仍能利用实时超声成像的功能[51]。这些针对多模式图像融合的尝试可能会给介入医生带来切实的帮助，但图像配准的技术难点仍然是我们正面临的挑战[52]。患者呼吸运动、患者定位，甚至手术/器械相关的运动，都是图像难以配准的影响因素。

此外，MR 图像可以与术中非强化 CT 融合，更好地显示目标肿瘤的边界，因为 MRI 的软组织显影能力要高于 CT[53]。融合功能也被用来叠加透视和锥形束 CT、CT 或 MRI，在栓塞术中提供额外的引导[54]。多模态图像融合能给介入放射科医生带来切实的帮助，但患者呼吸运动、患者定位、器官移位，甚至手术/器械相关的运动都是图像配准和融合面临的问题。当使用多模式设备采集同一病床上患者的两个数据集时，多模态融合的难题就得到了简化。因此，此前使用的术前 PET 图像配准做法[55]，已经转变为直接在 PET - CT 室内进行的实时操作[56-58]（图8.4）。目前，这种 CT/PET 或 MR 与透视相结合的检查室正在使用之中。而且，因为患者接受两种检查时躺在同一张检查床上，位置不变，因此图像配准十分简便。但这些组合设备价格昂贵，限制了它们的广泛使用。

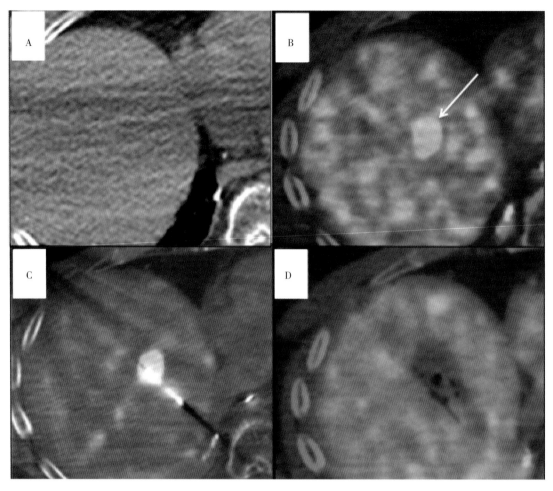

图 8.4　用于引导治疗的成像：根据分次剂量法正电子发射计算机断层扫描（PET – CT）引导的消融。从 PET 和 CT 的融合可以看出，那些发生解剖变化的结构中仍然有肿瘤残存。然后，指导对未治疗彻底的肿瘤进行治疗。图像融合利用了 CT（解剖）和 PET（生理）两者的最大优势。箭头所示为嗜氟脱氧葡萄糖的肿瘤部分。（A）轴向非强化 CT 扫描显示病变未侵及肝脏。（B）氟 – 18 – 脱氧葡萄糖 PET 图像显示相当于转移癌处的高摄取（箭头）。（C）PET – CT 图像显示探针进入病变。（D）消融后相应的术中 PET – CT 融合图像。未见残存的高摄取。

## 导航

医疗器械上的位置传感器可以在术中跟踪工具位置，并通过术中采集图像进行实时追踪。跟踪针头或治疗器相对于术前图像的位置，随后可将工具坐标叠加在之前采集的图像，乃至实时图像上，如 CT 上的实时位置信息，从而在无电离辐射的情况下提供"准实时"成像。它也可以将诸如 PET 等生理图像结合到治疗中。此外，它还能允许平面外的轨迹成像。目前，文献已经报道了锥形束 CT 的导航，使得手术可以在透视室内进行[59]。但是，所有这些导航工具都面临着与图像融合一样的技术难点[60-65]。所以，人们正在使用超声等实时成像工具对导航进行评估。

跟踪过程可以通过机械臂、光学系统或电磁系统实现。电磁跟踪用来追踪体内的医疗器械。而光学跟踪需要在直视下进行，因此对于可能要使用柔性针头的影像引导治疗来说用处不大[60]。电磁传感器、针尖内带有传感器的针头的微型化，使针头的空间追踪成为可能。先端内置的传感器真正实现了针头运动的跟踪，而不是依赖于针柄的位置来估测针尖位置，从而修正了因针头弯曲、器官运动和呼吸运动导致的偏差。

## 机器人

为了改进经皮影像引导手术中针头的放置，以及医生经验不足导致的局限性，目前有很多可用的辅助系统。在所有这些可用方法中，机器人具有一些不可比拟的优势。因此，机器人辅助治疗已成为令人着迷的医学工程领域[66]。在外科领域中，机器人与人类相比操作更加精准，很少出现抖动的现象[67,68]。目前，已有几种术式通常建议采用机器人手术，以提高患者的手术精确度[69,70]。机器人还能实现远程外科手术，外科医生无须在患者的身边[71]。这种远程的优点很适合介入肿瘤手术。尽管最近已经建议医生采用 MR 引导下手术[79]，但机器人还是能够降低 CT 或透视引导下介入术中术者受到的辐射[2,66,72-78]。这些系统可以通过减少针头调整次数改进手动进针，提高精确度[80]，并通过降低对操作技巧的要求，减少经验丰富和不足的放射医生之间的个体差异[81]。机器人的精确度可能有助于保证重叠消融和探针安全隔离。最近的一项临床研究报道了该观点，证明机器人辅助 CT 引导下肝脏射频消融的技术和诊断成功率能与手动方法媲美[76]，而针头位置调整的次数却大大减少。利用集成了软件的系统，可以选择目标的坐标，然后机器人可以将器械运送到指定的位置。但这需要将治疗计划所用的图像与患者配准，并考虑到患者的运动。机器人已被应用于 CT、MRI、透视，甚至超声引导的手术[82-84]。但精准的靶向需要将治疗计划所用的图像与患者配准，并考虑到患者的运动。因此，它面临的技术挑战与导航和图像融合一样。

不过，该方法的可行性已经在体模[85]、动物模型或无对照组患者中，通过针头位置进行了评估。由于观察目标的差别较大，所以缺乏标准化而使结果不可靠。此外，准确性度量在很大程度上使用相同的软件进行自我评估，而未采用固定的解剖标记，所以当目标运动时就会发生问题。

## 与患者的术中距离

许多介入肿瘤工具需要医生在成像期间接近患者。在医生推送治疗器械时，接近患者对实时成像非常重要。此外，在很多介入肿瘤手术中，针头会穿出患者的体外。患者的可接近程度因成像方法而不同，如超声和 X 线透视最容易接近患者。在闭孔 MR 或 CT 引导的手术中，由于机架围绕着患者，因此不容易接触到患者[3-6,22,86,87]。例如，在放置诸如长活检针、引流导管和消融器等器械时，不能进行 MR 或 CT 成像。这些器械不适合患者体表与机架之间的空间。一些开放式 MR 扫描仪虽能一定限度地接触患者，但是以降低设备场强为代价[88]。MRI 引导治疗的一些其他障碍已经得到解决，如开发出兼容 MR 的器械（比如能在封闭式机架中弯曲的半柔性针头）[89]。但高场强（1.5T）大孔径的设备能生成更高质量的影像，有利于介入手术[90]。器械可视性的问题仍然存在，无论是因为过多伪影，还是显影度太低[91,92]。扫描期间产生的噪声对介入放射科医生可能有害，特别是新型高场强（3T）系统[93]。而其他挑战也仍然存在，如消融器械干扰 MRI 的电子噪声[94]。

## 辐射暴露

对于很多手术而言，最好的引导方法仍然是 CT 或透视。这些方法的固有局限性在于，CT 透视时对某个解剖部位的连续照射，使患者和医生暴露在辐射之下。

另一方面，辐射剂量过低时生成的图像质量较差，并会影响到介入肿瘤手术的进行。除了穿戴铅围裙和其他防护装备之外，在 CT 透视引导手术中进一步降低医生辐射暴露的方法是在成像平面下方放置铅屏蔽来降低散射线，或使用"手臂延长器"，如上面描述的机器人[2]。对成像设备的改造也能起到降低辐射的效果。通过适应患者的体型降低管电流和管电压，使得在整个检查过程中影像噪声保持不变。已经证实，这种方法可以将辐射剂量降至最低[17]。此外，缩短射束照射时间，或利用导航软件和图像融合，都能降低辐射[95,96]。根据最低合理可行（ALARA）原则，医生应该使用能获得可接受图像质量所需的最低 CT 透视参数，将辐射降至最低水平。

# 术中成像

大多数介入性肿瘤治疗面临的重要挑战是：如何明确掌握治疗已经完成的时机。在理想情况下，应该存在治疗完成的明确终点。成像是一种无创的解决办法。施行监测的目标不仅是判断治疗是否完成，还用来显示附近不应损伤的结构，以实现治疗的有效性与安全性。一些成像模式已被用于评估治疗的完整性，主要是针对血流量的测量。多血管肿瘤（化疗）栓塞后的血管造影可显示血流停止，以及肿瘤床完全栓塞。化疗栓塞术和普通栓塞术中，分别利用碘油或含造影剂栓塞材料的摄取显示治疗进程，这在 3D 旋转平板 CT 上表现得非常明确。最近的研究证明[97]，肝脏肿瘤颗粒栓塞后，造影剂在术后即刻 CT 中的存留模式可以预示改良实体肿瘤疗效评价标准（mRECIST）的反应。最近联合使用的 MR – X 线系统，能够在肝动脉栓塞期间进行术中经导管动脉内灌注 MRI 成像，从而可以观察术中血流灌注改变和进行监测[98]。

在使用超声的情况下，采用多普勒血流和造影剂评估血流，并判断消融后肿瘤何时不再具有活性血供[30,37]。也可以在不用造影剂的情况下，利用超声根据回声的变化监控消融结果。在射频消融过程中，消融区可见回声增强，其直径与坏死的直径相关[99]。然而，回声反射的孤立直径可能超过坏死组织区的最小直径，且小于该区域的最大直径。因此，只能将射频消融的回声反射看作是组织坏死区的大致范围；消融是否充分的最终结果还应该根据其他成像技术来评判[99]。此外，回声增强可能会妨碍术中成像，并妨碍更换探针。在冷冻疗法中，可见冰球形成的团块样回声，且远端伴有声影[100]。

CT 和 MR 还能通过强化成像来评估治疗区的血管，并在治疗期间提供术中影像反馈。造影剂可用于 CT 和 MRI 以评估治疗区的血管。与超声不同的是，可用 CT 和 MRI 显示冷冻疗法的冰球[101]（图 8.5）。在乙醇消融过程中，与经皮乙醇注射相关的低衰减 CT 可以指导手术终止[102,103]。最近，成像温度测量已被用于确定热消融是否完成，该方法主要采用 MR[104]。它可以提供一种评估热消融完整性的非侵入定量方法。由于组织的死亡阈值不同，因此了解所输送的热量剂量甚至可以帮助明确组织破坏的一些选择性[105]。目前有很多种 MR 温度测量技术，主要根据弛豫时间（T1）、扩散系数（D）或组织水分子中的质子共振频率[105]。利用质子共振频率变化与温度改变的关系，我们可以用 MR 测定组织温度不到 1℃ 的改变[41]。但由于运动、消融工具导致的磁场不均，以及技术空间分辨率的限制，导致了 MR 温度测量法仍不完善。

我们不难想象，核医学药物可用于术中测定肿瘤的存活度，如 18 – 氟代脱氧葡萄糖（$^{18}FDG$）或 $^{15}O – H_2O$。PET – CT 带给肿瘤治疗的益处已经得到证实，如适当的肿瘤分期[106 – 112] 和早期评估治疗的效果等[113 – 115]。而且，人们最近提出将 FDG PET – CT 用于指导活检，或检测肿瘤热消融[55 – 58]。初步结果表明，该方法对那些基线检查为高代谢性的病变很有前景[116]，特

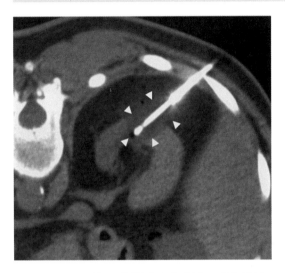

图 8.5　CT 引导下的肾脏冷冻消融。成像用于术中监测。经皮冷冻治疗期间，可见冷冻探针周围的低密度冰球（箭头所示），可帮助手术医生确定肿瘤被包裹在冰球内。

别是使用分次剂量技术时[56,117]（图 8.4）。该技术在术前共注射 4mCi（148MBq）的 FDG 进行定位和影像引导，而在消融后再注射 8mCi（296MBq）FDG。因此，可以同时起到目标定位和治疗效果评估的双重作用。半衰期很短（2 分钟）的 $^{15}$O 使我们能够以 20 分钟的间隔，在影像引导术前和术后的多个时间点进行多次 PET 成像，并能够观察无摄取的消融肿瘤边界[118]。

## 用于治疗评估的成像

接受影像引导治疗的患者，术后要接受定期的诊断质量的影像学检查。由于难以鉴别治疗后的预期改变和肿瘤生长带来的变化，解读这些图像比较困难。因此，在影像引导治疗后不久采集基线影像至关重要。无论选择哪种影像学检查，最好一直使用一种方法进行随访，以便能够直观对比。

大多数病例的随访采用强化 CT 或强化 MRI。PET-CT 检查可能对嗜 FDG 肿瘤很有帮助，但尚未得到严格的证实[119]。减影成像对发现不明显的复发特别有用。而当使用强化 MR 成像时，减影术又显得格外

有用[30]。

RECIST 标准历经 2000 年和 2009 年修订后，使用了一维测量，并解决了世界卫生组织标准的若干不足之处和局限性[120]。但是，治疗策略在过去的十年中发生了变化，仅凭肿瘤大小来评估消融治疗的患者存在着局限（包括利用任意确定的截止值来划分肿瘤的反应和进展，缺乏关于肿瘤 CT 衰减或信号变化的信息，无法帮助区分存活肿瘤和不存活的成分，以及尺寸测量不一致），因此必须修订此类标准。而目前已经提出了很多标准，包括观察病灶的强化或活性。例如，有关肝细胞癌的专家小组提出，使用增强显像评估活肿瘤应该是评估治疗反应的最佳方法，称为 mRECIST[121]。这些标准在全身化疗中具有一定意义，但在评估影像引导治疗时可能意义不大。病变经过成功的影像引导治疗后，实际上可能会比治疗前变大，而不是缩小。病灶在 CT 或 MR 上解剖尺寸变大，可能是与出血、水肿和炎症，以及有意破坏周围组织留出安全余量有关[122,123]（图 8.6）。一维肿瘤测量结果会提示肿瘤的生长，而不是成功的治疗，但事实并非如此。所以说，RECIST 标准不适用于影像引导治疗，我们需要一种新的治疗后评估方法。

新成像技术为提高术后肿瘤床评估准确性提供了机会。这些技术包括 MR 扩散成像、MR 光谱成像、CT/MR 灌注成像和 PET 成像。

MR 扩散成像可评估组织中的水分子扩散。活肿瘤细胞存在能限制水分运动的膜，而坏死细胞的此膜破坏增加了水分子运动。因此，坏死区域的表观扩散系数可能高于活肿瘤区域。该技术特别适用于化疗栓塞病例[124]。但该技术在呼吸运动区或磁化敏感区（如肺部空气）受到限制。

用质子磁共振波谱评估胆碱水平是影像引导治疗后评估肿瘤生存能力的另一种方法。胆碱是细胞膜生物合成的重要组成部

分。胆碱水平升高与几种肿瘤细胞增殖的加速有关。与存活复发肿瘤区域相比，治疗后

坏死区的胆碱水平较低[125]。

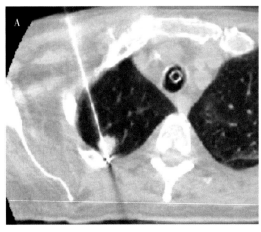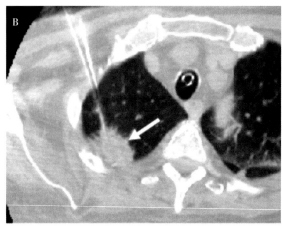

图 8.6　（A）肺部消融治疗，探针位于肿瘤内。（B）消融后即刻的图像，肿瘤周围区域由于出血和水肿显得更大（箭头所示）。这使得严格的解剖标准难以判断治疗的完整性。需要采集术后的新基线图像，用于今后随访的对比。

一些 CT 和 MR 增强与灌注技术已被应用于肿瘤成像，以提供有关肿瘤生理学的附加信息。动态造影剂增强技术可以测量特定区域造影剂的增强速度，以确定存活的肿瘤。MRI 动脉自旋标记是另一种测量特定区域灌注的方法，不需要注射造影剂[50]。所有这些技术均试图将生理信息添加到 CT 和 MR 的标准解剖[126]形式中。

FDG 摄取的立即降低可能与消融引起的肿瘤坏死相关[56,117]，然而，坏死中心区迅速被充血的外部区域所包围，由于中性粒细胞、淋巴细胞和巨噬细胞的募集，使其在数天内表现为炎性改变[127-130]。因此，在这几天内，坏死区周围的 FDG 摄取增加，使 PET 检查的假阳性率升高，对检查结果产生干扰。

而 3 个月后，PET - CT 评估消融后反应的作用具有显著的临床价值[131-133]。代谢反应作为肿瘤反应主要指标，比形态学标准更能预测结局。正因如此，PERCIST 标准在 2009 年[134]提出了监测 PET 肿瘤反应的完善和验证定量方法。新型 PET 成像示踪剂具有更高的特异性，能区分治疗后炎症与实际的残余肿瘤。研究者已使用现有的 PET 放射性药物确定一些目标并对其成像，如组织缺氧、细胞凋亡和增加的细胞增殖。但是新的生物成像目标仍在研究中[135]。胆碱和其他代谢物（如胸苷）可用正电子发射同位素标记，以检测肿瘤增殖。特异性靶向癌细胞的抗体也可用 PET 同位素标记[136]。这能增加成像的特异性，有助于评估治疗后的肿瘤床。

其他能增加肿瘤特异性的新分子成像技术，可能最终会在影像引导治疗后识别残留病灶方面发挥作用。以上所述的新成像技术将极大提高治疗的成功率，也可以帮助识别残存肿瘤并提供及早干预的机会。

## 小结

成像在介入肿瘤手术中起着关键作用。成像有助于治疗前计划、医疗器械输送引导、术中监控和治疗后评估。这些领域都在不断发展之中。例如，图像融合和机器人技术代表了介入肿瘤学中两个很有潜力的应用

领域。随着成像设备针对影像引导疗法越来越个性化，手术也会变得安全和有效。

# 参考文献

1. Nawfel RD, Judy PF, Silverman SG, Hooton S, Tuncali K, Adams DF. Patient and personnel exposure during CT fluoroscopy – guided interventional procedures. *Radiology* 2000；216（1）：180 – 184.

2. Silverman SG, Tuncali K, Adams DF, Nawfel RD, Zou KH, Judy PF. CT fluoroscopy – guided abdominal interventions：techniques, results, and radiation exposure. *Radiology* 1999；212（3）：673 – 681.

3. Gedroyc WMW. Magnetic resonance guidance of thermal ablation. *Top Magn Reson Imaging* 2005；16（5）：339 – 353.

4. Mougenot C, Quesson B, de Senneville BD, de Oliveira PL, Sprinkhuizen S, Palussiere J, et al. Three – dimensional spatial and temporal temperature control with MR thermometry – guided focused ultrasound（MRgHIFU）. *Magn Reson Med* 2009；61（3）：603 – 614.

5. Pech M, Wieners G, Freund T, Dudeck O, Fischbach F, Ricke J, et al. MR – guided interstitial laser thermotherapy of colorectal liver metastases：efficiency, safety and patient survival. *Eur J Med Res* 2007；12（4）：161 – 168.

6. Puls R, Langner S, Rosenberg C, Hegenscheid K, Kuehn JP, Noeckler K, et al. Laser ablation of liver metastases from colorectal cancer with MR thermometry：5 – year survival. *J Vasc Interv Radiol* 2009；20（2）：225 – 234.

7. Lewin JS, Nour SG, Connell CF, Sulman A, Duerk JL, Resnick MI, et al. Phase II clinical trial of interactive MR imaging – guided interstitial radiofrequency thermal ablation of primary kidney tumors：initial experience. *Radiology* 2004；232（3）：835 – 845.

8. Tatli S, Morrison PR, Tuncali K, Silverman SG. Interventional MRI for oncologic applications. *Tech Vasc Interv Radiol* 2007；10（2）：159 – 170.

9. Jankun M, Kelly TJ, Zaim A, Young K, Keck RW, Selman SH, et al. Computer model for cryosurgery of the prostate. *Comput Aided Surg* 1999；4（4）：193 – 199.

10. Villard C, Baegert C, Schreck P, Soler L, Gangi A. Optimal trajectories computation within regions of interest for hepatic RFA planning. *Med Image Comput Comput Assist Interv* 2005；8（2）：49 – 56.

11. Solomon SB, Patriciu A, Bohlman ME, Kavoussi LR, Stoianovici D. Robotically driven interventions：a method of using CT fluoroscopy without radiation exposure to the physician. *Radiology* 2002；225（1）：277 – 282.

12. Sze DY, Razavi MK, So SK, Jeffrey RB. Impact of multidetector CT hepatic arteriography on the planning of chemoembolization treatment of hepatocellular carcinoma. *AJR Am J Roentgenol* 2001；177（6）：1339 – 1345.

13. Villard C, Soler L, Gangi A. Radiofrequency ablation of hepatic tumors：simulation, planning, and contribution of virtual reality and haptics. *Comput Methods Biomech Biomed Engin* 2005；8（4）：215 – 227.

14. Katada K, Kato R, Anno H, Ogura Y, Koga S, Ida Y, et al. Guidance with real – time CT fluoroscopy：early clinical experience. *Radiology* 1996；200（3）：851 – 856.

15. Hiraki T, Mimura H, Gobara H, Iguchi T, Fujiwara H, Sakurai J, et al. CT fluoroscopy – guided biopsy of 1,000 pulmonary lesions performed with 20 – gauge coaxial cutting needles：diagnostic yield and risk factors for diagnostic failure. *Chest* 2009；136（6）：1612 – 1617.

16. Trumm CG, Jakobs TF, Zech CJ, Helmberger TK, Reiser MF, Hoffmann R – T. CT fluoroscopy – guided percutaneous vertebroplasty for the treatment of osteolytic breast cancer metastases：results in 62 sessions with 86 vertebrae treated. *J Vasc Interv Radiol* 2008；19（11）：1596 – 1606.

17. Hohl C, Suess C, Wildberger JE, Honnef D, Das M, Muhlenbruch G, et al. Dose reduction during CT fluoroscopy：phantom study of angular beam modulation. *Radiology* 2008；246（2）：519

－525.

18. Neeman Z, Dromi SA, Sarin S, Wood BJ. CT flu-oroscopy shielding: decreases in scattered radia-tion for the patient and operator. *J Vasc Interv Ra-diol* 2006; 17 (12): 1999 – 2004.

19. Irie T, Kajitani M, Itai Y. CT fluoroscopy – guided intervention: marked reduction of scattered radia-tion dose to the physician's hand by use of a lead plate and an improved I – I device. *J Vasc Interv Radiol* 2001; 12 (12): 1417 – 1421.

20. Yutzy SR, Duerk JL. Pulse sequences and system interfaces for interventional and real – time MRI. *J Magn Reson Imaging* 2008; 27 (2): 267 – 275.

21. Boss A, Rempp H, Martirosian P, Clasen S, Schraml C, Stenzl A, et al. Wide – bore 1.5 Tes-la MR imagers for guidance and monitoring of ra-diofrequency ablation of renal cell carcinoma: ini-tial experience on feasibility. *Eur Radiol* 2008; 18 (7): 1449 – 1455.

22. Silverman SG, Tuncali K, Morrison PR. MR ima-ging – guided percutaneous tumor ablation. *Acad Radiol* 2005; 12 (9): 1100 – 1109.

23. Chin JL, Downey DB, Onik G, Fenster A. Three – dimensional prostate ultrasound and its applica-tion to cryosurgery. *Tech Urol* 1996; 2 (4): 187 – 193.

24. Liapi E, Hong K, Georgiades CS, Geschwind J – FH. Three – dimensional rotational angiography: introduction of an adjunctive tool for successful transarterial chemoembolization. *J Vasc Interv Ra-diol* 2005; 16 (9): 1241 – 1245.

25. Beldi G, Styner M, Schindera S, Inderbitzin D, Candinas D. Intraoperative three – dimensional fluoroscopic cholangiography. *Hepatogastroenterol-ogy* 2006; 53 (68): 157 – 159.

26. Wallace MJ. C – arm computed tomography for guiding hepatic vascular interventions. *Tech Vasc Interv Radiol* 2007; 10 (1): 79 – 86.

27. Iwazawa J, Ohue S, Mitani T, Abe H, Hashimoto N, Hamuro M, et al. Identifying feeding arteries during TACE of hepatic tumors: comparison of C – arm CT and digital subtraction angiography. *AJR Am J Roentgenol* 2009; 192 (4): 1057 – 1063.

28. Kakeda S, Korogi Y, Ohnari N, Moriya J, Oda N, Nishino K, et al. Usefulness of cone – beam vol-ume CT with flat panel detectors in conjunction with catheter angiography for transcatheter arterial embolization. *J Vasc Interv Radiol* 2007; 18 (12): 1508 – 1516.

29. Kakeda S, Korogi Y, Hatakeyama Y, Ohnari N, Oda N, Nishino K, et al. The usefulness of three – dimensional angiography with a flat panel detec-tor of direct conversion type in a transcatheter arte-rial chemoembolization procedure for hepatocellular carcinoma: initial experience. *Cardiovasc Inter-vent Radiol* 2008; 31 (2): 281 – 288.

30. Kim CK, Choi D, Lim HK, Kim SH, Lee WJ, Kim MJ, et al. Therapeutic response assessment of percutaneous radiofrequency ablation for hepato-cellular carcinoma: utility of contrast – enhanced agent detection imaging. *Eur J Radiol* 2005; 56 (1): 66 – 73.

31. Weichert JP, Lee FT, Chosy SG, Longino MA, Kuhlman JE, Heisey DM, et al. Combined hepa-tocyte – selective and blood – pool contrast agents for the CT detection of experimental liver tumors in rabbits. *Radiology* 2000; 216 (3): 865 – 871.

32. Fu Y, Nitecki DE, Maltby D, Simon GH, Berejnoi K, Raatschen H – J, et al. Dendritic iodinated contrast agents with PEG – cores for CT imaging: synthesis and preliminary characterization. *Biocon-jug Chem* 2006; 17 (4): 1043 – 1056.

33. Cornelis F, Rigou G, Le Bras Y, Coutouly X, Hu-brecht R, Yacoub M, et al. Real – time contrast – enhanced transrectal US – guided prostate biop-sy: diagnostic accuracy in men with previously negative biopsy results and positive MR imaging findings. *Radiology* 2013; 269 (1): 159 – 166. PubMed PMID: 23657887.

34. Chen MH, Yang W, Yan K, Dai Y, Wu W, Fan ZH, et al. The role of contrast – enhanced ultra-sound in planning treatment protocols for hepato-cellular carcinoma before radiofrequency ablation. *Clin Radiol* 2007; 62 (8): 752 – 760.

35. Liu J – B, Wansaicheong G, Merton DA, Chiou S – Y, Sun Y, Li K, et al. Canine prostate: con-trast – enhanced US – guided radiofrequency abla-

tion with urethral and neurovascular cooling- initial experience. *Radiology* 2008；247（3）：717 – 725.

36. Numata K，Isozaki T，Ozawa Y，Sakaguchi T，Kiba T，Kubota T，et al. Percutaneous ablation therapy guided by contrast – enhanced sonography for patients with hepatocellular carcinoma. *AJR Am J Roentgenol* 2003；180（1）：143 – 149.

37. Solbiati L，Ierace T，Tonolini M，Cova L. Guidance and monitoring of radiofrequency liver tumor ablation with contrast – enhanced ultrasound. *Eur J Radiol* 2004；51 Suppl：19 – 23.

38. Mao H，Chen W，Laurent S，Thirifays C，Burtea C，Rezaee F，et al. Hard corona composition and cellular toxicities of the graphene sheets. *Colloids Surf B Biointerfaces* 2013；109：212 – 218.

39. Bartolozzi C，Crocetti L，Lencioni R，Cioni D，Della Pina C，Campani D. Biliary and reticuloendothelial impairment in hepatocarcinogenesis：the diagnostic role of tissue – specific MR contrast media. *Eur Radiol* 2007；17（10）：2519 – 2530.

40. Lindner LH，Reinl HM，Schlemmer M，Stahl R，Peller M. Paramagnetic thermosensitive liposomes for MR – thermometry. *Int J Hyperthermia* 2005；21（6）：575 – 588.

41. McDannold N，Tempany CM，Fennessy FM，So MJ，Rybicki FJ，Stewart EA，et al. Uterine leiomyomas：MR imaging – based thermometry and thermal dosimetry during focused ultrasound thermal ablation. *Radiology* 2006；240（1）：263 – 272.

42. Needham D，Dewhirst MW. The development and testing of a new temperature – sensitive drug delivery system for the treatment of solid tumors. *Adv Drug Deliv Rev* 2001；53（3）：285 – 305.

43. Wendler T，Traub J，Ziegler SI，Navab N. Navigated three dimensional beta probe for optimal cancer resection. *Med Image Comput Comput Assist Interv* 2006；9（1）：561 – 569.

44. Yokoyama K，Ikeda O，Kawanaka K，Nakasone Y，Tamura Y，Inoue S，et al. Comparison of CT – guided percutaneous biopsy with and without registration of prior PET/CT images to diagnose mediastinal tumors. *Cardiovasc Intervent Radiol*

2014；37（5）：1306 – 1311. PubMed PMID：24263776.

45. Hales NW，Krempl GA，Medina JE. Is there a role for fluorodeoxyglucose positron emission tomography/computed tomography in cytologically indeterminate thyroid nodules? *Am J Otolaryngol* 2008；29（2）：113 – 118. PubMed PMID：18314022.

46. Heron DE，Smith RP，Andrade RS. Advances in image – guided radiation therapy- the role of PET – CT. *Med Dosim* 2006；31（1）：3 – 11.

47. Veit P，Kuehle C，Beyer T，Kuehl H，Bockisch A，Antoch G. Accuracy of combined PET/CT in image – guided interventions of liver lesions：an ex – vivo study. *World J Gastroenterol* 2006；12（15）：2388 – 2393.

48. Wein W，Roper B，Navab N. Automatic registration and fusion of ultrasound with CT for radiotherapy. *Med Image Comput Comput Assist Interv* 2005；8（2）：303 – 311.

49. Crocetti L，Lencioni R，Debeni S，See TC，Pina CD，Bartolozzi C. Targeting liver lesions for radiofrequency ablation：an experimental feasibility study using a CT – US fusion imaging system. *Invest Radiol* 2008；43（1）：33 – 39.

50. Singh AK，Kruecker J，Xu S，Glossop N，Guion P，Ullman K，et al. Initial clinical experience with real – time transrectal ultrasonography-magnetic resonance imaging fusion – guided prostate biopsy. *BJU Int* 2008；101（7）：841 – 845.

51. Ewertsen C，Grossjohann HS，Nielsen KR，Torp – Pedersen S，Nielsen MB. Biopsy guided by real – time sonography fused with MRI：a phantom study. *AJR Am J Roentgenol* 2008；190（6）：1671 – 1674.

52. Solomon SB. Incorporating CT，MR imaging，and positron emission tomography into minimally invasive therapies. *J Vasc Interv Radiol* 2005；16（4）：445 – 447.

53. Archip N，Tatli S，Morrison P，Jolesz F，Warfield SK，Silverman S. Non – rigid registration of pre – procedural MR images with intra – procedural unenhanced CT images for improved targeting of tumors during liver radiofrequency ablations. *Med Image Comput Comput Assist Interv* 2007；10（2）：

969 – 977.

54. Gutierrez LF, Silva RD, Ozturk C, Sonmez M, Stine AM, Raval AN, et al. Technology preview: X – ray fused with magnetic resonance during invasive cardiovascular procedures. *Catheter Cardiovasc Interv* 2007; 70 (6): 773 – 782.

55. Tatli S, Gerbaudo VH, Mamede M, Tuncali K, Shyn PB, Silverman SG. Abdominal masses sampled at PET/CT – guided percutaneous biopsy: initial experience with registration of prior PET/CT images. *Radiology* 2010; 256 (1): 305 – 311. PubMed PMID: 20574103.

56. Ryan ER, Sofocleous CT, Schoder H, Carrasquillo JA, Nehmeh S, Larson SM, et al. Split – dose technique for FDG PET/CT – guided percutaneous ablation: a method to facilitate lesion targeting and to provide immediate assessment of treatment effectiveness. *Radiology* 2013; 268 (1): 288 – 295. PubMed PMID: 23564714. *Pubmed Central PMCID*: 3689447.

57. Klaeser B, Mueller MD, Schmid RA, Guevara C, Krause T, Wiskirchen J. PET – CT – guided interventions in the management of FDG – positive lesions in patients suffering from solid malignancies: initial experiences. *Eur Radiol* 2009; 19 (7): 1780 – 1785.

58. Shyn PB, Tatli S, Sahni VA, Sadow CA, Forgione K, Mauri G, et al. PET/CT – guided percutaneous liver mass biopsies and ablations: targeting accuracy of a single 20s breath – hold PET acquisition. *Clin Radiol* 2014; 69 (4): 410 – 415. PubMed PMID: 24411824.

59. Meyer BC, Peter O, Nagel M, Hoheisel M, Frericks BB, Wolf K – J, et al. Electromagnetic field – based navigation for percutaneous punctures on C – arm CT: experimental evaluation and clinical application. *Eur Radiol* 2008; 18 (12): 2855 – 2864.

60. Wood BJ, Locklin JK, Viswanathan A, Kruecker J, Haemmerich D, Cebral J, et al. Technologies for guidance of radiofrequency ablation in the multimodality interventional suite of the future. *J Vasc Interv Radiol* 2007; 18 (1): 9 – 24.

61. Borgert J, Kruger S, Timinger H, Krucker J, Glossop N, Durrani A, et al. Respiratory motion compensation with tracked internal and external sensors during CT – guided procedures. *Comput Aided Surg* 2006; 11 (3): 119 – 125.

62. Mogami T, Dohi M, Harada J. A new image navigation system for MR – guided cryosurgery. *Magn Reson Med Sci* 2002; 1 (4): 191 – 197.

63. Peters TM. Image – guidance for surgical procedures. *Phys Med Biol* 2006; 51 (14): 505 – 540.

64. Zhang H, Banovac F, Lin R, Glossop N, Wood BJ, Lindisch D, et al. Electromagnetic tracking for abdominal interventions in computer aided surgery. *Comput Aided Surg* 2006; 11 (3): 127 – 136.

65. Solomon SB. Interactive images in the operating room. *J Endourol* 1999; 13 (7): 471 – 475.

66. Mozer P, Troccaz J, Stoianovici D. Urologic robots and future directions. *Curr Opin Urol* 2009; 19 (1): 114 – 119.

67. Kavoussi LR, Moore RG, Adams JB, Partin AW. Comparison of robotic versus human laparoscopic camera control. *J Urol* 1995; 154 (6): 2134 – 2136.

68. Fadda M, Marcacci M, Toksvig – Larsen S, Wang T, Meneghello R. Improving accuracy of bone resections using robotics tool holder and a high speed milling cutting tool. *J Med Eng Technol* 1998; 22 (6): 280 – 284.

69. Baek SK, Carmichael JC, Pigazzi A. Robotic surgery: colon and rectum. *Cancer J* 2013; 19 (2): 140 – 146. PubMed PMID: 23528722.

70. Evans SM, Millar JL, Frydenberg M, Murphy DG, Davis ID, Spelman T, et al. Positive surgical margins: rate, contributing factors and impact on further treatment: findings from the Prostate *Cancer* Registry. BJU Int 2014; 114 (5): 680 – 690. PubMed PMID: 24128010.

71. Lee BR, Png DJ, Liew L, Fabrizio M, Li MK, Jarrett JW, et al. Laparoscopic telesurgery between the United States and Singapore. *Ann Acad Med Singapore* 2000; 29 (5): 665 – 668.

72. Solomon SB, Patriciu A, Bohlman ME, Kavoussi LR, Stoianovici D. Robotically driven interven-

tions：a method of using CT fluoroscopy without radiation exposure to the physician. *Radiology* 2002；225（1）：277 – 282. PubMed PMID：12355016. Pubmed Central PMCID：3107539.

73. Gianfelice D, Lepanto L, Perreault P, Chartrand – Lefebvre C, Milette PC. Effect of the learning process on procedure times and radiation exposure for CT fluoroscopy – guided percutaneous biopsy procedures. *J Vasc Interv Radiol* 2000；11（9）：1217 – 1221.

74. Tovar – Arriaga S, Tita R, Pedraza – Ortega JC, Gorrostieta E, Kalender WA. Development of a robotic FD – CT – guided navigation system for needle placement – preliminary accuracy tests. *Int J Med Robot* 2011；7（2）：225 – 236.

75. Yanof J, Haaga J, Klahr P, Bauer C, Nakamoto D, Chaturvedi A, et al. CT – integrated robot for interventional procedures：preliminary experiment and computer – human interfaces. *Comput Aided Surg* 2001；6（6）：352 – 359.

76. Abdullah BJ, Yeong CH, Goh KL, Yoong BK, Ho GF, Yim CC, et al. Robot – assisted radiofrequency ablation of primary and secondary liver tumours：early experience. *Eur Radiol* 2014；24（1）：79 – 85. PubMed PMID：23928933.

77. Zhou Y, Thiruvalluvan K, Krzeminski L, Moore WH, Xu Z, Liang Z. CT – guided robotic needle biopsy of lung nodules with respiratory motion- experimental system and preliminary test. *Int J Med Robot* 2013；9（3）：317 – 330. PubMed PMID：22693164.

78. Stoffner R, Augscholl C, Widmann G, Bohler D, Bale R. Accuracy and feasibility of frameless stereotactic and robot – assisted CT – based puncture in interventional radiology：a comparative phantom study. *RoFo* 2009；181（9）：851 – 858. PubMed PMID：19517342.

79. Bonekamp D, Jacobs MA, El – Khouli R, Stoianovici D, Macura KJ. Advancements in MR imaging of the prostate：from diagnosis to interventions. *Radiographics* 2011；31（3）：677 – 703.

80. Pollock R, Mozer P, Guzzo TJ, Marx J, Matlaga B, Petrisor D, et al. Prospects in percutaneous ablative targeting：comparison of a computer – assisted navigation system and the AcuBot robotic system. *J Endourol* 2010；24（8）：1269 – 1272.

81. Hempel E, Fischer H, Gumb L, Hohn T, Krause H, Voges U, et al. An MRI – compatible surgical robot for precise radiological interventions. *Comput Aided Surg* 2003；8（4）：180 – 191.

82. Boctor EM, Choti MA, Burdette EC, Webster Iii RJ. Three – dimensional ultrasound – guided robotic needle placement：an experimental evaluation. *Int J Med Robot.* 2008；4（2）：180 – 191.

83. DiMaio SP, Pieper S, Chinzei K, Hata N, Haker SJ, Kacher DF, et al. Robot – assisted needle placement in open MRI：system architecture, integration and validation. *Comput Aided Surg* 2007；12（1）：15 – 24.

84. Stoianovici D. Multi – imager compatible actuation principles in surgical robotics. *Int J Med Robot* 2005；1（2）：86 – 8100.

85. Koethe Y, Xu S, Velusamy G, Wood BJ, Venkatesan AM. Accuracy and efficacy of percutaneous biopsy and ablation using robotic assistance under computed tomography guidance：a phantom study. *Eur Radiol* 2013；24（3）：723 – 730. PubMed PMID：24220755.

86. Silverman SG, Tuncali K, Adams DF, van Sonnenberg E, Zou KH, Kacher DF, et al. MR imaging – guided percutaneous cryotherapy of liver tumors：initial experience. *Radiology* 2000；217（3）：657 – 664.

87. Boss A, Clasen S, Kuczyk M, Anastasiadis A, Schmidt D, Graf H, et al. Magnetic resonance – guided percutaneous radiofrequency ablation of renal cell carcinomas：a pilot clinical study. *Invest Radiol* 2005；40（9）：583 – 590.

88. Kettenbach J, Kacher DF, Koskinen SK, Silverman SG, Nabavi A, Gering D, et al. Interventional and intraoperative magnetic resonance imaging. *Annu Rev Biomed Eng* 2000；2：661 – 690.

89. Gaffke G, Gebauer B, Knollmann FD, Helmberger T, Ricke J, Oettle H, et al. Use of semiflexible applicators for radiofrequency ablation of liver tumors. *Cardiovasc Intervent Radiol* 2006；29（2）：270 – 275.

90. Fritz J, Clasen S, Boss A, Thomas C, Konig CW, Claussen CD, et al. Real – time MR fluoroscopy – navigated lumbar facet joint injections：feasibility and technical properties. *Eur Radiol* 2008；18（7）：1513 – 1518.

91. Thomas C, Springer F, Rothke M, Rempp H, Clasen S, Fritz J, et al. In vitro assessment of needle artifacts with an interactive three – dimensional MR fluoroscopy system. *J Vasc Interv Radiol* 2010；21（3）：375 – 380.

92. Weiss CR, Nour SG, Lewin JS. MR – guided biopsy：a review of current techniques and applications. *J Magn Reson Imaging* 2008；27（2）：311 – 325.

93. Moelker A, Maas RAJJ, Lethimonnier F, Pattynama PMT. Interventional MR imaging at 1.5 T：quantification of sound exposure. *Radiology* 2002；224（3）：889 – 895.

94. Nour SG, Lewin JS. Radiofrequency thermal ablation：the role of MR imaging in guiding and monitoring tumor therapy. *Magn Reson Imaging Clin N Am* 2005；13（3）：561 – 581.

95. Stoeckelhuber BM, Leibecke T, Schulz E, Melchert UH, Bergmann – Koester CU, Helmberger T, et al. Radiation dose to the radiologist's hand during continuous CT fluoroscopy – guided interventions. *Cardiovasc Intervent Radiol* 2005；28（5）：589 – 594.

96. Efstathopoulos EP, Brountzos EN, Alexopoulou E, Argentos S, Kelekis DA, Raptou PD, et al. Patient radiation exposure measurements during interventional procedures：a prospective study. *Health Phys* 2006；91（1）：36 – 40.

97. Wang X, Erinjeri JP, Jia X, Gonen M, Brown KT, Sofocleous CT, et al. Pattern of retained contrast on immediate postprocedure computed tomography（CT）after particle embolization of liver tumors predicts subsequent treatment response. *Cardiovasc Intervent Radiol* 2013；36（4）：1030 – 1038. PubMed PMID：23152036.

98. Larson AC, Wang D, Atassi B, Sato KT, Ryu RK, Lewandowski RJ, et al. Transcatheter intraarterial perfusion：MR monitoring of chemoembolization for hepatocellular carcinoma- feasibility

of initial clinical translation. *Radiology* 2008；246（3）：964 – 971.

99. Zagoria RJ, Pettus JA, Rogers M, Werle DM, Childs D, Leyendecker JR. Long – term outcomes after percutaneous radiofrequency ablation for renal cell carcinoma. *Urology* 2011；77（6）：1393 – 1397. PubMed PMID：21492910.

100. Havez M, Lippa N, Al – Ammari S, Kind M, Stoeckle E, Italiano A, et al. Percutaneous image – guided cryoablation in inoperable extra – abdominal desmoid tumors：a study of tolerability and efficacy. *Cardiovasc Intervent Radiol* 2014；37（6）：1500 – 1506. PubMed PMID：24402645.

101. Saksena M, Gervais D. Percutaneous renal tumor ablation. *Abdom Imaging* 2009；34（5）：582 – 587.

102. Hahn PF, Gazelle GS, Jiang DY, Compton CC, Goldberg SN, Mueller PR. Liver tumor ablation：real – time monitoring with dynamic CT. *Acad Radiol* 1997；4（9）：634 – 638.

103. Hamuro M, Kaminou T, Nakamura K, Matsuoka T, Sakai Y, Morimoto A, et al. Percutaneous ethanol injection under CT fluoroscopy for hypervascular hepatocellular carcinoma following transcatheter arterial embolization. *Hepatogastroenterology* 2002；49（45）：752 – 757.

104. Cornelis F, Grenier N, Moonen CT, Quesson B. In vivo characterization of tissue thermal properties of the kidney during local hyperthermia induced by MR – guided high – intensity focused ultrasound. *NMR Biomed* 2011；24（7）：799 – 806. PubMed PMID：21834004.

105. de Senneville BD, Mougenot C, Quesson B, Dragonu I, Grenier N, Moonen CTW. MR thermometry for monitoring tumor ablation. *Eur Radiol* 2007；17（9）：2401 – 2410.

106. Herbertson RA, Lee ST, Tebbutt N, Scott AM. The expanding role of PET technology in the management of patients with colorectal cancer. *Ann Oncol* 2007；18（11）：1774 – 1781.

107. Klaeser B, Wiederkehr O, Koeberle D, Mueller A, Bubeck B, Thuerlimann B. Therapeutic impact of 2 – ［fluorine – 18］fluoro – 2 – deoxy – D – glucose positron emission tomography in the

pre – and postoperative staging of patients with clinically intermediate or high – risk breast cancer. *Ann Oncol* 2007；18（8）：1329 – 1334.

108. Piperkova E, Raphael B, Altinyay ME, Castellon I, Libes R, Sandella N, et al. Impact of PET/CT in comparison with same day contrast enhanced CT in breast cancer management. *Clin Nucl Med* 2007；32（6）：429 – 434.

109. Loft A, Berthelsen AK, Roed H, Ottosen C, Lundvall L, Knudsen J, et al. The diagnostic value of PET/CT scanning in patients with cervical cancer：a prospective study. *Gynecol Oncol* 2007；106（1）：29 – 34.

110. Kitajima K, Murakami K, Yamasaki E, Kaji Y, Fukasawa I, Inaba N, et al. Diagnostic accuracy of integrated FDG – PET/contrast – enhanced CT in staging ovarian cancer：comparison with enhanced CT. Eur *J Nucl Med* Mol Imaging 2008；35（10）：1912 – 1920.

111. Volker T, Denecke T, Steffen I, Misch D, Schonberger S, Plotkin M, et al. Positron emission tomography for staging of pediatric sarcoma patients：results of a prospective multicenter trial. *J Clin Oncol* 2007；25（34）：5435 – 5441.

112. Lardinois D, Weder W, Hany TF, Kamel EM, Korom S, Seifert B, et al. Staging of non – small – cell lung cancer with integrated positron – emission tomography and computed tomography. *N Engl J Med* 2003；348（25）：2500 – 2507.

113. Deandreis D, Leboulleux S, Dromain C, Auperin A, Coulot J, Lumbroso J, et al. Role of FDG PET/CT and chest CT in the follow – up of lung lesions treated with radiofrequency ablation. *Radiology* 2011；258（1）：270 – 276.

114. Singnurkar A, Solomon SB, Gonen M, Larson SM, Schoder H. 18F – FDG PET/CT for the prediction and detection of local recurrence after radiofrequency ablation of malignant lung lesions. *J Nucl Med* 2010；51（12）：1833 – 1840.

115. Mamede M, Abreu – E – Lima P, Oliva MR, Nose V, Mamon H, Gerbaudo VH. FDG – PET/CT tumor segmentation – derived indices of metabolic activity to assess response to neoadjuvant therapy and progression – free survival in esopha-

geal cancer：correlation with histopathology results. *Am J Clin Oncol* 2007；30（4）：377 – 388.

116. Khan NA, Baerlocher MO, Owen RJ, Ho S, Kachura JR, Kee ST, et al. Ablative technologies in the management of patients with primary and secondary liver cancer：an overview. *Can Assoc Radiol J* 2010；61（4）：217 – 222. PubMed PMID：20188510. Epub 2010/03/02. eng.

117. Purandare NC, Rangarajan V, Shah SA, Sharma AR, Kulkarni SS, Kulkarni AV, et al. Therapeutic response to radiofrequency ablation of neoplastic lesions：FDG PET/CT findings. *Radiographics* 2011；31（1）：201 – 213. PubMed PMID：21257942.

118. Bao A, Goins B, Dodd GD, Soundararajan A, Santoyo C, Otto RA, et al. Real – time iterative monitoring of radiofrequency ablation tumor therapy with 15O – water PET imaging. *J Nucl Med* 2008；49（10）：1723 – 1729.

119. Arthur RM, Straube WL, Trobaugh JW, Moros EG. Non – invasive estimation of hyperthermia temperatures with ultrasound. *Int J Hyperthermia* 2005；21（6）：589 – 600.

120. Eisenhauer EA, Therasse P, Bogaerts J, et al. New response evaluation criteria in solid tumours：revised RECIST guideline（version 1.1）. *Eur J Cancer* 2009；45（19097774）：228 – 247.

121. Bruix J, Sherman M, Llovet JM, Beaugrand M, Lencioni R, Burroughs AK, et al. Clinical management of hepatocellular carcinoma. Conclusions of the Barcelona – 2000 EASL conference. European Association for the Study of the Liver. *J Hepatol* 2001；35（3）：421 – 430. PubMed PMID：11592607.

122. Therasse P, Arbuck SG, Eisenhauer EA, Wanders J, Kaplan RS, Rubinstein L, et al. New guidelines to evaluate the response to treatment in solid tumors. European Organization for Research and Treatment of Cancer, National Cancer Institute of the United States, National Cancer Institute of Canada. *J Natl Cancer Inst* 2000；92（3）：205 – 216.

123. Merkle EM, Nour SG, Lewin JS. MR imaging

follow – up after percutaneous radiofrequency ablation of renal cell carcinoma：findings in 18 patients during first 6 months. *Radiology* 2005；235（3）：1065 – 1071.

124. Suh RD, Wallace AB, Sheehan RE, Heinze SB, Goldin JG. Unresectable pulmonary malignancies：CT – guided percutaneous radiofrequency ablation- preliminary results. *Radiology* 2003；229（3）：821 – 829.

125. Kamel IR, Bluemke DA, Eng J, Liapi E, Messersmith W, Reyes DK, et al. The role of functional MR imaging in the assessment of tumor response after chemoembolization in patients with hepatocellular carcinoma. *J Vasc Interv Radiol* 2006；17（3）：505 – 512.

126. Chen C – Y, Li C – W, Kuo Y – T, Jaw T – S, Wu D – K, Jao J – C, et al. Early response of hepatocellular carcinoma to transcatheter arterial chemoembolization：choline levels and MR diffusion constants- initial experience. *Radiology* 2006；239（2）：448 – 456.

127. Okuma T, Okamura T, Matsuoka T, Yamamoto A, Oyama Y, Toyoshima M, et al. Fluorine – 18 – fluorodeoxyglucose positron emission tomography for assessment of patients with unresectable recurrent or metastatic lung cancers after CT – guided radiofrequency ablation：preliminary results. *Ann Nucl Med* 2006；20（2）：115 – 121.

128. Okuma T, Matsuoka T, Yamamoto A, Hamamoto S, Nakamura K, Inoue Y. Assessment of early treatment response after CT – guided radiofrequency ablation of unresectable lung tumours by diffusion – weighted MRI：a pilot study. *Br J Radiol* 2009；82（984）：989 – 994.

129. Okuma T, Matsuoka T, Okamura T, Wada Y, Yamamoto A, Oyama Y, et al. 18F – FDG small – animal PET for monitoring the therapeutic effect of CT – guided radiofrequency ablation on implan-

ted VX2 lung tumors in rabbits. *J Nucl Med* 2006；47（8）：1351 – 1358.

130. Yamamoto A, Nakamura K, Matsuoka T, Toyoshima M, Okuma T, Oyama Y, et al. Radiofrequency ablation in a porcine lung model：correlation between CT and histopathologic findings. *AJR* 2005；185（5）：1299 – 1306.

131. Kuehl H, Antoch G, Bockisch A, Forsting M. Where there is no PET/CT. Eur J Radiol 2008；67（2）：372.

132. Donckier V, Van Laethem JL, Goldman S, Van Gansbeke D, Feron P, Ickx B, et al.［F – 18］fluorodeoxyglucose positron emission tomography as a tool for early recognition of incomplete tumor destruction after radiofrequency ablation for liver metastases. *J Surg Oncol* 2003；84（4）：215 – 223.

133. Langenhoff BS, Oyen WJG, Jager GJ, Strijk SP, Wobbes T, Corstens FHM, et al. Efficacy of fluorine – 18 – deoxyglucose positron emission tomography in detecting tumor recurrence after local ablative therapy for liver metastases：a prospective study. *J Clin Oncol* 2002；20（22）：4453 – 4458.

134. Wahl RL, Jacene H, Kasamon Y, Lodge MA. From RECIST to PERCIST：evolving considerations for PET response criteria in solid tumors. *J Nucl Med* 2009；50 Suppl 1：122S-150S. PubMed PMID：19403881. *Pubmed Central PMCID*：2755245.

135. Hoffman JM, Gambhir SS. Molecular imaging：the vision and opportunity for radiology in the future. *Radiology* 2007；244（1）：39 – 47. PubMed PMID：17507723.

136. van Waarde A, Jager PL, Ishiwata K, Dierckx RA, Elsinga PH. Comparison of sigma – ligands and metabolic PET tracers for differentiating tumor from inflammation. *J Nucl Med* 2006；47（1）：150 – 154.

# 第9章 局部治疗后 MR 评估治疗反应的新进展

Kelly Fábrega – Foster, Neda Rastegar, Jean – François H. Geschwind, Ihab R. Kamel

## 引言：多参数 MRI

在局部治疗后，早期精确地评估治疗反应非常重要。对于不可切除的肿瘤患者，磁共振成像（MRI）是治疗后随访的重要工具。其优点包括无电离辐射，以及具备完善的解剖、功能和分子成像技术。多参数 MRI 结合了其中几种技术，以优化肿瘤特征，并对治疗反应进行最佳的评估。多参数 MRI 的目标是，最大限度地利用这些技术来阐明"肿瘤成像的表型（tumor – imaging phenotype）"[1]。肿瘤成像表型可能有助于预测和评估各种抗癌治疗的反应。治疗后成像参数，如造影剂强化和表观扩散系数（ADC）值的改变可作为治疗反应的生物标志物。

如要依赖于成像生物标志物，则必须具备严谨的科学态度。理想的成像生物标志物必须至少满足四个标准：首先，它必须能够早期评估治疗反应，以便及时修改治疗方案，并防止患者受到不必要的毒性。其次，它必须能够对治疗反应进行可重复的量化。这就要求对测量错误进行清晰的评估，以便能够区分出偶然变化与真正反应。第三，它必须能够对应肿瘤的异质性。肿瘤本身就是一种十分复杂、差别很大的生态系统。肿瘤的治疗反应很好地体现出这一点。即便同一个肿瘤在治疗后的坏死程度也不相同。肿瘤的靶向再治疗取决于成像方法高精度显示这种变异性的能力。第四，它不仅能够预测替代终点，还能预测生存期。替代终点包括解剖或功能方面的病变特征随时间的改变。然而，最佳终点是患者的生存期[2]。

治疗反应的横断面评估传统上基于解剖成像标准[3]。患者的反应分类依据横断面图像上肿瘤大小的变化。这些解剖标准的局限性促使我们在疗效评估中使用功能性和分子成像生物标志物。功能性 MRI 技术包括：扩散加权 MRI（DW – MRI）、动态和双相造影强化 MRI（DCE – 和 CE – MRI）、MRI 波谱和正电子发射断层扫描（PET）MRI[4]。解剖性和功能性技术相结合，可以对治疗反应进行更加综合的评估。人们对肿瘤空间和时间上的异质性越来越感兴趣，最终采用容积功能 MRI 进行反应评估。在这种技术中，功能性成像技术已应用于三维环境。

本章主要向读者介绍肝肿瘤患者接受经动脉化疗栓塞（TACE）后，用多参数 MRI 作为评估治疗反应的手段。我们在功能性技术讨论中，将重点关注两种最常用的评估技术，即 DW – MRI 和 CE – MRI。我们还将讨论这些技术在三维环境中的新颖应用，即容积法评估治疗反应。

## 解剖生物标志物

解剖学度量是评估局部治疗后反应的传统方法，如肿瘤大小的改变。1979 年，世界卫生组织（WHO）定义了肿瘤反应的客观标准，以规范实体肿瘤的评估。该反应评估基于在横断面图像上的二维测量结果。然后，利用该测量结果将患者分为四类：完全缓解、部分缓解、疾病稳定和疾病进展。WHO 标准的一个主要局限性是靶灶选择和测量的变异性很大[5]。

实体肿瘤疗效评价标准（RECIST）代表了解决这些局限性的一种尝试。RECIST用横断面的一维测量代替了二维测量，试图通过得出两次单独测量的乘积，来避免测量误差的扩散。该标准引入了特定的尺寸指标，以规范靶灶的选择，同时为患者治疗反应的分类定义了新阈值[3]。

很明显，肿瘤大小的变化会造成严重低估治疗后早期的反应，RECIST 和 WHO 标准已经逐渐过时[6]。随后，引入反应评估的功能指标（如造影剂强化）体现了一种尝试，旨在避免治疗后早期仅依赖于解剖指标的不足。

2001 年，欧洲肝脏研究协会（EASL）重新定义了多血管肝细胞癌（HCC）病例靶灶的测量标准。它将测量限定于肿瘤中动脉强化或仍存活的部分。该定义承认了肿瘤坏死作为可能的混淆因素在测量中的重要意义，特别是在治疗后早期。此时的靶灶大小可能不变，但却发生了明显的坏死。EASL也和 WHO 一样重新引入了在横断平面中获得二维测量的方法[7]。最近改良的 RECIST（mRECIST）标准综合了最初 RECIST 标准和 EASL 两者的优势。而 mRECIST 标准又重新启用了横断面上的一维测量，强调早期评估治疗反应，引入了选择靶病变的新标准，以及图像采集的新方法[8]。

## 功能生物标志物：扩散加权和对比增强 MRI

只要是这些传统的治疗反应模式依赖于解剖学指标，那么它们必定存在局限性。患者在局部治疗后，接受影像随访的时间间隔一般是 3 ~ 4 周。该段时间既为出现可检测到的变化预留了足够时间，又不影响治疗的及时修正。治疗后 6 个月时肿瘤大小的变化最明显。早期的试验证实，在不可切除的 HCC 患者中，具有优异安全性和疗效的载药微球（DEB）TACE 与传统 TACE 相比，

治疗后 1 个月时肿瘤尺寸缩小 4%，在第 6个月时缩小 24%。在增强检查中，最初 4周中观察到造影剂强化平均减少 64%，而ADC 值上升 18%[9]。其他研究表明，TACE术后 1 ~ 2 周造影增强和 ADC 值显著同步改变，肿瘤大小减少未见相应缩小[10]。DW - MRI 和 CE - MRI 是治疗反应评估中常用的功能性 MRI 参数，因为它们能比传统解剖指标更早地评估肿瘤反应，其结果不但具有再现性，而且还有预测患者生存的能力。我们将依次对其进行讨论。

DWI 的肿瘤学基础是恶性组织的细胞比良性组织多，而且排列杂乱。组织中的这些显微结构差别可以在扩散加权图像或ADC 图中显示。DWI 对水分子的热运动十分敏感，该运动也称为布朗运动。组织中的水分子运动既不是完全自由，也不是完全随机的。它受到细胞内和细胞外环境中各种组成的限制，如血管、细胞和细胞器，以及细胞外大分子。MRI 通过在 T2 加权自旋回波序列的脉冲设计中利用扩散敏感梯度，来观察这些水分子运动受到的阻碍。这些扩散敏感梯度的强度和持续时间由 "b 值" 表示。在大多数组织中，水分子运动的障碍具有各向同性，即没有定向偏差。这与特定组织中（如大脑或肾小管）水分子的各向异性或定向阻碍相反。其意义在于，有限的 b 值取样通常足以代表组织中水分子的扩散特征。在MR 图像上，扩散限制通常表示为信号亮度，在互补 ADC 图上具有相应的信号暗度。因此，我们可以定量或定性地评估组织或病变内扩散受限制的程度。ADC 图可通过选择目标组织内的感兴趣区，量化扩散的受限程度[4,11,12]。

当肿瘤细胞发生坏死时，它们对水分子运动的阻碍程度变小。这导致扩散限制的相对降低和 ADC 值的增加。一些研究已经证明了肝肿瘤和背景肝实质基线 ADC 值的相对差异，以及治疗前后肝脏肿瘤平均 ADC值的差异。在治疗前，这些差异反映了相对

低氧的恶性组织与良性组织相比的坏死程度。治疗后ADC值的增加反映了由动脉内治疗引起的组织坏死的程度[13]。DWI-MRI作为组织坏死标志物的组织病理学基础已经得到确认[14]。

ADC测量作为治疗反应早期生物标志物的效用也得到了充分的证实。在TACE后的前4周内，治疗的病变表现出ADC值显著增加。治疗后最初24小时内的ADC测量结果表现为矛盾性下降。人们认为，这反映了细胞水肿和水分丢失的共存[10,15]。在此之后，ADC值增加可持续3周，最显著的升高出现在治疗后1~2周。第4周时，ADC值稳定或再次开始下降。该非特异性结果可反映肿瘤细胞再生或组织纤维化与重塑[10,15,16]。

治疗后的ADC改变具有预后评估意义。满足RECIST和EASL中部分缓解标准的目标病变，与经证实没有变化或疾病进展的病变相比，平均ACD值升高[13,16]。此外，治疗前靶灶的ADC值可能有助于预测对治疗的反应。治疗前ADC值较高的结直肠癌肝转移可能对化疗反应不佳[13]。动脉内治疗的目的是诱导肿瘤坏死，而治疗前ADC值较高的病变，预期在治疗后ADC值升高的幅度不大。这可能预示着治疗反应相对较差。

ADC测定具有高度的再现性。准确地评估ADC测量错误，能可靠地区分开偶然变化和真正的治疗反应。一些研究已经确定了变异系数，也就是说由于测量错误或观察者间差异造成的ADC测量值变化范围为7.3%~14.7%[17,18]。一般来说，ADC值的差异小于15%可能是测量技术所致，而不是治疗反应的真正差异[18]。

动脉内治疗后组织坏死也表现为造影剂增强的降低。造影剂增强反映了肿瘤的生存力；这是它在EASL标准中作为功能性生物标志物的基础。治疗后观察到的造影剂强化降低，比ADC值的增加更早。这一点并不奇怪，因为TACE破坏肿瘤血供是肿瘤坏死

的先决条件。TACE后可立即观察到肿瘤动脉强化降低，治疗后可持续4周[10]。这些强化的改变有助于解释治疗后24小时内和4周后ADC值明显矛盾性降低。在强化减低的情况下，这段时间内出现的ADC值降低，不太可能解释为耐药或肿瘤复发。TACE后1~2周进行的MRI检查与基线相比，在肿瘤强化和ADC值方面产生的差异最大[10]。

常规的双相CE-MRI能够在动脉内治疗后早期检测到肿瘤灌注的变化。在双相CE-MRI中，灌注造影剂后，在动脉和门静脉期利用T1加权序列采集图像。该技术与灌注MR不同，后者是采用一系列快速连续的图像采集来研究肿瘤微灌注的独特方法[19,20]。CE-MRI利用肝脏双重血供的基本原理，使病变的显影最大化。也就是说，20%~25%的肝血流由肝动脉供应，75%~80%由门静脉供应。富血管性肝肿瘤仅从肝动脉获得血供，因此它们在动脉期显影最佳（通常在灌注造影剂后20~30秒）。由于背景肝实质在门静脉期强化（通常在灌注造影剂后60~70秒），因此多血管病变融合到背景肝脏中。与此相反，在最大程度强化的肝实质背景下，可最好地观察少血管病灶。在动脉期最佳显影的多血管肿瘤有肝细胞癌、胰岛细胞和神经内分泌肿瘤等。而在门静脉期或延迟期最佳显影的少血管肿瘤有腺癌和胆管癌[21]。

我们可以使用动脉强化分数（AEF），或动脉强化与峰值增强比，来量化动脉内治疗后造影剂增强的改变。成功的TACE会破坏肿瘤动脉供血，从而降低动脉和峰值强化。由于峰值增强反映了动脉和门静脉对整体强化的贡献，因此动脉强化（分子）降低的程度高于峰值增强（分母）。最终的结果是AEF下降。研究表明，HCC的AEF与肝硬化背景肝实质之间存在差异。此外，TACE成功后早期病变的AEF可能出现差异。一项研究表明，治疗后3~4周靶灶

AEF 降低≥35% 的患者与未降低患者相比，6 个月、1 年和 2 年生存率均有所增加[22]。

# 容积方法

DW-和 CE-MRI 是评估治疗反应可靠的功能性生物标志物的示例。两种方法都能满足理想的成像生物标志物的许多标准。

直到最近才发现，这两种功能方法存在共同的局限性。该局限性是传统的治疗反应解剖评估法遗留下来的，包括以下几个方面。在传统方法中，ADC 和强化测量通过在单层横断面图像上划定感兴趣区来进行。而该区域必须代表着整个的病灶。因此，我们必须假定肿瘤是均匀一致的。但我们知道，肿瘤本身代表了一种非常复杂和差别很大的生态系统，其治疗反应体现了这种内在的复杂性。如果与传统的 EASL 和 mRECIST 反应评估标准相比，DW-和 CE-MRI 已被证明是评估治疗反应的优异指标，它们必须克服这一限制。

MRI 的最新技术进展使得 DW-和 CE-MRI 技术可以用在三维环境中。功能性 MRI 的溶剂法，使这种强大的功能技术能够体现出肿瘤的复杂性、异质性及其治疗反应。它不仅能更全面地评估治疗反应，而且能对重新治疗提出更有针对性的方法。

我们在这里只是简要讨论容积功能性 MRI 技术。整个目标病变将被作为感兴趣的区域，由先进的计算机软件对病变进行体积划分，甚至达到单个体素的水平。每个体素都有其独特的解剖和功能特征，包括空间坐标、造影剂强化程度和扩散限制程度。然后，将每个体素的功能信息绘制在直方图上。直方图提供了目标病变内全部体素功能数据的概要特征。直方图的性质完全取决于它所体现的功能参数。如果涉及的功能参数是 ADC 值，那么直方图将显示目标病灶内 ADC 值的范围，以及该范围内具有每个 ADC 值的体素相对数量或频率。这也同样适用于造影剂强化，只不过所涉及的参数是

信号强度。

治疗前和治疗后直方图的对比能提供有关治疗反应的有用信息。体素值的平均值、分布和频率的变化允许对治疗反应的总体幅度和方向进行广泛的评估。更详尽的治疗反应也可以通过逐个对比治疗前和治疗后的体素值来进行。然后，将具有特定 ADC 值或信号强度的体素的空间分布绘制成彩色编码图，并叠加在最初的灰阶图上。这种方法可成为有针对性的再治疗区的定向图，显示出治疗反应不理想的区域。

采用 CT 容积法评估治疗反应的先例已有很多。很多数据支持这种方法用于转移性乳腺癌[23]、肺癌[24]及头颈部癌[25]的治疗后评估。而在 MR 领域中，包含 ADC 图的 DW-MRI 以及 CE-MRI 的功能性容积评估已经成功地用于肝脏和大脑[26]。在过去的 3 年中，已经有很多重要文献证明它在评估肝肿瘤（含 HCC）TACE[26-28]、胰岛细胞瘤[29]、胆管癌[30]、神经内分泌瘤[31]治疗反应中的作用。这些出版物的结果表明，DW-和 CE-MRI 的容积分析具备了理想成像生物标志物的许多特征。

最近的研究表明，阈值容积 ADC 和 CE 的变化可用于预测 HCC 治疗反应（图 9.1）。TACE 术后 3~4 周时，ADC 和静脉强化（VE）的容积改变可以预测 6 个月时肿瘤大小的变化。这使我们可以在肿瘤大小明显变化之前，将患者早期划分为 mRECIST 的不同类别[28]。转移性胰岛细胞瘤的病例也出现了同样的情况。ADC 值提早升高超过预设阈值 $0.16 \times 10^{-3}$ 的患者能够早期预示其 RECIST 反应[29]。最近的研究确定了不可切除 HCC 患者 TACE 预后的最佳 ADC 和 VE 阈值，而不依赖于 mRECIST 标准。最近一项研究中，ADC 增加≥25% 和 VE 降低≥65% 导致总生存期 11 个月时患者的显著分层。此外，将患者分层为双参数、单参数和无反应组也导致三组患者的存活率显著不同。双参数组 25% 患者的存活时间

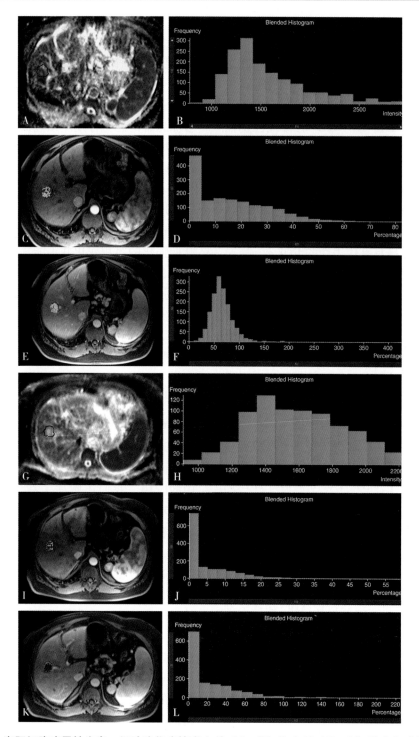

图 9.1　63 岁肝细胞癌男性患者。经动脉化疗栓塞之前（A－F）和之后（G－L）的容积功能性磁共振成像指标。基线时（A，B）的容积表观扩散系数（ADC）图和直方图分析，平均值为 $1.44 \times 10^{-3}$ $mm^2/s$。注意直方图向更高值移动。治疗后 6 周随访时（G，H），ADC 平均值增加至 $1.85 \times 10^{-3} mm^2/$ s。基线时（C，D）动脉期的容积强化图平均值为 13%，随访期（I，J）平均值降至 2%。基线时（E，F）静脉期的容积强化图平均值为 63%，随访期（K，L）平均值降至 12%。注意两个直方图向较低值方向移动。这些变化表明对治疗有明显反应。

为 30 个月，而其余两组分别只有 6 个月和 5 个月[26,27]。最近还证明，DW - 和 CE - MRI 容积分析的优越性已经超过了高度敏感的实验室生物标志物，如甲胎蛋白（AFP）[27]。

容积 DW - 和 CE - MRI 的再现性仍然是一个活跃的研究领域。最近的研究表明，DW - CE - MRI 的半定量容积分析，与不可切除 HCCTACE 术后手动绘制感兴趣区（ROI）相比具有更高的可再现性。这被认为是 HCC 内在异质性的一个函数，使我们很难一致地选择具有代表性的 ROI。

手动选择 ROI 不仅要求选择有代表性的横断层面，还需要选择该层面内具有代表性的 ROI。这两种选择都严重影响了对治疗反应的最终评估，而且它们很容易出现观察者之间的差异。而容积法则将整个病灶作为感兴趣区，消除了这种差异的可能。这样就能更全面和准确地评估治疗反应[32]。

最近，人们对 TACE 后的神经内分泌肿瘤进行了功能性生物标志物的容积分析，包括类癌和胰腺神经内分泌肿瘤（图 9.2）。一项研究指出，目标病灶在 TACE 后容积 ADC 值增加 ≥ 15% 的患者，与 ADC 升高程度不明显的患者相比，总生存期改善。此外，肝动脉和门静脉期容积降低 ≥ 25% 和 ≥ 50% 的患者，与双相造影剂强化降低较少的患者相比，生存期也出现了改善。但 HCC 的情况不同，结合运用 ADC 和造影剂强化的容积改变，在预后方面无额外的益处。与单参数反应者一样，无论动脉或门静脉期是否发生强化的改变，双参数反应者只可能存活 40 个月[31]。

而在准确描述肿瘤和反应的异质性方面，没有比胆管癌更复杂的疾病。胆管癌是一种少血管瘤，肝动脉期的造影剂强化特征变化多样。容积法在该种情况下会大显身手，因为选择 ROI 会非常复杂和困难。最近的一项研究表明，TACE 术后 3 ~ 4 周 ADC 改变的容积分析，可预测不可切除胆管癌患者的总生存期。回过头来看，生存超过 10 个月的患者与其他病例相比，第 3 ~ 4 周时平均容积 ADC 显著升高。而且，第 3 ~ 4 周时目标病灶容积 ADC 升高 ≥ 45% 或 ≥ 60% 的患者与 ADC 升高低于该阈值的患者相比，生存和预后均较好。但肝动脉和静脉期强化的容积变化并不能预测治疗后的存活率，这可能是由于即便是治疗后，肿瘤内在的强化特性仍然很复杂所致[30]。目前已经证实，在转移性胰岛细胞瘤的病例中，容积性 ADC 的变化对预示 TACE 后的总生存期，强化的变化更有优势[29]。

## 小结

功能性治疗反应参数的容积分析仍然是 MR 研究的一个活跃领域。我们已经讨论了它在两种功能成像技术 DW - 和 CE - MRI 中的应用。我们还阐述了在治疗反应评估中，功能性方法相对于解剖方法的优势。

容积分析通过对治疗反应进行更全面的评估，体现出这些功能性技术的进一步完善。容积分析在这种情况下的成功应用，预示着它能更广泛地应用于一系列功能性 MRI 技术之中。但是，我们需要开展更多研究来支持这一颇具前景的初步结果。从第一个分析可以清楚看出，容积 DW - 和 CE - MRI 可以早期开展全面的可再现评估，而且具有强大的预后意义，因此作为治疗反应的衡量指标具有广阔的前景。

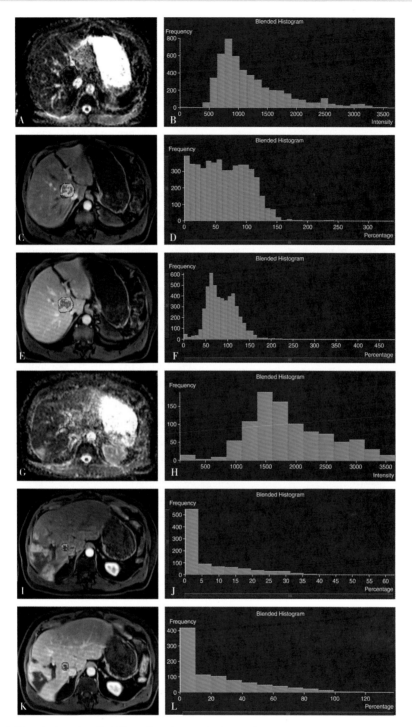

图 9.2　65 岁神经内分泌瘤肝转移的男性患者。经动脉化疗栓塞之前（A-F）和之后（G-L）的容积功能性磁共振成像指标。基线时（A，B）的容积表观扩散系数（ADC）图和直方图分析，平均值为 $1.21 \times 10^{-3} mm^2/s$。治疗后 6 周随访时（G，H），ADC 平均值增加至 $1.88 \times 10^{-3} mm^2/s$，注意直方图向更高值移动。基线时（C，D）动脉期的容积强化图平均值为 68%，随访期（I，J）平均值降至 15%。基线时（E，F）静脉期的容积强化图平均值为 91%，随访期（K，L）平均值降至 36%。注意两个直方图向较低值方向移动。这些变化表明对治疗有明显反应。

# 参考文献

1. Figueiras RG, Padhani AR, Goh VJ, Vilanova JC, Gonzalez SB, Martin CV, et al. Novel oncologic drugs: what they do and how they affect images. *Radiographics* 2011; 31 (7): 2059 –2091.

2. Padhani AR, Khan AA. Diffusion – weighted (DW) and dynamic contrast – enhanced (DCE) magnetic resonance imaging (MRI) for monitoring anticancer therapy. *Target Oncol* 2010; 5 (1): 39 –52.

3. Therasse P, Arbuck SG, Eisenhauer EA, Wanders J, Kaplan RS, Rubinstein L, et al. New guidelines to evaluate the response to treatment in solid tumors. European Organization for Research and Treatment of Cancer, National Cancer Institute of the United States, National Cancer Institute of Canada. *J Natl Cancer Inst* 2000; 92 (3): 205 –216.

4. Padhani AR, Miles KA. Multiparametric imaging of tumor response to therapy. *Radiology* 2010; 256 (2): 348 –364.

5. Jaffe CC. Measures of response: RECIST, WHO, and new alternatives. *J Clin Oncol* 2006; 24 (20): 3245 –3251.

6. Kamel IR, Bluemke DA. Magnetic resonance imaging of the liver: assessing response to treatment. *Top Magn Reson Imaging* 2002; 13 (3): 191 –200.

7. Bruix J, Sherman M, Llovet JM, Beaugrand M, Lencioni R, Burroughs AK, et al. Clinical management of hepatocellular carcinoma. Conclusions of the Barcelona – 2000 EASL conference. European Association for the Study of the Liver. *J Hepatol* 2001; 35 (3): 421 –430.

8. Lencioni R, Llovet JM. Modified RECIST (mRE-CIST) assessment for hepatocellular carcinoma. *Semin Liver Dis* 2010; 30 (1): 52 –60.

9. Reyes DK, Vossen JA, Kamel IR, Azad NS, Wahlin TA, Torbenson MS, et al. Single – center phase II trial of transarterial chemoembolization with drug – eluting beads for patients with unresectable hepatocellular carcinoma: initial experience in the United States. *Cancer J* 2009; 15

(6): 526 –532.

10. Kamel IR, Liapi E, Reyes DK, Zahurak M, Bluemke DA, Geschwind JF. Unresectable hepatocellular carcinoma: serial early vascular and cellular changes after transarterial chemoembolization as detected with MR imaging. *Radiology* 2009; 250 (2): 466 –473.

11. Padhani AR. Diffusion magnetic resonance imaging in cancer patient management. *Semin Radiat Oncol* 2011; 21 (2): 119 –140.

12. Padhani AR, Liu G, Koh DM, Chenevert TL, Thoeny HC, Takahara T, et al. Diffusion – weighted magnetic resonance imaging as a cancer biomarker: consensus and recommendations. *Neoplasia* 2009; 11 (2): 102 –125.

13. Chandarana H, Taouli B. Diffusion and perfusion imaging of the liver. *Eur J Radiol* 2010; 76 (3): 348 –358.

14. Vossen JA, Buijs M, Geschwind JF, Liapi E, Prieto Ventura V, Lee KH, et al. Diffusion – weighted and Gd – EOB – DTPA – contrast – enhanced magnetic resonance imaging for characterization of tumor necrosis in an animal model. *J Comput Assist Tomogr* 2009; 33 (4): 626 –630.

15. Padhani A. Unresectable hepatocellular carcinoma: serial early vascular and cellular changes after transarterial chemoembolization. *Radiology* 2009; 250 (2): 324 –326.

16. Bonekamp S, Shen J, Salibi N, Lai HC, Geschwind J, Kamel IR. Early response of hepatic malignancies to locoregional therapy – value of diffusion – weighted magnetic resonance imaging and proton magnetic resonance spectroscopy. *J Comput Assist Tomogr* 2011; 35 (2): 167 –173.

17. Corona – Villalobos CP, Pan L, Halappa VG, Bonekamp S, Lorenz CH, Eng J, et al. Agreement and reproducibility of apparent diffusion coefficient measurements of dual – b – value and multi – b – value diffusion – weighted magnetic resonance imaging at 1.5 Tesla in phantom and in soft tissues of the abdomen. *J Comput Assist Tomogr* 2013; 37 (1): 46 –51.

18. Bilgili MY. Reproductibility of apparent diffusion coefficients measurements in diffusion – weighted

MRI of the abdomen with different b values. *Eur J Radiol* 2012; 81 (9): 2066 – 2068.

19. Li SP, Padhani AR. Tumor response assessments with diffusion and perfusion MRI. *J Magn Reson Imaging* 2012; 35 (4): 745 – 763.

20. Taouli B, Johnson RS, Hajdu CH, Oei MT, Merad M, Yee H, et al. Hepatocellular carcinoma: perfusion quantification with dynamic contrast – enhanced MRI. *AJR Am J Roentgenol* 2013; 201 (4): 795 – 800.

21. Baron RL. Understanding and optimizing use of contrast material for CT of the liver. *AJR Am J Roentgenol* 1994; 163 (2): 323 – 331.

22. Bonekamp S, Bonekamp D, Geschwind JF, Corona – Villalobos CP, Reyes DK, Pawlik TM, et al. Response stratification and survival analysis of hepatocellular carcinoma patients treated with intra – arterial therapy using MR imaging – based arterial enhancement fraction. *J Magn Reson Imaging* 2014; 40 (5): 1103 – 1111.

23. Prasad SR, Jhaveri KS, Saini S, Hahn PF, Halpern EF, Sumner JE. CT tumor measurement for therapeutic response assessment: comparison of unidimensional, bidimensional, and volumetric techniques initial observations. *Radiology* 2002; 225 (2): 416 – 419.

24. Mozley PD, Schwartz LH, Bendtsen C, Zhao B, Petrick N, Buckler AJ. Change in lung tumor volume as a biomarker of treatment response: a critical review of the evidence. *Ann Oncol* 2010; 21 (9): 1751 – 1755.

25. Hadjiiski L, Mukherji SK, Gujar SK, Sahiner B, Ibrahim M, Street E, et al. Treatment response assessment of head and neck cancers on CT using computerized volume analysis. *AJNR Am J Neuroradiol* 2010; 31 (9): 1744 – 1751.

26. Bonekamp S, Li Z, Geschwind JF, Halappa VG, Corona – Villalobos CP, Reyes D, et al. Unresectable hepatocellular carcinoma: MR imaging after intraarterial therapy. Part I. Identification

and validation of volumetric functional response criteria. *Radiology* 2013; 268 (2): 420 – 430.

27. Bonekamp S, Halappa VG, Geschwind JF, Li Z, Corona – Villalobos CP, Reyes D, et al. Unresectable hepatocellular carcinoma: MR imaging after intraarterial therapy. Part II. Response stratification using volumetric functional criteria after intraarterial therapy. *Radiology* 2013; 268 (2): 431 – 439.

28. Bonekamp S, Jolepalem P, Lazo M, Gulsun MA, Kiraly AP, Kamel IR. Hepatocellular carcinoma: response to TACE assessed with semiautomated volumetric and functional analysis of diffusion – weighted and contrast – enhanced MR imaging data. *Radiology* 2011; 260 (3): 752 – 761.

29. Li Z, Bonekamp S, Halappa VG, Corona – Villalobos CP, Pawlik T, Bhagat N, et al. Islet cell liver metastases: assessment of volumetric early response with functional MR imaging after transarterial chemoembolization. *Radiology* 2012; 264 (1): 97 – 109.

30. Halappa VG, Bonekamp S, Corona – Villalobos CP, Li Z, Mensa M, Reyes D, et al. Intrahepatic cholangiocarcinoma treated with local – regional therapy: quantitative volumetric apparent diffusion coefficient maps for assessment of tumor response. *Radiology* 2012; 264 (1): 285 – 294.

31. Gowdra Halappa V, Corona – Villalobos CP, Bonekamp S, Li Z, Reyes D, Cosgrove D, et al. Neuroendocrine liver metastasis treated by using intraarterial therapy: volumetric functional imaging biomarkers of early tumor response and survival. *Radiology* 2013; 266 (2): 502 – 513.

32. Bonekamp D, Bonekamp S, Halappa VG, Geschwind JF, Eng J, Corona – Villalobos CP, et al. Interobserver agreement of semi – automated and manual measurements of functional MRI metrics of treatment response in hepatocellular carcinoma. *Eur J Radiol* 2014; 83 (3): 487 – 496.

# 器官特异性肿瘤
## ——原发性肝癌

# 肝细胞癌的评估与分类

Riccardo Lencioni

## 总论

　　肝细胞癌（HCC）是全球癌症相关死亡的第三大原因。预计在未来十年，全球某些地区的 HCC 发病率和死亡率还会大幅增加。这一点与其他实质性肿瘤有所不同。鉴于其复杂性及 HCC 和肝硬化的共同关联，要实现正确的肿瘤分期和治疗计划，需要对肿瘤分期、肝功能和身体状况进行仔细的多学科评估。对早期 HCC 患者应考虑采用可能的治愈性疗法，包括肝移植、手术切除和影像引导消融。

　　经导管肝动脉化疗栓塞可作为既无肝功能失代偿也无肝外转移的巨块或多发结节型非浸润肿瘤患者的标准治疗方案，这些患者按照巴塞罗那临床肝癌分期系统（BCLC）属于中期患者。钇 – 90（$^{90}$Y）微球放射栓塞术越来越多地用于治疗较晚期的肿瘤患者，包括已经侵及门静脉的病例。多靶点酪氨酸激酶抑制剂索拉非尼是目前唯一可用于不适合手术或介入治疗的 HCC 患者全身治疗的药物。尽管近来在治疗策略方面取得了很大进展，但肿瘤复发仍然是 HCC 患者不可逃避的问题。目前正在开展的几项临床试验，研究联合运用各种局部和全身治疗在预防早期复发和改善长期生存方面的疗效。

## 引言

　　HCC 是全球癌症相关死亡的第三大原因[1]。在未来十年中，全球某些地区的 HCC 发病率和死亡率预计还会因乙型和丙型肝炎病毒的感染而大幅增加。这一点与其他实质性肿瘤有所不同[2-4]。肝硬化患者发生 HCC 的风险最高，应每 6 个月接受一次影像学检查，以筛查早期无症状阶段的肿瘤[5-7]。如要通过影像学监测发现病灶，离不开正确的诊断手段。肝硬化本身的病理学改变使得确诊真正的 HCC 小结节很困难。例如，肝脏的再生性或增生性结节与小肿瘤十分相似[8]。

　　鉴于疾病的复杂性，以及目前可用的治疗方法很多，选择适当的疗法也并不容易，需要我们悉心地对肿瘤分期、肝功能和身体状况进行多学科评估[5-7]。

## 肝细胞癌的评估

### 诊断标准

　　对于已知乙型病毒性肝炎或其他病因引起肝硬化病史的患者，如果影像学监测期间发现分散的结节病变（一般由超声检出），很可能是 HCC。但病理研究表明，在肝硬化肝脏中检出的近一半小结节不是 HCC[9]。因此，小 HCC 与非恶性肝细胞病变的鉴别诊断较为困难。经皮影像引导下活检是最直接的方法，但小结节病灶的取样会存在误差，此外，在小活检标本上鉴别 HCC 和增生性结节也非易事。因此，由病理专家评估活检结果阳性对诊断大有裨益，但结果阴性不能作为排除恶性肿瘤的唯一标准。

　　目前的指南建议利用对比增强 CT 和/或对比增强 MRI 来查明监测期间检出的结节[5-7]。而事实上，在动态影像学研究中，鉴别诊断的关键病理因素之一是病灶的供血血管。再生性结节进展为高分化的增生性结节，再发展为低分化的增生性结节，最后成为真正的 HCC。我们从这一过程中可以看到门管区影像的减少，而新生动脉血管却不断发展。它们被称为"非门管区动脉（non - triadal artery）"，并逐渐成为 HCC 病灶的主要血供来源。HCC 的诊断正是基于这些新生血管，并且它们是肝硬化患者成像的关键因素[8]。

应根据恶性肿瘤的实际风险，以及得出可靠诊断的可能性来构建合理的诊断方案。

由于在肝硬化肝脏检出的小结节中，HCC 的发生率与病灶大小有关，因此建议的诊断检查取决于病变的大小[5-7]。直径小于 1cm 的病变是 HCC 的可能性很小。因此，只须对此类结节进行严密随访，以及时发现提示恶变的生长。合理的随访方案是每 3 个月扫描一次。结节大小超过 1cm 时，病灶有可能是 HCC，应积极予以确诊。如果结节表现出 HCC 的血管特征，可以在不取活检的情况下诊断为 HCC，即便此时患者的甲胎蛋白指标正常，但如果患者合并有肝硬化病史即可确诊。所谓的血管特征，即：动脉期肿瘤明显强化，门脉或晚期造影剂消退。在采用最先进的方案进行检测，并由经验丰富的肝脏影像专家进行解读的前提下，应该将此类病灶视为 HCC，因为临床和放射学检查结果的阳性预测值极高[8]。对于大小为 1~2cm 的病灶，一些指南建议应该由两种典型的动态成像方式确认最终影像学结果[6]。

如果影像学表现不典型，或者影像学特征不一致，则建议进行活检。在这方面须特别指出的是，极早期的 HCC 肿瘤或许不会表现出明显的 HCC 血管特征。HCC 的诊断延误至影像学检出动脉期血管增多或造影剂消退以后，根治的机会将降低，因为当肿瘤进展至影像学可检测的新生血管改变时，说明已经发生微观血管的侵犯，以及卫星灶显著增多。

其他替代方法，特别是使用 MRI 或普美显 MRI 的方法，可以提高鉴别小病灶的能力。但是任何替代方法在成为 HCC 标准诊断方法之前，都需要在离体肝脏上进行影像学 - 病理学相关性的前瞻性研究。此外必须指出，基于成像结果的非侵入性标准只适用于已确诊为肝硬化的患者，而对于非硬化肝脏中发现的结节则建议通过活检来确诊。

## 临床分期

大多数实体性恶性肿瘤的分期决定了其预后和治疗方案。但大多数 HCC 患者往往有两种疾病共存，即肝硬化和 HCC。两者的相互作用给预后和治疗选择带来了很大的影响[10]。由于肿瘤 - 淋巴结 - 转移（TNM）系统未考虑到肝功能状态，所以在临床决断中的作用很有限。在过去的几年中，人们开发出很多评分系统，旨在根据预计生存期来划分患者。

目前最流行的分期系统是 BCLC 分期系统[6]。BCLC 涵盖了与肿瘤分期、肝功能状态、身体状况和肿瘤症状相关的变量，并提供了基于已发表的各种治疗反应率的预期寿命估计（图 10.1）。在 BCLC 系统中，早期 HCC（A 期）包括以下患者：东部肿瘤协作组（ECOG）评分标准评价身体状况为 0 分、保留肝功能（Child - Pugh A 级或 B 级），以及孤立性肿瘤或小于 3cm 的结节不超过 3 个，不存在肉眼血管浸润和肝外转移。

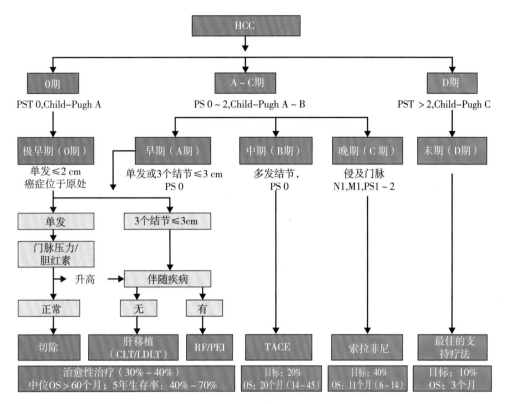

图 10.1 肝细胞癌的巴塞罗那临床肝癌分期系统（BCLC）。PST = 身体状况评估；PS = 身体状况；N = 结节；M = 转移；CLT = 尸体肝脏移植；LDLT = 活体供肝移植；RF = 射频；PEI = 经皮乙醇注射；TACE = 经动脉化疗栓塞；OS = 总生存期。（引自：European Association for the Study of the Liver；European Organisation for Research and Treatment of Cancer. EASL – EORTC clinical practice guidelines：management of hepatocellular carcinoma. *J Hepatol* 2012；56：908 – 943.）

如果患者肝功能为 Child – Pugh A 级，合并有肝硬化，以及不足 2cm 的孤立性肿瘤，则分期属于极早期（0 期）。如果多发性结节 HCC 患者既无血管浸润，又无肝外转移，并且身体状况为 0 分，存在 Child – Pugh A 或 B 级肝硬化，则属于中期。而存在门静脉浸润或肝外转移患者属于晚期。终末期患者为严重肝脏代谢失调（Child – Pugh C）或身体状况评分超过 2 分的患者。

过去几年中，研究者已经提出了多种用于 HCC 的备选分期系统。特别是最近，一组香港地区的研究人员提出了一种新的 HCC HKLC 分期系统。该系统与 BCLC 相比，可为亚洲患者提供更合适的预后评估[11]。作者假定差异源自于肝脏疾病潜在的病因。丙型肝炎是西方国家中导致 HCC 的主要肝疾病。而在香港地区及某些亚洲国家（日本除外），主要的肝病是乙型肝炎。因乙型肝炎而发展为 HCC 的患者，肝功能常好于丙型肝炎的患者。因为乙型肝炎发展为 HCC 之前常无活动期，使肝脏得到一些恢复，而丙型肝炎在整个病程中一直保持活性[12]。重要的是，新 HKLC 分期系统表明更积极的治疗很有必要，特别是血管已被浸润的患者，这突显了目前围绕 BCLC 分期的争议之一[13]。然而，在广泛推广 HKLC 分期系统之前，仍需要在亚洲和其他地区进行外部验证。

# 肝细胞癌的分类

HCC 患者应由转诊中心的多学科团队进行评估，以确保认真筛选适合各种治疗方案的候选人，并确保这些治疗的权威运用。该团队的组成包括：肝病科医生、肿瘤科医生、介入科医生、肝胆外科医生、放射科医生和病理科医生[6]。

## 早期

早期 HCC 的患者可以获得治愈性治疗，其中包括肝移植、手术切除和经皮消融等。这些方法具有长期治愈的可能，5 年生存率为 50%～75%[14]。但由于缺乏对比治愈疗法的随机对照试验（RCT），目前尚无明确证据支持早期 HCC 的最佳一线治疗方法。

## 肝移植

肝移植是治愈肿瘤和潜在慢性肝病的唯一手段。它被认为是在失代偿期肝硬化状态下，不足 5cm 孤立 HCC 患者，以及早期多发局灶性疾病（最多 3 个结节，直径均不超过 3cm）患者的最佳治疗选择。而对于代偿良好肝硬化合并孤立性小结节肿瘤的患者，最佳治疗策略仍待商榷[14]。肝移植患者报告的结果优于肿瘤切除患者，特别是肿瘤复发率很低，5 年内肿瘤复发率低于 10%～20%[14]。然而，从意向治疗的角度来看总体生存率下降。事实上，由于肝脏供体不足，候补和移植之间会有一段等待期。在这段时间中，肿瘤会不停生长，可能出现不再适合移植手术的并发症（血管浸润，肝外转移）。如果候补等待期超过 12 个月，那么肝移植退出率会高达 25%[14]。很多小组在等待期执行了介入治疗，如经导管动脉化疗栓塞术（TACE）、$^{90}$Y 放射性栓塞和经皮消融等，以此实现局部控制肿瘤的目的。活体供肝移植是扩大可用肝脏数量的可行办法。但这需要技艺高超的资深肝外科团队，而且手术并发症会增多，还存在供体死亡的风险。此外，该技术的应用程度很低，只有约 1/4 的潜在受体最终接受了手术[14]。

## 手术切除

手术切除是治疗非肝硬化患者的首选治疗方法。此类病例在西方国家的比例不到 10%。但对于肝硬化患者，必须仔细选择可切除的候选者，以降低术后肝衰竭的风险。已有研究表明，正常胆红素水平和无临床症状的门静脉高压症患者是手术获得良好效果的最佳预示因素[14]。如由经验丰富的医生治疗，此类患者的治疗相关死亡率可低于 1%～3%，且 5 年生存率可超过 70%[14]。相反，门静脉显著高压患者的 5 年生存率降低至 50%，而两种不利因素同时存在的患者（门静脉高压和胆红素升高）5 年生存率将不足 30%。

由术中超声引导的解剖切除最好采用楔形方式。因为这样可以包含与肿瘤主体存在于同一个肝段内的微小卫星灶。事实上，在 HCC 的极早期阶段，肿瘤便通过侵入门静脉外周小分支播散[9]。肿瘤切除后 5 年的复发率超过 70%。其中包括因播散，或残余硬化肝脏中新生的肿瘤。肿瘤复发的最有力预示因素是微血管浸润和/或原发病灶附近存在额外的肿瘤部位[14]。

## 影像引导下消融

影像引导下的消融治疗建议用于无法施行手术的早期 HCC 患者[5-7]。尽管射频消融（RFA）已成为最流行的技术[15,16]，但最近问世的一些新技术因能够克服 RFA 的某些缺点，深受人们的青睐，其中包括高温和非高温方法[17-22]。

无论采用哪种消融方式，在肿瘤可见边界周围留出消融余量对达到治疗效果十分关键，这与外科手术一样。在目标肿瘤全周留有 360° 的 0.5～1cm 后消融余量最为理想。该余量可保证病灶的周围部分，以及附近的微观浸润完全被根除。

那么，消融是否可以取代手术切除成为一线治疗手段呢？这是一个悬而未决的问题[23]。RCT 尚未提供明确的答案[24-26]。最近一项荟萃分析中，RCT 的汇总结果表明，在 1 年与 3 年总生存率和无复发生存率方面，RFA 和手术切除无显著差异[27]。但 RFA 的 5 年总生存率和无复发生存率低于手术切除。另一方面，RFA 的并发症率低，且住院时间短[27]。因此，到目前为止尚无确切的数据支持 RFA 可以取代手术切除，成为早期 HCC 患者的一线治疗手段。但重要的是，非随机试验一致地报道了手术切除和 RFA 治疗极早期肿瘤，即直径≤2cm 的单发 HCC 的结果相同，这表明 RFA 具备了作为此类患者一线治疗手段的潜力[14]。随着研究的进展，消融已逐步被用于治疗那些根据手术标准可切除的 HCC 患者。有效的替代局部治疗的运用，逐步细化了手术标准，将手术切除的适应证限定于真正能从中受益的患者[14]。

## 中 - 晚期

尽管我们广泛地施行了监测，但仍有一半以上的 HCC 患者确诊时为时已晚，无法给予治愈性治疗[28]。此外，根治术后的复发率很高。中 - 晚期 HCC 患者考虑给予经动脉区域性治疗，或全身索拉非尼治疗。

### 经动脉治疗

HCC 治疗中最常使用的治疗方法是影像学引导下的经导管治疗，即：TACE 和 $^{90}$Y 放射性栓塞。TACE 建议用于肝功能相对良好的巨块型或多发结节型 HCC 患者，同时应该无癌症相关症状，无血管浸润或肝外转移的证据[5-7]。最流行的 TACE 技术是注射含抗癌药的碘油，然后栓塞剂栓塞[29]。该手术的关键成分是碘油。它既是携带和定位化疗药的载体，又是细小肿瘤血管的栓塞剂。载药微球问世之后，成为碘油治疗方法的替代方法。临床经验表明，载药微球能同时提供缺血和局部细胞毒性效应，同时降低全身的暴露[30]。

在最近的 Cochrane 荟萃分析中，支持 TACE 优势的证据受到了质疑。Cochrane 综述的作者指出，没有证据表明 TACE 或经动脉栓塞对不可切除 HCC 患者的生存率有积极作用，这一点与目前的临床实践相左[31]。然而，一些专家对这一结论也提出了质疑，并对 Cochrane 综述表示关注[32,33]。有人指出，该分析包括对早期 HCC 患者进行的一项试验。该试验将单纯动脉栓塞与局部消融相结合进行了评估。另一方面，Cochrane 综述依据 Cochrane 标准，排除了两项主要试验。它们发现由于存在偏倚风险而提高了生存率[32,33]。该数据最近被收录在 GIDEON 中。这是一项迄今为止全球最大规模的 HCC 观察性研究。它表明 TACE 是目前世界上使用最广泛的 HCC 治疗方法[28]。

$^{90}$Y 放射性栓塞术越来越多地用于治疗较晚期的肿瘤患者，包括已经侵及门静脉的病例。而实际上，由于 $^{90}$Y 微球的栓塞效应极小，因此该疗法可安全地用于门静脉血栓形成患者。一些 Ⅰ～Ⅱ 期临床研究记载了 $^{90}$Y 放射性栓塞的功效和安全性[34-37]。目前正在进行的一些 Ⅲ 期临床试验旨在明确放射性栓塞与索拉非尼相比，或与索拉非尼联合使用时的生存获益[38]。

### 全身治疗

多靶点酪氨酸激酶抑制药索拉非尼是目前唯一可用于 HCC 全身治疗的药物。索拉非尼能阻断多种血管生成的关键调节因子，包括细胞表面酪氨酸激酶受体（血管内皮生长因子和血小板衍生生长因子受体），以及一些细胞内丝氨酸/苏氨酸激酶（Raf - 1 和 B - Raf）。主要在美洲和欧洲进行的 SHARP 试验[39]，以及在亚洲进行的类似试验[40]均报道索拉非尼与安慰剂相比能改善患者生存期，因此将索拉非尼确定为不适合手术或介入治疗患者的标准疗法。

但大多数患者的疾病在最初有效后仍有进展。这可能是因为索拉非尼激活了额外的通路，并使肿瘤对索拉非尼产生耐药。另外，索拉非尼治疗会导致毒副反应，如手足皮肤反应、腹泻和疲劳，并因此造成剂量减小和中断治疗。因此，我们需要效果持久且更安全耐受的替代或二线治疗方法，以进一步改善患者的结局。研究者利用新基因技术，确定了 HCC 中的若干个分子靶点，促进了一些靶向治疗的研发。但到目前为止，这些药物均未能在一线治疗（brivanib，sunitinib，erlotinib，linifanib）或索拉非尼治疗进展后的二线治疗（brivanib，everolimus）中获得积极的结果。因此，索拉非尼仍是唯一获得批准的 HCC 全身治疗药物，无不让人遗憾[41]。

## 小结

在我们试图改善 HCC 患者疗效的道路上，仍面临一些问题。HCC 本身的病理生理复杂性，以及不得不在有效疗法与保护脏器功能之间进行权衡，使我们在临床中很难做出抉择。此外，尽管近年来在治疗策略方面取得了很大进展，但肿瘤复发仍然是 HCC 患者不可逃避的问题。目前正在开展的几项临床试验研究了联合运用各种局部和全身治疗预防早期复发和改善长期生存的疗效。迄今为止，已完成 II 期研究得出的安全性和有效性结果令人振奋[42,43]。然而，确切了解哪些 HCC 和患者健康特性能预示联合治疗的临床疗效，对于指定个体化的循证治疗策略至关重要。

## 参考文献

1. International Agency for Research on Cancer. World Health Organization. GLOBOCAN 2012：estimated cancer incidence, mortality, and prevalence worldwide in 2012. http：//globocan. iarc. fr（accessed May 20, 2014）.

2. Olsen AH, Parkin DM, Sasieni P. Cancer mortality in the United Kingdom：projections to the year 2025. *Br J Cancer* 2008；99：1549 – 1554.

3. Davis GL, Alter MJ, El – Serag H, et al. Aging of the hepatitis C virus（HCV） – infected persons in the United States：a multiple cohort model of HCV prevalence and disease progression. *Gastroenterology* 2010；138：513 – 521.

4. Fong ZV, Tanabe KK. The clinical management of hepatocellular carcinoma in the United States, Europe, and Asia：a comprehensive and evidence – based comparison and review. *Cancer* 2014；120：2824 – 2838.

5. Bruix J, Sherman M；American Association for the Study of Liver Diseases. Management of hepatocellular carcinoma：an update. *Hepatology* 2011；53：1020 – 1022.

6. European Association for the Study of the Liver；European Organisation for Research and Treatment of *Cancer*. EASL-EORTC clinical practice guidelines：management of hepatocellular carcinoma. *J Hepatol* 2012；56：908 – 943.

7. Verslype C, Rosmorduc O, Rougier P；ESMO Guidelines Working Group. Hepatocellular carcinoma：ESMO-ESDO Clinical Practice Guidelines for diagnosis, treatment and follow – up. *Ann Oncol* 2012；23 Suppl 7：vii41 – 48.

8. Lencioni R. Evolving strategies in the diagnosis of hepatocellular carcinoma. *J Hepatol* 2011；54：184 – 186.

9. Kojiro M, Roskams T. Early hepatocellular carcinoma and dysplastic nodules. *Semin Liver Dis* 2005；25：133 – 142.

10. Lencioni R, Crocetti L. Loco – regional treatment of hepatocellular carcinoma. *Radiology* 2012；262：43 – 58.

11. Yau T, Tang VY, Yao TJ, Fan ST, Lo CM, Poon RT. Development of Hong Kong Liver cancer staging system with treatment stratification for patients with hepatocellular carcinoma. *Gastroenterology* 2014；146：1691 – 1700.

12. Sherman M. Staging for hepatocellular carcinoma：complex and confusing. *Gastroenterology* 2014；146：1599 – 1602.

13. Chapiro J, Geschwind JF. Hepatocellular carcinoma: have we finally found the ultimate staging system for HCC? *Nat Rev Gastroenterol Hepatol* 2014; 11: 334 – 336.

14. Mazzaferro V, Lencioni R, Majno P. Early hepatocellular carcinoma on the procrustean bed of ablation, resection, and transplantation. *Semin Liver Dis* 2014; 34: 415 – 426.

15. Gervais DA, Goldberg SN, Brown DB, Soulen MC, Millward SF, Rajan DK. Society of Interventional *Radiology* position statement on percutaneous radiofrequency ablation for the treatment of liver tumors. *J Vasc Interv Radiol* 2009; 20 (7 Suppl): S342 – S347.

16. Crocetti L, de Baere T, Lencioni R. Quality improvement guidelines for radiofrequency ablation of liver tumours. *Cardiovasc Intervent Radiol* 2010; 33: 11 – 17.

17. Lubner MG, Brace CL, Ziemlewicz TJ, Hinshaw JL, Lee FT Jr. Microwave ablation of hepatic malignancy. *Semin Intervent Radiol* 2013; 30: 56 – 66.

18. Groeschl RT1, Pilgrim CH, Hanna EM, et al. Microwave ablation for hepatic malignancies: a multiinstitutional analysis. *Ann Surg* 2014; 259: 1195 – 1200.

19. Cannon R, Ellis S, Hayes D, Narayanan G, Martin RC 2nd. Safety and early efficacy of irreversible electroporation for hepatic tumors in proximity to vital structures. *J Surg Oncol* 2013; 107: 544 – 549.

20. Lu DS, Kee ST, Lee EW. Irreversible electroporation: ready for prime time? *Tech Vasc Interv Radiol* 2013; 16: 277 – 286.

21. Silk MT, Wimmer T, Lee KS, et al. Percutaneous ablation of peribiliary tumors with irreversible electroporation. *J Vasc Interv Radiol* 2014; 25: 112 – 118.

22. Dunne RM, Shyn PB, Sung JC, et al. Percutaneous treatment of hepatocellular carcinoma in patients with cirrhosis: a comparison of the safety of cryoablation and radiofrequency ablation. *Eur J Radiol* 2014; 83: 632 – 638.

23. Li GZ, Speicher PJ, Lidsky ME, et al. Hepatic resection for hepatocellular carcinoma: do contemporary morbidity and mortality rates demand a transition to ablation as first – line treatment? *J Am Coll Surg* 2014; 218: 827 – 834.

24. Chen MS, Li JQ, Zheng Y, et al. A prospective randomized trial comparing percutaneous local ablative therapy and partial hepatectomy for small hepatocellular carcinoma. *Ann Surg* 2006; 243: 321 – 328.

25. Huang J, Yan L, Cheng Z, et al. A randomized trial comparing radiofrequency ablation and surgical resection for HCC conforming to the Milan criteria. *Ann Surg* 2010; 252: 903 – 912.

26. Feng K, Yan J, Li X, et al. A randomized controlled trial of radiofrequency ablation and surgical resection in the treatment of small hepatocellular carcinoma. *J Hepatol* 2012; 57: 794 – 802.

27. Wang Y, Luo Q, Li Y, Deng S, Wei S, Li X. Radiofrequency ablation versus hepatic resection for small hepatocellular carcinomas: a meta – analysis of randomized and nonrandomized controlled trials. *PLoS ONE* 2014; 9: e84484.

28. Lencioni R, Kudo M, Ye SL, et al. GIDEON (Global Investigation of therapeutic DEcisions in hepatocellular carcinoma and Of its treatment with sorafeNib): second interim analysis. *Int J Clin Pract* 2014; 68: 609 – 617.

29. Lencioni R. Chemoembolization for hepatocellular carcinoma. Semin Oncol 2012; 39: 503 – 509.

30. Lammer J, Malagari K, Vogl T, et al. Prospective randomized study of doxorubicin – eluting – bead embolization in the treatment of hepatocellular carcinoma: results of the PRECISION V study. *Cardiovasc Intervent Radiol* 2010; 33: 41 – 52.

31. Oliveri RS, Wetterslev J, Gluud C. Transarterial (chemo) embolisation for unresectable hepatocellular carcinoma. *Cochrane Database Syst Rev* 2011; 3: CD004787.

32. Ray CE, Haskal ZJ, Geschwind JFH, Funaki BS. The use of transarterial chemoembolization in the treatment of unresectable hepatocellular carcinoma: a response to the Cochrane Collaboration Review of 2011. *J Vasc Interv Radiol* 2011; 22: 1693 – 1696.

33. Forner A, Llovet JM, Bruix J. Chemoembolization for intermediate HCC: is there proof of survival benefit? *J Hepatol* 2012; 56: 984 – 986.

34. Kulik LM, Carr BI, Mulcahy MF, Lewandowski RJ, Atassi B, Ryu RK, et al. Safety and efficacy of $^{90}$Y radiotherapy for hepatocellular carcinoma with and without portal vein thrombosis. *Hepatology* 2008; 47: 71 – 81.

35. Riaz A, Kulik L, Lewandowski RJ, Ryu RK, Giakoumis Spear G, et al. Radiologic – pathologic correlation of hepatocellular carcinoma treated with internal radiation using yttrium – 90 microspheres. *Hepatology* 2009; 49: 1185 – 1193.

36. Salem R, Lewandowski RJ, Mulcahy MF, Riaz A, Ryu RK, Ibrahim S, et al. Radioembolization for hepatocellular carcinoma using Yttrium – 90 microspheres: a comprehensive report of long – term outcomes. *Gastroenterology* 2010; 138: 52 – 64.

37. Salem R, Lewandowski RJ, Kulik L, et al. Radioembolization results in longer time – to – progression and reduced toxicity compared with chemoembolization in patients with hepatocellular carcinoma. *Gastroenterology* 2011; 140: 497 – 507.

38. Salem R, Mazzaferro V, Sangro B. Yttrium 90 radioembolization for the treatment of hepatocellular carcinoma: biological lessons, current challenges, and clinical perspectives. *Hepatology* 2013; 58: 2188 – 2197.

39. Llovet JM, Ricci S, Mazzaferro V, et al. Sorafenib in advanced hepatocellular carcinoma. *N Engl J Med* 2008; 359: 378 – 390.

40. Cheng AL, Kang YK, Chen Z, et al. Efficacy and safety of sorafenib in patients in the Asia – Pacific region with advanced hepatocellular carcinoma: a phase III randomised, double – blind, placebo – controlled trial. *Lancet Oncol* 2009; 10: 25 – 34.

41. Llovet JM, Hernandez – Gea V. Hepatocellular carcinoma: reasons for phase III failure and novel perspectives on trial design. *Clin Cancer Res* 2014; 20: 2072 – 2079.

42. Pawlik TM, Reyes DK, Cosgrove D, Kamel IR, Bhagat N, Geschwind J. Phase II trial of sorafenib combined with concurrent transarterial chemoembolization with drug – eluting beads for hepatocellular carcinoma. *J Clin Oncol* 2012; 29: 3960 – 3967.

43. Lencioni R, Llovet JM, Han G, et al. Sorafenib or placebo in combination with transarterial chemoembolization (TACE) with doxorubicin – eluting beads (DEBDOX) for intermediate – stage hepatocellular carcinoma (HCC): phase II, randomized, double – blind SPACE trial. *J Clin Oncol* 2012; 30 (suppl 4; abstr LBA154).

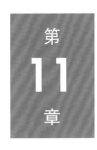

# 影像引导下的肝细胞癌消融术

第11章

Laura Crocetti，Maria Clotilde Della Pina，Dania Cioni，and Riccardo Lencioni

## 引言

肝细胞癌（HCC）是第六大常见癌症，也是癌症相关死亡的第三大原因[1]。通过监测高危人群可以早期诊断 HCC[2-4]。然而，即便是早期肿瘤患者，也需要对肝肿瘤特征、肝功能和生理状态进行仔细的多学科评估，以便给予适当的治疗方案[5]。当排除了手术方法后，则建议将影像引导下肿瘤消融作为最适合的治疗手段，对于正确选择的患者，有完全治愈的机会[5]。

HCC 有很多种分类系统。巴塞罗那临床肝癌（BCLC）分类近年来已成为用于 HCC 患者临床管理的标准分类法（表11.1和表 11.2）[6,7]。该分类将疾病分期与推荐的治疗策略相结合，并为每个肿瘤分期制定治疗标准。它已经获得欧洲肝脏研究协会（EASL）专家小组和美国肝脏疾病研究协会（AASLD）指南的支持[2,5]。亚洲有关 HCC 的实践略有不同，亚洲太平洋肝脏研究协会推荐并于最近发表了香港地区肝癌（HKLC）分期系统。该系统反映出亚洲国家近年来的临床实践情况[8,9]。

BCLC 系统[6]建议对早期 HCC 患者实施影像引导下的肿瘤消融。随机对照试验的荟萃分析已经显示出射频消融（RFA）相对于经皮穿刺瘤内注药、乙醇注射消融方面的疗效和生存获益方面有较大优势。它目前已经被定为局部肿瘤治疗的标准方法[10-14]。

表 11.1　确诊为肝细胞癌（HCC）患者的巴塞罗那临床肝癌分类[6]

| 分期 | 分类 |
| --- | --- |
| 极早期 | PS 0，Child - Pugh A，单发 HCC < 2cm |
| 早期 | PS 0，Child - Pugh A - B，单发 HCC 或最多 3 个 <3cm 的结节 |
| 中期 | PS 0，Child - Pugh A - B，多结节 HCC |
| 晚期 | PS 1~2，Child - Pugh A - B，门静脉肿瘤浸润，结节转移，远处转移 |
| 终末期 | PS > 2，Child - Pugh C |

PS = 身体状况

表 11.2　Child - Pugh 分类[a]

| | 观察结果的得分 | | |
| --- | --- | --- | --- |
| | 1 | 2 | 3 |
| 脑病等级 | 无 | 轻度 | 严重 |
| 腹水 | 无 | 轻 - 中度 | 严重 - 顽固性 |
| 血胆红素（mg/dl） | < 2 | 2~3 | > 3 |
| 血清白蛋白（g/dl） | > 3.5 | 2.8~3.5 | < 2.8 |
| INR | < 1.7 | 1.71~2.20 | > 2.20 |

[a] Child - Pugh 分类根据以下 Child - Pugh 分级法评估[7]：

Child - Pugh A：5~6 分

Child - Pugh B：7~9 分

Child - Pugh C：10~15 分

如果某项检查部件存在多个结果，则将最低的数值用于 Child - Pugh 分类。

INR = 国际标准化比率

本章论述了极早期和早期 HCC 的影像引导下的消融治疗，并强调了当前局部治疗在外科手术方面的优势和局限性。此外，我们还会讲述正在发展的各种技术，如微波消融（MWA）和不可逆电穿孔（IRE）。

## 极早期肝细胞癌

极早期 HCC 是指在肝功能 Child - Pugh A 级患者肝内发现直径不足 2cm 的孤立小结节，而且无微血管浸润和转移，提示具有很大的治愈可能性。根据已经获得 EASL 和 AASLD 支持的 BCLC 分期系统[2,5]，如果患者无肝硬化，或即便存在肝硬化，但肝功能良好、胆红素水平正常、不存在有临床意义的门静脉高压，则可以采用手术切除。此类患者病灶切除后不会发生失代偿，而且 5 年生存率可达 75%[15,16]。解剖切除是指完全切除由门静脉和肝动脉主要供血分支的部分肝脏。研究者认为这是最佳的手术方案，因为从理论上它可以根除 HCC 的肝内转移，与非解剖切除相比具有更好的结局[17]。

尽管近来手术技术不断完善，已将治疗相关死亡率降至 1%～3%，但很多专家小组仍然将解剖切除的适应证限定在适合局部切除的极早期 HCC 患者，以便最大限度地保留非癌肝实质的功能[17]。而实际上，根据需要切除肝段体积，手术治疗后可能会发生严重肝功能损害，甚至可能出现肝功能衰竭[17]。因此，非被膜下或非血管周围的 < 2cm 结节最适合接受经皮 RFA 治疗。很多医院已经将其作为肝脏肿瘤消融的标准技术[5,10,18,19]。极早期 HCC 患者完全缓解率将近 97%，5 年生存率为 68%[20]。因此，对于位于肝脏中心的小肿瘤，射频消融治疗对手术切除的地位形成了挑战。因为它的长期生存率与手术切除相似，但更好地保留了肝实质。

最近，一项决策分析研究得出了手术切除和 RFA 在治疗极早期 HCC 中地位的确定结论。Cho 等的结论称，RFA 和肝切除治疗极早期 HCC 的疗效基本相似[21]。

从成本效益角度而言，已经证明在单发 < 2cm HCC 的患者 RFA 优于手术切除。Cucchetti 等在此类患者中证实，RFA 可以通过比切除低的费用，实现更好的预期寿命和预期生活质量。不过应该注意的是，这两种方法预期寿命和生活质量提高的差异并不是很大。但 RFA 所需的费用确实低于肝切除，因此从成本角度来看，RFA 占有优势[22]。还应该指出的是，患者的个体特征也会影响治疗结果，使疗效优于或劣于普通水平，如肿瘤在肝脏中心或周边、接近或远离胆管、患者消瘦或超重、是否存在门静脉高压等[21,23]。临床经验表明，RFA 治疗被膜下或邻近胆囊的 HCC 肿瘤，会导致主要并发症增多和消融不全[24-28]。因此，如果遇到此类位置的肿瘤，还应考虑肝脏切除。故此，RFA 是极早期 HCC 患者的首选疗法之一，但存在不可用 RFA 或不安全的个体差异时，应该考虑手术切除。

## 早期肝细胞癌

早期肝细胞癌是指孤立 HCC 或最多 3 个直径不超过 3cm，且肝功能良好（Child - Pugh A 和 B）的患者。此类患者可采用切除、肝移植或经皮消融治疗，具有长期治愈的可能性，5 年生存率预计为 50%～75%。在诸多消融技术中，RFA 目前被认为是早期 HCC 患者的最佳治疗选择[5,10,18]。五项随机对照试验对比了 RFA 与经皮注射乙醇（PEI）治疗早期 HCC 的疗效。这些研究有力地证明了 RFA 比 PEI 更有效，从而可以更好地控制疾病进展[29-33]（表 11.3）。

RFA 对患者总生存率的影响更具争议性。亚洲进行的三项随机对照试验确定了 RFA 对患者的生存获益，但两项欧洲随机对照研究未能证明 RFA 和 PEI 在总生存期方面的显著差异，尽管 RFA 表现出有利的趋势。但是包含所有随机对照试验的独立荟萃分析已经证实，RFA 治疗确实比 PEI 更有优势，特别是当肿瘤超过 2cm 时。因此，有研究者将 RFA 确定为此类患者的标准治疗技术[11-13]（图 11.1）。最近对 RFA 治疗患者远期疗效的报告表明，肝功能 Child – Pugh A 级和早期 HCC 患者的 5 年生存率高达 51% ~64%，符合 BCLC 手术切除标准的患者该比例可达 76%[34-37]（表 11.4）。因

此，RFA 是否能取代手术切除，成为早期 HCC，乃至 >2cm 孤立性小结节患者的首选治疗方法呢？这一问题仍亟待解答。文献中关于该问题仍有争议。一项随机对照研究对比了直径≤5cm 单发结节的 Child – Pugh A 级患者手术切除与消融的疗效，结果未发现两个治疗组总生存率和无疾病生存率的统计学差异[38]。

表 11.3　对比射频消融（RFA）和经皮乙醇注射（PEI）治疗早期肝细胞癌的随机对照研究总结表

| 作者和发表年份 | 初步 CR | 治疗失败[a] | 总生存期（%） | | |
|---|---|---|---|---|---|
| | | | 1 年 | 3 年 | P 值 |
| Lencioni et al., 2003[29] | | | | | |
| RFA (n =52) | 91% | 8% | 88 | 81 | NS |
| PEI (n =50) | 82% | 34% | 96 | 73 | |
| Lin et al., 2004[30] | | | | | |
| RFA (n =52) | 96% | 17% | 82 | 74 | 0.014 |
| PEI (n =52) | 88% | 45% | 61 | 50 | |
| Shiina et al., 2005[31] | | | | | |
| RFA (n =118) | 100% | 2% | 90 | 80 | 0.02 |
| PEI (n =114) | 100% | 11% | 82 | 63 | |
| Lin et al., 2005[32] | | | | | |
| RFA (n =62) | 97% | 16% | 88 | 74 | 0.031 |
| PEI (n =62) | 89% | 42% | 96 | 51 | |
| Brunello et al., 2008[33] | | | | | |
| RFA (n =70) | 96% | 34% | 88 | 59 | NS |
| PEI (n =69) | 66% | 64% | 96 | 57 | |

CR = 完全缓解；NS = 不显著

[a] 包括最初治疗失败（未完全缓解）和后期治疗失败（局部复发）

表 11.4 报道将射频消融作为首选非手术治疗的早期肝细胞癌患者 5 年生存率的研究总结表

| 作者和发表年份 | 患者例数 | 总生存期（%） | | |
|---|---|---|---|---|
| | | 1 年 | 3 年 | 5 年 |
| Lencioni et al. , 2005[34] | | | | |
| Child – Pugh A | 144 | 100 | 76 | 51 |
| Child – Pugh B | 43 | 89 | 46 | 31 |
| Tateishi et al. , 2005[35] | | | | |
| Child – Pugh A | 221 | 96 | 83 | 63 |
| Child – Pugh B – C[a] | 98 | 90 | 65 | 31 |
| Choi et al. , 2007[36] | | | | |
| Child – Pugh A | 359 | 不适用 | 78 | 64 |
| Child – Pugh B | 160 | 不适用 | 49 | 38 |
| N'Kontchou et al. , 2009[37] | | | | |
| BCLC resectable[b] | 67 | 不适用 | 82 | 76 |
| BCLC unresectable | 168 | 不适用 | 49 | 27 |

NA = 不可用；BCLC = 巴塞罗那临床肝癌分期。

[a]98 例患者中只有 4 例为 Child – Pugh C 级肝硬化。

[b]BCLC 的切除标准包括单发肿瘤、胆红素水平正常（＜1.5mg/dl）、无严重的门脉高压。

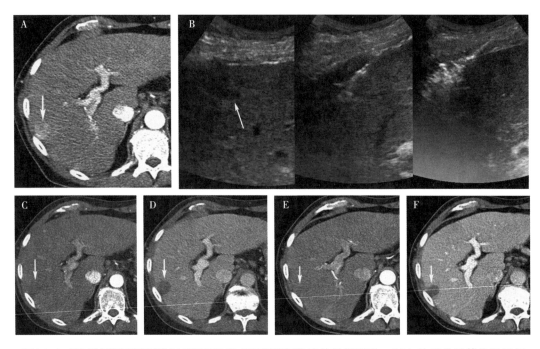

图 11.1 78 岁男性丙型肝炎相关肝硬化患者早期肝细胞癌的射频消融。（A）治疗前计算机断层扫描（CT）动脉期显示肿瘤为位于被膜下的 25mm 强化结节（箭头所示）。在超声引导下置入多极射频消融针，并穿刺入结节内（箭头所示）。治疗后 1 个月采集动脉期（C）和门静脉期（D）的 CT 图像，可见原肿瘤病灶被无强化的消融区（箭头所示）取代，其直径比原来的肿瘤稍扩大。6 个月 CT 检查证实完全缓解（箭头所示，E，F）。

与之相反,近期一项随机对照试验对比了 RFA 和手术切除治疗符合米兰标准患者的结果。研究表明,手术切除比 RFA 的生存率更高,复发率更低[39]。但这两项随机对照研究都具有较大的局限性。前者样本量很小,而且并不是根据预期的总生存期计算而来,而后者切除组患者的失访率较高(15.6%,相比 RFA 组为 6.1%)[38,39]。

最近的一项随机对照试验是中国北京 Feng 等[40]于 2012 年开展的研究。他们利用病灶数≤2,直径≤4cm 的肝功能为 Child - Pugh A 或 B 级患者,对比了手术切除组(n =84)和 RFA 组(n = 84)的疗效。手术切除组 3 年总生存率(主要终点)为 74.8%,RFA 组为 67.2%,两组间无显著的统计学差异。

这些主要由于研究设计重大缺陷得出不确定结果,使我们无法得出明确循证结论。另一方面,设计完善的随机对照研究需要大规模的样本来证实两种治疗之间哪怕是很小的生存获益差别。

大规模的全国性调查可以提供手术切除和经皮消融在临床实践中各自作用的证据。日本的 Hasegawa 等[41]开展了一项前瞻性队列分析。

他们在肝功能 Child - Pugh A 或 B 级,病灶数最多 3 个且最大直径均不超过 3cm 的 HCC 患者中,对比了肝切除(n = 5361)、RFA(n = 5548)和乙醇注射(n = 2059)的疗效。

肝切除组 3 年和 5 年复发率分别为 43.3% 和 63.8%,而 RFA 组分别为 57.2% 和 71.7%,表明肝脏切除治疗后的复发率较低。

切除组 3 年和 5 年生存率分别为 85.3% 和 71.7%,RFA 组分别为 81.0% 和 61.1%。根据多变量分析结果,手术切除与 RFA 相比的死亡风险比为 0.84(95% 置信区间,0.74 ~ 0.95;P = 0.006)[41]。

这种基于大规模病例的研究结果具有一定意义,但是因为治疗组的背景因素存在显著差异,故而也不能确定其结论的准确性。

最近还发表了一篇对比手术切除和 RFA 治疗的大规模回顾性研究,即肝功能 Child - Pugh A 级的肝硬化患者,单发 <3cm 的 HCC 结节[42]。根据临床治疗方案,对意大利 15 所医院的患者施行肝切除和 RFA 消融。切除组的 4 年总体生存率为 74.4%,RFA 组为 66.2%(P = 0.353)。切除组 4 年累积 HCC 复发率为 56%,RFA 组为 57.1%(P = 0.765)。倾向评分匹配后,尽管在切除组患者中观察到复发率较低的趋势,但两组生存率和肿瘤复发率仍然没有显著差异。这项研究的结果似乎可以证实,对于合适的代偿性肝硬化和小 HCC 患者,消融治疗可以作为一线治疗选择。

影响 RFA 治疗的重要因素是它是否可以完全消融存活肿瘤,以及建立适当无肿瘤余量的能力。目标肿瘤的最长轴不能超过 3cm,以便目前可用的设备能实现最佳的完全消融率[10]。而且即便是小肿瘤,RFA 达到完全肿瘤消除的能力似乎也取决于肿瘤的位置。对作为肝移植过渡的接受 RFA 治疗的患者肝脏标本进行组织学检查发现,邻近血管的大结节(3mm 或以上)的肿瘤完全坏死率降低大约 50%,其原因是消融区内血流灌注导致热量消散,从而引起了组织冷却[43]。因此,单发 HCC 直径 > 3cm 且 <5cm 时,单独 RFA 治疗的成功率降低,应考虑给予动脉内治疗[44-48]。

经动脉化疗栓塞(TACE)联合 RFA 已经被用于最大限度降低组织灌注导致的热量散失,以提高 RFA 的疗效[44-47]。最近已经发表了旨在对比 RFA 和 TACE 治疗中等大小 HCC(3.1 ~ 5cm)效果的随机对照试验。TACE 联合 RFA 组与单纯 RFA 组相比,局部肿瘤进展率显著降低(6% vs 39%,P = 0.012)[49]。人们已在 RFA 后进行载药微球 TACE,通过让肿瘤的外周部分暴露在高浓度药物下,增加肿瘤的坏死。而在标准

RFA 治疗中,这部分肿瘤只能达到亚致死温度[48]。如要确定化疗方案(药物和给药途径)和 RFA 的最佳组合方法,需要开展更多的相关研究。需要特别指出的是,一项旨在对比热敏性脂质体多柔比星联合 RFA,与单纯 RFA 治疗不可切除 HCC 疗效和安全性的Ⅲ期随机双盲安慰剂对照研究已经完成[50]。

值得重视的是孤立性大肿瘤(超过5cm)患者。即便由于这些患者不符合移植的条件,或不能在早期阶段考虑移植,BCLC 流程图中也没有给出明确手术切除的标准,但由于这些患者的肿瘤过大,不应忽略外科转诊[23]。目前各种消融的方式尚不能提供成功治疗此类肿瘤的充分消融体积,而且单纯对其进行经动脉栓塞治疗的效果也差异较大[5,10]。而且,当肿瘤超过 5cm 时,联合治疗的优势已不明显[46,51]。另一方面,研究表明孤立性大肿瘤的患者可以从手术切除中获益,因为手术的死亡率已经很低,而且可切除孤立性大肿瘤的患者有多个其他局灶性肿瘤的可能性较小[23]。

例如,当 RFA 在 10%~25% 因肿瘤位置不利,而不可能施行 RFA 和/或不安全时[34,52],载药微球 TACE 可作为另一种有价值的治疗选择。最近对一组肝移植过渡期接受载药微球 TACE 治疗的患者研究表明,切除肝脏的组织学检查显示,77% 接受治疗的肿瘤完全坏死[53]。

## 影像引导消融:不断发展的方法和技术

微波消融(MWA)已经成为 RFA 热消融 HCC 的一种有效的替代手段。电磁微波通过震荡坏死组织中的水分子产生加热效应[54]。与现有的热消融技术相比,微波技术的主要特点包括:恒定的肿瘤内温度、更大的肿瘤消融体积、更快的消融时间,以及改良的传导更好的对流分布特性。因此,

MWA 与 RFA 相比的优势在于,治疗结果受肿瘤附近血管的影响较小[55]。此外,由于微波消融不像射频消融那样依赖电流,因此可以同时放置多个治疗器。目前,有两项较大规模的试验探索了微波消融肝脏肿瘤的安全性[56,57]。据报道,MWA 重大并发症发生率为 2.6%~2.9%[56,57],次要并发症发生率为 7.3%[57]。作者得出结论,根据以往对 RFA 的经验,MWA 消融被认为是更为安全的技术。到目前为止,只有一项随机对照试验对比了 MWA 和 RFA 的疗效[58]。尽管两种方式的疗效无统计学显著差异,但是 RFA 在局部复发率和并发症发生率方面表现出有利的优势。但需指出的是,自本研究发表以来,MWA 又获得了长足的发展。微波工程学的进步已经让人们能设计出更大、更受控制的消融区的新微波系统[59]。虽然临床实践已经使用了微波消融,但尚无随机对照试验或大规模研究的结果。我们需要更大规模的患者人群,来证实它与 RFA 相比,在治疗极早期或早期 HCC 患者生存率方面的显著优势。因此,我们必须开展多中心临床试验,尽量标准化治疗方案,同时还要考虑各种微波设备的差异。

目前,正在接受早期 HCC 临床研究的新型非化学、非热能的影像引导消融技术是不可逆电穿孔(IRE)[60](图 11.2)。IRE 是通过改变跨膜电位导致细胞膜完整性不可逆损害的方法,从而导致细胞死亡,而无需附加药物的损伤[61]。IRE 在活体中会在治疗和非治疗区之间形成清晰的边界。这表明,IRE 能明确区分开治疗区和非治疗区,可以根据数学预测精确地施行治疗计划。此外,由于 IRE 属于非热能技术,因此能在不损害血管功能的情况下,完全消融至血管的边界。因此,不会受到血流灌注引起的组织冷却或加热的影响(热能方法面临的主要问题)。最近发表的报道中,作者检验了 IRE 治疗肝静脉和/或门静脉主干附近肿瘤的安

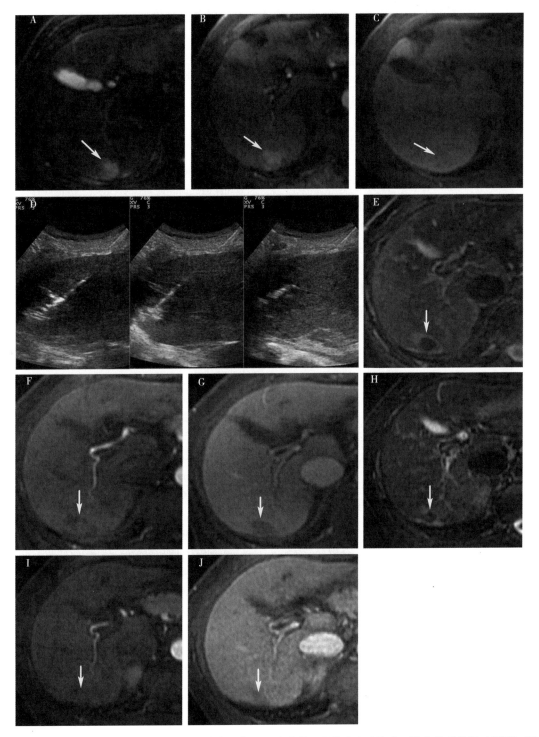

图 11.2　70 岁女性丙型肝炎相关肝硬化患者早期肝细胞癌的不可逆电穿孔治疗。治疗前磁共振（MRI）图像显示 S7 段内直径 22mm 肿瘤，T2 加权像中高信号（箭头所示，A），动脉期采集的 T1 加权像中高信号（箭头所示，B），在门静脉期采集图像中为低信号（箭头所示，C）。手术在超声引导下进行，采用了三个单极电极（D）。治疗后 2 个月的 MRI 图像可见，T2W 加权像显示肿瘤部位为高信号边界包绕的中心低信号区（箭头所示，E）。T1 加权像的动脉期和门静脉期可见高信号区（箭头所示，F，G）。治疗后 12 个月的 MRI 随访确认完全缓解，表现为 T2 加权像（H）和 T1 加权像（I，J）中动脉期和门静脉期的消融区缩小。

全性和短期效果[62]。作者得出结论，IRE 用于此类肿瘤时，可称为安全的技术。术后影像显示，治疗肿瘤 1cm 附近的肝静脉均未闭塞。除 1 例患者发生节段性主干损伤之外，肿瘤 1cm 附近的门静脉结构结果相似。目前尚不清楚损伤是 IRE 的电效应所致，还是 IRE 电极附近组织中形成热效应的结果[62]。对热治疗十分重要的另一个关键的位置是肿瘤靠近胆总管，会有导致胆管结构严重狭窄的风险。有关该问题的临床经验已见诸于文献，其结果表明 IRE 适用于治疗热消融技术存在困难的，位于肝脏中央且边界靠近胆总管的肿瘤[63]。但截至目前，已发表的 IRE 技术数据均是基于临床前模型和小规模的研究，我们非常需要正在开展的前瞻性临床试验的结果[60,61]。

## 小结

影像引导下消融在现阶段 HCC 治疗中发挥着重要作用，它被认为是患者无法施行切除或肝移植过渡期的最佳治疗选择。但是，一些涉及到消融治疗作用的问题亟待解决。与其他大多数常见肿瘤相比，只有少数的随机对照试验评估了不适合手术疗法或治疗失败 HCC 患者介入治疗的疗效，试验还评估了不可切除 HCC 患者在初次治疗后复发且后续最佳治疗的方案仍难寻觅时介入治疗的效果。事实上，按照 BCLC 分期治疗策略，像初次发病那样重新分配患者接受治疗并不适合所有患者。

当接受肝切除的肝硬化患者出现新的 HCC 复发灶时，即使患者肝功能良好，不存在门静脉高压，也很难施行再次切除[64]。而复发的肿瘤可以进行局部消融治疗，所以影像引导下消融是一种可重复的技术，可以让患者选择这种治疗[65]。

## 参考文献

1. Parkin DM, Bray F, Ferlay J, Pisani P. Global cancer statistics, 2002. *CA Cancer J Clin* 2005; 55 (2): 74 – 108.

2. Bruix J, Sherman M, Llovet JM, et al. EASL Panel of Experts on HCC. Clinical management of hepatocellular carcinoma. Conclusions of the Barcelona – 2000 EASL conference. *J Hepatol* 2001; 35 (3): 421 – 430.

3. Bolondi L, Sofia S, Siringo S, et al. Surveillance programme of cirrhotic patients for early diagnosis and treatment of hepatocellular carcinoma: a cost – effectiveness analysis. *Gut* 2001; 48 (2): 251 – 259.

4. Sangiovanni A, Del Ninno E, Fasani P, et al. Increased survival of cirrhotic patients with a hepatocellular carcinoma detected during surveillance. *Gastroenterology* 2004; 126 (4): 1005 – 1014.

5. Bruix J, Sherman M. Management of hepatocellular carcinoma. *Hepatology* 2005; 42 (5): 1208 – 1236.

6. Llovet JM, Brú C, Bruix J. Prognosis of hepatocellular carcinoma: the BCLC staging classification. *Semin Liver Dis* 1999; 19 (3): 329 – 338.

7. Pugh RN, Murray – Lyon IM, Dawson JL, Pietroni MC, Williams R. Transection of the oesophagus for bleeding oesophageal varices. *Br J Surg* 1973; 60 (8): 646 – 649.

8. Omata M, Lesmana LA, Tateishi R, et al. Asian Pacific Association for the study of the liver consensus recommendations on hepatocellular carcinoma. *Hepatol Int* 2010; 4 (2): 439 – 474.

9. Yau T, Tang VY, Yao TJ, et al. Development of Hong Kong liver cancer staging system with treatment stratification for patients with hepatocellular carcinoma. *Gastroenterology* 2014; 146 (7): 1691 – 1700.

10. Crocetti L, de Baere T, Lencioni R. Quality improvement guidelines for radiofrequency ablation of liver tumours. *Cardiovasc Intervent Radiol* 2010; 33 (1): 11 – 17.

11. Orlando A, Leandro G, Olivo M, Andriulli A, Cottone M. Radiofrequency thermal ablation vs. percutaneous ethanol injection for small hepatocellular carcinoma in cirrhosis: meta – analysis of randomized controlled trials. *Am J Gastroenterol*

2009；104（2）：514 – 524.

12. Cho YK, Kim JK, Kim MY, Rhim H, Han JK. Systematic review of randomized trials for hepatocellular carcinoma treated with percutaneous ablation therapies. *Hepatology* 2009；49（2）：453 – 459.

13. Germani G, Pleguezuelo M, Gurusamy K, Meyer T, Isgrò G, Burroughs AK. Clinical outcomes of radiofrequency ablation, percutaneous alcohol and acetic acid injection for hepatocelullar carcinoma：a meta – analysis. *J Hepatol* 2010；52（3）：380 – 388.

14. Lencioni R, Crocetti L. Local – regional treatment of hepatocellular carcinoma. *Radiology* 2012；262（1）：43 – 58.

15. Llovet JM, Fuster J, Bruix J. Intention – to – treat analysis of surgical treatment for early hepatocellular carcinoma：resection versus transplantation. *Hepatology* 1999；30（6）：1434 – 1440.

16. Huo TI, Lin HC, Hsia CY, et al. The model for end – stage liver disease based cancer staging systems are better prognostic models for hepatocellular carcinoma：a prospective sequential survey. *Am J Gastroenterol* 2007；102（9）：1920 – 1930.

17. Chen J, Huang K, Wu J, et al. Survival after anatomic resection versus nonanatomic resection for hepatocellular carcinoma：a meta – analysis. *Dig Dis Sci* 2011；56（6）：1626 – 1633.

18. Lencioni R, Crocetti L, De Simone P, Filipponi F. Loco – regional interventional treatment of hepatocellular carcinoma：techniques, outcomes, and future prospects. *Transpl Int* 2010；23（7）：698 – 703.

19. Gervais DA, Goldberg SN, Brown DB, Soulen MC, Millward SF, Rajan DK. Society of Interventional *Radiology* position statement on percutaneous radiofrequency ablation for the treatment of liver tumors. *J Vasc Interv Radiol* 2009；20（7S）：S342 – S347.

20. Livraghi T, Meloni F, Di Stasi M, et al. Sustained complete response and complications rates after radiofrequency ablation of very early hepatocellular carcinoma in cirrhosis：is resection still the treatment of choice? *Hepatology* 2008；47（1）：82 – 89.

21. Cho YK, Kim JK, Kim WT, Chung JW. Hepatic resection versus radiofrequency ablation for very early stage hepatocellular carcinoma：a Markov model analysis. *Hepatology* 2010；51（4）：1284 – 1290.

22. Cucchetti A, Piscaglia F, Cescon M, et al. Cost – effectiveness of hepatic resection versus percutaneous radiofrequency ablation for early hepatocellular carcinoma. *J Hepatol* 2013；59（2）：300 – 307.

23. Majno PE, Mentha G, Mazzaferro V. Partial hepatectomy versus radiofrequency ablation for hepatocellular carcinoma：confirming the trial that will never be, and some comments on the indications for liver resection. *Hepatology* 2010；51（4）：1116 – 1118.

24. Komorizono Y, Oketani M, Sako K, et al. Risk factors for local recurrence of small hepatocellular carcinoma tumors after a single session, single application of percutaneous radiofrequency ablation. *Cancer* 2003；97（5）：1253 – 1262.

25. Kim SW, Rhim H, Park M, et al. Percutaneous radiofrequency ablation of hepatocellular carcinomas adjacent to the gallbladder with internally cooled electrodes：assessment of safety and therapeutic efficacy. *Korean J Radiol* 2009；10（4）：366 – 376.

26. Llovet JM, Vilana R, Brú C, et al. Increased risk of tumor seeding after percutaneous radiofrequency ablation for single hepatocellular carcinoma. *Hepatology* 2001；33（5）：1124 – 1129.

27. Teratani T, Yoshida H, Shiina S, et al. Radiofrequency ablation for hepatocellular carcinoma in so – called high – risk locations. *Hepatology* 2006；43（5）：1101 – 1108.

28. Livraghi T, Solbiati L, Meloni MF, et al. Treatment of focal liver tumors with percutaneous radio – frequency ablation：complications encountered in a multicenter study. *Radiology* 2003；226（2）：441 – 451.

29. Lencioni R, Allgaier HP, Cioni D, et al. Small hepatocellular carcinoma in cirrhosis：randomized comparison of radiofrequency thermal ablation versus percutaneous ethanol injection. *Radiology*

2003；228（1）：235-240.

30. Lin SM, Lin CJ, Lin CC, Hsu CW, Chen YC. Radiofrequency ablation improves prognosis compared with ethanol injection for hepatocellular carcinoma ＜ or ＝ 4cm. *Gastroenterology* 2004；127（6）：1714-1723.

31. Shiina S, Teratani T, Obi S, et al. A randomized controlled trial of radiofrequency ablation versus ethanol injection for small hepatocellular carcinoma. *Gastroenterology* 2005；129（1）：122-130.

32. Lin SM, Lin CJ, Lin CC, Hsu CW, Chen YC. Randomised controlled trial comparing percutaneous radiofrequency thermal ablation, percutaneous ethanol injection, and percutaneous acetic acid injection to treat hepatocellular carcinoma of 3cm or less. *Gut* 2005；54（8）：1151-1156.

33. Brunello F, Veltri A, Carucci P, et al. Radiofrequency ablation versus ethanol injection for early hepatocellular carcinoma：a randomized controlled trial. *Scand J Gastroenterol* 2008；43（6）：727-735.

34. Lencioni R, Cioni D, Crocetti L, et al. Early - stage hepatocellular carcinoma in cirrhosis：long - term results of percutaneous image - guided radiofrequency ablation. *Radiology* 2005；234（3）：961-967.

35. Tateishi R, Shiina S, Teratani T, et al. Percutaneous radiofrequency ablation for hepatocellular carcinoma. *Cancer* 2005；103（6）：1201-1209.

36. Choi D, Lim HK, Rhim H, et al. Percutaneous radiofrequency ablation for early - stage hepatocellular carcinoma as a first - line treatment：long - term results and prognostic factors in a large single - institution series. *Eur Radiol* 2007；17（3）：684-692.

37. N Kontchou G, Mahamoudi A, Aout M, et al. Radiofrequency ablation of hepatocellular carcinoma：long - term results and prognostic factors in 235 Western patients with cirrhosis. *Hepatology* 2009；50（5）：1475-1483.

38. Chen MS, Li JQ, Zheng Y, et al. A prospective randomized trial comparing percutaneous local ablative therapy and partial hepatectomy for small hepatocellular carcinoma. *Ann Surg* 2006；243

（3）：321-328.

39. Huang J, Yan L, Cheng Z, et al. A randomized trial comparing radiofrequency ablation and surgical resection for HCC conforming to the Milan criteria. *Ann Surg* 2010；252（6）：903-912.

40. Feng K, Yan J, Li X, et al. A randomized controlled trial of radiofrequency ablation and surgical resection in the treatment of small hepatocellular carcinoma. *J Hepatol* 2012；57（4）：794-802.

41. Hasegawa K, Kokudo N, Makuuchi M, et al. Comparison of resection and ablation for hepatocellular carcinoma：a cohort study based on a Japanese nationwide survey. *J Hepatol* 2013；58（4）：724-729.

42. Pompili M, Saviano A, de Matthaeis N, et al. Long - term effectiveness of resection and radiofrequency ablation for single hepatocellular carcinoma ≤3cm. Results of a multicenter Italian survey. *J Hepatol* 2013；59（1）：89-97.

43. Lu DS, Yu NC, Raman SS, Limanond P, et al. Radiofrequency ablation of hepatocellular carcinoma：treatment success as defined by histologic examination of the explanted liver. *Radiology* 2005；234（3）：954-960.

44. Rossi S, Garbagnati F, Lencioni R, et al. Percutaneous radio - frequency thermal ablation of nonresectable hepatocellular carcinoma after occlusion of tumor blood supply. *Radiology* 2000；217（1）：119-126.

45. Yamasaki T, Kurokawa F, Shirahashi H, Kusano N, Hironaka K, Okita K. Percutaneous radiofrequency ablation therapy for patients with hepatocellular carcinoma during occlusion of hepatic blood flow. Comparison with standard percutaneous radiofrequency ablation therapy. *Cancer* 2002；95（11）：2353-2360.

46. Veltri A, Moretto P, Doriguzzi A, Pagano E, Carrara G, Gandini G. Radiofrequency thermal ablation（RFA）after transarterial chemoembolization（TACE）as a combined therapy for unresectable non - early hepatocellular carcinoma（HCC）. *Eur Radiol* 2006；16（3）：661-669.

47. Helmberger T, Dogan S, Straub G, et al. Liver resection or combined chemoembolization and radio-

frequency ablation improve survival in patients with Hepatocellular carcinoma. *Digestion* 2007; 75 (2 – 3): 104 – 112.

48. Lencioni R, Crocetti L, Petruzzi P, et al. Doxorubicin – eluting bead – enhanced radiofrequency ablation of hepatocellular carcinoma: a pilot clinical study. *J Hepatol* 2008; 49 (2): 217 – 222.

49. Morimoto M, Numata K, Kondou M, Nozaki A, Morita S, Tanaka K. Midterm outcomes in patients with intermediate – sized hepatocellular carcinoma: a randomized controlled trial for determining the efficacy of radiofrequency ablation combined with transcatheter arterial chemoembolization. *Cancer* 2010; 116 (23): 5452 – 5460.

50. Phase 3 study of ThermoDox with radiofrequency ablation (RFA) in treatment of hepatocellular carcinoma (HCC). www. clinicaltrial. gov/ct2/show/NCT00617981 (accessed September 2014).

51. Okada S, Shimada K, Yamamoto J, et al. Predictive factors for postoperative recurrence of hepatocellular carcinoma. *Gastroenterology* 1994; 106 (6): 1618 – 1624.

52. Ebara M, Okabe S, Kita K, et al. Percutaneous ethanol injection for small hepatocellular carcinoma: therapeutic efficacy based on 20 – year observation. *J Hepatol* 2005; 43 (3): 458 – 464.

53. Nicolini A, Martinetti L, Crespi S, Maggioni M, Sangiovanni A. Transarterial chemoembolization with epirubicin – eluting beads versus transarterial embolization before liver transplantation for hepatocellular carcinoma. *J Vasc Interv Radiol* 2010; 21 (3): 327 – 332.

54. Simon CJ, Dupuy DE, Mayo – Smith WW. Microwave ablation: principles and applications. *Radiographics* 2005; 25 (Suppl) 1: S69 – S83.

55. Yu NC, Raman SS, Kim YJ, Lassman C, Chang X, Lu DS. Microwave liver ablation: influence of hepatic vein size on heat – sink effect in a porcine model. *J Vasc Interv Radiol* 2008; 19 (7): 1087 – 1092.

56. Liang P, Wang Y, Yu X, Dong B. Malignant liver tumors: treatment with percutaneous microwave ablation- complications among cohort of 1136 patients. *Radiology* 2009; 251 (3): 933 – 940.

57. Livraghi T, Meloni F, Solbiati L, Zanus G; Collaborative Italian Group using AMICA system. Complications of microwave ablation for liver tumors: results of a multicenter study. *Cardiovasc Intervent Radiol* 2012; 35 (4): 868 – 874.

58. Shibata T, Iimuro Y, Yamamoto Y, et al. Small hepatocellular carcinoma: comparison of radio – frequency ablation and percutaneous microwave coagulation therapy. *Radiology* 2002; 223 (2): 331 – 337.

59. Yu NC, Lu DS, Raman SS, et al. Hepatocellular carcinoma: microwave ablation with multiple straight and loop antenna clusters- pilot comparison with pathologic findings. *Radiology* 2006; 239 (1): 269 – 275.

60. Pilot study of irreversible electroporation (IPE) to treat early – stage primary liver cancer (HCC). http: //clinicaltrials. gov/ct2/show/NCT01078415 (accessed September 2014).

61. Lencioni R, Cioni D, Della Pina MC, Crocetti L. New options for image – guided ablation. *J Hepatobiliary Pancreat Sci* 2010; 17 (4): 399 – 403.

62. Kingham TP, Karkar AM, D'Angelica MI, et al. Ablation of perivascular hepatic malignant tumors with irreversible electroporation. *J Am Coll Surg* 2012; 215 (3): 379 – 387.

63. Silk MT, Wimmer T, Lee KS, et al. Percutaneous ablation of peribiliary tumors with irreversible electroporation. *J Vasc Interv Radiol* 2014; 25 (1): 112 – 118.

64. Shah SA, Cleary SP, Wei AC, et al. Recurrence after liver resection for hepatocellular carcinoma: risk factors, treatment, and outcomes. *Surgery* 2007; 141 (3): 330 – 339.

65. Rossi S, Ravetta V, Rosa L, et al. Repeated radiofrequency ablation for management of patients with cirrhosis with small hepatocellular carcinomas: a long – term cohort study. *Hepatology* 2011; 53 (1): 136 – 147.

# 肝脏肿瘤栓塞：解剖知识

Hyo – Cheol Kim and Jin Wook Chung

对于肝脏肿瘤血管栓塞治疗而言，熟知肝脏血管解剖对提高疗效、避免因非靶器官栓塞导致的并发症至关重要。

本章旨在复习腹腔干和肝动脉的各种解剖变异、发自于肝动脉的非肝供血动脉，以及为肿瘤供血的肝外侧支循环。

## 腹腔干的解剖

### 腹腔干的正常解剖和变异

腹腔干是发自于主动脉前方的粗大分支，起点刚好位于膈肌主动脉裂孔下方。它基本水平向前走行，在胰腺和脾静脉上方略向右行，并分为三个主要分支：胃左动脉（LGA）、肝总动脉（CHA）和脾动脉。它可以发出一或两条膈下动脉（IPA）、胰背动脉，以及比较罕见的结肠或空肠支（图12.1）[1]。肠系膜上动脉（SMA）单独发自于腹主动脉，位于腹腔干起点的下方。通常情况下，LGA是腹腔干的第一大分支。但有4%的人LGA直接起自于腹腔干上方或旁边的主动脉，代表着最常见的腹腔干解剖变异。如果IPA起自于腹腔干，那么其起源常位于LGA的近端（图12.1）。

腹腔干的解剖变异发生率约占普通人群的10%[2]。腹腔干的解剖变异可以理解为CHA、LGA、脾动脉、SMA在主动脉上不同起点的排列组合。在15种可能的排列组合中（图12.2），临床上已经发现了13种[3]。

在描述腹腔干和肝动脉的解剖变异时，我们必须首先熟悉相关的术语。CHA是指肝动脉（无论其粗细和解剖分布）和胃十二指肠动脉（GDA）的主干。根据我们的经验，最常见的腹腔干解剖变异是CHA与脾动脉共干，以及LGA和SMA单独起自主动脉。其次是单独起自主动脉的CHA和SMA汇合（肝肠系膜干），以及出现类似情况的LGA和脾动脉（胃脾干）（图12.3）。

CHA也可以起自于肝胃主干、肝脾肠系膜干和腹腔肠系膜干，或直接起自于主动脉。在正常的腹腔干解剖中，CHA也可以发自于LGA，但十分罕见。

偶尔，也会因存在胚胎交通道（图12.4）和CHA缺如（图12.5），导致难以确定腹腔干解剖结构的情况。

### 腹腔干狭窄或闭塞

腹腔干狭窄或闭塞是经导管治疗肝肿瘤时面临的第一个障碍。为了能将导管顺利成功地插入目标肝动脉，必须及早发现腹腔干狭窄，并熟悉与腹腔干狭窄相关的解剖和血流动力学变异。如果腹腔干严重狭窄或完全闭塞，可能须采用特殊技术推送导管，或沿着替代的侧支血管走行，避免动脉损伤[4]。

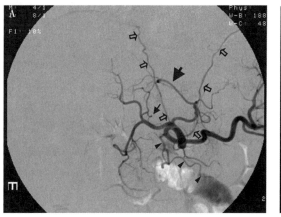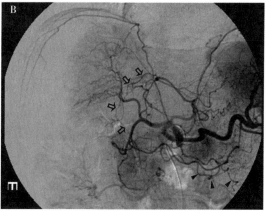

图 12.1　正常的腹腔干伴有变异的肝左动脉、空肠支和较长的肝镰状动脉。（A）腹腔干的第一分支为膈下动脉（空心箭头）。胃左动脉发出变异的肝左动脉（粗箭头）供应肝脏 S2 段和 S3 段。无尾箭头表示发自于近端脾动脉的空肠支，细箭头表示发自于第 4 段肝动脉的胃右动脉。（B）空心箭头所示为起自于变异胃左动脉的肝镰状动脉。

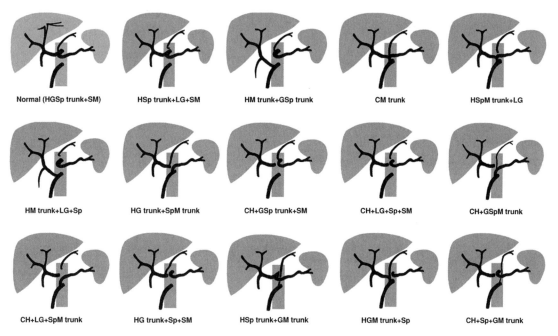

图 12.2　腹腔干 15 种可能的解剖变异示意图。最后两种类型尚未发现。CH = 肝总动脉；CM = 腹腔干肠系膜干型；GM = 胃肠系膜干型；GSp = 胃脾干型；GSpM = 胃脾肠系膜干型；HG = 肝胃干型；HGM = 肝胃肠系膜干型；HGSp = 肝胃脾干型；HM = 肝肠系膜干型；HSp = 肝脾干型；HSpM = 肝脾肠系膜干型；LG = 胃左动脉；SM = 肠系膜上动脉；Sp = 脾动脉；SpM = 脾肠系膜干型。

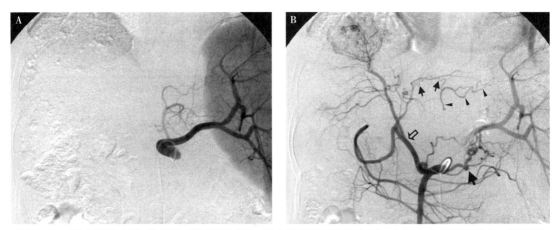

图 12.3 胃脾干型（A）和胃肠系膜干型（B）组成的腹腔干解剖变异。由于存在腹腔干狭窄，肠系膜上动脉造影显示，来自于肠系膜上动脉的胰背动脉发出的粗大侧支循环（粗箭头所示），以及 S2 段肝动脉升支与胃左动脉胃底支（无尾箭头所示）之间的吻合通道（细箭头所示）。如果存在发自肝左动脉的副胃左动脉，则它通常会取代发自于胃左动脉的胃底支。注意最早发自于肝总动脉的肝右动脉分支（空心箭头）。

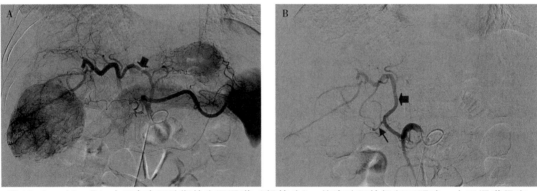

图 12.4 （A，B）由于存在胚胎期的交通通道（粗箭头），使腹腔干的解剖不明确。由于通道很宽，几乎与血管直径相等，所以无法判断腹腔干的解剖，肝总动脉是被胃左动脉取代，还是被肠系膜上动脉取代。细箭头所示为胃网膜右动脉的起始部。

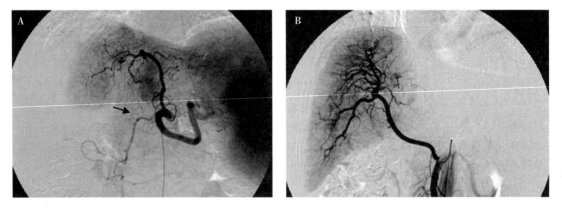

图 12.5 腹腔干的解剖结构因肝总动脉缺如而不明确。（A）整个的肝左动脉被胃左动脉取代。胃十二指肠动脉如正常一样与胃右动脉起自于腹腔干（箭头所示）。（B）整个肝右动脉被肠系膜上动脉取代。

文献报道中腹腔干狭窄或闭塞的原因有：动脉粥样硬化、动脉夹层、先前导管操作引起损伤、手术创伤、Takayasu 动脉炎和正中弓状韧带导致的外部挤压[5]。Bron 与 Redman[5]发现接受腹主动脉造影的 713 例患者中，腹腔干狭窄或闭塞的发生率为 12.5%。而且，他们还发现腹腔干狭窄的最重要病因是动脉粥样硬化。但另一些研究报道称，膈肌正中弓状韧带的外部挤压是导致无症状个体和亚洲人群腹腔干狭窄的主要原因[6,7]，这与普遍认为的动脉粥样硬化是腹腔干狭窄的主要原因相反。根据 David 和 Harold 的描述[6]，50 例无症状个体中，有 12 例存在 50% 或以上的腹腔干狭窄。在侧位主动脉造影中，可见腹腔干近端因受压呈"U"形改变，这是膈肌正中弓状韧带压迫的特征表现（图 12.6）。因此，本研究中大多数腹腔干狭窄病例是正中弓状韧带压迫所致。

在亚洲开展的利用螺旋 CT 扫描和直接压力测量研究发现，无症状人群中具有血流动力学意义的腹腔干狭窄的发生率为 7.3%，最重要的病因是膈肌正中弓状韧带的外部压迫[7]。该研究中的动脉粥样硬化仅属于腹腔干狭窄的次要病因。深呼气成像显示膈肌正中弓状韧带导致的腹腔干受压（图 12.7）。

尽管腹腔干狭窄时有发生，但由于侧支循环丰富，临床上鲜有缺血的报道。腹腔干狭窄后的侧支循环可来自于胰十二指肠动脉弓、胰背动脉、代偿支或副肝右动脉（RHA）、肝叶间侧支或胃吻合支（见图 15.6 和图 15.8）。腹腔干或肝动脉解剖变异在很大程度上影响着侧支循环的方式[8]。根据腹腔干狭窄的严重程度，GDA 或 CHA 的血流方向可以被 SMA 的反流逆转。在严重腹腔干狭窄病例中，来自于 SMA 的不显影血流可导致腹腔干造影显影不良，而肠系膜上动脉造影会通过增粗的胰十二指肠动脉弓和胰背动脉，使肝动脉供血区域很好地显影（图 12.6）。腹腔干狭窄病例中的肝叶间侧支循环，可以通过肝动脉的反向血流造成非靶器官的意外栓塞。在这种情况下，需要栓塞肝叶间侧支循环，以便进行安全和有效的治疗（图 12.8）。

在可能的情况下，应尽量通过闭塞的腹腔干实施微导管操作和肿瘤供血动脉的超选插管，这样要比通过胰十二指肠动脉弓操作更好。根据我们的经验，通过胰十二指肠动脉弓插管比较费时，有时还需要其他的器械。因此，我们建议将闭塞的腹腔干作为最初的入路。而对于经验不足的术者来讲，当遇到腹腔干严重狭窄或完全闭塞时，多次尝试插管可能会增加动脉夹层的风险。

在肝总动脉或腹腔干动脉闭塞的病例中，胰十二指肠动脉弓是最常见的侧支通路。它可以作为腹腔干完全闭塞患者肝脏化疗栓塞的替代通路。Kwon 等[9]详细描述了腹腔干完全闭塞情况下目标肝动脉的插管技术。即使肝左动脉（LHA）发自于 LGA，也可以通过逆行方式从胰十二指肠动脉弓完成插管。在腹腔干解剖变异的患者中，胃右动脉（RGA）和 LGA 之间的胃吻合支可以作为起自完全闭塞或严重狭窄的 LGA 的 LHA 插管的途径。

随着螺旋 CT 技术的进步，我们可以发现腹腔干狭窄并推断其病因。薄层螺旋 CT 能成功地显示压迫腹腔干的膈肌正中弓状韧带。正中弓状韧带造成腹腔干受压的 CT 表现为：前方软组织带（图 12.6）、扩张的胰周侧支血管，以及远端腹腔干狭窄后扩张导致腹腔干消失或变窄[7]。

在大多数正中弓状韧带导致腹腔干狭窄的患者中，微导管可以通过受压但仍开放的血管腔（图 12.6）。因此，仔细阅读螺旋 CT 图像对闭塞腹腔干的选择性插管十分有用。薄层螺旋 CT 的动脉相能显示主要的侧支血管，包括一些不常见的侧支，使我们能够在术前评估其解剖，有利于成功插管。

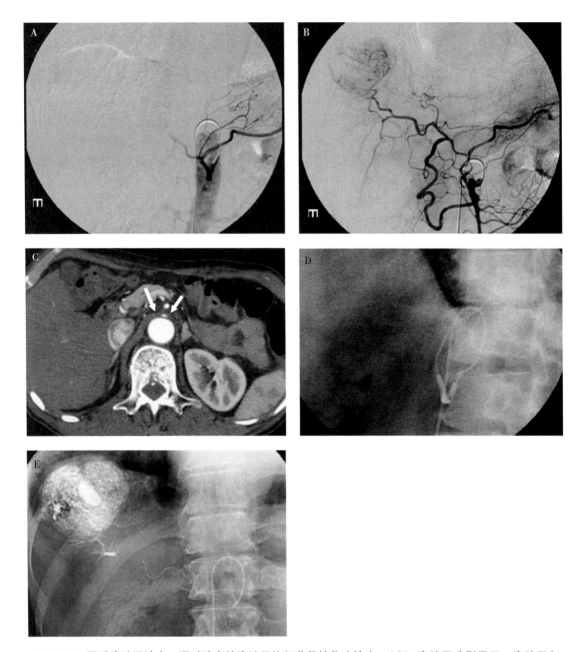

图 12.6　严重腹腔干狭窄，通过狭窄的腹腔干施行节段性化疗栓塞。（A）腹腔干造影显示，腹腔干向下成角，肝总动脉因来自于胃十二指肠动脉的反向血流显影不良。（B）肠系膜上动脉造影显示，肝动脉显影良好，脾动脉血液来自于增粗的胰十二指肠动脉弓和胰背动脉。肝总动脉因慢性腹腔干狭窄而萎缩。（C）薄层动脉期 CT 扫描显示，膈肌的正中弓状韧带严重压迫近端腹腔干（箭头）。（D）在左前斜位相中，向腹腔干内试验性注射造影剂，显示正中弓状韧带压迫腹腔干狭窄的特征表现。（E）可以将微导管推送过严重狭窄的腹腔干，并选择肝动脉的右前段，成功实施了节段性化疗栓塞。

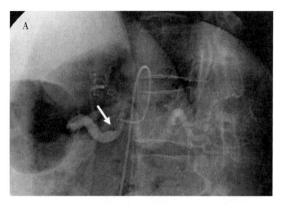
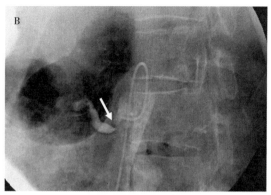

图 12.7　重点显示呼气相时膈肌正中弓状韧带对腹腔干的压迫。（A）吸气相时腹腔干血管造影显示，近端腹腔干上部的轻度局灶性狭窄（箭头所示）。（B）深呼气重点显示腹腔干受压，腹腔干内血流几乎停滞（箭头所示）。

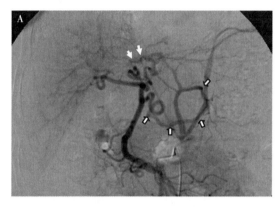
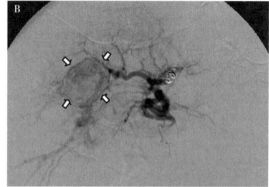

图 12.8　肝肠系膜干型腹腔干解剖变异伴肝左动脉发自胃左动脉的患者，腹腔干狭窄并施行肝内侧支通道栓塞。（A）肠系膜上动脉造影显示，胃右动脉和胃左动脉之间（空心箭头），以及 S4 段肝动脉与发自于胃左动脉的变异肝左动脉之间（箭头所示）存在宽大的吻合通道。胃左动脉的血流也反向流动。（B）对肝内侧支通道实施弹簧圈栓塞后，选择第 4 段肝动脉造影显示肿瘤强化（空心箭头）。成功进行了肿瘤化疗栓塞。

## 肝动脉的解剖

### 正常肝动脉解剖及其起源和解剖走行的变异

当腹腔干解剖正常时，CHA 通常分支为 GDA 和正常肝动脉（PHA），而 PHA 又分为 RHA 和 LHA。典型的 CHA 位于肝十二指肠韧带中，它位于胆总管左侧和门静脉前方。因此，肝动脉从门静脉的前方经过。尸检和血管造影检查报告称，标准肝动脉解剖占所有患者的 50% ~ 65%[2,10]。

肝动脉的解剖变异种类繁多，涉及到变异肝动脉的供血区（从 CHA 到亚段肝动脉）、起源变异和解剖走行位置变异等。

在 CHA 变异方面，CHA 可以起自肝肠系膜干上的 SMA，这属于腹腔干的变异。在肝肠系膜干类型中，CHA 会有不同的相对于胰腺和门脉的解剖部位。而在大多数情况下，它会穿过门腔静脉间隙，或从前方经过门静脉；偶尔也会经过胰头，或走行在其下方。

比较罕见的情况是，起自于腹腔干的 CHA 穿过门腔静脉间隙，而在腹腔干血管造影中却看似正常（图 12.9）。CHA 起自 LGA 并穿过静脉韧带裂的情况很罕见（图 12.10）。当 CHA 起自于 LGA 时，它会依次发出 LHA、RHA 和 GDA。

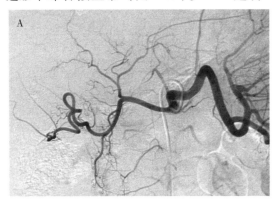
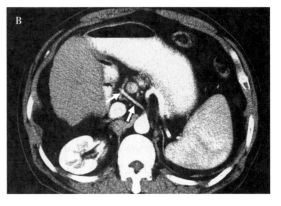

图 12.9 变异的肝总动脉解剖走行，其发自于腹腔干，并走行穿过门腔静脉间隙（箭头所示）。

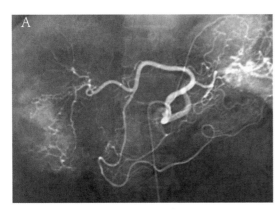
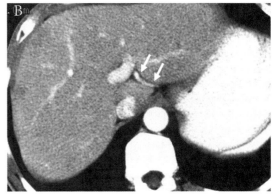

图 12.10 （A）肝总动脉变异起源于胃左动脉；（B）CT 扫描可见其穿过静脉韧带裂（箭头所示）。

作为 PHA 的一种解剖变异，它可以起自于 LGA、腹腔干、GDA、SMA，或者直接起自于主动脉，同时 GDA 分别起自于腹腔干或 SMA。

在肝动脉变异时，它的供血区域可以从亚段到肝叶分布。另外，肝动脉的变异还可以共存（图 12.11）。变异的 RHA 可以发自于 SMA、腹腔干或直接来自主动脉，发生率为 15%～20%。起自 LGA 的变异 LHA 发生率与之相似。肝动脉最常见的变异是发自于 LGA 的变异 LHA，以及发自于 SMA 的变异 RHA。发自于 SMA 的变异 RHA 通常是 SMA 发出的第一支大动脉。该血管绝大多数情况下还是主胆囊动脉或副胆囊动脉的起点。它

偶尔也会发出胰十二指肠干。发自于 LGA 的变异 LHA 位于静脉韧带内，具有特征性表现，发出供应胃和食管的小分支（图 12.11）。当变异 LHA 来自于 LGA 时，所有侧支到达脐点之前均为食管或胃的分支。

穿过静脉韧带裂的变异动脉包括 CHA、PHA 和起自于 LGA 的 LHA。来自于 LHA 或 PHA 的副 LGA、来自于 LHA 的左 IPA，以及变异的胃左静脉引流也可以穿过静脉韧带裂。

穿过门腔静脉间隙的变异动脉有：发自于 CHA 的 RHA，发自于腹腔干的 RHA 和 CHA，起自于 SMA 的 RHA、PHA 和 CHA，以及起源于主动脉的 RHA。

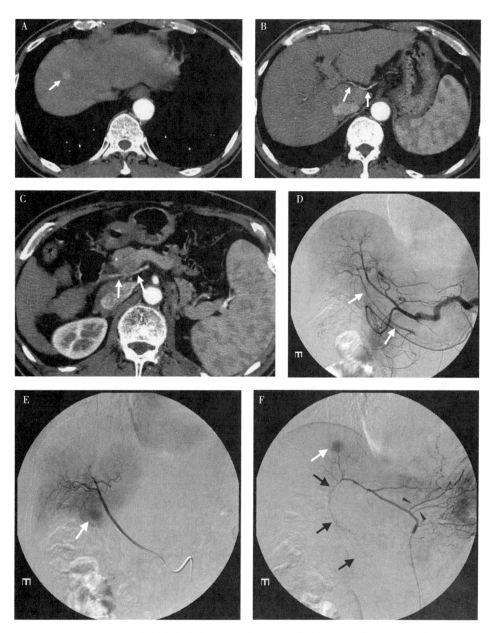

图 12.11　同一例患者发现多处变异的肝动脉。(A) 动脉期 CT 扫描显示，肝脏 S4 段存在小强化结节。(B，C) CT 扫描还显示静脉韧带裂内存在变异的肝左动脉（图 B 中箭头所示），以及门腔静脉间隙中的变异肝右动脉（图 C 中箭头所示）。(D) 肝总动脉造影未见肿瘤显影。肝右后段动脉未显影（通过胰十二指肠动脉弓的造影剂反流导致显影不清），并发现肝左动脉供应肝脏 S2 段和 S4 段。(E) 从肠系膜上动脉进行肝右后段选择性血管造影，显示另一个肿瘤显影（箭头所示）。(F) 选择性肝左动脉造影显示，变异的肝左动脉供应肝脏 S2 和 S4 段，S4 段中的肿瘤显影（白色箭头）。所有侧支（无尾箭头）到达脐点之前均为食管或胃的分支。肝镰状动脉起自于 S4 段肝动脉（黑色箭头）。

起源变异的亚段或段肝动脉在腹腔干造影中很难识别。仔细阅读动态 CT 的结果，在腹腔干造影中辨别每条节段肝动脉，在腹腔干造影中使 LGA 充分显影，以及常规进行 SMA 造影都能避免遗漏它们。大多数此类变异肝动脉都能在薄层螺旋动态 CT 中准确发现（图 12.10 和图 12.11）。

CHA 也存在肝动脉变异的情况，约占所有患者的 10%。多条肝动脉可作为单独的主干也可作为三分叉发自 CHA，两条或三条肝动脉主干依次发自 CHA，或变异的 RHA 起点，或来自于 GDA 的 LHA，或胰十二指肠动脉（PDA）。

所有这些肝动脉异常都可以与腹腔干异常共存。

## 肝内分支节段肝动脉的变异

肝内分支节段肝动脉同样存在变异的现象。RHA 是肝脏最不易变异的血管之一。肝右叶可以部分由发自于 SMA 或腹腔干的附属 RHA 供血，比例不足总人口的 5%[11,12]。部分 RHA 动脉起自 LHA 的情况很罕见（图 12.12）。肝右叶前后两部分通常由多条动脉供血。

不到一半的人群肝左叶单纯由 LHA 供血（起自 PHA 或 LGA）[11,13]。

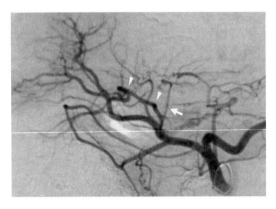

图 12.12　肝内血管变异。发自于正常肝动脉的右后段动脉（无尾箭头）作为第一大分支发出第 3 段肝动脉（箭头所示）。

发自于 LGA 的变异 LHA 可以供应整个肝左叶，S2 段、S3 段和部分 S4 段，S2 段和 S3 段，S2 段和 S4 段，或单独 S2 段。S4 段通常由两条或三条肝动脉供血。左内侧动脉分支在门静脉的脐部起自于 LHA，在达到门静脉脐部之前起自于 LHA，或来自于 RHA。

肝尾状叶通常由多条动脉供血[2]。根据我们的经验，几乎全部尾状叶动脉来自于肝动脉的近端，包括 PHA，LHA 主干的升部或肝中动脉，RHA 主干和右前、后段动脉的近端（图 12.13）。肝尾状叶分为三个亚段，即 Spiegel 叶、腔静脉旁部和尾状突。腔静脉旁部和尾状突基本上都是由来自于 RHA 主干或其分支近端的血管供血。相反，Spiegel 叶的供血均来自于肝动脉的近端。由于尾状叶由来自于 RHA 和 LHA 的多条动脉供血，所以尾状叶肝动脉的嵌顿注射通常会显示多条供血动脉之间，以及 RHA 和 LHA 之间存在吻合通路。

## 肝脏肿瘤的分段定位

准确地分段定位对肝脏肿瘤的有效节段性栓塞治疗十分关键。对 CT 图像的分段不准确，会延长手术时间和错误治疗无病肝段。根据 Couinaud 分类的传统肝段划分法是基于三个垂直平面的概念。它们将肝脏分为四段，一个水平裂进一步将每个肝段分为两个亚段[14]。尽管这种方法便于放射科医生的日常工作，但临床和临床之外的研究证明，这种传统方法得出的肝段形状的位置并不总是与实际情况相符[15]。例如，S8 段向后延伸至肝右静脉。另外，与传统概念中 S2 段和 S3 段不明确的"后上 – 前下关系"相反，S2 段和 S3 段间平面的一般位置是相对于垂直面稍向前倾斜（图 12.14）[16]。而且，肝裂在肝内也可以呈曲线状、波浪状，甚至相互交错[15]。我们可以在交互视频模式下评估叠加的横断面图像，或进行三维重建，从放射学影像中判断肝段和亚段的门静脉解剖[15]。

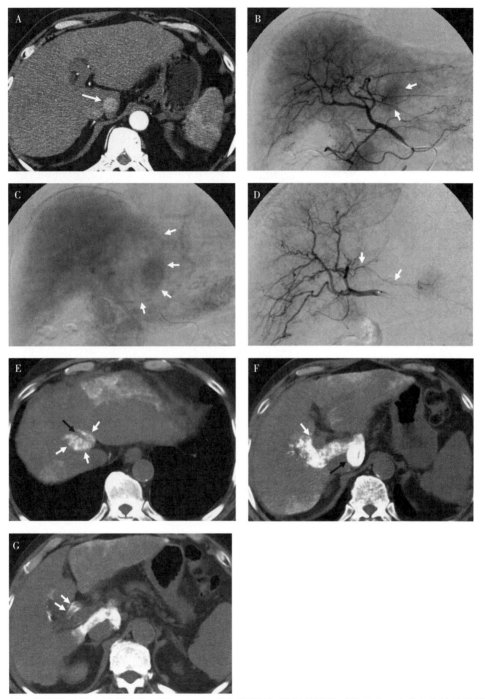

图 12.13　肝尾状叶的血液供应和区域。（A）动脉期 CT 扫描显示尾状叶的 Spiegel 叶存在结节状强化肿瘤（箭头所示）。（B）肝总动脉血管造影图显示肿瘤显影不良（箭头所示）。（C）肝实质延迟期图像显示，前后位投影上典型的肝尾状叶轮廓（箭头所示）。（D）选择性肝右动脉造影显示来自于右前段动脉近端的供血动脉（箭头所示）。节段性碘油化疗栓塞后即刻采集碘化油 CT 扫描。（E）肝中静脉（黑色箭头）水平的碘化油 CT 扫描显示副腔静脉的横断面解剖位置（白色箭头）。（F）肿瘤部位（黑色箭头处浓密的碘化油聚集）的碘化油 CT 扫描显示肝尾状叶的区域。尾状叶肝动脉供应肝脏 S4 段的远方后部（白色箭头）。（G）中央胆管（分叉区）的碘化油 CT 扫描。碘化油聚集在胆管壁内（箭头所示）。这表明尾状叶肝动脉可以供应胆管，或与胆管动脉存在吻合支。

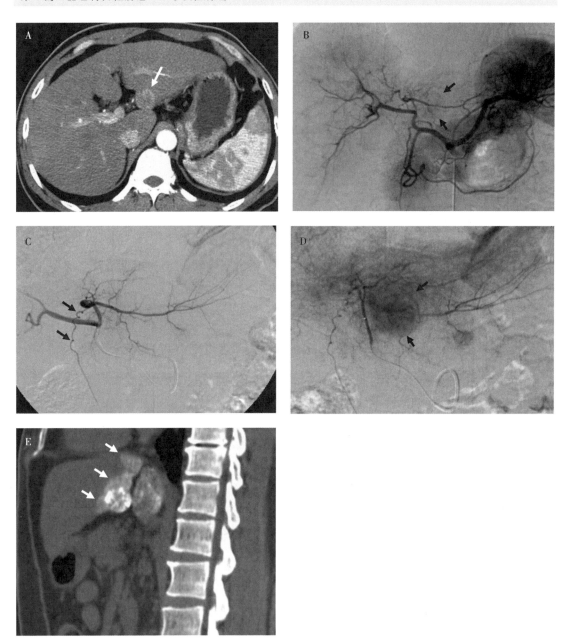

图 12.14　肝左外侧段肿瘤的节段定位。（A）小结节状强化肿瘤（箭头所示）位于左外侧段的后部，左门静脉水平下方。（B）腹腔干造影显示，肿瘤（箭头所示）与 S3 段肝动脉重叠。S3 段肝动脉选择性血管造影未见肿瘤显影。肝镰状动脉起自于 S3 段肝动脉（箭头所示）。S2 段肝动脉血管造影显示结节状肿瘤显影（箭头所示）。仅在 S2 段化疗栓塞进行碘油化疗栓塞。（E）碘油栓塞后即刻 CT 扫描的矢状面重建图显示，S2 段和 S3 段间平面的方位（箭头所示），其上部向后倾斜，轮廓呈波浪状。

## 发自于肝动脉的非肝动脉

　　非肝动脉是指起自于 PHA 或其远端分支，但供应肝实质以外的器官或区域的动脉。按照出现频率降序排列，非肝动脉依次包括胆囊动脉、RGA、肝镰状动脉（HFA）、副 LGA、PDA、左 IPA。有些非肝动脉只能在微导管超选血管造影中发现，特别是 HFA、小的副 LGA 和 RGA。因此，如要发现此类动脉，必须仔细判别腹腔干血管造影图和超选血管造影图。根据最近采用微导管超选性血管造影的研究结果[17]，非肝动脉最常见的起始部位除了胆囊动脉，就是 LHA。超过 2/3 的患者存在由 LHA 发出一条或以上非肝动脉，1/3 的患者存在由 LHA 发出的胃动脉。相反，除了胆囊动脉之外，只有 3% 的非肝动脉起自于 RHA。超过 40% 的患者具有多条非肝动脉。

肝动脉近端的栓塞材料意外注入非肝动脉，会在经导管肝脏治疗后不可避免地出现不同的并发症，可导致胆囊炎或胆囊感染、胃与十二指肠黏膜病变、肺碘油栓塞和脐上皮肤皮疹。因此，术前正确辨别来自于肝动脉的非肝动脉，对降低与经导管治疗相关的各种并发症非常重要。此类治疗包括栓塞化疗、动脉内灌注化疗和钇 –90 放射性栓塞治疗等。随着微导管和数字减影血管造影设备的进步，我们可以发现很细的肿瘤供血血管，并将微导管超选择性插入非肝动脉远端

的小肝段或亚段动脉内。这种超选操作不仅可以降低肝实质的损伤，而且可以避免化疗栓塞剂错误注射入非肝动脉。

如果不能对肿瘤供血动脉施行超选插管，必须采用适当的预防措施：栓塞治疗之前，用适当的栓塞材料栓塞非肝动脉，或通过阻断球囊导管注射，让非肝动脉的血流流向肝脏。非靶器官的血流由远端侧支血管来维持。

如果非肝动脉是肿瘤供血动脉，则应该将微导管超选至来自于非肝动脉的肿瘤供血动脉进行栓塞治疗。如果无法进行超选择插管，可以考虑替代治疗方法，包括手术治疗、消融、注射治疗。

## 胃右动脉

RGA 通常起自于肝动脉，向下走行至胃的幽门末端，从右向左沿着胃小弯走行，由其分支对胃小弯供血，并与 LGA 形成吻合（图 12.15）[1]。RGA 与 LGA 相比，通常对胃血流的贡献不大。

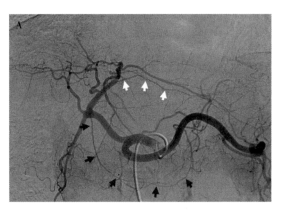
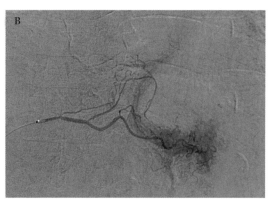

图 12.15　胃动脉的识别。（A）腹腔干动脉造影显示肝总动脉分出三支，分别为肝左动脉、肝右动脉和胃十二指肠动脉。胃右动脉起自于肝总动脉的三分叉处，并与胃左动脉吻合（黑色箭头）。白色箭头所示的动脉起自于到达脐点之前的肝左动脉升段。显示副胃左动脉的可能性较大。（B）选择性血管造影显示，其为远端食管和胃贲门供血。

RGA 偶尔会比 LGA 粗大，或很细，在腹腔干或肝总动脉造影中无法识别。当解剖变异或 RGA 较细时，可利用 LGA 识别 RGA 的起始部。当由于起始部血管扭曲导致

RGA 插管困难时，可以通过 LGA 和 RGA 的吻合弓进行逆行性插管。这也不失为一种很好的办法，并已证明能有效地施行 RGA 栓塞[18]。

无论是否存在解剖变异，RGA 最常起自于 PHA （40% ~ 59%），其后是 LHA（17% ~ 45%）（图 12.1）。

在大约 3/4 患者中，RGA 起自于 PHA 或其远端分支。其余患者的 RGA 发自于 CHA 或 GDA 的分叉点（图 12.15）。RGA 很少发自于 CHA 或 RHA[2,17]。

已经证实 RGA 对于经导管治疗肝脏肿瘤非常关键。因为胃与十二指肠坏死、溃疡和穿孔已被认为是化疗栓塞剂意外栓塞导致的并发症[18]。在肝动脉灌注化疗患者中，有超过 90% 的人可以成功地预防性栓塞 RGA，栓塞 RGA 能显著降低内镜确诊的急性黏膜病变的发生率。出于局域治疗的考虑，必须要想到对胃的变异血管进行预防性栓塞。

### 副胃左动脉

副 LGA 从肝脏走行到胃，为食管、胃贲门和胃底供血[2,19]。

1928 年，Adachi 报道 252 例尸检中有 47 例（17.9%）出现副 LGA。与之相反，Michels[2] 报道在 200 例尸体解剖中副 LGA 的发生率只有 3%。这表明西方人群的发生率可能低于亚洲人[17,19]。

由于栓塞剂注入肝动脉会给食管和胃黏膜造成不良影响[19,20]，因此必须鉴别出副 LGA，并鉴别副 LGA 供应的胃壁显影和肝左叶的肝肿瘤显影，这一点非常关键。

副 LGA 最常发自于 LHA，但偶尔也会起自于 PHA，极少数情况下源于 RHA 或 CHA。我们可以通过分析分叉点、动脉走行、周围分支的形态来辨别副 LGA。副 LGA 常出现在 LHA 达到中点之前的 LHA 升段。LHA 会在此分成节段分支血管。副 LGA 在门脉期没有伴行的门静脉（图 12.16）。胃壁内或周围的外周动脉分支具有特征性的纤曲形态。对于存在副 LGA 的患者，腹腔干血管造影中，来自于腹腔干的 LGA 不再有胃底支（图 12.15）。

当副 LGA 细小时，我们必须进行选择性肝左动脉造影，或对可疑的副 LGA 实施选择性血管造影（图 12.17）。在非常罕见的情况下，副 LGA 极少发自于 LHA，作为与左 IPA、纵隔支或支气管动脉的共干。

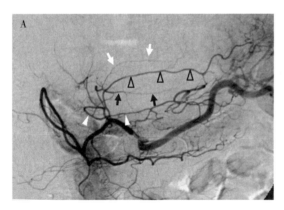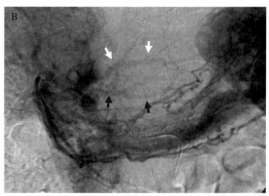

图 12.16　副胃左动脉的鉴别。（A）副胃左动脉（空心无尾箭头）发自于 S4 段肝动脉，胃右动脉（白色无尾箭头）起自于左外侧肝动脉。（B）在门静脉期，S3 段（黑色箭头）和 S2 段肝动脉（白色箭头）均可见伴行的门静脉。相反，副胃左动脉没有伴行的门静脉。

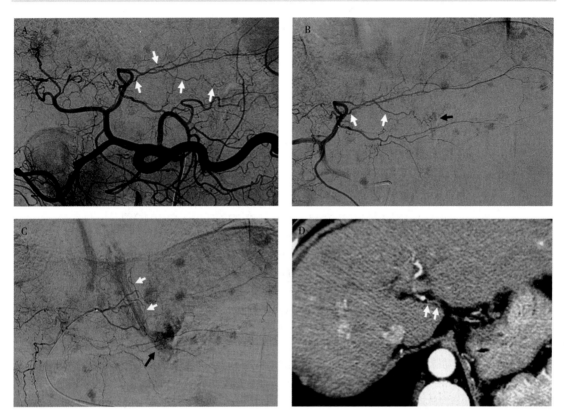

图 12.17　副胃左动脉的识别。（A）腹腔干血管造影显示发自于肝左动脉的血管，起点刚好位于中点以下（箭头所示）。它呈波浪状，而且末端扭曲。胃右动脉起自于正常肝动脉的分叉点。（B）选择性肝左动脉造影显示动脉末端显影不良（黑色箭头），其背景上在肝左叶有多发小结节肿瘤显影。（C）经微导管的选择性血管造影显示食管（白色箭头）和胃显影（黑色箭头）。（D）2.5mm 层厚的动脉期 CT 扫描显示，该副胃左动脉位于静脉韧带裂中（箭头所示）。

## 肝镰状动脉

HFA 起自肝中动脉或 LHA，作为终末分支与脐静脉并行在肝镰状韧带内。肝镰状韧带在肝脏前方形成两个腹膜皱褶，将肝左叶分为内侧段和外侧段。当肝硬化进展时，根据肝右叶萎缩的程度，肝前方的肝镰状韧带会向右偏移。因此，HFA 的典型位置是在肝左内侧段叶间裂之前向右发出的较短段（有时在前后位投影上呈纤曲状），在达到前腹壁之前的左侧和下方肝段（图 12.1，图 12.11 和图 12.14）[21]。

HFA 在脐周提供了部分血供，并与乳内动脉和腹壁上动脉形成交通（图 12.18）[2,21]。当腹腔干或肝动脉完全闭塞

时，HFA 可作为肝脏的侧支血管。

在 200 例尸体解剖中发现 HFA 占 70%[2]。一项前瞻性研究表明[17]，腹腔干造影只能发现 62% 的 HFA，其余病例则是通过超选左肝动脉造影发现。无论是否存在肝动脉变异，HFA 最常见的起始部为 S4 段肝动脉。未发现 HFA 起自于 S2 段肝动脉的病例[17]。

血管造影中 HFA 开通的临床意义是在化疗栓塞或经动脉输注化疗药物时，皮肤与毒性化学物质接触，可导致脐上皮肤皮疹[21]。关于预防性栓塞 HFA 的必要性尚存争议。通常情况下，较长且粗大 HFA 到达脐上皮肤区域的机会较高，因此需要进行预防性栓塞。而在放射性栓塞时，则必须实施

预防性栓塞。因为将钇 – 90 微球注射到 HFA 中，会导致中腹部在数日或数周内出现严重的烧灼感。HFA 可用微弹簧圈或组织胶栓塞（图 12.18）。

### 左膈下动脉

　　IPA 的两个最常见起点是腹腔干正上方或附近的腹主动脉和腹腔干。

　　左 IPA 偶尔也会发自 LHA。发自 LHA 的左 IPA 常与副 LGA 共干（图 12.19）。

### 胰十二指肠动脉

　　胰头和十二指肠的血管解剖十分复杂。多条动脉致使该区域的血流动力学非常复杂，包括胰十二指肠动脉弓、胰背动脉、十二指肠上动脉或十二指肠后动脉等。适量的造影剂团注和正确鉴别这些血管，可以防止治疗导致的胰腺炎、十二指肠溃疡或穿孔。

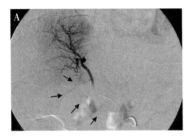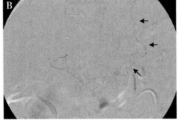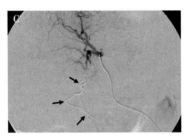

图 12.18　肝镰状动脉与乳内动脉的腹壁上动脉吻合。（A）左肝动脉造影显示镰状动脉的特征表现（箭头所示）。（B）经微导管的选择性血管造影显示，与腹壁上动脉的吻合（箭头所示）。（C）使用组织胶（箭头）堵塞动脉成功进行栓塞。

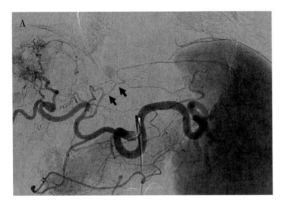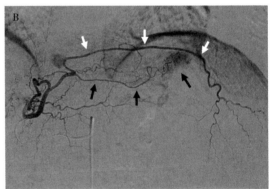

图 12.19　左膈下动脉作为共干血管发自于副胃左动脉。（A）腹腔干血管造影显示非肝动脉起自于左肝动脉（箭头所示）。（B）选择性血管造影可见，其由左膈下动脉（白色箭头）和副胃左动脉组成，导致了胃底显影（黑色箭头）。

　　胰十二指肠动脉弓为胰头和十二指肠 C 形环供血，至少在胰头的前面和后面各有一条动脉弓[2]。前胰十二指肠动脉弓由前上方 PDA 形成。它是 GDA 的两个末端的小分支。后胰十二指肠动脉弓由十二指肠后动脉形成（后上 PDA）。通常是 GDA 通过十二指肠之前或之后的第一分支。这两个动脉弓通过 SMA 发出的单独胰十二指肠下动脉（每个动脉弓各一条）与 SMA 汇合，或汇入胰十二指肠下动脉主干中。后动脉弓比前动脉弓更偏向于头侧。

　　胰十二指肠动脉弓是 SMA 与腹腔干分支之间最常见的共同侧支循环通路。尽管在大多数情况下，前后动脉弓会形成 SAM 和

CHA 之间的侧支循环通路，但是偶尔也会有一条动脉弓形成单独通道的现象（图 12.6）[8]。

在 200 例尸体解剖中，有 90% 的情况后 PDA 弓发自于 GDA 的第一分支，发自于 RHA 者占 5%，发自于 PHA 者占 4%，发自于被胰背动脉分支替代的动脉占 1%[2]。

一项前瞻性研究表明[17]，后上 PDA 发自于 PHA 或其远端分支者占 7%。这种情况在肝动脉变异起自于 GDA 的患者中特别多见。在 13 例此类患者中，后上 PDA 的发生率为 54%（7/13）。换言之，后胰十二指肠动脉弓是肝动脉变异的重要途径（图 12.20）。

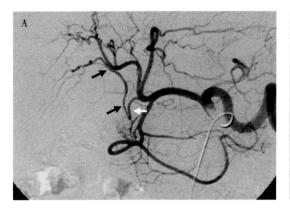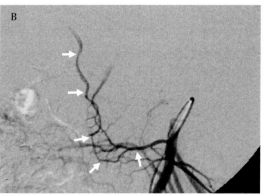

图 12.20　发自于由正常肝动脉和肠系膜上动脉形成的后上胰十二指肠动脉弓的副肝右动脉。（A）腹腔干血管造影显示 S6 段肝动脉变异起始于正常肝动脉（箭头所示），结构异常。（B）肠系膜上动脉造影清晰可见异常 S6 段肝动脉和后下胰十二指肠动脉之间的交通动脉弓（箭头所示）。因此，可以确定 S6 段肝动脉起自于后上胰十二指肠动脉。

十二指肠上动脉被称为是独特的动脉。它可以起自于 GDA（27%），CHA（20%），LHA（20%），RHA（13%），胆囊动脉（10%）[22]。大体解剖也报道了它与肝外胆管动脉吻合的现象[23]。

### 胆囊动脉和胆管丛

Daseler 等[23]经过 500 例标本尸体解剖后报道称，胆囊动脉起自于典型位置（来自于 PHA 的 RHA）占 72%，而副胆囊动脉的发生率为 3%。胆囊动脉的其他来源包括：替代/副 RHA（18%），LHA（7%），CHA（3%），GDA（1%），以及一些其他不常见的来源[24]。胆囊动脉通常有两个分支，即浅表（腹膜）支和深（非腹膜）支（图 12.21）[24]。它可以为肝外胆管供血。

必须在经导管治疗肝肿瘤前辨别胆囊动脉，避免或最大限度降低化学性胆囊炎、缺血或放射性坏死的风险。因此，建议将导管插入胆囊动脉远端。胆囊动脉偶尔也会向肿瘤供血。对来自胆囊动脉的肿瘤血管进行超选插管，如果胆囊壁不显影，则可以安全注射治疗剂（图 12.21）[24]。

胆管树的血液由微小的周围胆管丛供应，血管造影中很少显影。当它供应侵及胆管或主要门静脉的肿瘤时，可能会增粗（图 12.22 和图 12.23）。肝外胆管系统由来自于胆囊动脉、PDA 和 RHA 的多条动脉供血[25]。

右侧和左侧肝内胆管系统由来自于 RHA 和 LHA 主干、肝段动脉、GDA 和副肝动脉的血管丛供血。该血管丛紧密地与供应肝尾状叶的动脉伴行。尾状叶和胆管丛提供了左右侧肝脏的侧支血管[26]。由于胆管系统具有丰富的肝外血供，因此胆管坏死的发生情况相对罕见。

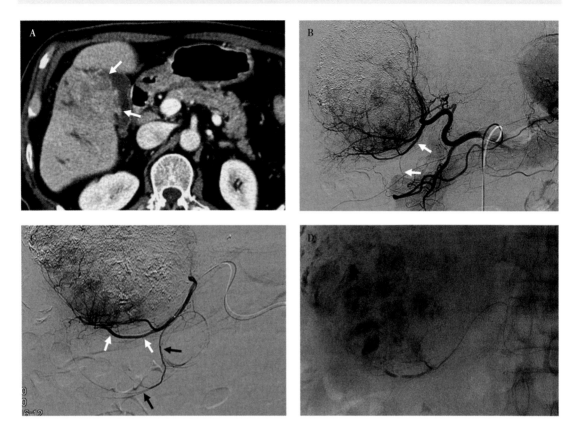

图 12.21　由深部胆囊动脉供血的肝细胞癌，及其选择性栓塞治疗。（A）CT 扫描显示胆囊被肿瘤压迫或直接浸润（箭头所示）。（B）肝动脉造影怀疑增粗的胆囊动脉（箭头所示）为多血管肿瘤供血。（C）胆囊动脉选择性血管造影证明，肿瘤单独由深支供血，注射造影剂后显影（白色箭头）。浅表支未参与肿瘤供血（黑色箭头）。（D）通过胆囊动脉深支施行化疗栓塞。

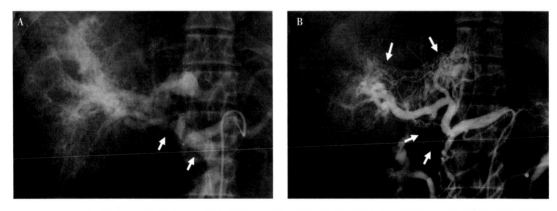

图 12.22　肝细胞癌浸润门脉主干，并存在严重动脉－门静脉分流的患者，可见扩张的门脉周围和胆管周围侧支血管网。（A）肝动脉血管造影显示，肝右叶弥散性肿瘤，并侵及门静脉主干，存在严重动脉－门静脉分流。注意图像中门静脉中离肝方向的造影剂（箭头所示）及其分支。（A）利用明胶海绵栓塞动－门脉分流后，沿着中央门静脉和胆管出现大量细小的动脉网，包括肝十二指肠韧带（箭头所示）。胃十二指肠动脉的分支也参与了这些吻合网。

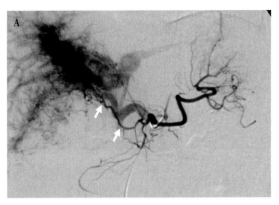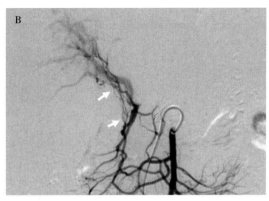

图 12.23　肝细胞癌浸润右门静脉，并存在严重动 - 门静脉分流的患者，可见沿肝十二指肠韧带分布的扩张的门脉周围和胆管周围侧支血管网。（A）腹腔干血管造影显示，肝右叶弥散性肿瘤，并侵及右侧门静脉，存在严重动 - 门静脉分流。注意肝十二指肠韧带中由来自于脾动脉的胰背动脉供血的粗大侧支血管（箭头所示）。（B）肠系膜上动脉造影显示，由胰十二指肠动脉供血的额外多条侧支通道（箭头所示）。

## 肝外侧支动脉

　　当肝肿瘤较大或位于外周时，通常由肝外侧支动脉（EHC）供血，而且与肝动脉是否开通无关（图 12.24 和图 12.25）[27,28]。肝肿瘤向外生长或被膜外浸润，可以导致邻近器官粘连或直接浸润，包括膈肌、网膜、腹壁、胆囊、胃、结肠、肾上腺、肾。这些器官向肿瘤提供血供。多次经导管治疗导致的肝动脉闭塞或外周肝动脉变细，会引起或加重肝外侧支对肿瘤的供血（图 12.26 和图 12.27）[28,29]。

　　EHC 包括 IPA（图 12.24，图 12.26 和图 12.27），网膜分支（图 12.27），胆囊动脉（图 12.21），内乳动脉（IMA）（图 12.25 和图 12.27），肋间（图 12.26）或腰动脉，肾上腺动脉，胃动脉，肾或肾包膜动脉（图 12.26），来自 SMA 的结肠分支，来自 GDA 或 PDA 的侧支血管（图 12.23）[4,27-38]。IPA、IMA 和肋间动脉相互交通，并通过膈肌与周围肝动脉分支相互交通（图 12.24 ~ 图 12.27）。右肾包膜动脉、肾上腺中动脉和肾上腺下动脉穿过肝肾韧带

并进入肝脏[30]。结肠动脉的右侧和中间支可以通过肝脏和结肠在结肠旁沟的粘连进入肝脏。RGA 和 LGA 相互吻合，并通过小网膜进入肝脏。胆管动脉或来自于 GDA 或 PDA 的侧支血管穿过肝十二指肠韧带并进入肝脏。胆囊动脉可以发出小肝动脉分支，或通过胆囊动脉深支在胆囊窝处与肝动脉分支吻合。网膜动脉可以通过网膜与肝脏的粘连进入肝脏[31]。

　　多条 EHC 可为同一个肿瘤供血（图 12.27）。肝外侧支循环一旦形成，经导管有效治疗肿瘤不仅取决于正确处理肝动脉，而且还要解决肝外侧支血供的问题（图 12.26）[30]。

　　现已知通过 EHC 进行化疗栓塞的成功率和安全性很高[27]。因此，放射科医生应该熟悉供应肝肿瘤 EHC 的类型、导致其形成的因素、在 CT 图像和传统血管造影中的特征表现，以便早期予以识别。

　　向 ECH 内注射栓塞剂必须完全掌握血管的解剖结构，并应使用同轴微导管进行超选插管，避免因靶外注射导致的并发症[27]。

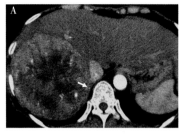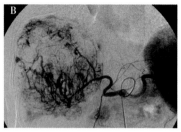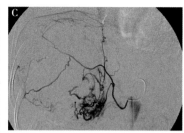

图 12.24　由右膈下动脉供血的较大肝细胞癌的最初表现。（A）动脉期螺旋 CT 扫描显示紧邻膈肌后部的肝右叶中较大的多血管肿瘤。箭头所示为右膈下动脉。血管未明显增粗。（B）腹腔干造影中，腹腔干和肝动脉广泛开放。（C）右膈下动脉造影显示其发自于主动脉，以及肿瘤的血管分布。

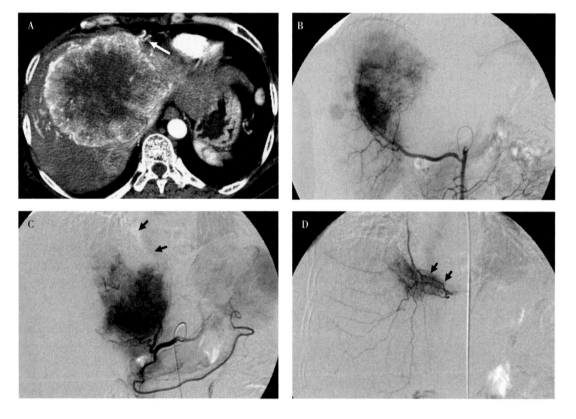

图 12.25　由右侧内乳动脉供血的紧邻膈肌前上部的较大肝细胞癌的最初表现。（A）动脉期螺旋 CT 扫描显示紧邻膈肌前上部的多血管肝脏肿瘤，取代了 S4 和 S8 肝段。箭头所示为粗大的肿瘤供血动脉。（B）肝右动脉被肠系膜上动脉取代。（C）肝总动脉血管造影显示膈肌上部肿瘤内的充盈缺损（箭头所示）。（D）充盈缺损区由来自于右侧内乳动脉的膈肌分支供血（箭头所示）。

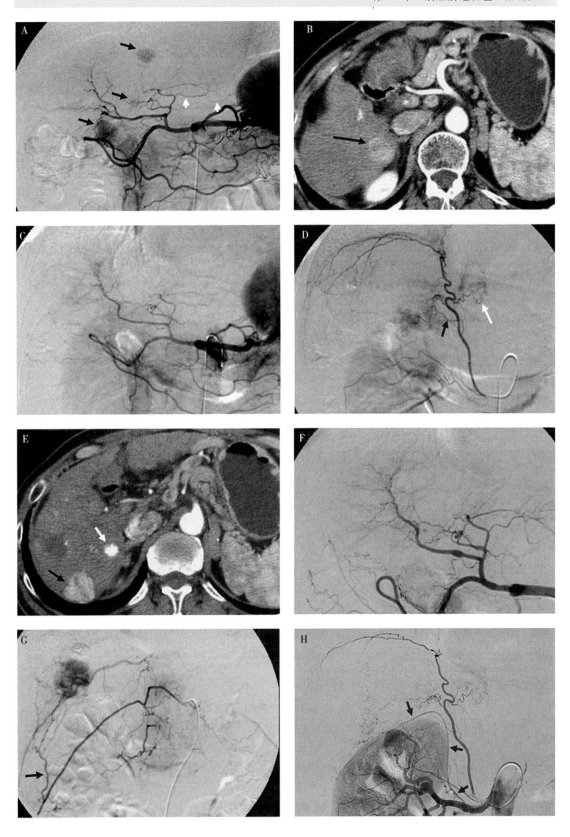

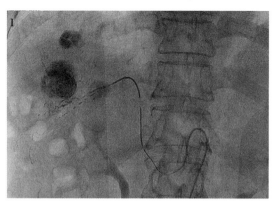

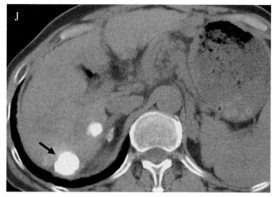

图 12.26　多次化疗栓塞后，完全由肝外侧支血管供血的肝细胞癌。（A）初次检查时发现多发结节状肿瘤（黑色箭头）。注意图中的副胃左动脉（白色箭头）。（B）施行 5 次化疗栓塞，初次检查时发现的全部肿瘤均完全缓解。随访时发现 S7 段内的复发肿瘤（箭头所示）和变细的肾上腺动脉。（C）腹腔干造影无肿瘤显影；但外周肝动脉变细。（D）因怀疑肝外动脉供血，行右侧膈下动脉造影。肿瘤完全由右膈下动脉供血（黑色箭头）。白色箭头显示膈下动脉 – 肺分流的供血动脉。（E）随诊 CT 扫描显示，治疗的肿瘤完全缓解（白色箭头）。但是，在 S7 段邻近后膈肌处出现另一个复发肿瘤（黑色箭头）。（E）肿瘤根本不由肝动脉供血。（G）它完全由第 11 肋间动脉供血。注意粗大的供血动脉（箭头所示）。它起自于膈肌附近的肋间动脉，并沿着膈肌上行进入肿瘤。（H）随诊 CT 发现治疗肿瘤局部进展（未给出），残留的存活肿瘤由发自于右肾动脉的肾包膜动脉（箭头所示）供血。（I）利用微导管进行肾包膜动脉的选择性插管，并进行栓塞。（J）术后两周的碘化油 CT 扫描显示，碘油浓聚在肿瘤内部（箭头所示）。

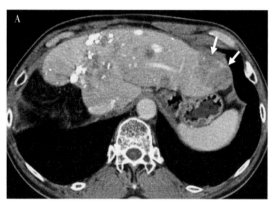

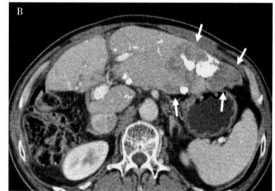

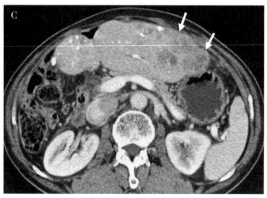

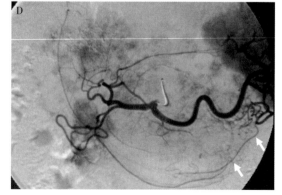

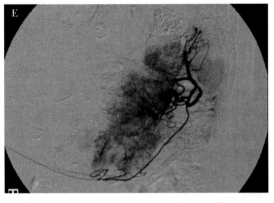
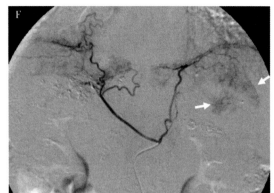
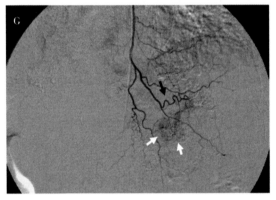

图 12.27　多次化疗栓塞后，由多条左侧肝外侧支动脉供血的胆管癌。（A－C）4 次化疗栓塞后的系列 CT 扫描显示左外侧段较大的被膜下存活肿瘤，紧邻膈肌的左前上部（箭头所示）。（D）腹腔干造影显示发自于脾动脉的粗大左胃网膜动脉（箭头所示）。（E）左胃网膜动脉选择性血管造影显示多条肿瘤供血动脉，以及肝左叶的多血管肿瘤染色。（D）膈下动脉造影显示，肿瘤上部的一部分由左膈下动脉供血（箭头所示）。（G）左内乳动脉造影表明，肿瘤上部的一部分（白色箭头）由供血动脉供血（黑色箭头）。

## 如何预测：提示性的结果

由于对每条侧支血管进行选择性造影繁琐、耗时，所以首先判断是否存在侧支血管就显得格外重要[27]。初步 CT 扫描能够提供有用的信息，而 CT 图像中出现直接浸润邻近器官，或被膜外浸润的征象，则表明存在 EHC。具有外生模式的肿瘤容易形成侧支血管。CT 扫描中常可见粗大的 EHC。如今的多排 CT 扫描经常可显示出来自于 EHC 的肿瘤供血动脉，特别是发自 IMA 和肋间动脉（图 12.25）[37,38]。它还能显示起自于主动脉的 IPA 或肾上腺中动脉。

因此，在化疗栓塞术前仔细回顾多排 CT 扫描图像，对判断应该关注哪条 EHC 非常关键。

此外，随诊 CT 扫描也非常有用。随诊 CT 出现肿瘤外周的碘油充盈缺损，或所治疗肿瘤周围存活部分坏死不完全，都提示存在 EHC（图 12.26）。如果术后手术切缘处肿瘤复发，应怀疑存在网膜侧支循环并进行评估。而多次栓塞化疗后外周肝动脉变细的患者，如果出现外周局部复发，则常怀疑由 EHC 供血。CT 和血管造影结果的相关性也十分重要。如果 CT 中发现的肿瘤在肝动脉造影中未显影，则必须考虑存在侧支血管[31]。如果在肝动脉造影或碘油灌注时，发现肿瘤充盈中含有局部缺损，或局部碘油不充盈，则可能存在其他的供血动脉（图12.25）。

当 C 型臂 CT 显示肝动脉注射造影剂肿瘤充盈缺损时，应评估 EHC 供血。在腹腔干上可以发现粗大的网膜分支或右 IPA（图12.27）。

如果在成功去除肝动脉供血后，患者的血清甲胎蛋白仍居高不下，我们建议评估肝脏 ECH 供血的存在。

肿瘤位置与可能的 EHC 之间关系密切[27,31]。位于肝右叶后方表面，以及邻近膈肌的肿瘤最容易由右 IPA 供血（图12.24）。当多次化疗栓塞导致 IPA 变细之后，右侧肋间动脉和腰动脉通常会分布到 IPA 的供血区，供应肝右叶侧面或右下方的肿瘤（图12.26）。当肿瘤位于膈肌的前部下方，或紧邻前腹壁时，可以由右侧 IMA

供血（图12.25 和图12.27）。靠近右侧肾窝的肿瘤可由右肾包膜动脉或肾上腺动脉供血。

而位于肝右叶表面，或右叶下缘或肝左叶内侧段的肿瘤由网膜或结肠动脉供血。肝外侧段肿瘤的可能供血动脉有：胃左或胃右动脉、发自于右或左胃网膜动脉的网膜动脉、胃短动脉和左 IPA 或 IMA（图12.27）。胆囊动脉主要供应位于胆囊窝附近的肿瘤（图12.21），但有时也会在肝动脉变细时，供应距离胆囊窝较远的肝右叶或内侧段肿瘤。

来自于尾状叶的肿瘤多由右 IPA、LGA 和胰腺动脉供血。相邻的 EHC 相互交通，其分布存在明显的个体差异。经导管处理 EHC 会造成邻近侧支血管的血流重新分布。

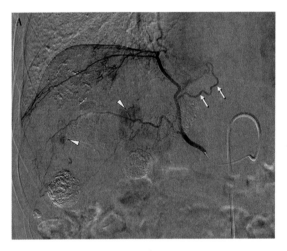
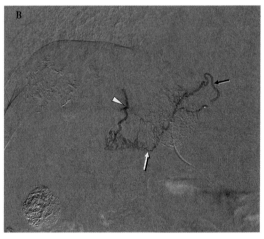

图12.28　右膈下动脉的血管造影解剖。（A）右膈下动脉为多个肿瘤供血（无尾箭头）。注意图中奇静脉食管支的典型征象（箭头所示）。（B）选择性血管造影显示，奇静脉食管支在奇静脉食管隐窝处（黑色箭头）返回，并沿肺底走行（白色箭头）。分流导致外周肺动脉（无尾箭头）显影。

## 肝外侧支动脉的解剖

### 膈下动脉

肝脏与膈肌存在紧密的接触，因此膈肌的血供也会通过直接附着进入肝脏。IPA 供应大部分的膈肌，包括与肝脏裸区接触的部

分。因此，右侧 IPA 是最常见的侧支通路，占 EHC 的几乎一半。它可以与附近动脉形成吻合，如内乳动脉、肋间动脉和肾动脉。

右侧和左侧 IPA 通常源自于腹腔干，或作为主干或单独起源直接发自于主动脉（图12.1，图12.24 和图12.27）。发自于肾动脉的情况不常见（图12.26），而发自于

胃左动脉或肝动脉的情况则很罕见（图12.19）。大多数情况下，可以利用薄层多排 CT 直接观察其起源和分支模式。当 IPA 起自腹腔干并受正中弓状韧带压迫时，IPA 的选择性插管常较困难。在这种情况下，使用大侧孔导管的特殊技术[39]，或微导丝环技术[40]会很有帮助。IPA 偶尔会完全闭塞或严重狭窄，并通过发自于肾动脉的腹膜后吻合、发自于 SMA 的胰腺动脉或胰背动脉、LGA 或侧支 IPA 重建[41]。这些吻合通路可继续为肿瘤提供经导管治疗。

我们可经常观察到右侧 IPA 的奇静脉食管支，并为体 – 肺循环分流供血。

它通常起自于右侧 IPA 前支的近端，向内侧走行，在奇静脉食管隐窝内侧段形成"U"形返回，然后沿着肺底的肋膈角向外侧走行（图 12.18）[35]。

IPA 的前内侧支是常见的肿瘤供血动脉，可在近半数患者中看到。它通常供应右肝顶部腹侧部分的肿瘤，经常可以在薄层CT 扫描中显示（图 12.29）[36]。

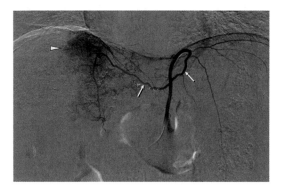

图 12.29　右肝顶部的肝细胞癌。肿瘤（无尾箭头）由左膈下动脉的前内侧分支（箭头所示）供血。

IPA 栓塞治疗时，患者常会主诉肩痛和胸闷。栓塞之后可出现暂时性胸腔积液、肺底不张、肺碘油栓塞、咯血、膈肌无力等症状[30,42]。由于 IPA 是肺侧支循环的潜在来源，因此在向 IPA 注射栓塞剂之前，应判断是否存在 IPA – 肺分流（图 12.26D）。

## 乳内动脉

近来，人们详细研究了为肝肿瘤供血的 IMA 血管造影解剖结构（图 12.30）[43]。IMA 通常发自于锁骨下动脉近端，起点与椎动脉相对。心包膈动脉通常发自第二肋间隙以上，并发出供应胸膜、心包和膈肌的分支。IMA 在第六肋间隙的水平发出两条终末支，即肌膈动脉和腹壁上动脉。肌膈动脉向侧下方斜行，位于第七、八和九肋软骨之后。它向第七、八和九肋间隙各发出两条肋间动脉，并发出垂直膈动脉，它与 IPA 的分支吻合。前肋间动脉和来自于肌膈动脉的粗大垂直膈支形成了网格形（图 12.30）。腹壁上动脉垂直向下走行，并与腹壁下动脉吻合。它向膈肌发出一些分支，延伸至肝镰状韧带，并与 LHA 吻合[31]。

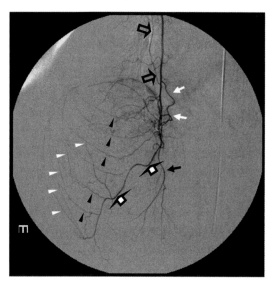

图 12.30　右膈下动脉曾经栓塞患者的右侧内乳动脉血管造影图。在第六肋间隙的水平，内乳动脉分为肌膈动脉（白色短粗箭头）和腹壁上动脉（黑色箭头）。空心箭头所示的长下降支是比较罕见的心包膈动脉。发自于内乳动脉主干的膈支（白色箭头）刚好位于膈肌上方。在内乳动脉的多条分支中，该膈支最常见为肝肿瘤供血。肌膈动脉发出成对的前肋间动脉（黑色箭头）和上升的膈支（白色无尾箭头）。

按照解剖教科书中的描述，心包膈动脉与膈神经伴行，走行在胸膜与心包之间。但是根据我们的经验，它很少达到膈肌并为肝肿瘤供血。

我们发现，膈支是最常见的 IMA 向肝肿瘤供血的侧支（图 12.25D 和图 12.30）[43]。它通常发自于第四和第六肋间隙，并穿过前心包脂肪，经常可在多排 CT 扫描中观察到。目前，我们只有在 CT 扫描中发现它为肿瘤供血时，才实行 IMA 的选择性血管造影。

IMA 栓塞后可发生皮肤并发症。了解 IMA 的血管解剖结构，以及对肿瘤供血动脉选择性插管是避免术后皮肤坏死的先决条件。

## 肋间动脉和腰动脉

9 对后肋间动脉起源于胸主动脉的背侧。它们在发出背侧支、并行的肋间支和肌支后，与 IMA 的前肋间动脉吻合。下方的后肋间动脉在膈肌的附着点与 IPA 吻合。在动脉期 CT 扫描中，增粗的肋间动脉可显示为点样或线形结构，刚好位于肋骨的下方[38]。毗邻膈肌下外侧的肿瘤常由后肋间动脉供血。肋间动脉总是通过膈肌附着点，为邻近膈肌肝肿瘤供血，在肋骨软骨结合附近急转向上（图 12.26G）[38]。近半数的患者多排 CT 扫描可将肿瘤供血动脉显示为上方肋间隙内的一个强化的圆点。微导管应该推进超过膈肌附着点并进入胸廓，到达可见急转向上的部位，以避免皮肤坏死和脊髓梗死等可能并发症[38]。最常见的肝肿瘤供血肋间动脉按顺序依次为 T10、T9 和 T11[38]。

当右侧 IPA 被以前的治疗闭塞后，ICA 可以为肝脏顶部的肿瘤供血。

## 网膜动脉

发自于胃网膜动脉（图 12.27）网膜支（或在罕见的情况下发自于胰背动脉）是第二大常见的侧支血管。网膜支通常细小，从胃网膜动脉呈锐角发出。当网膜支为肿瘤供血时，它会明显扩张，在腹腔干造影中能够辨别[33]。因此，认真观察腹腔干造影是发现肝脏肿瘤供血网膜支的第一步。因为大网膜的位置游移不定，因此网膜支可以供应腹膜内肝脏任何部位的肿瘤。严重肝硬化患者的肝脏明显萎缩，因此肝顶部被网膜包绕的外生型肿瘤可以在很长一段范围内由网膜支供血[27]。这些网膜支发自于右侧或左侧胃网膜动脉（图 12.27）。左胃网膜动脉发自于远端脾动脉。来自于左侧胃网膜动脉的网膜支常为肝右叶顶部的外生型肿瘤供血。

## 肾上腺动脉

如果肿瘤向下内侧延伸，可以由肾上腺动脉供血。肾上腺有三个供血来源：来自于 IPA 的肾上腺上动脉、来自于肾上腺中动脉（它发自于腹腔干与肾动脉之间水平的主动脉侧部），以及来自于同侧肾动脉上部的肾上腺下动脉。正常肾上腺的影像呈三角形。在膈下动脉造影中，通常能观察到肾上腺上动脉和正常肾上腺。因此，不能将膈下动脉造影中显影的肾上腺与肿瘤混淆。

## 肾动脉和肾包膜动脉

如果肿瘤向后下方生长，它可以由肾动脉和肾包膜动脉供血（图 12.26）。上包膜动脉通常与肾上腺下动脉一起发自于肾动脉，在肾上极呈特征的扭曲状形态。穿包膜动脉发自于弓形和小叶间动脉，它可以为与肾脏接触的肿瘤供血。

## 胃动脉

当肝脏肿瘤广泛与胃动脉接触时，胃动脉可以提供血液。LGA 通常起自于腹腔干，很少数起自于腹腔干上方的主动脉。RGA 通常起自于 PHA 和 LHA，少数情况下来自于 GDA 和 CHA。胃短动脉来自于脾动脉并供应胃底的血液。正常胃显影常与肿瘤染色相似。

## 结肠支

当外生型肿瘤位于肝右叶下极时，它会接触到结肠的肝曲。SMA 的分支，特别是右或中结肠分支可以为肿瘤供血。由于为肿瘤供血的结肠支通常会横穿结肠的对系膜缘，因此可以安全地在对系膜缘的上方注射化疗药物[44]。

## 肝外侧支动脉的经导管处理

当对 EHC 施行化疗栓塞时，存在栓塞非靶分支的风险。这种情况会根据位置导致很多并发症[45]。如果栓塞了内乳动脉、肋间动脉或腰动脉，则可能会发生瘙痒、红斑或坏死等皮肤问题。胃、网膜和结肠支动脉栓塞可引起胃肠糜烂、溃疡或穿孔。意外栓塞来自于肋间或腰侧支血管的脊椎血管分支，可导致瘫痪；而栓塞胆囊动脉可能导致胆囊炎或胆囊梗死[45]。IPA 的化疗栓塞会引起肩痛、胸膜积液、肺底部不张、肺栓塞或膈肌无力[30]。

为了避免这些并发症，首先应尽量将导管前端靠近特定的分支，或为肿瘤供血的分支，进行超选择插管。其次，应逐步增加栓塞剂的注射量，避免其反流至非靶分支。第三、化疗栓塞之前，应该采用弹簧圈或明胶海绵颗粒闭塞和保护正常侧支的供血区域。第四，在栓塞过程中，建议动脉内注射少量的 1% 碘油，以减少疼痛感[27]。

由于相邻 EHC 的终末支相互吻合，因此多条 EHC 可供应一个肿瘤。如果 EHC 的近端被栓塞，或在插管时发生动脉痉挛，或 EHC 化疗栓塞后局部复发，则邻近的血管会接管该区域。例如，以前由 IPA 供血的复发肿瘤，可以在随后的化疗栓塞中由肋间或 IMA 供血。应该采用精细的技术和微导管弄清 EHC 的特征，以避免发生动脉痉挛和损伤，并确定是否存在邻近血管的侧支循环，这一点十分重要。对于晚期肝肿瘤而言，经 EHC 化疗栓塞不能改善肿瘤的控制，因为我们很难有效栓塞来自于肝动脉和 EHC 的多条供血动脉[27]。

# 参考文献

1. Williams PL, Warwick R. *Gray's Anatomy*, 36th edn. Philadelphia：Saunders, 1980.

2. Michels NA. *Blood Supply and Anatomy of the Upper Abdominal Organs*. Philadelphia：JB Lippincott, 1955；pp. 152 – 154, 256 – 259, 374 – 375.

3. Song SY, Chung JW, Yin YH, et al. Celiac axis and common hepatic artery variations in 5002 patients：Systematic analysis with spiral CT and DSA. *Radiology* 2010；255：278 – 288.

4. Soo CS, Chuang VP, Wallace S, et al. Treatment of hepatic neoplasm through extrahepatic collaterals. *Radiology* 1983；144：485 – 494.

5. Bron KM, Redman HC. Splanchnic artery stenosis and occlusion：Incidence, arteriographic and clinical manifestations. *Radiology* 1969；92：323 – 328.

6. David CL, Harold AB. High incidence of celiac axis narrowing in asymptomatic individuals. *AJR Am J Roentgenol* 1972；116：426 – 429.

7. Park CM, Chung JW, Kim HB, et al. Celiac axis stenosis：Incidence and etiologies in asymptomatic individuals. *Korean J Radiol* 2001；2：8 – 13.

8. Song SY, Chung JW, Kwon JW, et al. Collateral pathways in patients with celiac axis stenosis：Angiographic – spiral CT correlation. *Radiographics* 2002；22：881 – 893.

9. Kwon JW, Chung JW, Song SY, et al. Transcatheter arterial chemoembolization for hepatocellular carcinomas in patients with celiac axis occlusion. *J Vasc Interv Radiol* 2002；13：689 – 694.

10. Covey AM, Brody LA, Maluccio MA, et al. Variant hepatic arterial anatomy revisited：Digital subtraction angiography performed in 600 patients. *Radiology* 2002；224：542 – 547.

11. Couinaud C. Liver anatomy：Portal (and suprahepatic) or biliary segmentation. *Dig Surg* 1999；16：459 – 467.

12. Mlakar B, Gadzijev EM, Ravnik D, et al. Ana-
tomical variations of the arterial pattern in the right
hemiliver. *Eur J Morphology* 2002；40：267
－273.

13. Mlakar B, Gadzijev EM, Ravnik D, et al. Ana-
tomical variations of the arterial pattern in the left
hemiliver. *Eur J Morphology* 2002；40：115
－120.

14. Couinaud C. *Le foie*：*Études anatomiques et chirur-
gicales*. Paris, France：Masson, 1957；pp. 9
－12.

15. Fasel J, Selle D, Evertsz C, et al. Segmental anat-
omy of the liver：Poor correlation with CT. *Radi-
ology* 1998；206：151－156.

16. Lee HY, Chung JW, Park JH, et al. A new and
simple practical plane dividing hepatic segment 2
and 3 of the liver：Evaluation of its validity. *Kore-
an J Radiol* 2007；8：302－310.

17. Song SY, Chung JW, Lim HG, et al. Nonhepatic
arteries originating from the hepatic arteries：An-
giographic analysis in 250 patients. *J Vasc Interv
Radiol* 2006；17：461－469.

18. Hashimoto M, Heianna J, Tate E, et al. The fea-
sibility of retrograde catheterization of the right
gastric artery via the left gastric artery. *J Vasc In-
terv Radiol* 2001；12：1103－1106.

19. Nakamura H, Uchida H, Kuroda C, et al. Acces-
sory left gastric artery arising from left hepatic ar-
tery：Angiographic study. *AJR Am J Roentgenol*
1980；134：529－532.

20. Chuang PV, Wallace S, Stroehlein J, et al. He-
patic artery infusion chemotherapy：Gastroduode-
nal complications. *AJR Am J Roentgenol* 1982；
137：347－350.

21. Williams DM, Cho KJ, Ensminger WD, et al. He-
patic falciform artery：Anatomy, angiographic ap-
pearance, and clinical significance. *Radiology*
1985；156：339－340.

22. Bianchi HF, Albanese EF. The supraduodenal ar-
tery. *Surg Radiol Anat* 1989；11：37－40.

23. Daseler EH, Anson BJ, Hambley WC, et al. The
cystic artery and constituents of the hepatic pedi-
cle：A study of 500 specimens. *Surg Gynecol Ob-
stet* 1947；85：47－63.

24. Lie DM, Salem R, Bui JT, et al. Angiographic
considerations in patients undergoing liver－direct-
ed therapy. *J Vasc Interv Radiol* 2005；16：911－
935.

25. Tohma T, Cho A, Okazumi S, et al. Communica-
ting arcade between the right and left hepatic arter-
ies：Evaluation with CT and angiography during
temporary balloon occlusion of the right or left he-
patic artery. *Radiology* 2005；237：361－365.

26. Stapleton GN, Hickman R, Terblanche J. Blood
supply of the right and left hepatic ducts. *Br J
Surg* 1998；85：202－207.

27. Kim HC, Chung JW, Lee W, et al. Recognizing
extra－hepatic collateral vessels that supply hepa-
tocellular carcinoma to avoid complications of tran-
scatheter arterial chemoembolization. *Radiograph-
ics* 2005；25：S25－S39.

28. Chung JW, Kim HC, Jae HJ, et al. Transcatheter
arterial chemoembolization of hepatocellular carci-
noma：Prevalence and causative factors of extrahe-
patic collateral arteries in 479 patients. *Korean J
Radiol* 2006；7：257－266.

29. Michels NA. Collateral arterial pathways to the liv-
er after ligation of the hepatic artery and removal of
the celiac axis. *Cancer* 1953；6：708－724.

30. Chung JW, Park JH, Han JK, et al. Transcatheter
oily chemoembolization of the inferior phrenic ar-
tery in hepatocellular carcinoma：The safety and
potential therapeutic role. *J Vasc Interv Radiol*
1998；9：495－500.

31. Miyayama S, Matsui O, Taki K, et al. Extrahepat-
ic blood supply to hepatocellular carcinoma：An-
giographic demonstration and transcatheter chemo-
embolization. *Cardiovasc Intervent Radiol* 2006；
29：39－48.

32. Nakai M, Sato M, Kawai N, et al. Hepatocellular
carcinoma：Involvement of the internal mammary
artery. *Radiology* 2001；219：147－152.

33. Miyayama S, Matsui O, Akakura Y, et al. Hepa-
tocellular carcinoma with blood supply from omen-
tal branches：Treatment with transcatheter arterial
embolization. *J Vasc Interv Radiol* 2001；12：
1285－1290.

34. Miyayama S, Matsui O, Nishida H, et al. Transcatheter arterial chemoembolization for unresectable hepatocellular carcinoma fed by the cystic artery. *J Vasc Interv Radiol* 2003；14：1155 – 1161.

35. Kim HC, Chung JW, Park JH, et al. Transcatheter arterial chemoembolization for hepatocellular carcinoma：Prospective assessment of the right inferior phrenic artery with C – arm CT. *J Vasc Interv Radiol* 2009；20：888 – 895.

36. Kim HC, Chung JW, An S, et al. Left inferior phrenic artery feeding hepatocellular carcinoma：Angiographic anatomy using C – arm CT. *AJR Am J Roentgenol* 2009；193：W288 – W294.

37. Kim HC, Chung JW, Jae HJ, et al. Hepatocellular carcinoma：prediction of blood supply from an internal mammary artery with multi – detector row CT. *J Vasc Interv Radiol* 2008；19：1419 – 1425.

38. Kim HC, Chung JW, Lee IJ, et al. Intercostal artery supplying hepatocellular carcinoma：Demonstration of a tumor feeder by C – arm CT and multidetector row CT. *Cardiovasc Intervent Radiol* 2011；34：87 – 91.

39. Miyayama S, Matsui O, Akakura Y, et al. Use of a catheter with a large side hole for selective catheterization of the inferior phrenic artery. *J Vasc Interv Radiol* 2001；12：497 – 499.

40. Baek JH, Chung JW, Jae HJ, et al. A new technique for superselective catheterization of arteries originating from a large artery at an acute angle：Shepherd – hook preshaping of a micro – guide wire. *Korean J Radiol* 2007；8：225 – 230.

41. Miyayama S, Matsui O, Taki K, et al. Transcatheter arterial chemoembolization for hepatocellular carcinoma fed by the reconstructed inferior phrenic artery：Anatomical and technical analysis. *J Vasc Interv Radiol* 2004；15：815 – 823.

42. Sakamoto I, Aso N, Nagaoki K. Complications associated with transcatheter arterial embolization for hepatic tumors. *Radiographics* 1998；18：605 – 619.

43. Kim HC, Chung JW, Choi SH, et al. Hepatocellular carcinoma supplied by the internal mammary artery：Angiographic anatomy in 97 patients. *Radiology* 2007；242：925 – 932.

44. Kim HC, Chung JW, An S, et al. Transarterial chemoembolization of a colic branch of the superior mesenteric artery in patients with unresectable hepatocellular carcinoma. *J Vasc Interv Radiol* 2011；22：47 – 54.

45. Chung JW, Park JH, Han JK, et al. Hepatic tumors：predisposing factors for complications of transcatheter oily chemoembolization. *Radiology* 1996；198：33 – 40.

# 第13章 传统和载药微球化疗栓塞技术及未来的发展

Julius Chapiro, Florian Nima Fleckenstein, Lynn Jeanette Savic, and Jean – François H. Geschwind

## 背景

随着发病率的增加，原发性肝癌已经成为第三大癌症相关死亡病因[1]。大多数肝癌患者确诊时已属中晚期，其中只有20%~30%适合治愈性手术治疗[2]。在这种情况下，临床急需一种能够控制疾病，并在诊断时提高总生存期的替代治疗手段。

自20世纪70年代以来，基于导管的动脉内疗法逐步被现代医学界所接受。如今，经动脉治疗已经成为肝脏恶性肿瘤的一种核心疗法。而其中传统的经动脉栓塞化疗（cTACE）是最常用的技术之一。载药微球TACE（DEB–TACE）是一种全新的技术，被大多数介入肿瘤医生使用不过10年的时间。这两种方法的主要目的是为不可切除的患者提供治疗选项，以姑息治疗的方式改善其生存率和生活质量，以及降低肿瘤的分期，或作为一种过渡治疗的手段，使患者能够接受可能的治愈性外科治疗[2]。cTACE和DEB–TACE均利用了大多数肝脏恶性肿瘤由肝动脉供血的生物学特点。而相反，健康的肝组织大部分由门静脉供血。这两种手术将化疗药物注射到肿瘤供血动脉内，既能治疗肿瘤组织，又能保护周围肝实质不受损害[3,4]。

本章将为您讲述cTACE和DEB–TACE的适应证、技术和并发症，并概述其科学合理性。此外，我们还会简要概述它们的未来发展，作为本章的结论。

## TACE 的概念和所用材料

cTACE的基本概念是Yamada等于1977年提出的。他们在超选了不可切除肝肿瘤患者的供血动脉后，在动脉内注射预先浸有丝裂霉素C或阿霉素的明胶海绵颗粒[3,4]。近40年过去了，cTACE的基本理念仍无变化：将化疗药物与含碘油的造影剂（lipiodol ultrafluide）混合在一起，并超选注射到肿瘤供血动脉内。然后，施行暂时或永久性栓塞（图13.1）。碘油具有载药和栓塞剂的双重功效，在cTACE中必不可少[5,6]。它可以被肿瘤组织选择性吸收。碘油可在肿瘤内存在数周，可以一直栓塞到肿瘤毛细血管的水平[7,8]。

在化疗药物混合方面，化疗栓塞中可以使用单药治疗，也可以联合化疗。多柔比星是美国最常用的DEB–TACE单药疗法；cTACE最常用的联合药物是顺铂、丝裂霉素C和多柔比星[9]。但由于目前顺铂使用的减少，很多医院依赖于联合使用多柔比星和丝裂霉素。注射碘油和化疗栓塞剂后，另外再注射栓塞剂明胶海绵、聚乙烯醇（PVA）颗粒或三丙烯明胶微球，可以使血流停止，避免已经注射的药物–碘油混合物流出[10]。

DEB–TACE与cTACE不同，利用聚酯材料的微球作为载药介质取代了碘油。因此，它输送药物的靶向性更强，进一步减少了全身的药物暴露（图13.1）[11]。因此，人们对利用DEB–TACE治疗肝脏恶性肿瘤越来越感兴趣，特别是美国和欧洲[7]。

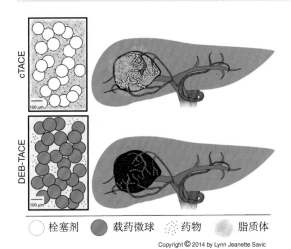

图 13.1　传统经动脉化疗栓塞（cTACE）和载药微球经动脉化疗栓塞（DEB－TACE）的原理示意图。上图：cTACE。将化疗药物与含碘油的造影剂（碘油）混合在一起，并超选注射到肿瘤供血动脉内。一直可以栓塞至肿瘤的毛细血管水平，使化疗药物被吸收到肿瘤内。下图：DEB－TACE。聚酯材料微球将化疗药物输送至肿瘤，同时降低药物的全身暴露。微球闭塞肿瘤血管的水平取决于其直径、化疗药物对肿瘤的影响。

LC 微球（欧洲的 DC Bead；Biocompatibles/BTG）和 QuadraSpheres（欧洲的 Hepaspheres；Merit Medical Systems）是美国最常用的两种载药微球。美国食品与药物管理局（FDA）尚未完全批准其作为药物载体。但是，它们已获得作为栓塞剂的审批[11]。大多数临床数据来自于 LC 微球。该器械由不可降解的生物材料制成，如聚乙烯醇水凝胶。它应通过添加磺酸基改良。微球的直径一般为 75～900μm，可以携带多柔比星或伊立替康[12]。一般来说，微球的直径越小，进入肿瘤和闭塞的血管也就越远。因此，小直径的微球能形成更广泛的坏死[13]。据制造商称，多柔比星的最大载药量为 40mg/ml 水合 LC 微球；因此出于技术原因的考虑，载药量为 25mg/ml[14]。组织病理学检查发现，DEB 输送和释放的药物能够导致肿瘤组织的局部凝固性坏死，形成炎性－纤维化

组织，所以有很好的疗效[15]。

另一种微球（QuadraSphere/Hepasphere 微球）由超吸水性的聚酯制成，是一种不可生物降解的高吸水性亲水材料。该微球可以吸收液体，直径最大可扩展为 800μm，可以携带多柔比星、表柔比星和顺铂[16]。

## TACE 或 DEB－TACE 的患者选择和禁忌证

到目前为止，cTACE 是姑息治疗不可切除肝细胞癌（HCC）的首选方法[17-19]。另外，它已被成功用作肝脏切除的辅助疗法，或作为肝移植之前的过渡疗法，以及用在射频消融的前后[20-24]。TACE 在姑息治疗中的其他应用还有：不可切除的胆管细胞癌[25]、类癌和胰岛细胞瘤、转移到肝脏的肉瘤[26,27]。同样，DEB－TACE 已经被成功用于不可切除 HCC、胆管癌、神经内分泌肿瘤、结肠癌肝转移[28-30]。人们发现化疗栓塞适用于发生在肝脏的不可切除的恶性肿瘤，因此，它已经被纳入中期 HCC 患者的治疗指南中。此外，其现在是常用的巴塞罗那临床肝癌分期系统（BCLC）的组成部分[31]。不过，并不是所有不可切除的原发性肝肿瘤患者都适合化疗栓塞并从中受益。选择患者的一个重要方面是肝功能情况。晚期肝癌患者的治疗会导致肝衰竭，削弱了治疗的获益。治疗结果的预测因素包括：肿瘤负荷（肿瘤大小、血管浸润和甲胎蛋白水平）、肝脏功能损害（Child－Pugh 分级、胆红素、腹水）、身体状况［Karnofsky 评分、东部肿瘤协作组（ECOG）身体状况评分］和肝外扩散。总而言之，肝功能良好、疾病无症状、无血管浸润或肝外扩散的患者最为适宜[32]。

表 13.1 总结了 cTACE 和 DEB－TACE 的绝对和相对禁忌证。由于 DEB－TACE 的可靠临床数据不多，所以其排除标准比 cTACE 更广泛。

表 13.1　经动脉化疗栓塞（TACE）的禁忌证

| 绝对禁忌证 | 相对禁忌证 |
| --- | --- |
| • 肿瘤可切除 | • 胆管梗阻 |
| • 难以控制的全身感染 | • 血清胆红素大于 3mg/dl |
| • 无法纠正的凝血紊乱 | • BCLC C 级（血管侵犯，包括节段性门静脉阻塞）[a] |
| • 无法纠正的造影剂过敏 | • 乳酸脱氢酶 425 U/L |
| • 白细胞减少症（白细胞计数 1000/µl） | • 天冬氨酸转氨酶超过正常上限值 5 倍 |
| • 心脏或肾脏功能不全 | • 肿瘤累及 50% 以上的肝脏[a] |
| • 肝性脑病 | • 肝外转移 |
| • ECOG 身体状态 3 分 | • 轻度或严重腹水[a] |
| | • 近期发生静脉曲张出血 |
| | • 血小板减少 |
| | • 顽固性动静脉瘘 |
| | • 外科门腔静脉吻合 |

[a] 载药微球 TACE（DEB – TACE）的独立禁忌证。
ECOG = 东部肿瘤协作组评分标准；BCLC = 巴塞罗那临床肝癌分期

# 栓塞方法

cTACE 和 DEB – TACE 的栓塞方法相同。开始时，对患者施行诊断性血管造影检查，以明确肝动脉解剖、肿瘤供血血管和动静脉分流等（图 13.2 和图 13.3）。腹腔干血管造影可充分显示肝动脉分支解剖，或变异的动脉，如是否存在替代肝左动脉。应尽可能地检查右膈下动脉，以排除膈下动脉供血。造影剂的注射速度应适当，在让目标血管充分显影的同时，又要避免造影剂回流到主动脉或注射部位近端的其他血管内。根据肿瘤的部位，选择性肝动脉造影可以显示肿瘤的"充盈"（图 13.4）。应尤其注意肝镰状动脉、膈动脉、右侧或副胃动脉，并注意十二指肠上动脉、十二指肠后动脉和胆囊动脉，避免非靶器官的栓塞。

对于血管解剖结构复杂的困难病例，可以利用三维（3D）旋转血管造影，以降低手术风险和并发症，提高病灶靶向治疗的效果[33]。

我们将在下面讲述美国耶鲁大学医学院 LC 微球 cTACE 和 DEB – TACE 的治疗方案。

在 cTACE 手术中，患者通常通过选择性（肝叶或肝段）或超选择性插管注射微球。所采用的化疗药混合物为 50mg 多柔比星和 10mg 丝裂霉素 C 的双混合物，按照 1:1 的比例与碘油（Guerbet，France）混合。然后立即经动脉注射 15～20ml 的利多卡因止痛，防止发生术后疼痛。将 3～6ml 的 100～300µm 直径微球（Embospheres，美国犹他州南乔丹市 Merit Medical 公司）按照 1:1 的比例混悬在造影剂中注射，以达到减少动脉血供的目的。

可以通过计算 TACE 手术后清除造影剂所需的心搏次数，测定动脉闭塞的等级（理想状态下为 2～5 次）。

耶鲁大学医学院纽黑文医院所实施的 DEB – TACE 方案，与 2012 年欧洲介入肿瘤学大会期间召开的共识会议结果相符[15]。注射通常在选择性和超选插管下完成（肝段或亚段）。手术之前，在肿瘤药房中给直径为 100～300µm 的 LC 微球（2ml，Biocompatibles/BTG，英国萨里郡）载上 100mg 的盐酸多柔比星（25mg/ml）。然后，将其与等量的非离子型造影剂混合，并静置 2～3 分钟形成均匀的混合液。最多注入 4ml 的 DEB，直到完全栓塞或供血血流减少。

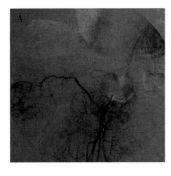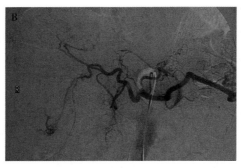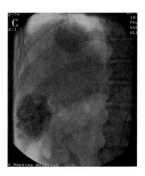

图 13.2　53 岁男性患者，不可切除的多发结节性肝细胞癌，接受经动脉化疗栓塞。前后位数字减影血管造影（DSA）可见肠系膜上动脉、腹腔干和选择性副肝右动脉。（A）副肝右动脉发自于肠系膜上动脉，为多发病灶供血。（B）腹腔干的 DSA 显示存在肝右动脉。（C）副肝右动脉选择性血管造影显示两个富血供病灶。

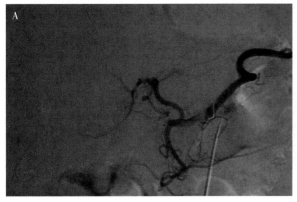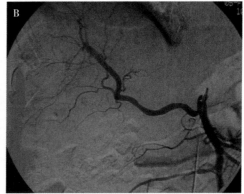

图 13.3　71 岁男性肝细胞癌患者。腹腔干、肠系膜上动脉和肝右动脉的前后位数字减影血管造影（DSA）。（A）腹腔干的 DSA 图像显示肝脏灌注减少。（B）肠系膜上动脉的 DSA 图像显示替代的肝右动脉。

应该在透视下小心地注射 DEB 以防发生反流，这一点很重要。如果混合物沉淀，可以一边注射载药 DEB 一边旋转注射器。动脉血流减少是 DEB - TACE 手术的操作结束的标志，应避免完全闭塞血管。由于通常需要进行再次治疗，因此我们必须为其保留血管通路，这是非常必要的。

## 治疗反应的随访和评估

肝脏恶性肿瘤经动脉治疗后的反应是主要的临床研究目标。为了患者获得最大治疗获益，建议其在治疗后 4 ~ 6 周后随诊。

随访中应检测患者肝功能，并进行灌注扩散 MRI 肝脏扫描（图 13.4）。是否再次治疗取决于影像学和检验科结果，以及患者身体状况的综合因素。尽管总生存期一直都是临床癌症研究的最终终点，但大多数试验依赖于影像学的成像生物标志物，以便评估局部肿瘤状态，对比各种动脉内治疗的疗效。然而，随访成像的主要临床目的仍然是对无反应患者进行可靠和早期鉴别，以便随后对其施行再治疗。

在过去的 20 年间，肿瘤反应的标准出现了长足的进步。它从基于肿瘤大小的纯粹解剖法——如实体肿瘤疗效评价标准（RECIST）和世界卫生组织（WHO）的指导原则，进展为基于功能性、图像强化和扩散参

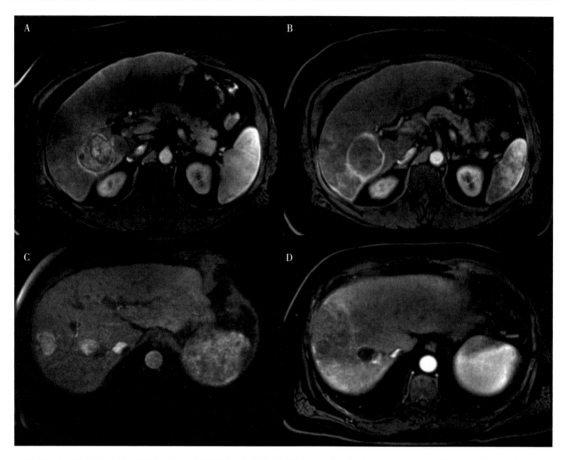

图 13.4　单发多富血供肝细胞癌（HCC）患者的基线 T1 加权增强 MRI（A）和载药微球经动脉化疗栓塞后 1 个月的图像（B）。结果显示肿瘤对治疗的反应良好，肿瘤中心广泛坏死，残留极少量的肿瘤边缘强化。（C 和 D）为另一例双局灶性 HCC 患者传统经动脉化疗栓塞（cTACE）前后的 T1 加权增强 MRI 图像。随访 MRI 图像（D）证实，外侧病变几乎完全无动脉强化，而内侧病变的血供成分较为明显。

数的方法，强调 MRI 作为最终的成像手段。该发展趋势源自于大多数包含栓塞的动脉内疗法的机理。该疗法是为了导致肿瘤梗死，进而导致组织坏死，而不会立即造成肿瘤总体大小的变化。因此，基于影像增强的反应标准，如欧洲肝脏研究协会（EASL）指南和改良 RECIST（mRECIST）的应用愈加广泛，与 RECIST 相比更能准确地体现出肿瘤的病理状态[34]。

但此类技术也有其局限性，因为它们的再现性有限，且无法评估整体病变。这使其不可避免地无法预测非均匀肿瘤，或术后肿瘤坏死的真正范围[35]。

上述技术使用范围有限，是我们开发一种能够在经动脉化疗栓塞和其他经动脉血管内治疗后，评估肿瘤反应的新型定量 3D 技术的原动力。我们的第一个里程碑目标是要开发和验证一种高效的肿瘤分割技术，以解决准确性与临床实用性的问题。研究者检验了全自动肿瘤分割和半自动技术，并发现后者是更准确和直观的临床方法。这主要是因为它能让放射科医生修改涉及到的肝肿瘤容积[36]。由于该技术具有 3D 定量的特点，因此被称为容积（v）RECIST。对包含肝脏肿瘤功能参数的新型 3D 定量方法的需求，就涉及到另外两个基于 MR 的参数，即定量

（q）EASL 及定量表观扩散系数（qADC）。两种技术均基于感兴趣区（ROI）的逐个体素分析，以及对亮度信号的量化，从而进行整体肿瘤分析。此类技术可以让放射科医生了解肿瘤强化或扩散限制部分的精确定量信息，而且，还可以显示出与肿瘤病理学的精确相关性，如肿瘤转移[37]。最近的研究还表明，对于原发性和继发性肿瘤，该技术在预示生存率方面比非 3D 方法更直观[38]。但其主要缺点仍是需要专门软件，这将使该技术在学术机构以外传播。总而言之，新型 3D 定量肿瘤评估技术仍然是介入肿瘤学临床研究的热点。而且在过去的 10 年中，有价值的信息不断增多。今后的发展可能会将 3D 定量肿瘤分析技术融合到新分期系统中，最终实现术前成像与术中治疗的完美结合[39]。

## 并发症和副作用

大量试验已经对 TACE 的总体安全性进行了探究。所报道的全身不良反应包括恶心、呕吐、骨髓再生不良、肾衰竭和潜在的心毒性。发生自限性栓塞术后综合征的比例约为 10%，包括恶心、呕吐、发热、右上腹痛和白细胞计数增加。这是由肿瘤坏死、急性细胞因子释放和全身暴露于化疗药物所致[40]。诸如肝脓肿或肝衰竭、胆囊炎、胆汁瘤和出血等严重并发症极为罕见，而且可以通过超选化疗栓塞降低其发生率[41]。

通过使用 DEB-TACE 也会大幅度降低全身毒性。事实上，DEB-TACE 术后几乎检测不到多柔比星的血药峰值[42]。但多柔比星的不良反应包括脱发、皮肤褪色或黏膜炎，以及骨髓抑制。一项多中心随机前瞻性 Ⅱ 期试验研究了 cTACE 和 DEB-TACE 对 HCC 患者的毒性特征，认为 DEB-TACE 在治疗相关副作用的发生率和严重程度方面都不是很高。接受 DEB-TACE 治疗的患者只有 11.8% 发生重大事件，而 25.9% cTACE

治疗患者发生了类似的不良反应[43]。

## 临床疗效

2002 年开展的两项前瞻性 Ⅲ 期试验显示，接受 cTACE 治疗的 HCC 患者与接受最佳支持治疗的患者相比，具有明确的生存获益[18,19]。这些大型研究提供了 Ⅰ 类证据，使得 cTACE 被采纳到 HCC 的官方治疗指南中。此外，它们还帮助建立了 BCLC 分期系统。一项荟萃分析中包含了 7 项经动脉栓塞治疗不可切除 HCC 的随机试验，结果显示了 cTACE 的有效性。与对照组（采用保守治疗，或效果不佳的治疗，如静脉注射 5-氟尿嘧啶）相比，动脉化疗栓塞后的 2 年生存率显著提高[21]。不可切除 HCC 患者的中位总生存期为 4~7 个月（采用最佳支持治疗可延续至大约 10 个月）。cTACE 术后的中位生存期可达 2 年，一些患者甚至可以成为手术的候选者，尽管这种情况比较少见。关于肝转移瘤的治疗，cTACE 的使用经验比较少[27]。但很多报道证实了其良好的症状缓解和 70%~73% 的生物学完全应答率[44]。而诸如结直肠癌转移患者的 cTACE 疗效尚未完全确定，我们将在各自章节的专题中进行讨论[45]。

DEB-TACE 的问世，使大量的研究关注于这种新方法疗效。2009 年开展的一项经 FDA 批准的前瞻性 Ⅱ 期初步研究，在 20 例几乎全部肝硬化（占 80%）的不可切除 HCC 患者中，评估了其安全性、有效性、无进展生存期和总生存期。接受治疗的患者大多数肝功能属于 Child-Pugh A 级（75%），12 例患者（60%）被分类为 BCLC C 期。经过共 34 次治疗后，64% 的患者被划分为有反应者，30% 根据 EASL 标准达到了完全缓解。6 个月之后，只有 1 例患者根据 RECIST 标准属于疾病进展。大多数晚期患者（BCLC C 期）的中期总生存期为 26 个月，由此证明了 DEB-TACE 的潜在获益超过了 cTACE[46]。

PRECISION V 是一项多中心前瞻性随机研究，旨在对比 cTACE 和 DEB - TACE 的安全性和有效性。

尽管两者 6 个月后的完全缓解率相近（DEB - TACE 和 cTACE 组分别为 26.6% 比 22.2%），但 DEB - TACE 组患者根据 EASL 的标准，影像学缓解率要优于 cTACE 组。而且，DEB - TACE 组的疾病进展率显著低于 cTACE 组（32.3% vs 40.7%）[43]。在远期疗效方面，一项回顾性研究包含了 71 例不可切除 HCC 患者，其中 63% 的患者接受了 DEB - TACE 治疗，37% 接受 cTACE 治疗。研究报告显示 DEB - TACE 组的中位总生存期为 610 天，cTACE 组为 284 天。但是，由于研究组间存在高度异质性，并缺乏严格的纳入标准，所以本研究结果需要谨慎对待。目前的金标准仍然是传统的 TACE，因为在官方指南采纳 DEB - TACE 之前，必须有更多的前瞻性随机对照研究得出患者生存率的可靠数据。

## 联合治疗

从理论上讲，肿瘤供血动脉的栓塞理应导致整个肿瘤的缺血，特别是联合全身化疗后，应该造成肿瘤完全坏死。然而，部分缓解和肿瘤复发仍然是化疗栓塞后主要的临床问题。其中涉及的原理尚不清楚。但动物研究已经表明，缺血和组织缺氧会通过缺氧诱导因子 - 1（HIF - 1）上调很多因子，如血管内皮生长因子（VEGF），从而避免细胞凋亡，刺激肿瘤生长[47,48]。在这种情况下，联合使用抗血管生成剂和化疗栓塞似乎不无道理。同样，一项前瞻性随机安慰剂对照试验已经表明，具有强效抗血管生成特性的多激酶抑制剂索拉非尼可以显著延长 HCC 患者的生存期，从而使其成为 FDA 批准的唯一 HCC 全身靶向药[49]。一些研究已经完成，而另一些正在进行之中，它们旨在评估索拉非尼联合栓塞化疗的疗效。例如，一项

包含 35 例不可切除 HCC 患者的单中心前瞻性 II 期试验，旨在评估 DEB - TACE 联合索拉非尼的安全性与疗效。患者接受为期 6 周的治疗方案，每周期由每天 2 次 400mg 的索拉非尼组成，在 DEB - TACE 前 1 周开始执行。所有患者接受 DEB - TACE 治疗，并且多柔比星的剂量随时间递减（第 1 周期：75mg；第 2 周期：60mg；第 3 周期：49mg）。该研究的终点为安全性与毒性，次要终点为有效性。所有患者的第 1 周期中均发生至少 1 次与治疗相关的化疗药物毒性反应。然而，大部分不良反应均很轻微，所有毒性反应中只有 17% 属于 3 ~ 4 级。根据 EASL 标准，肿瘤缓解率为 58%，疾病控制率为 100%，没有患者表现出肿瘤进展。这项研究首次确认 DEB - TACE/索拉非尼联合使用的安全性[50]。这项研究真正独特之处在于，整个 DEB - TACE 治疗中一直给予索拉非尼。

大多数其他试验是依次使用索拉非尼，以减少潜在的毒性反应，但 TACE 同时给予该药物，能在最需要时提供抗血管生成作用。在本研究的次要终点方面，发表的数据也显示了令人振奋的生存期结果。一项非随机性观察注册研究（GIDEON 试验）旨在评估临床环境下，索拉非尼用于不可切除 HCC 患者的安全性，结果再次证明了联合使用索拉非尼和 TACE 的安全性。该研究还证实联合使用索拉非尼和 TACE 与非联合治疗的患者相比，总生存期更长[51]。目前，还有很多正在进行的随机双盲对照的多中心试验，可以提供联合索拉非尼与 TACE 的总体生存率数据。

## 小结与展望

cTACE 和 DEB - TACE 已经常规在全球很多所医院中应用。而经动脉治疗的病例今后可能会继续增加。局部给予化疗药，以及在诱发缺血的同时避免全身毒性反应是具有抗肿瘤作用的两种方法。尽管 DEB - TACE

在局部肿瘤反应和毒性反应水平方面获得了良好的数据，但由于目前尚不能明确患者的生存获益，因此 cTACE 仍然是肝癌患者治疗的金标准。

未来新技术的目标是将栓塞化疗的疗效最大化，同时进一步降低全身不良反应。尽管采用全新 3D 定量方法[36]和先进的功能成像[52]评估肿瘤反应获得了成功，但是此类方法的标准化问题仍面临挑战。另外，先进的术中成像方式将有助于术后立即预测肿瘤的反应，如双相锥形束计算机断层扫描[53]。联合使用全身靶向药物和动脉栓塞疗法，也将得到进一步研究。综上所述，这些研究有可能会推进新的治疗指南、肝癌患者的全新治疗标准出台，从而提高姑息治疗中患者的总生存期。

# 参考文献

1. Parkin DM, Bray F, Ferlay J, Pisani P. Global cancer statistics, 2002. *CA Cancer J Clin* 2005; 55: 74 - 108.

2. Otto G, Schuchmann M, Hoppe - Lotichius M, et al. How to decide about liver transplantation in patients with hepatocellular carcinoma: size and number of lesions or response to TACE? *J Hepatol* 2013; 59 (2): 279 - 284.

3. Yamada R, Nakatsuka H, Nakamura K, Sato M, Itami M, Kobayashi N, et al. Hepatic artery embolization in 32 patients with unresectable hepatoma. *Osaka City Med J* 1980; 26 (2): 81 - 96.

4. Yamada R, Sato M, Kawabata M, Nakatsuka H, Nakamura K, Takashima S. Hepatic artery embolization in 120 patients with unresectable hepatoma. *Radiology* 1983; 148 (2): 397 - 401.

5. Nakakuma K, Tashiro S, Hiraoka T, Uemura K, Konno T, Miyauchi Y, et al. Studies on anticancer treatment with an oily anticancer drug injected into the ligated feeding hepatic artery for liver cancer. *Cancer* 1983; 52 (12): 2193 - 2200.

6. Konno T, Maeda H, Iwai K, Tashiro S, Maki S, Morinaga T, et al. Effect of arterial administration of high - molecular - weight anticancer agent SMANCS with lipid lymphographic agent on hepatoma: a preliminary report. *Eur J Cancer Clin Oncol* 1983; 19 (8): 1053 - 1065.

7. Pleguezuelo M, Marelli L, Misseri M, et al. TACE versus TAE as therapy for hepatocellular carcinoma. *Expert Rev Anticancer Ther* 2008; 8 (10): 1623 - 1641.

8. Yumoto Y, Jinno K, Tokuyama K, et al. Hepatocellular carcinoma detected by iodized oil. *Radiology* 1985; 154 (1): 19 - 24.

9. Liapi E, Geschwind JF. Transcatheter arterial chemoembolization for liver cancer: is it time to distinguish conventional from drug - eluting chemoembolization? *Cardiovasc Intervent Radiol* 2011; 34: 37 - 49.

10. Brown DB, Gould JE, Gervais DA, et al. Transcatheter therapy for hepatic malignancy: standardization of terminology and reporting criteria. *J Vasc Interv Radiol* 2009; 20 (7 Suppl.): S425 - S434.

11. Hong K, Khwaja A, Liapi E, Torbenson MS, Georgiades CS, Geschwind JF. New intra - arterial drug delivery system for the treatment of liver cancer: preclinical assessment in a rabbit model of liver cancer. *Clin Cancer Res* 2006; 12 (8): 2563 - 2567.

12. Constantin M, Fundueanu G, Bortolotti F, et al. Preparation and characterisation of poly (vinyl alcohol) /cyclodextrin microspheres as matrix for inclusion and separation of drugs. *Int J Pharm* 2004; 285 (1 - 2): 87 - 96.

13. Gonzalez MV, Tang Y, Phillips GJ, et al. Doxorubicin eluting beads - 2: methods for evaluating drug elution and in - vitro: in - vivo correlation. *J Mater Sci Mater Med* 2008; 19 (2): 767 - 775.

14. Lewis AL, Gonzalez MV, Leppard SW, et al. Doxorubicin eluting beads- 1: effects of drug loading on bead characteristics and drug distribution. *J Mater Sci Mater Med* 2007; 18 (9): 1691 - 1699.

15. Lencioni R, de Baere T, Burrel M, et al. Transcatheter treatment of hepatocellular carcinoma

with doxorubicin – loaded DC bead (DEBDOX): technical recommendations. *Cardiovasc Intervent Radiol* 2012; 35 (5): 980 – 985.

16. De Luis E, Bilbao JI, de Ciercoles JA, et al. In vivo evaluation of a new embolic spherical particle (HepaSphere) in a kidney animal model. *Cardiovasc Intervent Radiol* 2008; 31 (2): 367 – 376.

17. Groupe d'Etude et de Traitement du Carcinome Hepatocellulaire. A comparison of Lipiodol chemoembolization and conservative treatment for unresectable hepatocellular carcinoma. *N Engl J Med* 1995; 332 (19): 1256 – 1261.

18. Lo CM, Ngan H, Tso WK, Liu CL, Lam CM, Poon RT, et al. Randomized controlled trial of transarterial Lipiodol chemoembolization for unresectable hepatocellular carcinoma. *Hepatology* 2002; 35 (5): 1164 – 1171.

19. Llovet JM, Real MI, Montana X, Planas R, Coll S, Aponte J, et al. Arterial embolisation or chemoembolisation versus symptomatic treatment in patients with unresectable hepatocellular carcinoma: a randomised controlled trial. *Lancet* 2002; 359 (9319): 1734 – 1739.

20. Aoki T, Imamura H, Hasegawa K, Matsukura A, Sano K, Sugawara Y, et al. Sequential preoperative arterial and portal venous embolizations in patients with hepatocellular carcinoma. *Arch Surg* 2004; 139 (7): 766 – 774.

21. Llovet JM, Burroughs A, Bruix J. Hepatocellular carcinoma. *Lancet* 2003; 362 (9399): 1907 – 1917.

22. Llovet JM. Treatment of hepatocellular carcinoma. *Curr Treat Options Gastroenterol* 2004; 7 (6): 431 – 441.

23. Arii S, Yamaoka Y, Futagawa S, Inoue K, Kobayashi K, Kojiro M, et al. Results of surgical and nonsurgical treatment for small – sized hepatocellular carcinomas: a retrospective and nationwide survey in Japan. The Liver Cancer Study Group of Japan. *Hepatology* 2000; 32 (6): 1224 – 1229.

24. Livraghi T, Meloni F, Morabito A, Vettori C. Multimodal image – guided tailored therapy of early and intermediate hepatocellular carcinoma: long – term survival in the experience of a single radiologic referral center. *Liver Transpl* 2004; 10 (2 Suppl 1): S98 – S106.

25. Burger I, Hong K, Schulick R, Georgiades C, Thuluvath P, Choti M, et al. Transcatheter arterial chemoembolization in unresectable cholangiocarcinoma: initial experience in a single institution. *J Vasc Interv Radiol* 2005; 16 (3): 353 – 361.

26. Liapi E, Geschwind JF, Vossen JA, Buijs M, Georgiades CS, Bluemke DA, et al. Functional MRI evaluation of tumor response in patients with neuroendocrine hepatic metastasis treated with transcatheter arterial chemoembolization. *AJR Am J Roentgenol* 2008; 190 (1): 67 – 73.

27. Sullivan KL. Hepatic artery chemoembolization. *Semin Oncol* 2002; 29 (2): 145 – 151.

28. Vogl TJ, Zangos S, Eichler K, Yakoub D, Nabil M. Colorectal liver metastases: regional chemotherapy via transarterial chemoembolization (TACE) and hepatic chemoperfusion: an update. *Eur Radiol* 2007; 17 (4): 1025 – 1034.

29. De Baere T, Deschamps F, Teriitheau C, et al. Transarterial chemoembolization of liver metastases from well differentiated gastroenteropancreatic endocrine tumors with doxorubicin – eluting beads: preliminary results. *J Vasc Interv Radiol* 2008; 19: 855 – 861.

30. Forner A, Ayuso C, Varela M, et al. Evaluation of tumor response after locoregional therapies in hepatocellular carcinoma: are response evaluation criteria in solid tumors reliable? *Cancer* 2009; 115: 616 – 623.

31. Forner A, Llovet JM, Bruix J. Hepatocellular carcinoma. *Lancet* 2012; 379 (9822): 1245 – 1255.

32. Georgiades CS, Liapi E, Frangakis C, et al. Prognostic accuracy of 12 liver staging systems in patients with unresectable hepatocellular carcinoma treated with transarterial chemoembolization. *J Vasc Interv Radiol* 2006; 17 (10): 1619 – 1624.

33. Liapi E, Hong K, Georgiades CS, Geschwind JF. Three – dimensional rotational angiography: introduction of an adjunctive tool for successful transarterial chemoembolization. *J Vasc Interv Radiol* 2005; 16 (9): 1241 – 1245.

34. Lencioni R, Llovet JM. Modified RECIST（mRE-CIST）assessment for hepatocellular carcinoma. *Semin Liver Dis* 2010; 30: 52 - 60.

35. Lim HK, Han JK. Hepatocellular carcinoma: e-valuation of therapeutic response to interventional procedures. *Abdom Imaging* 2002; 27: 168 - 179.

36. Lin M, Pellerin O, Bhagat N, et al. Quantitative and volumetric EASL and RECIST: feasibility of a semi - automated software method to assess tumor response after transcatheter arterial chemoembolization（TACE）. *J Vasc Intervent Radiol* 2012; 23（12）: 1629 - 1637.

37. Chapiro J, Wood LD, Lin M, Duran R, Geschwind JF, et al. Radiologic-pathologic analysis of contrast - enhanced and diffusion - weighted MR imaging in patients with HCC after TACE: diagnostic accuracy of 3D quantitative image analysis. *Radiology* 2014; Jul 15: 140033.

38. Duran R, Chapiro J, Frangakis C, Lin M, Geschwind JF, et al. Uveal melanoma metastatic to the liver: the role of quantitative volumetric contrast - enhanced MR imaging in the assessment of early tumor response after transarterial chemoembolization. *Transl Oncol* 2014; S1936 - 5233（14）: 00059 - X.

39. Fleckenstein FN, Schernthaner RE, Duran R, et al. 3D Quantitative tumour burden analysis in patients with hepatocellular carcinoma before TACE: comparing single - lesion vs. multi - lesion imaging biomarkers as predictors of patient survival. *Eur Radiol* 2016; 10. 1007/s00330 - 015 - 4168 - 3.

40. Brown DB, Nikolic B, Covey AM, et al. Quality improvement guidelines for transhepatic arterial chemoembolization, embolization, and chemotherapeutic infusion for hepatic malignancy. *J Vasc Interv Radiol* 2012; 23（3）: 287 - 294.

41. Bouvier A, Ozenne V, Aube C, et al. Transarterial chemoembolisation: effect of selectivity on tolerance, tumour response and survival. *Eur Radiol* 2011; 21（8）: 1719 - 1726.

42. Lammer J, Malagari K, Vogl T, et al. Prospective randomized study of doxorubicin - eluting - bead embolization in the treatment of hepatocellular carcinoma: results of the PRECISION V study. *Cardiovasc Intervent Radiol* 2010; 33（1）: 41 - 52.

43. Van Malenstein H, Maleux G, Vandecaveye V, et al. A randomized phase II study of drug - eluting beads versus transarterial chemoembolization for unresectable hepatocellular carcinoma. *Onkologie* 2011; 34（7）: 368 - 376.

44. Simonetti RG, Liberati A, Angiolini C, Pagliaro L. Treatment of hepatocellular carcinoma: a systematic review of randomized controlled trials. *Ann Oncol* 1997; 8（2）: 117 - 136.

45. Gupta S, Johnson MM, Murthy R, Yao JC. Hepatic arterial embolization and chemoembolization for the treatment of patients with metastatic neuroendocrine tumors. *Cancer* 2005; 104（8）: 1590 - 1602.

46. Reyes DK, Vossen JA, Kamel IR, et al. Single - center phase II trial of transarterial chemoembolization with drug - eluting beads for patients with unresectable hepatocellular carcinoma: initial experience in the United States. *Cancer J* 2009; 15（6）: 526 - 532.

47. Sergio A, Cristofori C, Cardin R, et al. Transcatheter arterial chemoembolization（TACE）in hepatocellular carcinoma（HCC）: the role of angiogenesis and invasiveness. *Am J Gastroenterol* 2008; 103（4）: 914 - 921.

48. Scartozzi M, Faloppi L, Bianconi M, et al. The role of LDH serum levels in predicting global outcome in HCC patients undergoing TACE: implications for clinical management. *PLoS ONE* 2012; 7（3）: e32653.

49. Llovet JM, Ricci S, Mazzaferro V, et al. Sorafenib in advanced hepatocellular carcinoma. *N Engl J Med* 2008; 359（4）: 378 - 390.

50. Pawlik TM, Reyes DK, Cosgrove D, Kamel IR, Bhagat N, Geschwind JF. Phase II trial of sorafenib combined with concurrent transarterial chemoembolization with drug - eluting beads for hepatocellular carcinoma. *J Clin Oncol* 2011; 29（30）: 3960 - 3967.

51. Geschwind JF, Kudo M, Marrero JA, et al. TACE treatment in patients with sorafenib - treated unre-

sectable hepatocellular carcinoma in clinical prac-
tice: final analysis of GIDEON. *Radiology* 2016;
10. 1148/radiol. 2015150667: 150667.

52. Bonekamp S, Li Z, Geschwind JF, et al. Unre-
sectable hepatocellular carcinoma: MR imaging
after intraarterial therapy. Part I. Identification and
validation of volumetric functional response crite-

ria. *Radiology* 2013; 268 (2): 420 – 430.

53. Loffroy R, Lin M, Yenokyan G, et al. Intraproce-
dural C – arm dual – phase cone – beam CT: can
it be used to predict short – term response to TA-
CE with drug – eluting beads in patients with hep-
atocellular carcinoma? *Radiology* 2013; 266 (2):
636 – 648.

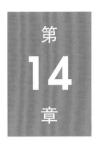

# 第14章 $^{90}Y$ 放射性栓塞治疗肝细胞癌

Ryan M. Hickey, Riad Salem, and Robert J. Lewandowski

放射性栓塞是指经导管动脉内给予载有放射性同位素（通常为钇-90，$^{90}Y$）的颗粒。正常肝组织基本上由门静脉供血，而肝脏肿瘤恰恰相反，大部分由肝动脉供血。因此，肝动脉内注射$^{90}Y$标记的微球颗粒后，大部分会沉淀在肿瘤组织内，而不是正常肝实质内[1,2]。微球上加载的$^{90}Y$对肝肿瘤进行内源性照射，因此该疗法也属于近距离放射疗法。

由于放射性微球优先沉积在肿瘤组织内，所以正常肝实质受$^{90}Y$的辐射效应相对较少，与采用外源放射束照射相比，可以安全地使用更大的放射剂量。正常肝脏组织放射敏感性较强，当外源性放射剂量超过35~40Gy时，超过50%的患者会发生严重的放射性肝损伤（RILD），因此限制了外源性放疗用于治疗原发性和转移性肝恶性肿瘤，而放射性栓塞时可以安全使用超过150Gy的辐射剂量。

$^{90}Y$是纯粹的β发射体，半衰期为64.2小时，组织穿透厚度为2.5~11mm，$^{90}Y$被包含在直径为20~30μm的玻璃微球或20~60μm的树脂微球中。玻璃微球（Therasphere，加拿大渥太华，加拿大BTG International公司）于1999年获得美国FDA批准用于治疗不可切除肝细胞癌（HCC）[7]。树脂微球（SIR-Spheres，澳大利亚Lane Cove市Sirtex Medical公司）于2002年获得美国FDA上市批准，与肝内氟尿嘧啶脱氧核苷联用于治疗结直肠癌转移[8]。

肝肿瘤放射性栓塞的安全性和有效性不仅依赖于选择性栓塞术中必备的血管造影和血管内操作技能，还必须全面了解施加辐射及其安全性，包括放射剂量及根据肿瘤特性和患者临床情况调整放射剂量。

## 患者的选择

$^{90}Y$放射性栓塞的患者选择过程包括评估患者的肿瘤负荷、肝功能和身体体力状况。患者应无肝外疾病，并且肿瘤负荷应小于肝脏体积的70%。患者的肝功能储备应足以耐受放射治疗的影响，通常要求胆红素≤2mg/dl、白蛋白>3g/dl。作为肝脏合成功能的敏感指标——凝血酶原时间及国际标准化比值必须在正常范围。肿瘤相关体力症状尽可能小，体力状况评分要求≤2分，采用东部肿瘤协作组（Eastern Cooperative Oncology Group，ECOG）的身体状况评分。

虽然一直以来将门静脉栓塞作为肝动脉栓塞的禁忌证，但是有研究表明当部分门脉或其分支栓塞时，可以安全有效地施行放射性栓塞[9,10]。Vater壶腹部曾经接受过治疗的患者，包括十二指肠乳头括约肌切开术、肝肠吻合术、经壶腹支架植入术，放射性栓塞术后有发生肝脓肿的风险，治疗时应小心。在手术前后应给予积极的抗生素治疗。

## 栓塞方法

$^{90}Y$放射性栓塞涉及两种独立的血管造影术：定位血管造影和治疗血管造影术，两者均可在门诊中进行。放射性栓塞之前必须

进行仔细的内脏和肝脏血管造影，不仅可以明确待治疗的动脉血供，而且可以避免肝外非靶器官放射性栓塞导致的严重不良反应。

　　初步的定位血管造影用来明确治疗部位的肝动脉供血，包括各种变异和/或副肝动脉走行，以及识别并排除计划治疗部位以外的肝外灌注。前面已经讲述了肝动脉常见的解剖变异[11]，这些解剖变异会严重影响治疗计划和放射剂量。

　　详尽的血管造影可确定肝段和/或肝叶供血的来源，因此必不可少。已经证明，旋转 CT 对制订治疗计划特别有用。因为它能在选择和超选择造影中确认肿瘤的范围，确定造影血管供应的肝脏组织体积，以及显示其他未发现的肝外灌注[12]。

　　由于部分 HCC 和肝硬化患者存在肝内动静脉瘘[13]，因此注射直径小于动静脉瘘分流血管的微球，会导致微球肺栓塞[14]。锝－99m 大颗粒微球体（$^{99m}$Tc－MAA）的直径接近$^{90}$Y 微球，能利用$^{99m}$Tc－MAA 及 SPECT 的方法计算出肝动静脉瘘的分流情况。在初步定位血管造影之后，根据待治疗的部位，通过正常的肝右或肝左动脉注射 2~4mCi 的$^{99m}$Tc－MAA 获得定位血管造影后，立即采集单光子发射计算机断层扫描（SPECT）图像，以计算出到达肺部的$^{99m}$Tc－MAA 活性比例。$^{99m}$Tc－MAA 注射与核医学成像的间隔不能过长，因为延迟成像和$^{99m}$Tc－MAA 的时间依赖性降解，会导致计算出的肺内分流分数（LSF）偏高。利用 LSF 并根据治疗体积的计划剂量，可以计算出$^{99m}$Tc－MAA 累积的肺内剂量。每次治疗时肺内剂量 >30Gy 或累积剂量 >50Gy，都有可能发生放射性肺炎[16]。

　　根据肿瘤的范围和患者总胆红素的水平，可制订出不可切除 HCC 患者的简化治疗计划表[15]。在单发 HCC 且胆红素水平正常的情况下，可以直接通过肝叶或肝段动脉注射$^{90}$Y 微球。如果为单发病灶但胆红素水平升高，则只有在能超选择至肝段灌注血管的情况下，才能进行治疗。这样可以向肿瘤输送高剂量的$^{90}$Y 微球，且尽量减少微球在正常肝实质内的分布。对于胆红素水平正常的双结节或多发结节 HCC，可以施行分阶段的肝叶治疗。如果是胆红素水平异常的多结节/双结节疾病，$^{90}$Y 栓塞治疗的风险很高。

## 剂量测定

　　$^{90}$Y 放射剂量可通过肝脏组织体积（玻璃微球）或肿瘤负担和身体表面积（树脂微球）来计算。有多种软件包可以通过三期 CT 或多期增强 MRI 计算出肝脏 3D 组织体积。体积计算和治疗计划需要对 Couinaud 肝段及其在横断面成像上的解剖标志有非常充分的了解。

　　在玻璃微球（TheraSphere）剂量计算中测定与采用的体积是供血血管所灌注的肝组织体积。换言之，也就是感兴趣血管灌注的肝段体积。

　　玻璃微球具有不同的活性，制造商每周三进行分装，并在其后的周日中午 12：00（东部标准时间，EST）校准。每个微球的活性大约为 2500Bq[6]。

　　注射到含肿瘤肝叶的推荐放射活性应该在 80~150Gy 之间。而严重肝硬化的患者应该用 80~100Gy 的剂量谨慎治疗，无肝硬化的患者可以用 100~150Gy 的较高剂量。笔者所在医院最常用的记录为 100~120Gy。所需的放射活性可以根据以下公式计算：

$$A = \frac{D \times M}{50 \times \left(1 - \frac{\% \text{LSF}}{100}\right) \times \left(1 - \frac{\% R}{100}\right)}$$

　　其中，放射活性（$A$）是注射到目标肝脏的量（单位 GBq），$D$ 是目标肝脏质量（$M$，kg）吸收的剂量（Gy）。采用 3D 软件计算出肝脏体积（ml），然后再以 1.03mg/

ml 为系数转换为质量。LSF（％LSF）计算自初步定为血管造影后采集的核医学图像。注射 $^{90}$Y 之后，测定药瓶中的残留放射活性（％R），该值应约为治疗前计算剂量的 2%[15]。

每瓶树脂微球（SIR - Spheres）的剂量为 3GBq，每周分装 3 次，并在治疗日的 EST 下午 6：00 校准。每瓶中含有微球 4000 万 ~ 8000 万个，每个微球的活性为 50 Bq[6]。$^{90}$Y 树脂微球的放射剂量可利用体表面积和预计的肿瘤负荷，根据以下公式计算：

$$A = BSA - 0.2 + 需治疗的肿瘤大小\% / 100$$

其中，放射活性（A）是注射的 GBq，而 BSA 是体表面积，单位为 $m^2$。在树脂微球剂量计算中，活性根据 LSF 的程度降低：LSF < 10%，无减少；LSF 10% ~ 15%，减少 20%；LSF 15% ~ 20%，减少 40%；LSF > 20%，不治疗[15]。

## 不良事件和毒性

$^{90}$Y 放射性栓塞后最常见的不良反应是乏力，可发生于 50% ~ 60% 的患者，峰值出现在治疗后 1 周内。少数患者会有轻度腹痛或恶心呕吐，口服药物可完全缓解[17]。

细致全面的腹腔血管造影对发现潜在的肝外非靶器官异位栓塞十分关键。质子泵抑制剂对放射线引起的胃肠道溃疡通常无效，如果发生了严重的栓塞后并发症，则需要对患者施行溃疡手术切除。

在最大规模的 $^{90}$Y 放射性栓塞后胆道并发症的系列报道中，10% 的患者表现出胆道并发症，其中 1.8% 需要采取计划外的介入或手术治疗。常见并发症包括胆道坏死（3.9%）、胆汁瘤（1%）、胆管狭窄（2.4%）、胆囊壁增强（1.8%）和胆囊壁破裂（0.9%）[18]。

研究显示，在接受 $^{90}$Y 玻璃微球栓塞治疗的不可切除 HCC 患者中，严重肝脏相关毒性（3 或 4 级）的发生率约为 1/3。毒性风险似乎与治疗前总胆红素水平和平均肝脏放射剂量有关。大多数毒性反应可在短期内缓解（大约 80%）。HCC 和肝转移癌患者接受树脂微球放射性栓塞后的毒性反应程度与输送的放射活性和治疗前的肿瘤数量有关[20]。

RILD 是 $^{90}$Y 放射性栓塞后最严重的肝脏并发症。此症以前称为放射性肝炎，最初发生在接受外源性照射的患者中，其病理表现为肝窦充血、静脉闭塞和肝脏纤维化。RILD 通常发生在放疗后 4 ~ 8 周，也有报道称发生在 2 ~ 24 周内，患者表现为恶心、呕吐、腹痛、黄疸和腹水。碱性磷酸酶升高超过两倍是最具特征性的肝脏化学异常。此症的结局不同，少数患者死于急性肝衰竭，大多数患者可以存活但伴有慢性肝衰竭。文献报道的放射性栓塞后 RILD 发生率为 4% ~ 7%，其中包含了曾经接受过化疗的肝转移癌患者[20,21]。

放射性栓塞后 RILD 的发病没有预测的模型。一项回顾性分析中，515 例患者采用了树脂微球进行了共 680 次放射性栓塞，他们未能得出 RILD 的预测模型，RILD 可能与放射剂量有关[20]。在接受玻璃微球放射性栓塞的不可切除 HCC 患者中，没有经过病理确认的 RILD 的文献报道[19]。总而言之，审慎的患者选择和合适的放射剂量，对最大限度降低放射性肝损伤非常关键。

## 临床结果

很多已发表的研究报道了中晚期 HCC 患者放射性栓塞后的远期结局（表 14.1 ~ 表 14.3）。一项荟萃研究表明，巴塞罗那中期（BCLC B 期）和晚期（BCLC C 期）HCC 接受放射性栓塞治疗的 1 年生存率大约分别为 50% 和 25%[22]。

表 14.1　巴塞罗那临床肝癌分期（BCLC）的各期患者接受 $^{90}$Y 放射性栓塞后的中位总生存期（单位：月）

|  | Salem 等[17] | Hilgard 等[24] | Sangro 等25 |
|---|---|---|---|
| BCLC A | 26.9 | – | 24.4 |
| BCLC B | 17.2 | 16.4 | 16.9 |
| BCLC C | 7.3 | – | 10.0 |
| BCLC D | 2.5 | – | – |

表 14.2　存在和无肝细胞癌门脉栓塞（PVT）的患者接受 $^{90}$Y 放射性栓塞后的中位至肿瘤进展时间（TTP）（单位：月）

|  | Salem 等[17] | Hilgard 等[24] | Mazzaferroet 等[26] |
|---|---|---|---|
| 无 PVT | CP – A 15.5 | 11.8 | 13.0 |
|  | CP – B 13.0 |  |  |
| 存在 PVT | CP – A 5.6 | 8.0 | 7.0 |
|  | CP – B 5.9 |  |  |

CP = Child – Pugh 分级

表 14.3　存在和无肝细胞癌门脉栓塞（PVT）的患者接受 $^{90}$Y 放射性栓塞后的中位总生存期（单位：月）

|  | Salem 等[17] | Hilgard 等[24] | Mazzaferroet 等[26] |
|---|---|---|---|
| 无 PVT | CP – A 22.1 | 16.4 | 18.0 |
|  | CP – B 14.8 |  |  |
| 存在 PVT | CP – A 10.4 | 10.0 | 13.0 |
|  | CP – B 5.6 |  |  |

CP = Child – Pugh 分级

目前还没有随机试验对比放射性栓塞和传统的经动脉栓塞化疗（cTACE）的疗效。一项回顾性疗效对比研究评估了 245 例患者接受放射性栓塞和 cTACE 后的结局，结果表明，放射性栓塞的不良事件、临床毒性、缓解率和至肿瘤进展时间（TTP）均较

cTACE 有所改善，但放射性栓塞和 cTACE 的总生存期无差异。根据统计学原理，如果要确定 cTACE 和放射性栓塞治疗的生存率的等效性，需要 1000 例以上的患者作为样本[23]。

一项样本量为 291 例的对比研究比较了放射性栓塞治疗与 cTACE 的毒性、影像结果和生存结局，并依照 BCLC 分期、美国器官资源共享网络（UNOS）肿瘤分期和肝功能进行分层[17]。该报告表明，放射性栓塞治疗与 cTACE 相比具有更有利的结局。此外，它还表明，$^{90}$Y 为不可切除 HCC 患者提供了一种有效的治疗手段，可以降低 Child – Pugh A 级和 B 级患者的肿瘤分期并接受根治性肝移植手术。

作者报道称，根据世界卫生组织（WHO）和欧洲肝脏研究协会（EASL）的肿瘤评价标准，影像学缓解率分别为 42% 和 57%。根据 EASL 标准，有 23% 的患者出现完全缓解。根据 WHO 标准，中位至部分缓解的时间为 6.6 个月，而根据 EASL 标准该时间为 2.1 个月。整个队列的中位 TTP 为 7.9 个月，Child – Pugh A 级患者的中位 TTP 为 15.5 个月，无门静脉血栓形成（PVT）的 Child – Pugh B 级患者中位 TTP 为 13.0 个月。在 PVT 存在的情况下，Child – Pugh A 和 B 级患者的中位 TTP 分别降至 5.6 和 5.9 个月，Child – Pugh A 级患者的中位总生存期为 17.2 个月，无 PVT 或肝外疾病的 Child – Pugh B 级患者的中位总生存期为 14.8 个月，所有 Child – Pugh B 级患者的中位总生存期为 7.7 个月，包括 PVT 和肝外疾病患者。值得注意的是，尽管 Child – Pugh B 级患者的中位总生存期为 7.7 个月，但其中位 TTP 为 8.4 个月。这表明潜在肝病和 HCC 之间的竞争死亡风险，以及潜在肝功能不全对生存的影响。最常见的不良反应是疲劳，发生率 > 50%。19% 的患者发生 3 ~ 4 级胆红素升高，这与 HCC 和肝硬化的自然生物学一致。

另一项研究对 108 例欧洲患者进行的研究进一步验证了$^{90}$Y 放射性栓塞治疗有或无 PVT 的局部晚期肝癌的安全性和有效性[24]。根据 WHO 标准，在 3 个月随访时部分缓解和疾病稳定的患者分别为 15% 和 79%。而根据 EASL 标准，完全缓解占 3%，部分缓解为 37%，疾病稳定为 53%。该队列中所有患者的中位 TTP 为 10.0 个月。对于存在 PVT 患者，该值为 8.0 个月，而未侵及大血管（PVT）的患者中位 TTP 为 11.8 个月。该队列中所有患者的中位总生存期为 16.4 个月。Child - Pugh A 级患者的中位总生存期为 17.2 个月，而 Child - Pugh B 级患者的中位总生存期为 6 个月。在无 PVT 的情况下，中位总生存期为 16.4 个月，而存在 PVT 时总生存期至 10 个月。最常见的副作用是疲劳，发生率为 61%，其次为腹部隐痛，发生率为 56%。与基线水平肝功能正常的患者相比，基线时胆红素升高的患者更容易发生肝功能恶化，特别是 3 或 4 级胆红素升高（20% 比 3%）。所有患者的胆红素水平在 4~6 周内恢复到基线水平。

另一项多中心分析纳入 325 例患者评估了$^{90}$Y 放射性栓塞治疗生存率的预后因素。该研究中 BCLC C 期和 BCLC B 期患者分别占 56% 和 26.8%。结果表明，ECOG 状态、肿瘤负荷（>5 个结节）、国际标准化比值 >1.2 和存在肝外疾病是该队列患者的主要独立预后因素。依照 BCLC 分期分层，BCLC A 期的中位总生存期为 24.4 个月，BCLC B 期为 16.9 个月，BCLC C 期为 10.0 个月[25]。

有一项研究首次对中晚期 HCC 患者开展了前瞻性$^{90}$Y 放射性栓塞安全性和有效性 II 期研究，包含了 52 例患者，将 TTP 作为主要终点[26]。所有患者的中位 TTP 为 11 个月，合并 PVT 患者的中位 TTP 为 7 个月，而无 PVT 患者为 13 个月，但差异无统计学意义。总生存期中位数为 15 个月，无 PVT 的患者出现了有利的趋势，但未达到统计学

差异（无 PVT 患者为 18 个月，PVT 患者 13 个月）。客观肿瘤缓解率为 40.4%，完全缓解率为 9.6%。在多变量分析中，肿瘤负荷是影响 TTP 的唯一变量，而 Child - Pugh 分级和肿瘤负荷是影响生存的两个变量。作者得出结论认为，合并 PVT 的患者（BCLC C 期）$^{90}$Y 放射栓塞术后的 TTP 和总生存期，与索拉非尼全身治疗相比更有利，而对中期 HCC 患者（BCLC B 期）的结果与 TACE 相似。作者还认为，该研究证明$^{90}$Y 可改善 PVT 的预后，并证实了以前的观察结果，即$^{90}$Y 放射性栓塞能够给合并 PVT 的 HCC 患者带来更大的利益[26]。

$^{90}$Y 放射栓塞能够降低 HCC 患者的肿瘤分期，使其可能适合治愈性治疗，包括肝移植、肝部分切除或消融治疗。$^{90}$Y 放射性栓塞成功降低疾病分期，使其适合肝移植的比例高于 cTACE。一项研究表明，有 66% 原本不适合肝移植、肝切除或消融治疗的患者，在$^{90}$Y 放射性栓塞后成功地降低了肿瘤分期，最终接受了治愈性疗法[27]。而在另一项研究中，有 58% 的 UNOS T3 疾病患者（不符合肝移植标准）经过放射性栓塞治疗后，降低至适合肝移植的 T2 疾病标准，而相比之下 cTACE 后此类患者仅占 31%[28]。

经颈静脉肝内门体静脉分流术（TIPS）从肝实质内分流了门脉的血流。对此类患者施行经动脉栓塞时应格外小心，因为进一步降低肝脏血流灌注会导致肝缺血。一项对比研究表明，TIPS 患者接受化疗栓塞后，严重肝毒性的发生率显著较高[29]。而放射性栓塞是一种最小限度的栓塞，研究已经表明它能安全有效地用于门脉部分栓塞的情况[9,10]。最近有关$^{90}$Y 放射性栓塞用于 TIPS 患者的报道称，肝毒性的发生率与以前无 TIPS 患者报道的相似。因此，作者认为放射性栓塞可安全地用于曾行 TIPS 术不可切除的 HCC，特别是作为肝移植前的过渡[30]。

# 参考文献

1.  Gyves JW, Ziessman HA, Ensminger WD, Thrall JH, Niederhuber JE, Keyes JW, Jr., et al. Definition of hepatic tumor microcirculation by single photon emission computerized tomography (SPECT). *J Nucl Med* 1984; 25 (9): 972 – 977. PubMed PMID: 6088735.

2.  Bierman HR, Byron RL, Jr., Kelley KH, Grady A. Studies on the blood supply of tumors in man. III. Vascular patterns of the liver by hepatic arteriography in vivo. *J Natl Cancer* Inst 1951; 12 (1): 107 – 131. PubMed PMID: 14874125.

3.  Ingold JA, Reed GB, Kaplan HS, Bagshaw MA. Radiation hepatitis. *Am J Roentgenol Radium Ther Nucl Med* 1965; 93: 200 – 208. PubMed PMID: 14243011.

4.  Emami B, Lyman J, Brown A, Coia L, Goitein M, Munzenrider JE, et al. Tolerance of normal tissue to therapeutic irradiation. *Int J Radiat Oncol Biol Phys* 1991; 21 (1): 109 – 122. PubMed PMID: 2032882. Epub 1991/05/15. eng.

5.  Lawrence TS, Robertson JM, Anscher MS, Jirtle RL, Ensminger WD, Fajardo LF. Hepatic toxicity resulting from cancer treatment. *Int J Radiat Oncol Biol Phys* 1995; 31 (5): 1237 – 1248. PubMed PMID: 7713785.

6.  Kennedy AS, Nutting C, Coldwell D, Gaiser J, Drachenberg C. Pathologic response and microdosimetry of (90) Y microspheres in man: review of four explanted whole livers. *Int J Radiat Oncol Biol Phys* 2004; 60 (5): 1552 – 1563. PubMed PMID: 15590187. Epub 2004/12/14. eng.

7.  TheraSphere Yttrium – 90 microspheres package insert, MDS Nordion, Kanata, Canada, 2004.

8.  SIR – Spheres Yttrium – 90 microspheres package insert, SIRTeX Medical, Lane Cove, Australia, 2004.

9.  Kulik LM, Carr BI, Mulcahy MF, Lewandowski RJ, Atassi B, Ryu RK, et al. Safety and efficacy of 90Y radiotherapy for hepatocellular carcinoma with and without portal vein thrombosis. *Hepatology* 2008; 47 (1): 71 – 81. PubMed PMID: 18027884. Epub 2007/11/22. eng.

10. Inarrairaegui M, Thurston KG, Bilbao JI, D'Avola D, Rodriguez M, Arbizu J, et al. Radioembolization with use of yttrium – 90 resin microspheres in patients with hepatocellular carcinoma and portal vein thrombosis. *J Vasc Interv Radiol* 2010; 21 (8): 1205 – 1212. PubMed PMID: 20598574.

11. Lewandowski RJ, Sato KT, Atassi B, Ryu RK, Nemcek AA, Jr., Kulik L, et al. Radioembolization with 90Y microspheres: angiographic and technical considerations. *Cardiovasc Intervent Radiol* 2007; 30 (4): 571 – 592. PubMed PMID: 17516113. Epub 2007/05/23. eng.

12. Louie JD, Kothary N, Kuo WT, Hwang GL, Hofmann LV, Goris ML, et al. Incorporating cone – beam CT into the treatment planning for yttrium – 90 radioembolization. *J Vasc Interv Radiol* 2009; 20 (5): 606 – 613. PubMed PMID: 19345589.

13. Chen JH, Chai JW, Huang CL, Hung HC, Shen WC, Lee SK. Proximal arterioportal shunting associated with hepatocellular carcinoma: features revealed by dynamic helical CT. *AJR Am J Roentgenol* 1999; 172 (2): 403 – 407. PubMed PMID: 9930792.

14. Ho S, Lau WY, Leung TW, Chan M, Ngar YK, Johnson PJ, et al. Partition model for estimating radiation doses from yttrium – 90 microspheres in treating hepatic tumours. *Eur J Nucl Med* 1996; 23 (8): 947 – 952. PubMed PMID: 8753684.

15. Salem R, Thurston KG. Radioembolization with 90Yttrium microspheres: a state – of – the – art brachytherapy treatment for primary and secondary liver malignancies. Part 1: Technical and methodologic considerations. *J Vasc Interv Radiol* 2006; 17 (8): 1251 – 1278. PubMed PMID: 16923973.

16. Ho S, Lau WY, Leung TW, Chan M, Johnson PJ, Li AK. Clinical evaluation of the partition model for estimating radiation doses from yttrium – 90 microspheres in the treatment of hepatic cancer. *Eur J Nucl Med* 1997; 24 (3): 293 – 298. PubMed PMID: 9143467.

17. Salem R, Lewandowski RJ, Mulcahy MF, Riaz A, Ryu RK, Ibrahim S, et al. Radioembolization for hepatocellular carcinoma using Yttrium – 90 micro-

spheres: a comprehensive report of long – term outcomes. *Gastroenterology* 2010; 138 (1): 52 – 64. PubMed PMID: 19766639.

18. Atassi B, Bangash AK, Lewandowski RJ, Ibrahim S, Kulik L, Mulcahy MF, et al. Biliary sequelae following radioembolization with Yttrium – 90 microspheres. *J Vasc Interv Radiol* 2008; 19 (5): 691 – 697. PubMed PMID: 18440457. Epub 2008/04/29. eng.

19. Goin JE, Salem R, Carr BI, Dancey JE, Soulen MC, Geschwind JF, et al. Treatment of unresectable hepatocellular carcinoma with intrahepatic yttrium 90 microspheres: factors associated with liver toxicities. *J Vasc Interv Radiol* 2005; 16 (2 Pt 1): 205 – 213. PubMed PMID: 15713921.

20. Kennedy AS, McNeillie P, Dezarn WA, Nutting C, Sangro B, Wertman D, et al. Treatment parameters and outcome in 680 treatments of internal radiation with resin 90Y – microspheres for unresectable hepatic tumors. *Int J Radiat Oncol Biol Phys* 2009; 74 (5): 1494 – 1500. PubMed PMID: 19157721.

21. Sangro B, Gil – Alzugaray B, Rodriguez J, Sola I, Martinez – Cuesta A, Viudez A, et al. Liver disease induced by radioembolization of liver tumors: description and possible risk factors. *Cancer* 2008; 112 (7): 1538 – 1546. PubMed PMID: 18260156.

22. Cabibbo G, Enea M, Attanasio M, Bruix J, Craxi A, Camma C. A meta – analysis of survival rates of untreated patients in randomized clinical trials of hepatocellular carcinoma. *Hepatology* 2010; 51 (4): 1274 – 1283. PubMed PMID: 20112254.

23. Salem R, Lewandowski RJ, Kulik L, Wang E, Riaz A, Ryu RK, et al. Radioembolization results in longer time – to – progression and reduced toxicity compared with chemoembolization in patients with hepatocellular carcinoma. *Gastroenterology* 2011; 140 (2): 497 – 507 e2. PubMed PMID: 21044630. Pubmed Central PMCID: 3129335.

24. Hilgard P, Hamami M, Fouly AE, Scherag A, Muller S, Ertle J, et al. Radioembolization with yttrium – 90 glass microspheres in hepatocellular carcinoma: European experience on safety and long – term survival. *Hepatology* 2010; 52 (5): 1741 – 1749. PubMed PMID: 21038413.

25. Sangro B, Carpanese L, Cianni R, Golfieri R, Gasparini D, Ezziddin S, et al. Survival after yttrium – 90 resin microsphere radioembolization of hepatocellular carcinoma across Barcelona clinic liver cancer stages: a European evaluation. *Hepatology* 2011; 54 (3): 868 – 878. PubMed PMID: 21618574.

26. Mazzaferro V, Sposito C, Bhoori S, Romito R, Chiesa C, Morosi C, et al. Yttrium – 90 radioembolization for intermediate – advanced hepatocellular carcinoma: a phase 2 study. *Hepatology* 2013; 57 (5): 1826 – 1837. PubMed PMID: 22911442.

27. Kulik LM, Atassi B, van Holsbeeck L, Souman T, Lewandowski RJ, Mulcahy MF, et al. Yttrium – 90 microspheres (TheraSphere) treatment of unresectable hepatocellular carcinoma: downstaging to resection, RFA and bridge to transplantation. *J Surg Oncol* 2006; 94 (7): 572 – 586. PubMed PMID: 17048240.

28. Lewandowski RJ, Kulik LM, Riaz A, Senthilnathan S, Mulcahy MF, Ryu RK, et al. A comparative analysis of transarterial downstaging for hepatocellular carcinoma: chemoembolization versus radioembolization. *Am J Transplant* 2009; 9 (8): 1920 – 1928. PubMed PMID: 19552767.

29. Kohi MP, Fidelman N, Naeger DM, LaBerge JM, Gordon RL, Kerlan RK, Jr. Hepatotoxicity after transarterial chemoembolization and transjugular intrahepatic portosystemic shunt: do two rights make a wrong? *J Vasc Interv Radiol* 2013; 24 (1): 68 – 73. PubMed PMID: 23176968.

30. Donahue LA, Kulik L, Baker T, Ganger DR, Gupta R, Memon K, et al. Yttrium – 90 radioembolization for the treatment of unresectable hepatocellular carcinoma in patients with transjugular intrahepatic portosystemic shunts. *J Vasc Interv Radiol* 2013; 24 (1): 74 – 80. PubMed PMID: 23273699.

# 影像引导下的肝内胆管癌治疗

Michael C. Soulen and William S. Rilling

我们对肝内胆管癌的认识和处理在过去5年间取得了实质性进展，并且形成了与原发性肝细胞癌（HCC）截然不同的新分期，确定了能够提供更完善分类指导的用于预后的影像学和组织学表现分型。

原发性肝癌被认为是世界上最致命的恶性肿瘤之一，大约有10%的原发性肝癌是胆管细胞癌。此症90%源自于肝外胆管，仅10%为肝内胆管细胞癌。这些相对罕见的肿瘤在美国每年新发病不到1万例，约占全世界范围胃肠癌症的3%。归因于病理免疫组化诊断的进步，之前被归为来历不明原发性腺癌的肿瘤，现在可被确定为起源于胰胆管，这其中一部分可能为胆管癌[1-3]，因此其全球发病率近年来有上升的趋势。

与HCC不同，大多数肝内胆管癌患者没有明显的危险因素。公认的风险包括与慢性炎症或胆道感染有关的疾病，如硬化性胆管炎、胆总管囊肿、胆汁性肝硬化、寄生虫感染和肝硬化等[4,5]。然而，有90%的患者没有任何诱因，所以缺乏常规监测，确诊时疾病通常已发展到晚期。早期淋巴管转移、骨转移和肝内转移比HCC更常见，大血管浸润发生率与HCC类似。

肝内胆管癌的诊断具有一定挑战性，其影像学表现不一，具有三种影像学分型，即肿块型、浸润型和胆管内型[6]。肿瘤的血供差异也很大，晚期增强与HCC有明显的区别[7,8,9]。彻底的诊断成像和必要的内镜检查对于排除其他原发疾病非常重要。由于结缔组织增生（desmoplastic stroma）和组织学分化不良，病理活检诊断亦很困难。免疫组化可提示胆管来源，而染色阴性有助于排除其他组织来源，如原发性肝脏肿瘤，或胰腺、结肠、乳腺或肺癌的转移。肿瘤标志物可能有助于区分HCC与胆管癌。在无原发性硬化性胆管炎的患者中，CA199 > 100U/ml（正常高值为37U/ml）对诊断肝内胆管癌具有68%的敏感性和96%的特异性[10]。

在特异性不高的肿瘤标志物（包括癌胚抗原、CA - 125和甲胎蛋白）升高的患者中，10%存在混合性肝胆管细胞癌的组织学表现。

肝内胆管癌的分期在过去十年间有了很大的发展，目前美国癌症联合会第7版分期系统（2009年）对胆管癌重要预后因素进行了修订[11]：肿瘤大小不再作为预后因素，主要预后因素是肿瘤数目、血管侵犯和转移（表15.1）。该系统能比以前更好地区分各阶段的预后。

表15.1 美国癌症联合会第7版分期系统（2009年）[11]。分期1~3仅基于T状态，根据肿瘤的多发性和浸润性，而不是肿瘤大小

| T1 | 单发肿瘤，无MVI |
|---|---|
| T2 | 多发肿瘤或MVI |
| T3 | 肿瘤穿透被膜 |
| 1期 | T1 N0 M0 |
| 2期 | T1 N0 M0 |
| 3期 | T1 N0 M0 |
| 4期 | Tx N1 或 M1 |

MVI = 大血管浸润；T = 肿瘤；N = 淋巴结；M = 远处转移

## 评估和分类

基线评估需要临床、检验科和影像学资料，这一点与所有肝脏恶性疾病并无二处。

疾病症状和身体机能的评估是治疗决策的关键。诸如肝肾功能等检验结果有助于决定适用的治疗方案，而影像学和病理分期决定了治疗方法（图 15.1）。

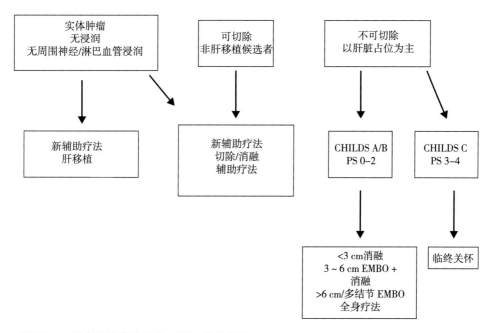

图 15.1　肝内胆管癌的分类。PS = 身体状况。

## 治愈性疗法

我们首先要确定患者是否有治愈性治疗的机会。所有患者均应在医学和影像解剖的基础上评估可切除性。与 HCC 不同的是，PET - CT 对胆管癌的评估帮助很大，78%～85% 的原发胆管癌嗜氟代脱氧葡萄糖（FDG），24%～36% 的患者在 PET - CT 扫描中可发现隐匿性转移癌，导致高达 30% 的患者改变的治疗方式[12,13]。

接受手术的患者中 70%～88% 可以达到 R0 切除，中位无进展生存期（PFS）为 12～20 个月，5 年总生存率为 25%～40%（表 15.2）[14]。另有一项对 301 例接受手术切除的胆管癌患者的分析证实了这一点[15]。中位无复发生存期为 20 个月，5 年无病生存率为 32%。61% 的复发仅限于肝内，21% 的复发仅为肝外。

大血管侵犯、淋巴结阳性和肿瘤 >5cm 是复发的独立预示因素。

由于淋巴结转移很常见，并严重影响预后，因此怀疑淋巴结受累的患者，尝试在切除前进行新辅助治疗（全身和/或肝脏）可能会有一定益处。

对淋巴结阳性患者的手术治疗仍存争议，一些医生主张不对侵及淋巴结的患者施行手术，但为了提高预后，则建议在切除时采用门静脉淋巴结清扫术[16]。大多数患者在切除后肝内复发，仅 20%～30% 的术后转移只发生在肝外。由于复发率高，应考虑给予辅助放化疗[17,18]。在 II 期试验中很多辅助化疗药物组合表现出一定的益处，但仍缺乏随机对照数据。

表 15.2　接受肝内胆管癌切除的患者系列报告

| 作者 | 年份 | 患者例数 | R0 切除率（%） | 中位 OS（月） | 3 年 OS 率（%） | 5 年 OS 率（%） |
|---|---|---|---|---|---|---|
| Inoue | 2000 | 52 | 69 | 18 | 36 | 36 |
| Weber | 2001 | 33 | 88 | 37.4 | 55 | NR |
| Endo | 2008 | 82 | 85 | 36 | NR | NR |
| Konstadoulakis | 2008 | 54 | 78 | NR | 49 | 20 |
| Nakagohri | 2008 | 56 | 75 | 22 | 42 | 32 |
| Choi | 2009 | 64 | 86 | 39 | 53 | 40 |
| De Jong | 2011 | 449 | 81 | 27 | 44 | 31 |
| Fisher | 2012 | 58 | 84 | 23 | NR | NR |
| Total/mean | | 848 | 81 | 46.5 | 33 | |

R0 = 完全切除；OS = 总生存期；NR = 未报告。

修改自：Maithel SK, Gamblin TC, Kamel I 等. Multidisciplinary approaches to intrahepatic cholangiocarcinoma. Cancer 2013；119：3929 - 3942.

由于复发率高和远期生存率差，肝移植治疗肝内胆管癌已不被看好。关键性分析已经确定了影像学或活检可以发现的移植后复发风险因素：多局灶原发性肿瘤［风险比（HR）9.6］，神经周围浸润（HR 8.3），浸润型癌（HR 5.3），未行新辅助治疗（HR 4），硬化性胆管炎（HR 2.5）和侵及淋巴或血管（HR 2.1）[19]。如将这些因素综合到风险评分中，那么得分低的患者肝移植后 5 年生存率为 78%，相比之下分数中等的患者为 19%，高分患者为 0（图 15.2）。

## 经皮消融

《国家综合癌症网络（NCCN）指南》建议对局限疾病进行切除和消融治疗。对于肿瘤负荷较小，或切除后肝内复发的患者，经皮消融可以取代手术切除。一项对 20 例患者 29 处复发结节的射频消融研究表明，消融成功率为 97%，4 年局部 PFS 为 74%，但 4 年总生存率仅为 21%[20]。另一项研究包含了 18 例患者的 25 处射频消融结节，报告的技术成功率为 23/25，2 例失败者均为直径 >6cm 的肿瘤。全部患者的 5 年总生存率为 30%，但接受原发肿瘤治疗的该比例

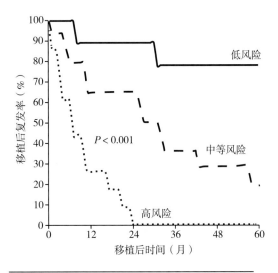

| 影响因素 | 风险评分 | P 值 |
|---|---|---|
| 肿瘤组织学类型和侵袭性 | | |
| 多发灶 | 9.6 | <0.001 |
| 神经浸润 | 8.3 | <0.001 |
| 浸润性生长模式 | 5.3 | 0.030 |
| 淋巴血管侵犯 | 2.1 | 0.099 |
| 未行新辅助化疗 | 4 | 0.005 |
| 原发性硬化性胆管炎组织学类型 | 2.5 | 0.062 |

图 15.2　肝内胆管癌肝移植后的无复发生存率预示模型（摘自：Hong JC, Petrowsky H, Kaldas FM, et al. Predictive index for tumor recurrence after liver transplantation for locally advanced intrahepatic and hilar cholangiocarcinoma. J Am Coll Surg 2011；212：514 - 520, with permission.）

为 62.5%（与复发组相对应）。多原发结节是复发的预示因素[21]。在中国开展的一项包含 17 例患者 26 处肿瘤的研究得出了相似的结果，技术成功率为 96%，中位 PFS 为 17 个月，中位 OS 为 33 个月，5 年生存率为 29%[22]。

另一项中国研究对比了复发肝内胆管癌患者的重复切除（n = 32，44 处肿瘤）和射频消融（n = 77，133 处肿瘤）疗效对比[23]。全部切除均为 R0，技术成功率为 95%，7 例二次消融后残余肿瘤的患者中 6 例实现了 A0 消融。切除和消融患者的中位 PFS 分别为 9.1 个月和 6.8 个月，1 年时的 PFS 分别为 37% 和 33%（P = 0.69）。整体而言，两组患者的总体生存率几乎相同，但对于复发肿瘤 > 3cm 的患者，切除治疗的总生存期较好。这项研究表明，在可行的情况下，消融治疗可以有效地治疗 <3cm 的复发肿瘤。

## 非治愈性方法

随机研究表明，全身联合吉西他滨和顺铂治疗，与单纯顺铂治疗相比，中位生存期从 8.1 个月延长至 11.7 个月。NCCN 据此将其作为不可切除和转移性疾病患者的 1 类建议[17,18,24]。全身治疗试验中的大多数患者为肝外胆管癌，因此我们不可能分析出化疗对肝内胆管细胞癌的作用。NCCN 和欧洲临床肿瘤学会（ESMO）指南中均未采纳动脉内疗法。

## 化疗栓塞

在一项大规模的病例报告中，有 115 例患者接受了 815 次碘油化疗栓塞术，术中化疗方案有丝裂霉素 C，丝裂霉素 + 吉西他滨，或丝裂霉素 + 吉西他滨 + 顺铂[25]。疾病控制率达到了 66%，栓塞 1 年、2 年和 3 年后的总体生存率分别为 52%、29% 和 10%，药物方案没有影响生存率，富血供肿瘤（相对于乏血管）和 Child A（相对于 B）肝硬化患者的生存率更好。

美国最大规模的研究是在两所医院中开展的 62 例患者 CAM（顺铂、阿霉素、丝裂霉素）– 碘油 – 聚乙烯醇化疗栓塞（162 次手术）[26]。疾病控制率达到 76%，中位至疾病进展时间为 8 个月，1 年时无疾病进展率为 28%。1 年、2 年和 3 年的总生存率分别为 75%、39% 和 17%。联合全身化疗显著地将中位生存期从 16 个月延长至 28 个月（HR 1.9，P = 0.02）。

另外一项对包含 16 个系列，共 542 名受试者的荟萃分析发现，肝内胆管癌患者的中位总生存期为（15.7 ± 6）个月，化疗栓塞后的该时间为（13.4 ± 7）个月（表 15.3）[27]。客观缓解率为 23%，疾病稳定率为 54%，疾病控制率为 77%。但是荟萃分析中涉及的全球各机构技术差异很大。使用载药微球的四项研究结果与其他系列无异。化疗栓塞的结果优于单纯的全身化疗。

## 放射性栓塞

采用钇 – 90 微球进行放射栓塞是肝内胆管癌化疗栓塞的一个很有吸引力的替代方法，因为肝外胆管癌对放疗非常敏感，而且放射性栓塞的临床毒性低，与化疗栓塞相比，对生活质量的影响较小[28]。但目前的经验不足，只有四篇小规模的单中心文献报道[29-32]。这四项研究共包括 123 例患者，报道的疾病控制率为 89% ~ 98%，栓塞治疗后中位生存期为 9 ~ 15 个月，自诊断后中位生存期为 22 ~ 25 个月，其中包括了分期降级到可切除的患者。研究中的大多数患者同时接受了各种其他治疗，如全身治疗、手术治疗和消融治疗。常见的预后不良因素包括了多病灶肿瘤、浸润性表现和身体状况。

表 15.3　选择性化疗栓塞系列研究的总结表

| 作者 | 年份 | 患者例数 | 化疗 | 栓塞 | 自确诊后的中位生存期（月） | TACE 后的中位生存期（月） | 1 年 OS（%） |
|---|---|---|---|---|---|---|---|
| Kirchhoff[a] | 2005 | 8 | Cis/Dox | DSM | 12 | 12 | |
| Burger | 2005 | 17 | CAM | PVA, Embospheres | 23 | | |
| Herbera | 2007 | 15 | MMC | None | 16.3 | 16.3 | 54.5 |
| Shitara | 2008 | 20 | MMC | DSM | | 14.1 | 60 |
| Kim | 2008 | 49 | Cis | Gelfoam | 12 | 10 | 46 |
| Gusani | 2008 | 42 | Gem, Cis, Ox | Embospheres | | 9.1 | |
| Aliberti | 2008 | 11 | Dox | DEB | | 13 | 76 |
| Poggi | 2009 | 9 | Ox | DEB | | 30 | 70 |
| Kiefer | 2010 | 62 | CAM | PVA | 20 | 15 | 75 |
| Andrasina | 2010 | 17 | CIS, 5FU | none | 20.2 | | 88 |
| Schiffman | 2011 | 24 | Iri/Dox | DEB | 17.5 | | 68 |
| Park | 2011 | 72 | Cis | Gelfoam | 12.2 | | 51 |
| Vogl | 2012 | 115 | MMC, Cis, Gem | DEB | | 13 | 52 |
| Kuhlmann | 2012 | 36 | Iri/MMC | DEB, Gelfoam | | 10 | 41.6 |
| Total/mean | | 489 | | | 17.3 | 14.3 | 62 |

TACE = 经动脉化疗栓塞；OS = 总生存期；Cis = 顺铂；Dox = 多柔比星；DSM = 可降解淀粉微球；CAM = 顺铂 + 多柔比星 + 丝裂霉素 C；PVA = 聚乙烯醇；MMC = 丝裂霉素 C；DEB = 载药微球；Gem = 吉西他滨；Ox = 奥沙利铂；5 - FU = 5 - 氟尿嘧啶；Iri = 伊立替康

[a] 研究并未说明生存时间从确诊还是 TACE 后计算

摘自：Ray CE, Edwards A, Smith MT, et al. Meta analysis of survival, complications and imaging response following chemotherapy – based transarterial therapy in patients with unresectable intrahepatic cholangiocarcinoma. J Vasc Intervent Radiol, 2013；24：1218 – 1226.

## 多学科方法

　　肝内胆管癌是一种罕见且治疗具有挑战性的肿瘤，依次或同时进行的多学科治疗会给该病患者带来益处，这些治疗方法可以最大化延长疾病控制时间，同时保证患者的生活质量。

## 参考文献

1.　Endo I, Gonen M, Yopp AC, et al. Intrahepatic cholangiocarcinoma: rising frequency, improved survival, and determinants of outcome after resection. *Ann Surg* 2008；248：84 – 96.

2.　Shaib YH, Davila JA, McGlynn K, El – Serag HB. Rising incidence of intrahepatic cholangiocarcinoma in the United States: a true increase? *J Hepatol* 2004；40：472 – 477.

3. Buc E, Lesurtel M, Belghiti J. Is preoperative histological diagnosis necessary before referral to major surgery for cholangiocarcinoma? *HPB (Oxford)* 2008; 10: 98 – 105.

4. Donato F, Gelatti U, Tagger A, et al. Intrahepatic cholangiocarcinoma and hepatitis C and B virus infection, alcohol intake, and hepatolithiasis: a case – control study in Italy. *Cancer Causes Control* 2001; 12: 959 – 964.

5. Welzel TM, Graubard BI, El – Serag HB, et al. Risk factors for intrahepatic and extrahepatic cholangiocarcinoma in the United States: a population – based case – control study. *Clin Gastroenterol Hepatol* 2007; 5: 1221 – 1228.

6. Chung YE, Kim MJ, Park YN, et al. Varying appearances of cholangiocarcinoma: radiologic – pathologic correlation. *Radiographics.* 2009; 29: 683 – 700.

7. Manfredi R, Barbaro B, Masselli G, Vecchioli A, Marano P. Magnetic resonance imaging of cholangiocarcinoma. *Semin Liver Dis* 2004; 24: 155 – 164.

8. Kang Y, Lee JM, Kim SH, Han JK, Choi BI. Intrahepatic massforming cholangiocarcinoma: enhancement patterns on gadoxetic acid – enhanced MR images. *Radiology* 2012; 264: 751 – 760.

9. Peporte AR, Sommer WH, Nikolaou K, Reiser MF, Zech CJ. Imaging features of intrahepatic cholangiocarcinoma in Gd – EOB – DTPA enhanced MRI. *Eur J Radiol* 2013; 82: e101 – e106.

10. John AR, Haghighi KS, Taniere P, Esmat ME, Tan YM, Bramhall SR. Is a raised CA19 – 9 level diagnostic for a cholangiocarcinoma in patients with no history of sclerosing cholangitis? *Dis Surg* 2006; 23: 319 – 324.

11. Farges O, Fuks D, Le Treut YP, Azoulay D, Laurent A, Bachellier P, Nuzzo G, Belghiti J, Pruvot FR, Regimbeau JM. AJCC 7th edition of TNM staging accurately discriminates outcomes of patients with resectable intrahepatic cholangiocarcinoma: by the AFC – IHCC – 2009 study group. *Cancer* 2011; 117 (10): 2170 – 2177.

12. Corvera CU, Blumgart LH, Akhurst T, et al. 18F – fluorodeoxyglucose positron emission tomography influences management decisions in patients with biliary cancer. *J Am Coll Surg* 2008; 206: 57 – 65.

13. Petrowsky H, Wildbrett P, Husarik DB, et al. Impact of integrated positron emission tomography and computed tomography on staging and management of gallbladder cancer and cholangiocarcinoma. *J Hepatol* 2006; 45: 43 – 50.

14. Maithel SK, Gamblin TC, Kamel I, et al. Multidisciplinary approaches to intrahepatic cholangiocarcinoma. *Cancer* 2013; 119: 3929 – 3942.

15. Hyder O, Hatzara I, Sotiropoulos GC, et al. Recurrence after operative management of intrahepatic cholangiocarcinoma. *Surgery* 2013; 153: 811 – 818.

16. Sheuermann U, Kaths JM, Heise M, et al. Comparison of resection and transarterial chemoembolisation in the treatment of advanced intrahepatic cholangiocarcinoma – a single – center experience. *ESJO* 2013; 39: 593 – 600.

17. NCCN Clinical Practice Guidelines in Oncology: Hepatobiliary Cancers. Version 2. 2013 6/21/13. www. nccn. org/professionals/physician _ gls/pdf/ hepatobiliary. pdf (accessed April 4, 2016).

18. Eckel F, Brunner T, Jelic S. Biliary cancer: ESMO clinical practice guidelines for diagnosis, treatment, and follow – up. *Ann Oncol* 2011; 22 (Suppl 6): 40 – 44.

19. Hong JC, Petrowsky H, Kaldas FM, et al. Predictive index for tumor recurrence after liver transplantation for locally advanced intrahepatic and hilar cholangiocarcinoma. *J Am Coll Surg* 2011; 212: 514 – 520.

20. Kim JH, Won HJ, Shin YM, et al. Radiofrequency ablation for recurrent intrahepatic cholangiocarcinoma after curative resection. *Eur J Radiol* 2011; 80: 221 – 225.

21. Xu HX, Wang Y, Lu MD, Liu LN. Percutaneous ultrasound – guided thermal ablation for intrahepatic cholangiocarcinoma. *Br J Radiol* 2012; 85 (1016): 1078 – 1084.

22. Fu Y, Yang W, Wu W, Yan K, Xing BC, Chen MH. Radiofrequency ablation in the management

of recurrent intrahepatic cholangiocarcinoma. *J Vasc intervent Radiol* 2012；23：642－649.

23. Zhang S－J，Hu P，Wang N，et al. Thermal ablation versus repeated hepatic resection for recurrent intrahepatic cholangiocarcinoma. *Ann Surg Oncol* 2013；20：3596－3602.

24. Valle J，Wasan H，Palmer DH，et al. Cisplatin plus gemcitabine versus gemcitabine for biliary tract cancer. *N Engl J Med* 2010；362：1273－1281.

25. Vogl TJ，Naguid NNN，Nour－Eldin NEA，et al. Transarterial chemo－embolization in the treatment of patients with unresectable cholangio－carcinoma：results and prognostic factors governing treatment success. *Int J Cancer* 2011；131：733－740.

26. Kiefer MV，Albert M，McNally M，et al. Chemoembolization of intra－hepatic cholangiocarcinoma with cisplatinum，doxorubicin，mitomycin C，Ethiodol，and polyvinyl alcohol：a 2－center study. *Cancer* 2011；117：1498－1505.

27. Ray CE，Edwards A，Smith MT，et al. Metaanalysis of survival，complications and imaging response following chemotherapy－based transarterial therapy in patients with unresectable intrahepatic cholangiocarcinoma. *J Vasc Intervent Radiol* 2013；24：1218－1226.

28. Salem R，Gilbertson M，Butt Z，Memon K，et al. Increased quality of life among hepatocellular carcinoma patients treated with radioembolization compared with chemoembolization. *Clin Gastroenterol Hepatol* 2013；11：1358－1365.

29. Saxena A，Bester L，Chua TC，Chu FC，Morris DL. Yttrium－90 radiotherapy for unresectable intrahepatic cholangiocarcinoma：a preliminary assessment of this novel treatment option. *Ann Surg Oncol* 2010；17：484－491.

30. Hoffmann RT，Paprottka PM，Schon A，et al. Transarterial hepatic yttrium－90 radioembolization in patients with unresectable intrahepatic cholangiocarcinoma：factors associated with prolonged survival. *Cardiovasc Intervent Radiol* 2012；35：105－116.

31. Rafi S，Piduru SM，El－Rayes B，et al. Yttrium－90 radioembolization for unresectable standard－chemorefractory intrahepatic cholangiocarcinoma：survival，efficacy，and safety study. *Cardiovasc Intervent Radiol* 2013；36：440－448.

32. Mouli S，Memon K，Baker T，et al. Yttrium－90 radioembolization for intrahepatic cholangiocarcinoma：safety，response，and survival analysis. *J Vasc Intervent Radiol* 2013；24：1227－1234.

# 第 4 篇

# 器官特异性肿瘤 ——肝转移

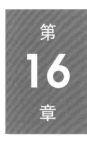

# 结直肠肿瘤肝转移消融术

Elena N. Petre, Stephen B. Solomon, and Constantinos T. Sofocleous

## 概述

结直肠癌（CRC）是美国第三大癌症，也是美国第三大癌症相关死亡原因[1]。10%～25%的患者在初次诊断时同时会发现肝转移，另有20%～25%在疾病过程中发生异时性肝转移。手术切除CRC远处转移可改善部分特定患者的长期生存率，甚至取得治愈[2]。肝转移瘤根治性切除后的5年生存率为35%～58%[3,4]。然而，只有25%的结直肠肝转移患者（CLM）是肝切除术的候选患者，大部分患者仍然无法切除[5]。化疗和较新的治疗方法可将不可切除的CLM患者的生存期延长至24个月[6-8]。

近年来，影像引导的经皮消融治疗已成为某些特定的不能切除的CLM患者的替代治疗选项。消融技术包括射频、微波、激光和冷冻消融术，它们采用加热或冷冻方法造成靶肿瘤细胞损伤和死亡。最近，一种非热疗技术，即不可逆性电穿孔（IRE）已用于肝肿瘤消融，其中包括CLM。

局部肿瘤消融的目的是有效破坏恶性肿瘤及周围边缘区域，同时尽可能减少对于正常肝脏的破坏。对于仅存在少量功能健康肝实质的患者而言，这是一个重要的参数，包括长期接受化疗导致潜在肝硬化或脂肪性肝炎患者，以及曾进行过广泛肝切除及因术后复发而接受消融术作为挽救治疗的患者。

CLM患者局部肿瘤消融的安全性和有效性已经在几项非对照性研究中得到证实。对于选定的有足够边缘进行治疗的小体积病变的患者，经皮消融术后患者的生存率似乎堪比手术系列（5年生存率高达55%）[9-11]。这一观察结果可能表明，影像引导消融术对于某个亚组的选定患者可能是与手术有同等疗效且并发症较少的替代治疗方法。

## 适应证

影像引导消融术最常见的适应证是：

1. 无法接受或拒绝手术的患者，转移灶数量应少于4个，最大直径应小于5cm。

2. 经皮消融术最理想的适应证是直径≤3cm的单发肿瘤。

3. 消融术可接受的最大尺寸为5cm，但需要多次重复消融以取得到完全消融和足够的边缘（消融范围超过肿瘤边缘1cm）。

4. 对肿瘤数目并没有绝对的要求；但大多数系列研究表明同时存在4个以上肝转移灶的患者不适合进行影像引导下的经皮消融术。

## 禁忌证

1. 已经进行了水分离术等保护性处理，消融针仍没有经安全入路进入肿瘤。

2. 不可纠正的凝血功能障碍。

3. 无法进行深度镇静或全身麻醉的患者是相对禁忌证。

## 消融模式

### 射频消融

射频消融（RFA）是应用最广泛且研究最多的肿瘤消融技术。RFA 通过放置在靶病灶内的电极针提供高频交变电流，使得局部离子振荡、组织发热，造成蛋白质在温度超过 50℃ 时变性；当温度达到 70℃ 时，便会发生热凝固，这种热损伤将导致细胞死亡。当温度达到 100℃ 时，组织会干燥脱水（炭化），导致组织阻抗变大，这会限制到达肿瘤的能量，从而抑制了致死温度进一步

在组织内扩大。组织炭化是 RFA 的一项技术局限性；另一个重要局限性是消融附近血管使肿瘤内发生"热沉"效应。热沉效应是指由附近的血流引起的组织冷却而导致的散热作用，这种现象抑制了邻近组织温度的持续升高，从而降低了凝固坏死程度并导致消融不完全。

RFA 已成功用于特定不可切除 CLM 患者的肿瘤控制[12-16]。人们越来越认识到，对于可以完全消融且边界清晰的小肿瘤，RFA 可能会提供类似于手术的效果（图 16.1）[10,11,17-19]。

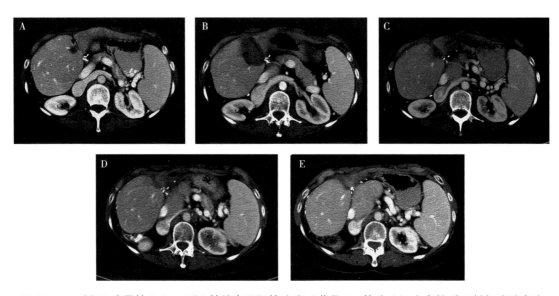

图 16.1　一例 59 岁男性 1.8cm 孤立性结直肠肝转移瘤（节段 4，箭头 A）患者接受了射频消融术治疗。（B）消融后 4 周进行的消融后造影强化计算机断层扫描显示消融区域在地形上包含了所有方向上都有 > 5mm 的明显边界的肿瘤。射频消融治疗取得了良好的局部肿瘤控制，如在经皮射频消融后 1（C），2（D）和 3 年（E）的随访成像所示。

在特定的可切除患者中，在"时间测试"的概念内提出了经皮消融术[20]。使用这种方法，可手术切除的肝癌患者在确诊肝转移到肝转移瘤切除间隔内可进行经皮消融术。这个延迟期允许疾病给出自己的生物学表达。没有局部复发的患者，以及那些因有多发性无法切除的转移灶的患者，可避免不必要的手术。对于局部复发

或肝内局限性进展的患者，仍然有机会接受重复消融或切除转移灶。"时间测试"方法可以代表比较经皮消融术和手术治疗的前瞻性随机试验的起点，以确定该技术可用作那些作为选定的边缘清晰且可进行消融术的小肿瘤尺寸和数量的 CLM 患者的一种潜在的治愈性治疗手段。

"时间测试"方法的另一个实际应用是

治疗肝切除术后的复发性 CLM（尤其是切除术后 6 个月内的新发肝转移），特别是在技术上可切除的那些患者。通过经皮影像引导消融术治疗那些不会从重复手术中获益的多灶疾病进展的患者，可使其免于接受重复切除引起的并发症增加。

与单独化疗的不可切除的历史对照组患者相比，热消融术治疗后的中位总生存时间有超过 30 个月的优势[13,21,22]。然而，只有随机试验才能确定肿瘤消融术优于全身化疗的确切益处。迄今为止，只有一项随机临床试验比较了 RFA 联合全身化疗与单纯全身化疗作为 CLM 的一线治疗[23]。RFA 联合全身化疗的益处体现在联合治疗组的中位无进展生存期（PFS），统计学显著延长达到 16.8 个月，而单纯化疗组为 9.9 个月。联合治疗的总体患者生存率为 61.7%，30 个月时总生存率为 57.6%，没有达到显著统计学差异。

RFA 后局部复发率差别很大，介于 2%[24]~60%[25] 之间，这仍然是 RFA 的一个重要局限性[20,24-28]。而病变大小、距大血管的距离和消融术边缘是已知与局部肿瘤控制有关的因素。目前已经确定 ≤3cm 的肿瘤是 RFA 的理想候选病变[29,30,31]。如上所述，由于热沉效应，直径 >3cm 且与血管相邻的肿瘤，出现消融术失败和局部肿瘤进展的风险增加[29,31-33]。类似于手术边缘[34]，消融边缘也与局部肿瘤控制相关（图 16.2 和图 16.3）[29,35-37]。在 RFA 后 4~8 周行 CT 扫描，靶 CLM 周围所有方向上最小消融边缘 >5mm 与局部肿瘤控制改善相关[37]。只要安全且可行，建议 RFA 后当时，围绕靶肿瘤周围的消融边缘至少为 10mm[37]。

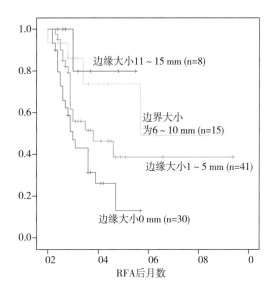

图 16.2 不同最小边缘大小的局部肿瘤无进展生存曲线表明：消融边缘是局部控制的关键因素。LTP = 局部肿瘤进展；RFA = 射频消融术。[摘自 Wang X，Sofocleous CT，Erinjeri JP，Petre EN，Gonen M，Do KG，et al. Margin size is an independent predictor of local tumor progression after ablation of colon cancer liver metastases. *Cardiovasc Intervent Radiol* 2013；36（1）：166-175；经 Springer 许可后转载]

## 冷冻消融术

冷冻消融使用液氮或氩气通过针头施药器完成治疗，以使组织温度降低至致死水平（-20℃~-40℃）。重复冷却-复温融解循环使细胞膜破裂、胞外和胞外结冰、蛋白质变性、细胞脱水、微血管血栓形成和细胞凋亡。与 RFA 类似，附近的大直径血管中流动的血液可以通过对流带影响温度，这限制了冷冻消融范围。

这项技术的优点之一是创建了 CT、超声或磁共振（MR）指导下可见的冰球，便于手术过程中通过肉眼观察监督消融区。成像时冰球的外观与肿瘤消融边缘相关。冰球周边的组织温度冷却到 0℃，未达到致死水平，而内侧 5mm 处温度低达 -20℃。因此，

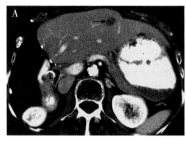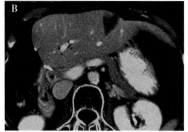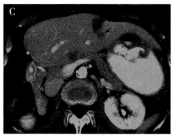

图 16.3　一例在肝切除后残留的左侧肝存在 2cm 孤立性结直肠肝转移瘤（箭头所示）的 73 岁男性患者接受了射频消融术治疗。消融术后 6 周的消融后造影增强 CT 扫描显示 4 点钟位置（B）的消融边缘不理想。消融术后 7 个月的随访 CT 发现局部存在与最小边界一致的肿瘤进展（C）。

操作者应将目标定位创建一个完全覆盖靶肿瘤及其边界外 5 ~ 10mm 边的冰球，以确保完全消融。

　　冷冻疗法单独使用或与肝切除联合用于选定患者，得到的肿瘤结局堪比有清楚切除边界的切除疗法[38,39]。应用于肝切除边缘的冷冻治疗（亦称为边缘冷冻疗法）常用于肿瘤切缘较窄的病例，可使晚期 CRC 的 5 年生存率达到 31%[40]。同一作者报道称，以治愈为目标的单独使用或与肝脏切除术联合使用肝脏冷冻疗法的治疗组 5 年生存率为 21%[40]。这些结果是有希望的，并且表明，通过使用冷冻疗法，更多的 CLM 患者可以得到治疗，并可取得与行切除术的患者相似的生存率[41]。

　　唯一一项随机化试验[42]比较了冷冻疗法和保守手术治疗，其中包括 82 例 CLM 患者（研究共包括 123 例患者）。冷冻治疗组所有患者的 3，5，10 年生存率分别为 60%、44% 和 19%，而常规手术组分别为 51%、36% 和 8%[42]。

### 微波消融术

　　微波消融（MWA）利用类似于射频的高频波，但范围要大得多，在 900MHz 和 2.4GHz 之间。与 RFA 类似，这些高频波导致水分子振荡、产生摩擦和热能，并通过凝固坏死引起组织破坏。MWA 与 RFA 相比至少具有一些理论上的优势，如对热沉效应的低敏感性，炭化后引起的散热较少，从而可在相对较短的时间内实现更大的消融区域。由于这些原因，与其他热消融方式相比，MWA 被认为能够更有效地治疗较大病灶和大血管附近的靶病变[43]。就总体生存率而言，术中 MWA 与回顾研究系列中的手术治疗方法相似[44,45]。迄今为止，只有一项随机试验比较了 CLM 患者中的 MWA 与肝切除的疗效[46]。MWA 组平均生存时间为 27 个月，手术组为 25 个月。MWA 组和手术组的平均无病间期分别为 11.3 个月和 13.3 个月，差异无统计学意义。各组间手术相关并发症发生率相似，但手术组需要更频繁地输血[46]。

### 不可逆电穿孔

　　IRE 是一种非产热消融模式。不可逆电穿孔通过应用高电压直流超短脉冲创建永久性开口（纳米孔）来使脂质细胞膜发生透化作用。永久纳米孔的形成会改变细胞组分并引起细胞裂解、失去稳态和细胞死亡。细胞外基质保持不受干扰，因此组织结构得以保存。通过这种方式，IRE 避免了对胆管和器官内血管的损伤，但同时仍可使肿瘤消融[47]。目前该技术的一个主要局限是它需要至少两个电极，平行放置并间隔 1 ~ 1.5cm 以形成消融区。当通过肋间隙放置电极来治疗肝脏肿瘤时，这一要求可能难以满足。

IRE 治疗肝脏肿瘤的安全性和有效性已在临床前研究中得到证实[47,48]，最近在治疗人血管周围和胆管周围肿瘤时也显示出安全性和有效性[49,50]。一项包括 CLM 患者的临床系列研究显示，大血管/胆管结构周围肿瘤的主要疗效为 67% ～ 100%[49-52]，而这些部位不能用热消融安全治疗。> 3cm 的肿瘤复发风险似乎较高[50-52]。目前的证据虽然令人鼓舞，但仍然有限，尚缺乏随机对照试验。此外，大多数系列研究都包括了不同的器官和不同的病理状况，使我们不能得出一般性的结论。为了优化这项技术，需要进一步研究和了解不同组织的电特性。

## 激光诱导的间质热疗

激光诱导的间质热疗（LITT）是另一种微创热消融技术。激光能量通过石英光纤以漫射光发射的方式传递并在靶组织中转化为热量，组织温度升高至 60℃，60℃ 可导致蛋白质变性、凝固和细胞死亡。光纤和光线不受 MR 成像磁场的影响，MR 信号也不受它们干扰，使得这种模式适合于 MR 影像引导和 MR 测温方法监测。与其他方式，如 RFA 相比，LITT 的理论优势在于它不受热沉效应的影响，有可能取得更大的消融体积，并且能够通过 MR 成像实时监测热消融区域。

在不能切除的 CLM 患者中，LITT 中位总生存期达 29 个月，5 年生存率为 8% ～ 10%，目前 LITT 的表现并不优于 RFA[53-55]。

## 讨论

消融术在 CLM 管理中的确切作用正在发生变化，并可能因所在机构和当地的偏好因素而有所不同[56]。然而，总体上认识到这种方式可以提供良好的局部控制，并且对于边缘清晰且可完全消融的小肿瘤，它有可能提供类似手术的效果。一个包含了 75 项研究（36 项 RFA，26 项冷冻消融和 13 项

MWA）的系统性综述中报道，采用其中一种模式治疗的患者的 1，3，5 年生存率分别在 40% ～ 93% 、7% ～ 60% 和 7% ～ 68% 之间变化，中位生存期为 4 ～ 43 个月，而局部复发率为 2% ～ 39%[57]。虽然尚未进行随机试验，但不同消融模式间的总生存率似乎相似。

一般来说，肿瘤数量较少、尺寸较小、无肝外疾病、初次切除时无淋巴结受累及初始诊断至肝转移的无病间隔时间较长，均预示着较好结局[58,59]。针对接受挽救性消融治疗肝切除术后复发的患者，对之前描述的手术临床风险评分（CRS）[3,60]进行了相关修改[58]。肿瘤大小超过 3cm、切除时淋巴结浸润、从初步诊断到肝转移的无病间隔短于 12 个月，以及病灶数目 >1 个都被认为是危险因素。累积超过两种危险因素的患者被认为属于高危类型且结局较存在 0 ~ 2 个危险因素的患者更差（CRS 为 0 ~ 2 的患者的 2 年生存率为 74%，CRS 为 3 ~ 4 的患者为 42%，P = 0.03）（图 16.4）。同样，低风险患者的局部肿瘤 PFS 更好（1 年时，CRS 为 0 ~ 2 的患者为 66%，CRS 为 3 ~ 4 者为 22%；P < 0.01）（图 16.5）。

完全消融（A0 消融）是任何消融方式的理想终点，类似于手术切除时达到 R0 无瘤边缘。确保达成这一终点的方法正处在不断研究当中。与切除的样本不同，如果单纯通过影像来测定，恐怕难以评估消融区和确定消融边缘。除增强 CT 外[61]，超声造影[62]、MR[63]和正电子发射断层扫描 CT[64]都已用于评估肿瘤边界和消融完全性（图 16.6）。基于影像学的完全消融可能不能完全排除隐匿在消融部位的残留肿瘤细胞[65]。一些研究结果证实了这一点，有的研究分析了肝 RFA[66-68]后从电极穿刺处提取病理组织的研究，以及将残留的多能[12]或活肿瘤细胞的鉴定与局部肿瘤进展[12,69]和患者总存活率关联在一起的研究[70]。这些结果支持对消融区的组织进行病理取样。理想情况

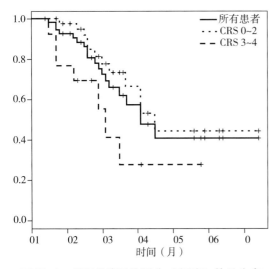

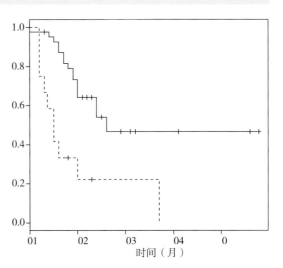

图 16.4　根据临床风险评分（CRS）的总生存曲线显示存在两种以上危险因素的患者的生存时间显著缩短［摘自 Sofocleous CT, Petre EN, Gonen M, Brown KT, Solomon SB, Covey AM, et al. CT – guided radiofrequency ablation as a salvage treatment of colorectal cancer hepatic metastases developing after hepatectomy. *J Vasc Interv Radiol* 2011；22（6）：755 – 761；已获 Elsevier 许可转载］。

图 16.5　基于临床风险评分（CRS）的局部肿瘤无进展生存曲线显示存在两种以上危险因素的患者的局部肿瘤无进展生存时间显著缩短［摘自 Sofocleous CT, Petre EN, Gonen M, Brown KT, Solomon SB, Covey AM, et al. CT – guided radiofrequency ablation as a salvage treatment of colorectal cancer hepatic metastases developing jo aftjter hepatectomy. *J Vasc Interv Radiol* 2011；22（6）：755 –761；已获 Elsevier 许可转载］。

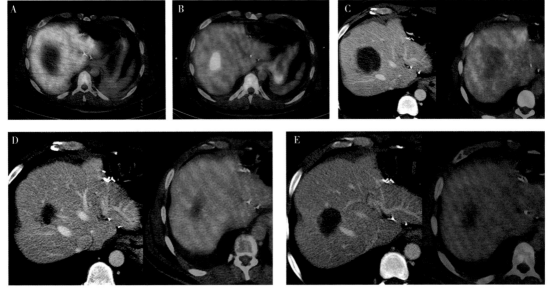

图 16.6　一例 53 岁男性孤立性结直肠肝转移瘤（CLM）患者采用分次剂量正电子发射断层扫描（PET）技术作为影像引导行经皮微波消融术并进行了治疗完整性评估。消融手术前，给予最初的 4mCi 氟脱氧葡萄糖（FDG），以进行可视性观察并准确标记亲 FDG 的 CLM（A）。消融完成后，再给予 8mCi 的 FDG 来评估消融的完全性。这种放射消融缺损等于有效消融（B）。采用 CT 和融合 PET/CT 的随访成像在第 7 周显示出良好的消融效果（C），消融区进一步减少，而第 6 个月（D）和 13 个月（E）时病灶没有代谢活性。

下，应在消融后立即进行这些组织活检，以检测细胞死亡或残留肿瘤细胞，并在同一时期或消融后辅助治疗期间进行适当的治疗变更，类似于对切除的有或没有明确边界的 CLM 的处理。

目前影像引导消融技术的适应证是那些不可切除的 CLM。美国国家综合癌症网络（NCCN）指南列出了局部消融治疗，包括单独使用或与手术切除联合用于治疗所有可治疗的 CLM 病灶，证据级别为 2A（这项建议是基于较低级别的证据和 NCCN 专家共识）[71]。想要使得消融治疗成为 CLM 的标准治疗，我们首先要做的是制定出更为统一的临床适应证和评估肿瘤应答的工具[72]。创建和验证预测生存期的临床风险评分、改进评估肿瘤应答的成像标准及将临床和影像生物标志物结合起来预测肿瘤结局，这些都是该领域内当前研究的重要部分，有助于确定影像引导消融治疗在 CLM 的作用。

# 参考文献

1. Cancer Facts & Figures 2012. Available from：www. cancer. org/research/cancerfactsfigures/cancerfactsfigures/cancer – facts – figures – 2012（accessed March，2016）.

2. Renehan AG，Egger M，Saunders MP，O'Dwyer ST. Impact on survival of intensive follow up after curative resection for colorectal cancer：systematic review and meta – analysis of randomised trials. *BMJ* 2002；324（7341）：813. PubMed PMID：11934773. Pubmed Central PMCID：Pmc100789. Epub 2002/04/06. eng.

3. Fong Y，Fortner J，Sun RL，Brennan MF，Blumgart LH. Clinical score for predicting recurrence after hepatic resection for metastatic colorectal cancer：analysis of 1001 consecutive cases. *Ann Surg* 1999；230（3）：309 – 318；discussion 18 – 21. PubMed PMID：10493478. Pubmed Central PMCID：1420876. Epub 1999/09/24. eng.

4. Choti MA，Sitzmann JV，Tiburi MF，Sumetchotimetha W，Rangsin R，Schulick RD，et al.

Trends in long – term survival following liver resection for hepatic colorectal metastases. *Ann Surg* 2002；235（6）：759 – 766. PubMed PMID：12035031. Pubmed Central PMCID：1422504. Epub 2002/05/30. eng.

5. Hanna NN. Radiofrequency ablation of primary and metastatic hepatic malignancies. Clin Colorectal *Cancer* 2004；4（2）：92 – 100. PubMed PMID：15285816. Epub 2004/08/03. eng.

6. Engstrom PF，Arnoletti JP，Benson AB，3rd，Chen YJ，Choti MA，Cooper HS，et al. NCCN Clinical Practice Guidelines in Oncology：colon cancer. *J Natl Comprehens Cancer Network：JNCCN* 2009；7（8）：778 – 831. PubMed PMID：19755046. Epub 2009/09/17. eng.

7. Goldberg RM，Sargent DJ，Morton RF，Fuchs CS，Ramanathan RK，Williamson SK，et al. A randomized controlled trial of fluorouracil plus leucovorin，irinotecan，and oxaliplatin combinations in patients with previously untreated metastatic colorectal cancer. *J Clin Oncol* 2004；22（1）：23 – 30. PubMed PMID：14665611. Epub 2003/12/11. eng.

8. Hurwitz H，Fehrenbacher L，Novotny W，Cartwright T，Hainsworth J，Heim W，et al. Bevacizumab plus irinotecan，fluorouracil，and leucovorin for metastatic colorectal cancer. *N Engl J Med* 2004；350（23）：2335 – 2342. PubMed PMID：15175435. Epub 2004/06/04. eng.

9. Mulier S，Ruers T，Jamart J，Michel L，Marchal G，Ni Y. Radiofrequency ablation versus resection for resectable colorectal liver metastases：time for a randomized trial？An update. *Dig Surg* 2008；25（6）：445 – 460. PubMed PMID：19212117. Epub 2009/02/13. eng.

10. Solbiati L，Ahmed M，Cova L，Ierace T，Brioschi M，Goldberg SN. Small liver colorectal metastases treated with percutaneous radiofrequency ablation：local response rate and long – term survival with up to 10 – year follow – up. *Radiology* 2012；265（3）：958 – 968. PubMed PMID：23091175. Epub 2012/10/24. eng.

11. Kim KH，Yoon YS，Yu CS，Kim TW，Kim HJ，Kim PN，et al. Comparative analysis of radiofre-

quency ablation and surgical resection for colorectal liver metastases. *J Korean Surg Soc* 2011；81（1）：25 – 34. PubMed PMID：22066097. Pubmed Central PMCID：Pmc3204557. Epub 2011/11/09. eng.

12. Sofocleous CT, Nascimento RG, Petrovic LM, Klimstra DS, Gonen M, Brown KT, et al. Histopathologic and immunohistochemical features of tissue adherent to multitined electrodes after RF ablation of liver malignancies can help predict local tumor progression：initial results. *Radiology* 2008；249（1）：364 – 374. PubMed PMID：18796687. Epub 2008/09/18. eng.

13. Solbiati L, Livraghi T, Goldberg SN, Ierace T, Meloni F, Dellanoce M, et al. Percutaneous radio – frequency ablation of hepatic metastases from colorectal cancer：long – term results in 117 patients. *Radiology* 2001；221（1）：159 – 166. PubMed PMID：11568334. Epub 2001/09/25. eng.

14. Gillams AR, Lees WR. Radio – frequency ablation of colorectal liver metastases in 167 patients. *Eur Radiol* 2004；14（12）：2261 – 2267. PubMed PMID：15599547. eng.

15. White TJ, Roy – Choudhury SH, Breen DJ, Cast J, Maraveyas A, Smyth EF, et al. Percutaneous radiofrequency ablation of colorectal hepatic metastases – initial experience. An adjunct technique to systemic chemotherapy for those with inoperable colorectal hepatic metastases. *Dig Surg* 2004；21（4）：314 –320.

16. Feliberti EC, Wagman LD. Radiofrequency ablation of liver metastases from colorectal carcinoma. *Cancer Control* 2006；13（1）：48 –51. PubMed PMID：16508626.

17. Hur H, Ko YT, Min BS, Kim KS, Choi JS, Sohn SK, et al. Comparative study of resection and radiofrequency ablation in the treatment of solitary colorectal liver metastases. *Am J Surg* 2009；197（6）：728 – 736. PubMed PMID：18789428. Epub 2008/09/16. eng.

18. Oshowo A, Gillams A, Harrison E, Lees WR, Taylor I. Comparison of resection and radiofrequency ablation for treatment of solitary colorectal liver metastases. *Br J Surg* 2003；90（10）：1240 – 1243. PubMed PMID：14515293. Epub 2003/09/30. eng.

19. Otto G, Duber C, Hoppe – Lotichius M, Konig J, Heise M, Pitton MB. Radiofrequency ablation as first – line treatment in patients with early colorectal liver metastases amenable to surgery. *Ann Surg* 2010；251（5）：796 – 803. PubMed PMID：19858704. Epub 2009/10/28. eng.

20. Livraghi T, Solbiati L, Meloni F, Ierace T, Goldberg SN, Gazelle GS. Percutaneous radiofrequency ablation of liver metastases in potential candidates for resection：the "test – of – time approach." *Cancer* 2003；97（12）：3027 – 3035. PubMed PMID：12784338. Epub 2003/06/05. eng.

21. de Baere T, Elias D, Dromain C, Din MG, Kuoch V, Ducreux M, et al. Radiofrequency ablation of 100 hepatic metastases with a mean follow – up of more than 1 year. *AJR Am J Roentgenol* 2000；175（6）：1619 – 1625. PubMed PMID：11090390. Epub 2000/11/25. eng.

22. Berber E, Pelley R, Siperstein AE. Predictors of survival after radiofrequency thermal ablation of colorectal cancer metastases to the liver：a prospective study. *J Clin Oncol* 2005；23（7）：1358 – 1364. PubMed PMID：15684312. Epub 2005/02/03. eng.

23. Ruers T, Punt C, Van Coevorden F, Pierie JP, Borel – Rinkes I, Ledermann JA, et al. Radiofrequency ablation combined with systemic treatment versus systemic treatment alone in patients with non – resectable colorectal liver metastases：a randomized EORTC Intergroup phase II study（EORTC 40004）. *Ann Oncol* 2012；23（10）：2619 – 2626. PubMed PMID：22431703. Pubmed Central PMCID：Pmc3457746. Epub 2012/03/21. eng.

24. Pawlik TM, Tanabe KK. Radiofrequency ablation for primary and metastatic liver tumors. *Cancer Treat Res* 2001；109：247 – 267. PubMed PMID：11775440.

25. Kuvshinoff BW, Ota DM. Radiofrequency ablation of liver tumors：influence of technique and tumor

*size. Surgery* 2002；132（4）：605 – 611；discussion 11 – 12. PubMed PMID：12407343.

26. Kei SK, Rhim H, Choi D, Lee WJ, Lim HK, Kim YS. Local tumor progression after radiofrequency ablation of liver tumors：analysis of morphologic pattern and site of recurrence. *AJR Am J Roentgenol* 2008；190（6）：1544 – 1551. PubMed PMID：18492905. Epub 2008/05/22. eng.

27. Rossi S, Garbagnati F, Lencioni R, Allgaier HP, Marchiano A, Fornari F, et al. Percutaneous radio – frequency thermal ablation of nonresectable hepatocellular carcinoma after occlusion of tumor blood supply. *Radiology* 2000；217（1）：119 – 126. PubMed PMID：11012432.

28. Mulier S, Ni Y, Jamart J, Michel L, Marchal G, Ruers T. Radiofrequency ablation versus resection for resectable colorectal liver metastases：time for a randomized trial? *Ann Surg Oncol* 2008；15（1）：144 – 157.

29. Kim YS, Rhim H, Cho OK, Koh BH, Kim Y. Intrahepatic recurrence after percutaneous radiofrequency ablation of hepatocellular carcinoma：analysis of the pattern and risk factors. *Eur J Radiol* 2006；59（3）：432 – 441. PubMed PMID：16690240. Epub 2006/05/13. eng.

30. Ayav A, Germain A, Marchal F, Tierris I, Laurent V, Bazin C, et al. Radiofrequency ablation of unresectable liver tumors：factors associated with incomplete ablation or local recurrence. *Am J Surg* 2010；200（4）：435 – 439. PubMed PMID：20409524. Epub 2010/04/23. eng.

31. Mulier S, Ni Y, Jamart J, Ruers T, Marchal G, Michel L. Local recurrence after hepatic radiofrequency coagulation：multivariate meta – analysis and review of contributing factors. *Ann Surg Oncol* 2005；242：158 – 171.

32. Nakazawa T, Kokubu S, Shibuya A, Ono K, Watanabe M, Hidaka H, et al. Radiofrequency ablation of hepatocellular carcinoma：correlation between local tumor progression after ablation and ablative margin. *AJR Am J Roentgenol* 2007；188（2）：480 – 488. PubMed PMID：17242258. Epub 2007/01/24. eng.

33. Lu DS, Raman SS, Limanond P, Aziz D, Economou J, Busuttil R, et al. Influence of large peritumoral vessels on outcome of radiofrequency ablation of liver tumors. *J Vasc Interv Radiol* 2003；14（10）：1267 – 1274. PubMed PMID：14551273.

34. de Jong MC, Pulitano C, Ribero D, Strub J, Mentha G, Schulick RD, et al. Rates and patterns of recurrence following curative intent surgery for colorectal liver metastasis：an international multi – institutional analysis of 1669 patients. *Ann Surg* 2009；250（3）：440 – 448. PubMed PMID：19730175. Epub 2009/09/05. eng.

35. Kim YS, Lee WJ, Rhim H, Lim HK, Choi D, Lee JY. The minimal ablative margin of radiofrequency ablation of hepatocellular carcinoma（> 2 and < 5cm）needed to prevent local tumor progression：3D quantitative assessment using CT image fusion. *AJR Am J Roentgenol.* 2010；195（3）：758 – 765. PubMed PMID：20729457. Epub 2010/08/24. eng.

36. Liu CH, Arellano RS, Uppot RN, Samir AE, Gervais DA, Mueller PR. Radiofrequency ablation of hepatic tumours：effect of post – ablation margin on local tumour progression. *Eur Radiol* 2010；20（4）：877 – 885. PubMed PMID：19760232. Epub 2009/09/18. eng.

37. Wang X, Sofocleous CT, Erinjeri JP, Petre EN, Gonen M, Do KG, et al. Margin size is an independent predictor of local tumor progression after ablation of colon cancer liver metastases. *Cardiovasc Intervent Radiol* 2013；36（1）：166 – 175. PubMed PMID：22535243. Epub 2012/04/27. eng.

38. Seifert JK, Springer A, Baier P, Junginger T. Liver resection or cryotherapy for colorectal liver metastases：a prospective case control study. *Int J Colorectal Dis* 2005 20（6）：507 – 520. PubMed PMID：15973545. Epub 2005/06/24. eng.

39. Niu R, Yan TD, Zhu JC, Black D, Chu F, Morris DL. Recurrence and survival outcomes after hepatic resection with or without cryotherapy for liver metastases from colorectal carcinoma. *Ann Surg Oncol* 2007；14（7）：2078 – 2087. PubMed PMID：17473951. Epub 2007/05/03. eng.

40. Ng KM, Chua TC, Saxena A, Zhao J, Chu F,

Morris DL. Two decades of experience with hepatic cryotherapy for advanced colorectal metastases. *Ann Surg Oncol* 2012；19（4）：1276 － 1283. PubMed PMID：21913018. Epub 2011/09/14. eng.

41. Finlay IG, Seifert JK, Stewart GJ, Morris DL. Resection with cryotherapy of colorectal hepatic metastases has the same survival as hepatic resection alone. *Eur J Surg Oncol* 2000；26（3）：199 － 202. PubMed PMID：10753529. Epub 2001/02/07. eng.

42. Korpan NN. Hepatic cryosurgery for liver metastases. Long － term follow － up. *Ann Surg* 1997；225（2）：193 － 201. PubMed PMID：9065296. Pubmed Central PMCID：1190648. Epub 1997/02/01. eng.

43. Groeschl RT, Pilgrim CH, Hanna EM, Simo KA, Swan RZ, Sindram D, et al. Microwave ablation for hepatic malignancies：a multiinstitutional analysis. *Ann Surg* 2014；259（6）：1195 － 1200. PubMed PMID：24096760. Epub 2013/10/08. eng.

44. Tanaka K, Shimada H, Nagano Y, Endo I, Sekido H, Togo S. Outcome after hepatic resection versus combined resection and microwave ablation for multiple bilobar colorectal metastases to the liver. *Surgery* 2006；139（2）：263 － 273. PubMed PMID：16455336. Epub 2006/02/04. eng.

45. Bhardwaj N, Strickland AD, Ahmad F, El － Abassy M, Morgan B, Robertson GS, et al. Microwave ablation for unresectable hepatic tumours：clinical results using a novel microwave probe and generator. *Eur J Surg Oncol* 2010；36（3）：264 － 268. PubMed PMID：19880269. Epub 2009/11/03. eng.

46. Shibata T, Niinobu T, Ogata N, Takami M. Microwave coagulation therapy for multiple hepatic metastases from colorectal carcinoma. *Cancer* 2000；89（2）：276 － 284. PubMed PMID：10918156. Epub 2000/08/05. eng.

47. Charpentier KP, Wolf F, Noble L, Winn B, Resnick M, Dupuy DE. Irreversible electroporation of the liver and liver hilum in swine. *HPB* (*Oxford*) 2011；13（3）：168 － 173. PubMed PMID：21309933. Pubmed Central PMCID：

3048967. Epub 2011/02/12. eng.

48. Lee EW, Chen C, Prieto VE, Dry SM, Loh CT, Kee ST. Advanced hepatic ablation technique for creating complete cell death：irreversible electroporation. *Radiology* 2010；255（2）：426 － 433. PubMed PMID：20413755. Epub 2010/04/24. eng.

49. Kingham TP, Karkar AM, D'Angelica MI, Allen PJ, Dematteo RP, Getrajdman GI, et al. Ablation of perivascular hepatic malignant tumors with irreversible electroporation. *J Am Coll Surg* 2012；215（3）：379 － 387. PubMed PMID：22704820. Epub 2012/06/19. eng.

50. Silk MT, Wimmer T, Lee KS, Srimathveeravalli G, Brown KT, Kingham PT, et al. Percutaneous ablation of peribiliary tumors with irreversible electroporation. *J Vasc Interv Radiol* 2014；25（1）：112 － 118. PubMed PMID：24262034. Epub 2013/11/23. eng.

51. Cannon R, Ellis S, Hayes D, Narayanan G, Martin RC, 2nd. Safety and early efficacy of irreversible electroporation for hepatic tumors in proximity to vital structures. *J Surg Oncol* 2013；107（5）：544 － 549. PubMed PMID：23090720. Epub 2012/10/24. eng.

52. Thomson KR, Cheung W, Ellis SJ, Federman D, Kavnoudias H, Loader － Oliver D, et al. Investigation of the safety of irreversible electroporation in humans. *J Vasc Interv Radiol* 2011；22（5）：611 － 621. PubMed PMID：21439847. Epub 2011/03/29. eng.

53. Vogl TJ, Dommermuth A, Heinle B, Nour － Eldin NE, Lehnert T, Eichler K, et al. Colorectal cancer liver metastases：long － term survival and progression － free survival after thermal ablation using magnetic resonance － guided laser － induced interstitial thermotherapy in 594 patients：analysis of prognostic factors. *Invest Radiol* 2014；49（1）：48 － 56. PubMed PMID：24056114. Epub 2013/09/24. eng.

54. Pacella CM, Valle D, Bizzarri G, Pacella S, Brunetti M, Maritati R, et al. Percutaneous laser ablation in patients with isolated unresectable liver metastases from colorectal cancer：Results of a

phase II study. *Acta Oncol* 2006；45（1）：77 –
83. PubMed PMID：16464799. Epub 2006/
02/09. eng.

55. Puls R, Langner S, Rosenberg C, Hegenscheid K,
Kuehn JP, Noeckler K, et al. Laser ablation of
liver metastases from colorectal cancer with MR
thermometry：5 – year survival. *J Vasc Interv Ra-
diol* 2009；20（2）：225 – 234. PubMed PMID：
19109037. Epub 2008/12/26. eng.

56. Solomon SB, Sofocleous CT. The interventional ra-
diologist role in treating liver metastases for color-
ectal cancer. *Am Soc Clin Oncol Educ Book*
2012；32：202 – 204. PubMed PMID：
24451734. Epub 2012/01/01. eng.

57. Pathak S, Jones R, Tang JM, Parmar C, Fenwick
S, Malik H, et al. Ablative therapies for colorec-
tal liver metastases：a systematic review. *Color-
ectal Dis* 2011；13（9）：e252 – e265. PubMed
PMID：21689362. Epub 2011/06/22. eng.

58. Sofocleous CT, Petre EN, Gonen M, Brown KT,
Solomon SB, Covey AM, et al. CT – guided ra-
diofrequency ablation as a salvage treatment of
colorectal cancer hepatic metastases developing
after hepatectomy. *J Vasc Interv Radiol* 2011；22
（6）：755 – 761. PubMed PMID：21514841.
Pubmed Central PMCID：3120046. Epub 2011/
04/26. eng.

59. Gillams AR, Lees WR. Five – year survival in 309
patients with colorectal liver metastases treated
with radiofrequency ablation. *Eur Radiol* 2009；
19 （5）：1206 – 1213. PubMed PMID：
19137310. Epub 2009/01/13. eng.

60. Nordlinger B, Guiguet M, Vaillant JC, Balladur
P, Boudjema K, Bachellier P, et al. Surgical re-
section of colorectal carcinoma metastases to the
liver. A prognostic scoring system to improve case
selection, based on 1568 patients. Association
Francaise de Chirurgie. *Cancer* 1996；77（7）：
1254 – 1262. PubMed PMID：8608500. Epub
1996/04/01. eng.

61. Kim KW, Lee JM, Klotz E, Kim SJ, Kim SH,
Kim JY, et al. Safety margin assessment after ra-
diofrequency ablation of the liver using registration
of preprocedure and postprocedure CT images.

*AJR Am J Roentgenol* 2011；196（5）：W565 –
W572. PubMed PMID：21512046. Epub 2011/
04/23. eng.

62. Meloni MF, Andreano A, Franza E, Passamonti
M, Lazzaroni S. Contrast enhanced ultrasound：
should it play a role in immediate evaluation of
liver tumors following thermal ablation? *Eur J Ra-
diol* 2012；81 （8）：e897 – e902. PubMed
PMID：22658846. Epub 2012/06/05. eng.

63. Vilar VS, Goldman SM, Ricci MD, Pincerato K,
Oliveira H, Abud TG, et al. Analysis by MRI of
residual tumor after radiofrequency ablation for
early stage breast cancer. *AJR Am J Roentgenol*
2012；198（3）：W285 – W291. PubMed PMID：
22358027. Epub 2012/02/24. eng.

64. Ryan ER, Sofocleous CT, Schoder H, Carrasquillo
JA, Nehmeh S, Larson SM, et al. Split – dose
technique for FDG PET/CT – guided percutaneous
ablation：a method to facilitate lesion targeting
and to provide immediate assessment of treatment
effectiveness. *Radiology* 2013；268（1）：288 –
295. PubMed PMID：23564714. Epub 2013/
04/09. eng.

65. Goldberg SN, Grassi CJ, Cardella JF, Charboneau
JW, Dodd GD, 3rd, Dupuy DE, et al. Image –
guided tumor ablation：standardization of termi-
nology and reporting criteria. *Radiology* 2005；
235 （3）：728 – 739. PubMed PMID：
15845798. Epub 2005/04/23. eng.

66. Sofocleous CT, Klein KM, Hubbi B, Brown KT,
Weiss SH, Kannarkat G, et al. Histopathologic
evaluation of tissue extracted on the radiofrequen-
cy probe after ablation of liver tumors：prelimina-
ry findings. *AJR Am J Roentgenol* 2004；183
（1）：209 – 213. PubMed PMID：15208140.

67. Snoeren N, Jansen MC, Rijken AM, van Hill-
egersberg R, Slooter G, Klaase J, et al. Assess-
ment of viable tumour tissue attached to needle
applicators after local ablation of liver tumours.
*Dig Surg* 2009；26（1）：56 – 62. PubMed
PMID：19169031. Epub 2009/01/27. eng.

68. Fujisawa S, Romin Y, Barlas A, Petrovic LM,
Turkekul M, Fan N, et al. Evaluation of YO –
PRO – 1 as an early marker of apoptosis following

radiofrequency ablation of colon cancer liver metastases. *Cytotechnology* 2014；66（2）：259 – 273. PubMed PMID：24065619. Pubmed Central PMCID：Pmc3918265. Epub 2013/09/26. eng.

69. Snoeren N, Huiskens J, Rijken AM, van Hillegersberg R, van Erkel AR, Slooter GD, et al. Viable tumor tissue adherent to needle applicators after local ablation：a risk factor for local tumor progression. *Ann Surg Oncol* 2011；18（13）：3702 – 3710. PubMed PMID：21590455. Pubmed Central PMCID：3222809. Epub 2011/05/19. eng.

70. Sofocleous CT, Garg S, Petrovic LM, Gonen M, Petre EN, Klimstra DS, et al. Ki – 67 is a prognostic biomarker of survival after radiofrequency ablation of liver malignancies. Ann Surg *Oncol* 2012；19（13）：4262 – 4269. PubMed PMID：22752375. Epub 2012/07/04. eng.

71. Engstrom PF, Arnoletti JP, Benson AB, 3rd, Chen YJ, Choti MA, Cooper HS, et al. NCCN clinical practice guidelines in oncology：colon cancer. *J Natl Compr Canc Netw* 2009；7（8）：778 – 831. PubMed PMID：19755046. Epub 2009/09/17. eng.

72. Janne d'Othee B, Sofocleous CT, Hanna N, Lewandowski RJ, Soulen MC, Vauthey JN, et al. Development of a research agenda for the management of metastatic colorectal cancer：proceedings from a multidisciplinary research consensus panel. *J Vasc Interv Radiol* 2012；23（2）：153 – 163. PubMed PMID：22264550. Epub 2012/01/24. eng.

# 结直肠癌肝转移的评估、分类和化学栓塞

Michael C. Soulen, Govindarajan Narayanan, and Ursina Teitelbauma

结直肠癌患者的预后好坏很大程度上取决于是否存在远处转移[1-3]。2013 年,美国估计有 142 820 例结肠癌新发患者,全国病例估计超过 110 万,并且每年约有 50 830 例患者死于结肠癌[4]。20% 的患者在确诊时已有转移,而且随着时间的推移,更多患者会出现转移性疾病。肝脏是第一常见的转移部位,80% 的 Ⅳ 期结直肠癌患者会累及肝脏,40% 的患者死亡时唯一转移部位是肝脏[5]。结直肠癌合并肝外疾病患者中,一半以上死于肝衰竭[6]。切除肝转移灶可改善长期生存率[7,8],然而,约有 75% 肝转移癌患者不适合手术切除,这些患者的标准治疗是使用各种姑息方法尽可能延缓肿瘤发展为致命性肝衰竭。

## 肝转移患者的评估

对结直肠癌肝转移患者的初步评估包括病史和体格检查、实验室检查(包括肿瘤标志物)、影像学和病理学检查[9]。体能状态是一个重要的预后因素。体能下降的患者(东部肿瘤协作组体力状态评分 ECOG PS > 2),尽管在其他方面的指标符合接受肝肿瘤定向疗法,但通常不会从肝定向疗法中受益。

高质量的解剖学和功能影像学评估对于制订治疗计划和评估肿瘤应答情况至关重要。单纯的影像学检查报告不能为患者分类和治疗计划提供所需的详细资料。介入肿瘤科医生应仔细查看解剖成像(CT 或 MRI)以评估各个肝段的肿瘤负荷。第一个要回答

的问题是患者的肿瘤是否可切除,或是否可通过多学科干预如消融或门静脉栓塞等手段降级转变为可切除性肿瘤。即使是多灶性疾病,与外科肿瘤医生紧密合作亦可能会制订出治愈性治疗计划。对于不能切除的肝转移瘤,分析肝内转移灶的大小、位置和分布情况可指导建立消融和栓塞治疗计划。

高质量影像检查可精确显示动脉有无变异、胆管和门静脉的状态,以及是否存在腹水或肝外疾病。

大多数转移性结直肠癌患者在 PET - CT 中表现为高代谢性病灶,而且患者接受消融或栓塞术后使用 PET - CT 还有助于正确评价肿瘤疗效。消融或栓塞术后单纯使用实体瘤疗效评价标准 RECIST,有可能不能准确评价肿瘤应答情况。

病理报告应包括 KRAS 和 BRAF 状态(野生型与突变型),以确定是否需要使用表皮生长因子受体(EGFR)抑制剂,如帕尼单抗(vectibix)和西妥昔单抗(erbitux)。如果缺乏这些信息,建议穿刺活检取得病理样本。

应审查血液学、凝血指标和肝肾功能等实验室检查结果,以确定患者是否能够耐受治疗。约半数的转移性结直肠癌患者的癌胚抗原(CEA)升高,CEA 可作为肿瘤应答或复发的指标。

## 肝转移患者的分类

虽然多学科团队协作诊疗为整合治疗计划提供了最佳机会,但转移性结肠癌的高发

病率使其不可能用于所有患者。介入肿瘤科医生必须根据每位患者的特有情况评估影像引导治疗的价值，并根据需要进行转诊。建议的分拣计划如图 17.1 所示。

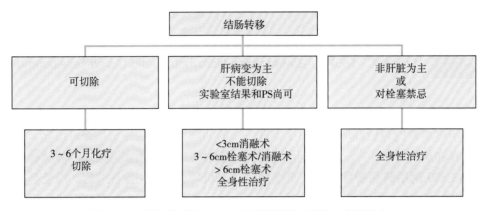

图 17.1　肝转移（Mets）患者分类策略（PS ＝体能状态）

## 手术切除

肝转移瘤切除术后 5 年生存率可达 25% ~ 60% ，完全消灭肝转移瘤应是我们尽可能追求的目标[10]。这需要用与以往不同的思路来评估肿瘤负荷；首先应当考虑相邻无病肝段是否具有完整血管和胆道，以及切除术后是否有足够肝脏体积来提供肝储备，而不是单纯考虑转移瘤的大小和数量。对于肝脏正常的患者，预计残余肝脏体积为 20% 就足够了；对于有潜在肝脏疾病或化疗病史的患者（＞ 12 周），需要 30% ~ 40% 的剩余肝脏体积[11]。需要对基线 CT 或 MRI 进行仔细分析以评估切除术后的残余肝体积。残余肝体积不足的患者可以进行门静脉栓塞术，其细节将在单独章节中介绍。

同样，双叶病变患者可以考虑二期肝切除术联合间断性门静脉栓塞术。任何可能的手术之前都建议进行新辅助化疗以测试肿瘤对后续辅助化疗的敏感性，并提供"时间酊剂"来测试肿瘤的生物学。新辅助全身化疗和/或栓塞治疗后，最初认为不适合行切除术的患者可能会降期成为切除术的候选患者。考虑到这一点，多学科团队评估对于协调医疗至关重要。与未接受治疗的患者相比，充分减轻肿瘤负荷并实现手术切除的患者其总体生存率将得到改善。

## 消融术

对于不可行外科手术切除的患者，行经皮或开腹消融治疗获得的疾病控制率与手术切除相似[12]。前面的章节中已介绍了转移瘤的消融治疗。

## 动脉内灌注化疗

对于转移性结直肠癌，美国国家综合癌症网络（NCCN）和欧洲肿瘤医学学会指南推荐了三联序贯全身化疗方案，辅以抑制血管生成的 EGFR 受体拮抗剂[13]。尽管这些方案在最初时获得了极佳的应答率[14-16]，但大部分患者在数月后仍会出现疾病进展。肝脏动脉内（IA）治疗相较于单纯全身治疗提供了更高的客观应答率和更长的肝脏无进展生存期。这一点最初见于肝动脉内灌注氟尿嘧啶，目前尚无随机试验评价动脉灌注与全身治疗的长期生存益处[17]。随着技术的提高，如经皮导管置入等的改进及新药的出现，使人们对这种方法再起兴趣，这将在另一章中详细介绍[18]。采用化学栓塞或放射性栓塞这类更具选择性的治疗提供了同样有效的肿瘤靶向治疗，同时避免了因非选择性灌注化疗引起的胆道和胃肠道毒性。我们将在另一章介绍结直肠癌转移的放射性栓塞疗法。

## 全身性治疗

患者到介入肿瘤科医生处就诊时几乎都曾接受过一个或多个疗程的全身化疗。针对肝转移的影像引导疗法通常在整合了全身性治疗的综合治疗计划背景下展开。因此，重要的是要熟悉这些治疗方案，它们有何毒性及其使用顺序，这样才能为患者提供建议并与肿瘤内科医生一起合作。一线全身化疗药物由包括 5 - 氟尿嘧啶或卡培他滨联合亚叶酸和伊立替康（FOLFIRI）或奥沙利铂（FOLFOX，XELOX/CAPOX）组成，待疾病进展或出现不耐受的反应后使用另一个三联方案。奥沙利铂和伊立替康的主要毒性分别是周围神经病变和腹泻。KRAS 和 BRAF 野生型结直肠癌患者接受 EGFR 抑制剂则有可能发生特征性的脓疱性皮疹。

## 化疗栓塞

化疗栓塞是指同时输注化疗药物和栓塞剂药物。栓塞减慢了化疗药物通过肝循环的速度，使肿瘤中的药物浓度比单独输注高 25 倍，并且药物在肿瘤中可滞留长达 1 个月，极大地增加了曲线下药物浓度面积[19-22]。栓塞还会引起缺血，导致肿瘤缺氧。亚致死缺氧可增加化疗药物在肿瘤细胞内的摄取和保留来增强细胞毒性药物的作用[23]。最近在动物模型和肝细胞癌患者中的研究表明，栓塞诱导的缺血通过上调缺氧诱导因子 -1 和血管内皮生长因子来刺激血管生成，可能会触发存活肿瘤细胞的生长[24-26]。在临床实践中，抗血管生成靶向药物如贝伐单抗和索拉非尼联合化疗栓塞并未改善临床结局[27,28]。

## 化疗栓塞的患者选择

介入肿瘤科医生的全面评估对于患者进行安全有效的化疗栓塞治疗至关重要。这包括利用免疫组织化学标志物评估患者的基因分型，如有无 KRAS 和 BRAF 基因突变；既往疾病特点，如同步和异时肝转移、异时肝转移出现的时间间隔及对以前全身治疗方案的应答，都会影响未来的预后和治疗计划。原发肿瘤和任何转移瘤的既往手术史、既往放疗及患者在 NCCN 推荐的全身治疗连续方案中的位置，都为考虑影像引导治疗提供了必要的背景因素。

肝脏的三相断层成像可以告诉我们肿瘤负荷、节段分布、动脉解剖及门静脉和胆道状态。传统的胸部和盆部 CT 成像也是排除明显肝外转移的必要条件。由于转移瘤在血管造影术中通常不明显，所以需要使用预处理三相扫描来确定哪些肝段需要栓塞，而且可以避免无肿瘤肝段的栓塞。这一点在存在解剖变异时特别有用，避免了动脉插管到非肿瘤负荷肝脏的可能。

在首次影像学检查中，第一个问题是患者是否可能通过切除或消融获得治愈，不能直接治愈的患者是否可通过门静脉栓塞增加残余肝体积或肿瘤降期转为可切除性肿瘤。那些来自社区医院的患者通常没有考虑到这些选择。另一方面，肿瘤负荷 > 70% 肝脏体积的患者可能不会从化疗栓塞中长期获益，因此不鼓励这些患者接受化疗栓塞[29]。

应在每次化疗栓塞前进行必要的实验室检查，包括全血细胞计数、促凝血酶原时间/国际标准化比率、肌酐、肝功能检查和 CEA 水平。潜在的肝功能不全患者应慎重对待。肿瘤占肝脏体积的 50% 以上，乳酸脱氢酶 > 425 IU/L，天冬氨酸转氨酶 > 100 IU/L，总胆红素 > 2.0 IU/L 的患者化疗栓塞术后发生肝衰竭风险高，不应进行化疗栓塞[30]，不使用化疗药物的单纯栓塞并不能降低这些患者的风险。

理想的适合化疗栓塞的人群为只合并肝转移瘤患者；然而，当肝脏受累程度影响生存时，那些存在轻微或无痛性肝外转移的患者也可能成为受益者。治疗候选者应体能状态良好（ECOG PS 0～2）。门静脉血栓形成的患者，如果有足够的侧支循环建立，就可以安全地接受动脉栓塞治疗[31]。而胆道梗阻的患者，即使血胆红素水平正常，其发生胆道坏死的风险也很高。胆道支架治疗梗阻或接受胆管吻合术的患者发生革兰阴性菌血症和肝脓肿形成的风险非常高[32]，可通过积极的围手术期抗生素治疗来降低风险[33]。。

不能接受血管造影的患者（如对血管内X线成像造影剂有过敏反应、不可纠正的凝血障碍或严重的肾功能不全），或对化疗有禁忌证的患者（如严重血细胞减少症或严重心脏功能障碍），不能接受化疗栓塞。

对于病变以中等大小为主的单结节或寡结节病患者，化疗栓塞联合治疗后可进行热消融，直径6cm以下的转移瘤可完全消融[34]。

## 化疗栓塞方案

### "传统"鸡尾酒方案

目前尚无化疗栓塞的标准药物方案，而且各中心采用的药物差异也很大。各项临床试验没有发现具有明显优势的联合药物方案[35]。在美国，最常用的药物方案是联合使用顺铂、多柔比星（阿霉素）和丝裂霉素C，当它们在肝内时都表现出肿瘤优先摄取，并且可以达到良好的肝/全身药物浓度比，从而降低了全身毒性[36]。用于栓塞的药物也有多种，包括聚合物微球、明胶海绵、淀粉微球和明胶海绵颗粒。最经典的栓塞剂是碘化油，或乙碘油［一种罂粟籽油的碘化乙酯（Guerbet，Aulnay-sous-Bois，法国）］。一种有效的栓塞方法是同时栓塞肝远端小动脉和肝门区血管，从而使化疗药物封闭在两者之间，这就需要联合使用碘化油和颗粒性的栓塞剂[37,38]。肝细胞癌可以选择性摄取碘化油，这样可以对肿瘤细胞产

生更具选择性的毒性；然而，尚未证明同样的现象也适用于腺癌[40]。一些栓塞方案要求先注入化疗药物和油乳剂，然后进行微粒栓塞，或使用一种"三明治"技术，即先用颗粒进行栓塞，然后注入液相油乳剂，最后再用其他颗粒进行栓塞[41]。还有一种常用的方案是将化疗药物和碘化油结合在一起使用。药代动力学数据表明，溶液中液相的化疗药物会被洗刷掉，除非使用颗粒性栓塞剂阻止它们的反流[42]。

## 药物洗脱微球

药物洗脱微球是一种新型栓塞剂，其中的栓塞剂可用作化疗药物（如伊立替康或多柔比星）的载体。伊立替康是一种喜树碱衍生物，可抑制癌细胞中DNA复制的必需酶——拓扑异构酶Ⅰ的生成。伊立替康作为FOLFIRI方案（5-FU，亚叶酸钙和伊立替康）的一部分，已被批准用于晚期结直肠癌的二线治疗药物，或单独用于含5-FU的化疗方案失败后的患者。

目前有三种市售药物洗脱栓塞剂。DC微球（Biocompatibles，Farnham，英国），在美国被称为LC微球，它是三者中研究最广泛的药物洗脱剂，是由带有磺酸盐基团的聚乙烯醇水凝胶组成的一种柔软可变形的微球。带有正电荷的药物如伊立替康，通过离子交换机制与磺酸盐基团中的负电荷相互作用。药物从微球上洗脱需要在血浆中存在抗衡离子如 $Na^+$，$K^+$ 或 $Ca^{2+}$。药物洗脱微球在欧洲被批准加载多柔比星并用于栓塞。在美国，化疗药的添加被认为是"无标签"应用。微球大小为70～900μm，球体储存在磷酸盐包装溶液中。

Hepasphere（Biosphere Medical，法国），在美国被称为Quadrasphere，是一种"超吸收剂"，是基于聚乙烯醇和带有羧基的丙烯酸钠共聚物的非吸收性微球体。它们吸收流体并膨胀，膨胀率取决于周围介质的离子浓度。

Jordan 等人比较了负载多柔比星和伊立替康的 DC 微球和 Hepasphere 在体外的药物释放和物理性质。对于两种微球类型和 2 种药物，都可获得几乎完全的载药量。对于伊立替康，两种类型的微球均获得完全释放。DC 微球以持续释放为特点，持续时间超过 2~3 小时，而 Hepasphere 表现为爆发释放，峰值时间为 7 分钟。该研究得出结论，两种药物洗脱微球都可以有效地装载多柔比星和伊立替康，而且观察到伊立替康相互作用较弱，因而药物会更快释放[43]。

Oncozene（Celonova BioSciences）微球体是不可吸收的小水凝胶微球体，并涂有专利产品 Polyzene – F，这是一种超纯高生物相容性聚合物，可以最大限度地减少炎症反应。

## 药物洗脱微球的临床前动物研究

将带有 VX2 肝肿瘤的 54 只新西兰白兔分为 3 组（每组 17 只），通过直接静脉内 IV 或动脉内 IA 注射伊立替康或将伊立替康加载到 DC 微球上并注射到肿瘤内来研究其药代动力学。两种途径相比，动脉内注射加载伊立替康的 DC 微球可产生较低的外周血清伊立替康水平，而肿瘤内药物水平较高且持续时间长，动脉内注射组可获得较高的 24 小时肿瘤坏死率[44]。

### 化学栓塞的技术问题

通常要求患者术前禁食 10~12 小时，在行介入化疗栓塞前予静脉补液，建议预防性使用抗生素和止呕药，并一直持续到患者出院。建议患者在接受中度（有意识）清醒镇静下完成该手术。

建议进行全面的诊断性腹腔内脏动脉造影[45]。肠系膜上动脉造影可显示有无变异的肝脏血管供应，包括起源异常的肝右动脉、与胃十二指肠动脉吻合的肝动脉及门静脉的开放程度和血流方向。腹腔动脉造影可显示肝动脉分支解剖，包括左肝是否存在变异的血液供应和供应肠及胆囊的非靶栓塞分支。替代肝动脉和副肝动脉比较常见，为了安全地实施化疗栓塞，导管必须避开胃或肠系膜分支。接下来，应进行选择性肝动脉造影。应仔细评估左肝动脉以确定右侧胃动脉或辅助胃动脉的位置，通常是由膈和镰状动脉供应。选择性右肝动脉造影也可识别胆囊动脉和任何十二指肠或十二指肠血管的位置。注意，手动注射造影剂不足以显示足够的安全化疗栓塞细节。高压注射动脉血管造影应持续到肝脏实质期以后，以便根据肝脏轮廓跟踪每支血管成像的过程。螺旋 CT 是确定目标和非目标组织血液供应的重要辅助手段；常规使用螺旋 CT 已被证明可改善化疗栓塞的临床结果[46]。

一旦明确动脉解剖和肿瘤的供应血管后，导管便可以超选择方式推进到右或左肝动脉供应血管，通常需要借助同轴微导管。由于毒性较高，不推荐进行全肝化疗[47]。一些医生主张分段或分亚段输注化疗栓塞剂，特别是当肝功能处于临界状态时。重要的是在通过小血管时应使用标准血管造影导管（小于导管直径的两倍）来避免血管痉挛或假性静脉淤血。当移除导管并消除痉挛后，血流将恢复正常。导管到位后，在注射化疗药物前应通过最终的动脉造影确认解剖结构。这甚至可以通过微导管来完成。专门设计用于肝内动脉治疗的高流量微导管可以耐受 800psi 压力下高达 5ml/s 的注射速率。

化学栓塞混合物或乳化剂以 1~5ml 的剂量注射，直到血流接近完全停滞为止。必须避免过度栓塞，特别是对于预期需要反复化疗栓塞的患者。大多数微导管的死腔为 1.0~1.5ml，如果在血流停滞后最后冲洗导管时再注入额外体积栓塞剂，则容易发生过度栓塞。取得理想终点时，治疗后的动脉呈现"冬季树木"样外观，无肿瘤血管，但在肝段和肝叶分支中仍保持血液流动。

手术后继续予以止吐药和静脉注射抗生

素。麻醉药、氯丙嗪和对乙酰氨基酚可分别用于治疗疼痛、恶心和发热。通常患者住院时间为 1～2 天，当患者能够口服摄入足够的液体且不再需要胃肠外麻醉药时，便可出院。随着保险公司承受的压力越来越大，24 小时出入院和门诊化疗栓塞越来越普遍。出院后，建议患者继续口服 5 天抗生素，必要时还可以服用止吐药和口服止痛药。患者需 1 个月内返回介入放射门诊进行随访，重复进行影像学和实验室评估，或返回介入门诊再次进行化疗栓塞。在所有肿瘤得到治疗前，不必对肝脏重新进行造影检查，除非患者正在进行临床试验。对于双叶疾病，根据动脉供应情况，患者需要治疗 2～4 次。对治疗有应答的患者每 3 个月复查一次，有应答者再次发生肝内复发时，可考虑再次治疗。

化疗栓塞后的副作用很常见。几乎所有患者都会因为肝脏缺血和肿瘤坏死而出现栓塞综合征，包括疼痛、发热、恶心呕吐。持续 4～6 周的疲劳和厌食症也很常见。累积胆囊动脉近端化学栓塞的患者会出现长时间的栓塞后综合征[48]，并可能出现无菌性缺血性化学性胆囊炎，这种胆囊炎经过保守治疗可好转。化疗栓塞后主要并发症的发生率为 2%～7%[49]。肝栓塞的主要并发症包括肝功能不全或梗死，脓肿，胆道坏死和肠道异位栓塞。其他并发症的发生率低于 1%，包括围手术期心脏事件，肾功能不全，需要输血的贫血，以及与血管造影有关的并发症。据报道，30 天死亡率为 1%～4%。

## 药物洗脱微球的技术问题、颗粒大小、药物负载量、给药终点、围手术期和术中管理

### 加载

药物加载建议在无菌条件下完成。每瓶 DC 微球包含 2ml 微球及磷酸盐缓冲盐水，微球使用 10ml 无菌西林瓶装载。弃去小瓶

中的盐水，加入 5ml 含有 100mg 液体形式盐酸伊立替康，根据微球的大小，加载时间可以不同。平均加载时间为 2 小时。较小的微球需要加载的时间较短，因为在相同的沉积体积下，较小的微球表面积较大[50]。在加载过程中，必须摇动微球以便有效加载。如果微球已经正确加载伊立替康，则颜色变为青绿色。加载时间结束时，必须将多余的溶液从小瓶中取出并弃去。

加载后的微球在冷藏条件下（2～8℃）可以储存长达 14 天。进行栓塞时应加入适量造影剂，加入造影剂的微球应立即使用，因为在此过程中药物已开始洗脱。由于药物释放是由离子交换驱动的，所以应该使用非离子型造影剂[51]。药物加载后，不推荐使用盐水制备微球悬浮液。

使用前，去除小瓶内所有含有伊立替康的上清液，再使用 5ml 非离子型造影剂和 5ml 水混合。然后轻轻倒转注射器以获得均匀的微球悬浮液。标准治疗推荐使用 100～300μm 的 DC 微球。每个小瓶含有 2ml 微球并加载 100mg 伊立替康（负荷剂量，50mg 伊立替康/ml 微球）。

以肝叶方式经动脉注入微球。肝叶栓塞区内有术前未检测到的微转移病灶仍可以用 DEBIRI 治疗，治疗与手术前已明确的病灶一样有效。这些结果支持小叶给药的肿瘤学原理[52]。

对于单叶转移瘤的患者，可计划进行两次治疗，每次使用一瓶 100～300μm 的 DC 微球加载 100mg 伊立替康。确认肝酶已回到基线后可进行下一次治疗，一般治疗间隔为 3～4 周。

对于双叶病变的患者，应计划进行 4 次小叶治疗，每次将 100mg 伊立替康加载到一小瓶 DC 微球，每两周进行一次（即右叶 > 2 周左叶 > 2 周右叶 > 2 周左叶）。Fiorentini 等报道在精心挑选的患者中，在单次治疗中采用全肝治疗，左右肝叶分别注射，一共使用了两瓶 DC 微球及 200mg 伊立

替康[53]。

## 药物洗脱微球栓塞技术

在进行肝叶途径栓塞时，应将导管置于右侧或左侧肝动脉，注意确定胆囊动脉起源及其他供应肝外器官的动脉。如果发现这些血管，必须使用弹簧圈栓塞或通过超选择将导管尖端放在远离这些血管的位置。推荐使用微导管以防止导管插入过程中发生血管痉挛，也有助于避免注射过程中的反流。另外，必须保持注药血管内血流的前向流动，因为我们不希望药物注入肝外器官或意外反流至肝外器官。

推荐采用约 1ml/min 的速度注入微球 – 造影剂悬浮液。研究显示 IA 途径注射利多卡因（在 DEBIRI 给药结束前后分次给药，每次 4 ~ 10ml）可减少不良事件和住院时间[54]。旋转注射器或使用三通可以轻柔地使微球保持悬浮，这样有助于避免注射器中微球沉降。

## 给药终点

经导管使用 DEBIRI 进行治疗的目标是注入计划剂量的抗癌药物，而不是阻塞血管。根据一项多机构登记数据，完全停滞是不良事件的独立预测因素，且住院时间更长[54]。

重要的是整个过程中需保持血管内血流的前进方向。如果给予完全计划剂量前，在注射过程中观察到"接近停滞"（即造影剂柱未能在 2 ~ 5 次心跳内清除），无论实际注入的微球量是多少，此时均应停止注射，以免栓塞材料回流。即使全部剂量都是在维持前向血流的情况下输注，也不应在输送

DEBIRI 后注射任何类型的额外栓塞材料。

## 药物洗脱微球的围手术期和手术期间管理

患者在手术前一晚留置静脉通道，并以 100ml/h 的速率用生理盐水开始补液。在第 1 天、手术前 30 分钟和第 2 天，予质子泵抑制剂如奥美拉唑 40mg。在手术前 30 分钟给予司琼类止吐药，在注射微球前静脉予以 10mg 的吗啡，并在术后 6 小时再给药一次。其他药物包括化疗前 30 分钟予以地塞米松 20mg，化疗前 30 分钟及 6 小时后予以昂丹司琼（枢复宁）各 8mg。抗生素方面建议化疗前 6 小时予以头孢唑啉 1g bid 及甲硝唑 500mg q8h 进行抗生素覆盖，患者入院期间连续使用。

建议采用几种方案来控制疼痛，包括静脉使用止痛剂和导管内动脉注射利多卡因。

## 常规化学栓塞治疗结直肠癌转移的结局

自 20 世纪 80 年代以来，世界各地研究中心报道了大量治疗结直肠癌肝脏转移的研究。表 17.1 总结了多项研究的数据[34,55 - 66]。这些研究分别使用了多种不同的抗癌药物和栓塞剂；还包括了油性乳液，入组的患者大部分都曾经历过全身治疗失败。疾病控制率平均为 72%（范围 43% ~ 94%）；然而持续时间有限，特别是同时有肝外转移的患者，中位进展时间或无进展生存期仅为 3 ~ 9 个月。尽管如此，自化疗栓塞开始患者中位生存时间平均为 11.7 个月，范围为 7 ~ 21 个月。需要提醒的是，这些患者中大多数是曾经历标准全身治疗失败者。

表 17.1　结直肠肝转移的常规化学栓塞

| 参考文献 | 例数 | 药物 | 栓塞剂 | DCR | TTP（月） | 诊断的中位生存期（月） | 自化疗栓塞的中位生存期（月） | 1 年生存率 | 2 年生存率 |
|---|---|---|---|---|---|---|---|---|---|
| Daniels 等，1992[55] | 52 | CAM | 胶原蛋白 | | | | 11 | | |
| Lang and Brown，1993[56] | 46 | 多柔比星 | 碘油 | | | | | | |
| Stuart 等，1995[57] | 20 | 5FU, mito | 碘油 + GF | | | | 7 | | |
| Sanz-Altamira 等，1997[58] | 40 | 5FU, mito | 碘油 + GF | | | | 10 | | |
| Tellez 等，1998[41] | 30 | 5FU, mito | 胶原蛋白， | 63% | | 29 | 8.6 | | |
| Bavisotto 等，1999[59] | 20 | 顺铂 | PVA | 70% | 4.4 (3~7) | | 14.3（7~16） | 57% | 19% |
| Salman 等，2002[60] | 24 | 5FU + IFN | PVA | 63% | 3 | | 10（8~11） | | |
| Muller 等，2003[61] | 66 | 美法仑 | 碘油 + GF | 88% | 8 | | NR | | 66% |
| You 等，2006[62] | 40 | 5FU + LV | 碘油 | 90% | 9 | | 16 | 90% | 15% |
| Hong 等，2009[63] | 21 | CAM | 碘油 + PVA/ES | | | 26.3 | 7.7 | 43% | 10% |
| Albert 等，2011[64] | 121 | CAM | 碘油 + PVA | 43% | 5 | 27 | 9 | 36% | 13% |
| Nishiofuku 等，2013[65] | 24 | 顺铂 | DSM | 94% | 6 (1.5~10) | | 21（8~24） | 67% | 42% |
| Gruber-Rouh 等，2014[66] | 564 | Mito, mito-gem, mito-iri, mito-iri-ox | 碘油 + DSM | 65% | | 38 | 14.3 | 62% | 28% |
| 总计 | 1068 | 平均值 | | 72% | | 30.1 | 11.7 | 59% | 28% |

DCR = 疾病控制率；TTP = 进展时间；CAM = 顺铂，多柔比星，丝裂霉素；5FU = 5 – 氟尿嘧啶；LV = 亚叶酸；GF = 明胶海绵；PVA = 聚乙烯醇；IFN = 干扰素；ES = Embospheres；DSM = 可降解淀粉微球

化疗栓塞的生存时间超过了三线全身挽救方案预期 5 ~ 8 个月的中位总生存期，而且与二线全身治疗方案的结果相当，这表明化疗栓塞作为挽救治疗方案或与二线治疗结合可增加患者受益。

此外，一些报道显示肝转移瘤的中位生存期为 26 ~ 38 个月，超过了标准治疗连续三线全身化疗和抗血管增殖药物预期 20 ~ 26 个月的范围[67]。由于化疗栓塞一直与治疗过程中某个部位的全身化疗相结合，这些结果再次支持了全身和肝脏定向治疗相结合的附加价值。而在证据方面，还需要高级别的随机对照试验来验证。两个最大的研究系列通过亚组分析提供更多的见解。

Gruber - Rouh 等[66] 报道了一个十年系列研究结果，涉及 564 例患者，化疗药物的方案包括单用丝裂霉素（43%），丝裂霉素联合吉西他滨（27%），丝裂霉素联合伊立替康（15%），丝裂霉素、伊立替康联合顺铂（15%），化疗方案的选择取决于患者以前的全身治疗，使用碘油和淀粉微球来进行栓塞。所有患者均为全身化疗后进展或不能耐受全身化疗者。排除肝脏受累 > 70% 或体能状态 > 1 的患者。平均每位患者接受栓塞治疗的次数为 6 次，范围为 3 ~ 29 次。使用 RECIST 标准评估，部分缓解率为 17%，疾病控制率为 65%，中位生存期为 14.3 个月（起始时间为开始接受化疗栓塞的时间），各药物治疗方案间生存期无统计学差异。84 例患者（15%）治疗后降期至可接受治愈性切除或消融，这预示着可以有更好的生存率。有无肝外转移不影响生存，中位数分别为 13.8 个月和 12.0 个月（P = 0.68）。

Vogl 等报道了一组患者，转移瘤数目 <5 个且肿瘤大小不超过 5cm，患者在接受化疗栓塞后 1 个月通过 MR 引导激光测温术进行了热消融[68]。消融的转移灶中仅有 2/464 例发生局部复发。中位疾病进展时间为 8 个月，几乎完全是由于新发转移的出现。

根据复发情况可再次进行化疗栓塞和消融。从化疗栓塞开始算起的中位生存期为 23 个月，1 年、2 年、5 年时的实际生存率分别为 88%、49%、19%。

Albert 等[64] 报道了一项回顾性研究，121 例患者分别采用顺铂、多柔比星、丝裂霉素进行化疗栓塞：疾病控制率为 43%，自确诊转移后的生存期为 2 年，中位生存期为 23 个月，1 年、2 年、5 年时的实际生存率分别为 88%、49%、19%。疾病控制率为 43%，中位生存期为转移诊断后 20 个月，化疗栓塞后 9 个月。ECOG PS > 0 分和先前接受过二线以上全身治疗预示着较差的预后。而存在肝外疾病并不是预后差的影响因素。

## 药物洗脱微球的结果

Fiorentini 等[53] 报道了一项前瞻性多机构双组研究，其中 74 例患者随机接受 DEBIRI（n = 36）或全身化疗（FOLFIRI）（n = 38）。DEBIRI 组肝脏内总体应答率（完全应答 + 部分应答）为 68.6%（n = 24），而全身治疗组为 20%（n = 7）。DEBIRI 组的中位生存期为 22 个月，FOLFIRI 组为 15 个月。在 50 个月时，接受 DEBIRI 治疗患者的总生存率显著长于 FOLFIRI 治疗。DEBIRI 组中无进展生存期为 7 个月，而 FOLFIRI 组为 4 个月。

另一项调查 FOLFOX + 加载伊立替康的 DC 微球 ± 贝伐单抗联合的研究报道的药代动力学结果显示，DEBIRI 后的全身药物水平极低，不良反应发生率最小，且没有剂量限制性毒性，而且肿瘤应答率增加[69]。

Martin 等[70] 报道了一项前瞻性多机构单组研究，调查了 55 例接受 DEBIRI 治疗的患者。总计完成了 99 次 DEBIRI 治疗，每例患者的中位治疗数为 2 次（范围 1 ~ 5 次）。6 个月时的应答率为 66%，12 个月时为 75%。总的中位无进展生存期为 11 个月，中位肝内无进展生存期为 15 个月，中位总生存期为 19 个月。

一项综述分析了 5 项观察性研究和 1 项随机对照试验，使用 DEBIRI 共治疗 235 例患者[71]。该综述的结果表明，中位生存时间为 15～25 个月，与 DEBIRI 相关的无病生存率有所提高，应答率（完全应答＋部分应答）为 36%～78%。6 个月时有应答的患者表现出长达 12 个月的持久应答。

Narayanan 等[72] 报道了一项回顾性研究，28 例患者接受了 47 次 DEBIRI 治疗。3 例（15%）完全缓解，6 例（30%）部分缓解，4 例（20%）疾病稳定，7 例（35%）有疾病进展，8 例患者治疗后未接受 CT 扫描。从诊断肝转移的时间为起始，中位生存期为 19.6 个月；以第一次治疗为起始，中位总生存期为 13.3 个月。

## 小结

对于结直肠癌肝转移患者来说，化疗栓塞已被证明是许多治疗方法中的一种安全选择，它对这种难治病症具有缓解作用。在没有随机试验的情况下，我们无法量化结直肠癌肝转移患者的绝对生存获益，与单纯全身治疗的预期相比，单纯肝内转移的患者在化疗栓塞后生存率可以得到改善。

## 参考文献

1. Steinberg SM, Barkin JS, Kaplan RS, et al. Prognostic indicators of colon tumors: The Gastrointestinal Tumor Study Group experience. *Cancer* 1986; 57 (9): 1866 - 1870.

2. Chafai N, Chan CL, Bokey El, et al. What factors influence survival in patients with unresected synchronous liver metastases after resection of colorectal cancer? *Colorectal Dis* 2005; 7 (2): 176 - 181.

3. Stangl R, Altendorf - Hofmann A, Charnley RM, et al. Factors influencing the natural history of colorectal liver metastases. *Lancet* 1994; 343: 1405 - 1410.

4. SEER Stat Fact Sheets: Colon and Rectum Cancer. seer. cancer. gov/statfacts/html/colorect/html (accessed 1/25/14).

5. Frankel TL, D'Angelica MI. Hepatic resection for colorectal metastases. *J Surg Oncol* 2014; 109: 2 - 7.

6. Wagner JS, Adson MA, Van Heerden JA, et al. The natural history of hepatic metastases from colorectal cancer: A comparison with resective treatment. *Ann Surg* 1984; 199: 502 - 508.

7. Mayo SC, Pawlik TM. Current management of colorectal hepatic metastasis. *Expert Rev Gastroenterol Hepatol* 2009; 3: 131 - 144.

8. Tan MC, Butte JM, Gonen M, et al. Prognostic significance of early recurrence: a conditional survival analysis in patients with resected colorectal liver metastases. *HPB* 2013; 15: 808 - 813.

9. Tuite CM, Sun W, Soulen MC. General assessment of the patient with cancer for the interventional oncologist. *J Vasc Interv Radiol* 2006; 17: 753 - 758.

10. de Jong MC, Pulitano C, Ribero D, et al. Rates and patterns of recurrence following curative intent surgery for colorectal liver metastasis: An international multi - institutional analysis of 1669 patients. *Ann Surg* 2009; 250 (3): 440 - 448. PubMed PMID: 19730175

11. Shindoh J, Tzeng CW, Aloia TA, et al. Optimal future liver remnant in patients treated with extensive preoperative chemotherapy for colorectal liver metastases. *Ann Surg Oncol* 2013; 20: 2493 - 2500.

12. Gillams AR, Lees WR. Five - year survival in 309 patients with colorectal liver metastases treated with radiofrequency ablation. *Eur Radiol* 2009; 19: 1206 - 1213. PMID 19137310

13. Benson AB III, Bekali - Saab T, Chan E, et al. Metastatic colon cancer, version 3. 2013: Featured updates to the NCCN Guidelines. *J Natl Compr Canc Netw* 2013; 11: 141 - 152.

14. Aprile G, Lutrino SE, Ferrari L, et al. Evidence - based appraisal of the upfront treatment for unresectable metastatic colorectal cancer patients. *World J Gastroenterol* 2013; 19: 8474 - 8488.

15. Macedo LT, de Costa Lima AB, Sasse AD. Addition of bevacizumab to first – line chemotherapy in advanced colorectal cancer：A systematic review and meta – analysis, with emphasis on chemotherapy subgroups. *BMC Cancer* 2012；12：89.

16. Peeters M, Cohn A, Kohne CH, Douillard JY. Panitumumab in combination with cytotoxic chemotherapy for the treatment of metastatic colorectal carcinoma. *Clin Colorectal Cancer* 2012；11：14 – 23.

17. Power DG, Kemeny NE. The role of floxuridine in metastatic liver disease. *Mol Cancer* Ther 2009；8：1015 – 1025.

18. Nanshima A, Takeshita H, Abo T, et al. Recent advances and significance of intra – arterial infusion chemotherapy in non – resectable colorectal liver metastases. *J Gastrointest Oncol* 2013；4：164 – 172.

19. Nakamura H, Hashimoto T, Oi H, et al. Transcatheter oily chemoembolization of hepatocellular carcinoma. *Radiology* 1989；170：783 – 786.

20. Sasaki Y, Imaoka S, Kasugai H, et al. A new approach to chemoembolization therapy for hepatoma using ethiodized oil, cisplatin, and gelatin sponge. *Cancer* 1987；60：1194 – 1203.

21. Konno T. Targeting cancer chemotherapeutic agents by use of Lipiodol contrast medium. *Cancer* 1990；66：1897 – 1903.

22. Egawa H, Maki A, Mori K, et al. Effects of intra – arterial chemotherapy with a new lipophilic anticancer agent, estradiol – chlorambucil (KM2210), dissolved in Lipiodol on experimental liver tumor in rats. *J Surg Oncol* 1990；44（2）：109 – 114.

23. Kruskal JB, Hlatky L, Hahnfeldt P, et al. In vivo and in vitro analysis of the effectiveness of doxorubicin combined with temporary arterial occlusion in liver tumors. *J Vasc Interv Radiol* 1993；4（6）：741 – 747.

24. Ramsey DE, Kernagis LY, Soulen MC, et al. Chemoembolization of hepatocellular carcinoma. *J Vasc Interv Radiol* 2002；13（9）：S211 – S221.

25. Li X, Feng GS, Zheng CS, et al. Expression of plasma vascular endothelial growth factor in patients with hepatocellular carcinoma and effect of transcatheter arterial chemoembolization therapy on plasma vascular endothelial growth factor level. *World J Gastroenterol* 2004；10（19）：2878 – 2882.

26. Liao X, Yi J, Li X, et al. Expression of angiogenic factors in hepatocellular carcinoma after transcatheter arterial chemoembolization. *J Huazhong Univ Sci Technol Med Sci* 2003；23（3）：280 – 282.

27. Bujis M, Reyes DK, Pawlik TM, et al. Phase 2 trial of concurrent bevacizumab and transhepatic arterial chemoembolization in patients with unresectable hepatocellular carcinoma. *Cancer* 2013；119：1042 – 1049.

28. Weintraub JL, Salem R. Treatment of hepatocellular carcinoma combining sorafenib and transarterial locoregional therapy：State of the science. *J Vasc Intervent Radiol* 2013；24：1123 – 1134.

29. Kamat PP, Gupta S, Ensor JE, et al. Hepatic arterial embolization and chemoembolization in the management of patients with large – volume liver metastases. *Cardiovasc Intervent Radiol* 2008；31：299 – 307. PMID 17922160

30. Charnsangavej C. Chemoembolization of liver tumors. *Semin Invest Radiol* 1993；10：150 – 160.

31. Pentecost MJ, Daniels JR, Teitelbaum GP, et al. Hepatic chemoembolization：Safety with portal vein thrombosis. *J Vasc Interv Radiol* 1993；4（3）：347 – 351.

32. Kim W, Clark TWI, Baum RA, et al. Risk factors for liver abscess formation after hepatic chemoembolization. *J Vasc Interv Radiol* 2001；12：965 – 968.

33. Khan W, Sullivan KL, McCann JW, et al. Moxifloxacin prophylaxis for chemoembolization or embolization in patients with prior biliary interventions：A pilot study. *AJR* 2011；197：W343 – W345.

34. Fong ZV, Palazzo F, Needleman L, et al. Combined hepatic arterial embolization and hepatic ablation for unresectable colorectal metastases to the liver. *Ann Surg* 2012；78：1243 – 1248. PMID 23089443

35. Vogl TJ, Gruber T, Balzer JO, et al. Repeated transarterial chemoembolization in the treatment of liver metastases of colorectal cancer: Prospective study. *Radiology* 2009; 250: 281 – 289.

36. Gaba RC. Chemoembolization practice patterns and technical methods among interventional radiologists: Results of an online survey. *AJR* 2012; 198: 692 – 699.

37. Stuart K. Chemoembolization in the management of liver tumors. *Oncologist* 2003; 8: 425 – 437.

38. Kan Z, Ivancev K, Hagerstrand I, et al. In vivo microscopy of the liver after injection of Lipiodol into the hepatic artery and portal vein in the rat. *Acta Radiol* 1989; 30 (4): 419 – 425.

39. Kan Z, Sato M, Ivancev I, et al. Distribution and effect of iodized poppyseed oil in the liver after hepatic artery embolization: Experimental study in several animal species. *Radiology* 1993; 186 (3): 861 – 866.

40. Kobayashi H, Hidaka H, Kajiya Y, et al. Treatment of hepatocellular carcinoma by transarterial injection of anti – cancer agents in iodized oil suspension or of radioactive iodized oil solution. *Acta Radiol Diagn* 1986; 27 (2): 139 – 147.

41. Tellez C, Benson AB 3rd, Lyster MT, et al. Phase II trial of chemoembolization for the treatment of metastatic colorectal carcinoma to the liver and review of the literature. *Cancer* 1998; 82 (7): 1250 – 1259.

42. Solomon B, Soulen MC, Baum RA, et al. Chemoembolization of hepatocellular carcinoma with cisplatin, doxorubicin, mitomycin – c, ethiodol and polyvinyl alcohol: Prospective evaluation of response and survival in U. S. population. *J Vasc Inter Radiol* 1999; 10: 793 – 798.

43. Jordan O, Denys A, De Baere T, et al. Comparative study of chemoembolization loadable beads: In vitro drug release and physical properties of DC bead and hepasphere loaded with doxorubicin and irinotecan. *J Vasc Interv Radiol* 2010; 21: 1084 – 1090.

44. Rao PP, Pascale F, Seck A, et al. Irinotecan loaded in eluting beads: Preclinical assessment in a rabbit VX2 liver tumor model. *Cardiovasc Inter-vent Radiol* 2012; 35: 1448 – 1459.

45. Liu DM, Salem R, Bui JT, et al. Angiographic considerations in patients undergoing liver directed therapy. *J Vasc Interv Radiol* 2005; 16: 911 – 935.

46. Iwazawa J, Ohue S, Hashimoto N, Muramoto O, Mitani T. Survival after C – arm CT – assisted chemoembolization of unresectable hepatocellular carcinoma. *Eur J Radiol* 2012; 81: 3985 – 3992.

47. Borner M, Castiglione M, Triller J, et al. Considerable side effects of chemoembolization for colorectal carcinoma metastatic to the liver. *Ann Oncol* 1992; 3 (2): 113 – 115.

48. Leung DA, Goin JE, Sickles C, et al. Determinants of postembolization syndrome after hepatic chemoembolization. *J Vasc Interv Radiol* 2001; 12: 321 – 326.

49. Brown DB, Cardella JF, Sacks D, et al. Quality improvement guidelines for transhepatic arterial chemoembolization, embolization, and chemotherapeutic infusion for hepatic malignancy. *J Vasc Interv Radiol* 2009; 20: S219 – S226.

50. Lewis AL, Gonzalez MV, Leppard SW, et al. Doxorubicin eluting beads – 1: Effects of drug loading on bead characteristics and drug distribution. *J Mater Sci Mater Med* 2007; 18: 1691 – 1699.

51. Kaiser J, Thiesen J and Kramer I. Stability of irinotecan – loaded drug eluting beads (DC Bead) used for transarterial chemoembolization. *J Oncol Pharm Pract* 2010; 16: 53 – 61.

52. Jones RP, Dunne D, Sutton P, et al. Segmental and lobar administration of drug – eluting beads delivering irinotecan leads to tumour destruction: A case – control series. *HPB (Oxford)* 2013; 15: 71 – 77.

53. Fiorentini G, Aliberti C, Tilli M, et al. Intra – arterial infusion of irinotecan – loaded drug – eluting beads (DEBIRI) versus intravenous therapy (FOLFIRI) for hepatic metastases from colorectal cancer: Final results of a phase III study. *Anticancer Res*, 2012; 32: 1387 – 1395.

54. Martin RC, Howard J, Tomalty D, et al. Toxicity of irinotecan – eluting beads in the treatment of he-

patic malignancies: Results of a multi – institutional registry. *Cardiovasc Intervent Radiol* 2010; 33: 960 – 966.

55. Daniels S, Pentecost M, Teitelbaum G, et al. Hepatic artery chemoembolization for carcinoma of colon using angiostat collagen and cisplatin, mitomycin and doxorubicin: Response, survival and serum drug levels. *Proc Am Soc Clin Oncol* 1992; 11: 171.

56. Lang EK and Brown CL. Colorectal metastasis to the liver: Selective chemoembolization. *Radiology* 1993; 189: 417 – 422.

57. Stuart K, Huberman M, Posner M, et al. Chemoembolization for colorectal liver metastases [abstract]. *Proc Am Soc Clin Oncol* 1995; 14 (439): 190.

58. Sanz – Altamira PM, Spence LD, Huberman MS, et al. Selective chemoembolization in the management of hepatic metastases in refractory colorectal carcinoma: A phase II trial. *Dis Colon Rectum* 1997; 40 (7): 770 – 775.

59. Bavisotto LM, Patel NH, Althaus SJ, et al. Hepatic trans – catheter arterial chemoembolization alternating with systemic protracted continuous infusion 5 – fluorouracil for gastrointestinal malignancies metastatic to the liver: A phase II trial of the Puget Sound Oncology Consortium (PSOC 1104). *Clin Cancer Res* 1999; 5 (1): 95 – 109.

60. Salman HS, Cynamon J, Jagust M, et al. Randomized phase II trial of embolization versus chemoembolization therapy in previously treated patients with colorectal carcinoma metastatic to the liver. *Clin Colorectal Cancer* 2002; 2 (3): 173 – 179.

61. Muller H, Nakchbandi V, Chatzisavvidis I, et al. Repetitive chemoembolization with melphalan plus intraarterial immunochemotherapy with 5 – fluorouracil and granulocyte – macrophage colony stimulating factor (GMCSF) as effective first – and second – line treatment of disseminated colorectal liver metastases *Hepatogastroenterology* 2003; 50 (54): 1919 – 1926.

62. You YT, Changchien CR, Huang JS, Ng KK. Combining systemic chemotherapy with chemoembolization in the treatment of unresectable hepatic metastases from colorectal cancer. *Int J Colorectal Dis* 2006; 21: 33 – 37.

63. Hong K, McBride JD, Georgiades CS, et al. Salvage therapy for liver – dominant colorectal metastatic adenocarcinoma: comparison between transcatheter arterial chemoembolization versus yttrium – 90 radioembolization. *J Vasc Interv Radiol* 2009; 20 (3): 360 – 367. PMID: 19167245

64. Albert M, Kiefer MV, Sun W, et al. Chemoembolization of colorectal liver metastases with cisplatin, doxorubicin, mitomycin C, Ethiodol, and polyvinyl alcohol. *Cancer* 2011; 117: 343 – 352.

65. Nishiofuku H, Tanaka T, Matsuoka M, et al. Transcatheter arterial chemoembolization using cisplatin powder mixed with degradable starch microspheres for colorectal liver metastases after FOLFOX failure: results of a phase I/II trial. *J Vasc Interv Radiol* 2013; 24: 56 – 65.

66. Gruber – Rouh T, Naguib NNN, Eichler K, et al. Transarterial chemoembolization of unresectable chemotherapy – refractory liver metastases from colorectal cancer: Long – term results over a 10 – year period. *Int J Cancer* 2014; 134: 1225 – 1231.

67. Rossi L, Vakiarou F, Zoratto F, et al. Factors influencing choice of chemotherapy in metastatic colorectal cancer (mCRC). *Cancer Manag Res* 2013; 5: 377 – 385.

68. Vogl TJ, Jost A, Nour – Eldin NA, et al. Repeated transarterial chemoembolization using different chemotherapeutic drug combinations followed by MR – guided laser – induced thermotherapy in patients with liver metastases of colorectal carcinoma. *Br J Cancer* 2012; 106: 1274 – 1279.

69. Martin RC, 2nd, Scoggins CR, Tomalty D, et al. Irinotecan drug – eluting beads in the treatment of chemo – naive unresectable colorectal liver metastasis with concomitant systemic fluorouracil and oxaliplatin: Results of pharmacokinetics and phase I trial. *J Gastrointest Surg* 2012; 16: 1531 – 1538.

70. Martin RC, Joshi J, Robbins K, et al. Hepatic intra – arterial injection of drug – eluting bead, irinotecan (DEBIRI) in unresectable colorectal liver

metastases refractory to systemicchemotherapy：results of multi – institutional study. *Ann Surg Oncol* 2011；18：192 – 198.

71. Richardson AJ，Laurence JM，Lam VW. Transarterial chemoembolization with irinotecan beads in the treatment of colorectal liver metastases：Systematic review. *J Vasc Interv Radiol* 2013；24：1209 – 1217.

72. Narayanan G，Barbery K，Suthar R，et al. Transarterial chemoembolization using DEBIRI for treatment of hepatic metastases from colorectal cancer. *Anticancer Res* 2013；33：2077 – 2083.

# 第18章

# 结直肠癌肝转移的放射栓塞疗法

Lourens Bester, Baerbel Meteling, and David Boshell

放射栓塞疗法是将大剂量的 β 射线置于肝肿瘤内部以达到内放射治疗，方法是将载有放射性同位素钇-90（$^{90}$Y）的玻璃或树脂微球直接注入到肝肿瘤的供血动脉内。与玻璃微球相比，树脂微球具有较低的比重、较低的活性和较多的颗粒。在放疗栓塞适应证方面，则需要考虑患者的病史、实验室相关检查结果和一般状态，并使用横断成像技术对患者进行初步评估和分期。治疗前则需要行相关影像检查来评估整个肝血管和血流模式，包括血管的检测和选择需要闭塞的血管以防 $^{90}$Y 微球进入肝外组织。在治疗过程中，可从股动脉或肱动脉入路将微球经导管注入肝内。分别于治疗时和大约治疗后的第 2~3 个月后评估临床毒性。已有关于 $^{90}$Y 相关栓塞技术和方法的综述发表[1-3]。

目前市场上有两种放射性栓剂产品。Thera-Sphere（玻璃微球）于 1999 年获得美国食品和药物管理局（FDA）颁发的人道主义设备豁免资格，经导管导入用于治疗伴有或不伴门静脉癌栓形成（PVT）的不可切除肝细胞癌（HCC）患者[4]；SIR-Spheres（树脂微球）于 2002 年获得 FDA 批准，用于联合氟尿苷（FUDR）治疗不可切除的结直肠癌肝转移患者[5]。

两种栓塞材料均已获得欧洲和亚洲各国批准用于治疗肝癌。

## 概述

尽管全身化疗和单克隆抗体研究领域取得了进展，但肝脏仍然是常见的肿瘤耐药部位，并最终导致患者死亡。约 60% 的结直肠癌患者会出现肝转移，肝转移也成为致死的主要原因[6]。根治性切除仍是最佳的治疗选择[7]。然而，仅有不足 20% 的转移性结直肠癌患者有机会接受手术治疗[6]。此外，有 60%~90% 接受新辅助化疗和肝切除的患者会出现肝肿瘤复发[8]。

对于无法切除的肝转移患者，无论是否伴有肝外疾病，全身化疗仍是一线和二线的标准治疗方案[9,10]。化疗联合血管生成抑制剂和手术切除已成为一线和二线治疗整体组成部分[11]。对于仅存在不能切除的肝脏疾病或以肝脏为主的疾病且没有标准化疗方案选择的患者，特别适用采用一些新的治疗方案，如 $^{90}$Y 放射性栓塞。在这种情况下可考虑采取 $^{90}$Y 放射性栓塞治疗，以实现对于肝脏转移的局部控制，降低复发风险并可能延长生存期。

## 患者选择

### 患者状态

接受放射性栓塞疗法的患者必须根据个体病史严格筛选。在筛选患者的过程中，需要对患者病史、实验室检查和东部肿瘤协作组（ECOG）体能状态进行精确评估。对于结直肠癌肝转移瘤患者，考虑行放射性栓塞之前，除非有禁忌证，这部分患者必须是不适合手术治疗且已经接受过标准化疗。影响患者是否适合接受放射性栓塞治疗的因素包括化疗病史［包括既往曾使用放射增敏剂如5-氟尿嘧啶（5-FU）、卡培他滨和吉西他滨或使用微血管改变药物，如贝伐单抗 ] ，肝切除（如肿瘤完全切除或原位切除、Whippler 手术、肝切除术），输液泵放置及手术改变血管。

由于放射性栓塞的作用仅限于肝脏，因此患者病变部位应仅局限于肝脏或以肝脏为主，肝外扩散病灶范围极小。对于有广泛肝外转移的患者，必须考虑行全身性治疗方法。放射性栓塞患者筛选最重要的方面是评估其临床状况。这要使用最近期的实验室检测结果（最好包括肝功能、全血细胞计数及分类计数）和 ECOG 体能状态进行衡量。肝储备有限和体能状态明显降低的患者发生严重副作用的风险较高，如辐射诱发的肝脏疾病。

根据肿瘤学文献，能反映肝功能的最佳指标包括凝血酶原时间、白蛋白和总胆红素[12]。一般建议将血清白蛋白 > 3.5g/dl，总胆红素 ≤ 2.0mg/dl 作为放射性栓塞疗法的纳入标准。癌胚抗原（CEA）是最常用于结直肠癌筛查、初始分期和应答评估的肿瘤血液标志物。

放射性栓塞治疗前的适当分期方法包括采用 CT、MRI 和/或 PET 的横断面成像计数。腹部 CT 扫描有助于确定肝脏肿瘤的位置、肝脏浸润程度及是否存在肝外疾病。PET 用于肝转移患者分期的价值类似于其在淋巴瘤患者中的临床应用价值[13]。

替代疗法包括伴或不伴载药微球和单纯栓塞的经皮肝动脉化疗栓塞术（TACE）[14,15]。虽然存在无海绵样转变和肝血流的 PVT 是 TACE 公认的相对禁忌证，但由于血管改变较小及轻至中度的栓塞，PVT 患者对于放疗栓塞通常具有良好的耐受性[16,17]。TACE 可用于肝内多发病灶患者及缓解巨大肿瘤引起的疼痛，它也可在射频消融术之前使用，以将肿瘤缩小至射频消融可行的大小。

## 植入前检查程序

作为放疗栓塞术植入前程序的一部分，肠系膜血管造影和肺分流术评估是必不可少的程序[18-20]。有必要通过精确的动力注射数字减影血管造影术绘制肝、胃和肠系膜床的所有相关血管图，包括它们的解剖变异、极小的血管分支和侧支血管[18,21]。最初的血管造影评估已在书中其他处进行了详细描述[18,20]；其应包括腹主动脉造影、肠系膜上动脉和腹腔动脉造影及选择性肝左右动脉造影。在内脏血管造影的每一步中，都必须对潜在的胃或小肠血流进行评估。腹腔动脉造影检查用于检测动脉变异，如肝左动脉置换、双肝动脉或肝肿瘤寄生血流供应[18,22,23]。为了降低 $^{90}$Y 输注期间反流的风险，若胃左动脉分支过于接近肝脏血管，可考虑栓塞胃左动脉[18,24]。应该找出胃十二指肠动脉并进行预防性的弹簧圈栓塞。在造影过程中还应识别胃右动脉。根据胃右动脉的解剖位置及通过超选择插管进行输注，或必要时通过预防性弹簧圈栓塞来防止胃肠道微血栓形成[18,23,24]。其他应被鉴别的血管包括胆囊动脉、十二指肠上动脉、十二指肠后动脉、镰状动脉、副胃左动脉、右膈下和左膈下动脉[18,20,23]。

在所有相关血管被栓塞后，通过留置微导管注射大容量造影剂的 CT 肝血管造影术（CTHA）可有助于评估治疗效果。获取 CT 图像用以预测栓塞微球体的分布。如果在 CTHA 上检测到肝外灌注，则需要进行弹簧圈栓塞或将导管复位，直到 CTHA 不再提示有持续肝外增强的证据。然后将患者转移至核医学科室，通过肝动脉导管注射 4~5mCi $^{99m}$Tc-MAA，进行 $^{99m}$Tc 标记的大颗粒聚白蛋白（$^{99m}$Tc-MAA）闪烁扫描仪检测。由于 $^{99m}$Tc-MAA 的大小与 $^{90}$Y 微球的大小非常相似，因此假定微球的分布将与 $^{99m}$Tc-MAA 相同。而潜在的肺分流则使用平面或单光子发射计算机断层扫描 γ 相机进行评估。如果 $^{99m}$Tc-MAA 的分布主要局限于肝脏，并且肝肺分流满意率低，则患者须在 1~2 周内返回进行放射性栓塞术。

# 治疗过程

选择一种 $^{90}$Y 活性物质注入肝动脉是治疗过程中的关键点。每名患者所需的治疗活性剂量是根据既往发表的研究计算出的[25]。微球体是通过置于股动脉或肱动脉处的暂时性经皮肝动脉导管注入。若肝左右叶均存在病灶，治疗方式是相同的，以单次剂量注射到两个肝叶（通过肝动脉本身）或分为两次剂量注射到左右叶。对于后一种情况，连续的双叶给药是使用测量的部分微球体连续注射到右和左肝动脉。或者，可以每隔 30 ~60 天通过向一个靶血管床（通常是肝叶或肝段）注入 $^{90}$Y 来完成一次治疗[25]。由于微球体的特定大小，它们会滞留在接近毛细血管床的肿瘤小动脉中[26]。它们不会通过而进入静脉系统，因此不会出现在血液、尿液或其他体液中[26]。然后肿瘤被局部放射作用所破坏[26]。

## 剂量学和剂量计算[25]

### TheraSphere

向含有肝肿瘤的肝叶递送 TheraSphere 的推荐活性是 80 ~ 150Gy。最常用的剂量范围是 120 ~ 130Gy，这是一个安全性和有效性均保持平衡的剂量范围。假设 TheraSphere $^{90}$Y 微球均匀地分布在整个肝脏病灶内并在分布原位发生完全衰变，将治疗所需剂量递送至肝肿瘤的放射活性[27]可使用下列公式计算：

$$所需活性（GBq）= \frac{所需剂量（Gy）\times 靶肝脏质量（kg）}{50}$$

考虑到一小部分微球会流入肺循环而不会留置在小动脉中，所以在考虑肺分流分数（LSF）和小瓶残留量（R）时，注入小瓶后输送到靶体积的实际剂量为[27]：

$$\frac{剂量}{（Gy）} = \frac{50 \times 注射活性（GBq）\times（1 - LSF）\times（1 - R）}{靶肝脏质量（kg）}$$

通过 CT 估算肝脏体积（ml），然后使用 1.03mg/ml 的换算系数将其转换成质量。

### SIR - Spheres

假设 SIR - Spheres $^{90}$Y 微球均匀地分布在整个肝脏病灶内并在分布原位发生完全衰变，可使用下列两种方法中的一种来计算输送至肝脏的放射活性。

第一种方法包括了体表面积（BSA）和肿瘤负荷的估计值，如下所示[5]：

SIR - Spheres：所需活性（GBq）= BSA（m²）- 0.2 + （% 肿瘤累及/100）

第二种方法是基于肿瘤负荷的广泛估计。肿瘤负荷越大，推荐活性越高，肿瘤负荷每增加 25%，活性递增 0.5 GBq。对于两种 SIR - Spheres 剂量学模型，活性（GBq）根据 LSF 的程度而降低（≤10% LSF：无需降低，10% ~ 15% LSF：减少 20%，15% ~ 20% LSF：减少 40%，> 20% LSF：不可治疗）。

## 肺剂量的计算[25]

放射性肺炎是使用 $^{90}$Y 治疗可能引起的并发症。以前采用 $^{90}$Y 微球进行的临床前和临床研究表明，单次注射后肺部可以耐受高达 30Gy 活性，多次注射则可以耐受 50Gy[28]。

出于这个原因，对于行 $^{99m}$Tc - MAA 治疗的患者，如果有证据显示潜在的肺分流导致肺剂量大于 50Gy，则患者不应接受治疗。

所吸收的肺辐射剂量是所有治疗的总累积剂量[29]：

$$累积吸收的肺辐射剂量 = \frac{50}{肺质量} \sum_{i=1}^{n} A_i \times LSF_i$$

其中 $A_i$ 为注入的活性（针对小瓶的 R 进行校正），$LSF_i$ 为输注期间的肺分流分数，$n$ 为输注次数，近似于血管肺质量（两侧肺，包括血液在内）= 1 kg[30]。

# 术后治疗和随访

## 术后考虑

因为$^{90}$Y疗法的毒性较低，所以该治疗可在门诊完成。植入后立即进行的医护措施包括由合格的工作人员监测患者1小时；然后可将患者转移至普通病房，并在当天出院。

虽然没有证据显示放射性栓塞治疗过程中需要预防溃疡发生，但胃溃疡的相关研究表明，常规应用质子泵抑制剂治疗可能有助于减少胃肠刺激风险[31,32]。在某些情况下，除非有禁忌证（如糖尿病），还可在5天内给予逐渐减量的类固醇治疗来抗疲劳[25]。如果在放射性栓塞治疗早期使用皮质类固醇激素，应进行积极的抑酸护胃治疗[21]。

$^{90}$Y是一种高能量的纯β射线发射同位素。由于这种辐射仅可穿透2.5mm（最大11mm）组织，因此它的放射作用仅局限于患者本身，而且大部分患者在$^{90}$Y治疗后的体表读数不会超过1 mrem/h[25]。$^{90}$Y的半衰期为64.1小时。5天后，仅存在25%的初始活性，1个月后将低于0.1%，几乎检测不到[26]。因此，标准的生物危害预防措施足以防止患者出院时对他人的辐射伤害。最初24小时内，尿液中可以检测到痕量游离的$^{90}$Y（25～50 kBq/L/GBq）[26]。

## 副作用和毒性

大多数患者在放射栓塞后会出现短暂的疲劳，通常只有轻微的流感样症状。这可能与辐射对正常肝脏组织的影响有关[23,33]。治疗数天后，常会出现摇晃、寒战和发热的症状。其他可能的副作用包括腹痛、恶心、呕吐，以及极少数病例可能出现的放射性胆囊炎或辐射诱发的肝脏疾病，特别是治疗时即存在肝功能受损的患者。

## 栓塞后综合征（20%～30%）

作为放射性栓塞治疗后果出现的栓塞后综合征并不像化学栓塞后那样严重，包括诸如疲劳、恶心、呕吐、厌食、发热、腹部不适和/或恶病质等症状。而且靶器官内输注（树脂）微球期间，患者还常会出现腹部疼痛。这种疼痛通常在使用止痛药后30～60分钟内消失[23]。

### 放射性胃炎/胃肠溃疡/胰腺炎（≤5%）

由于肝左叶接近胃，肝左叶的治疗可能导致放射性胃炎。这被称为减毒放射效应，这种现象偶尔会出现在肝右叶治疗后，表现为右侧胸腔积液。放射诱导的胃十二指肠溃疡是$^{90}$Y放射栓塞相对罕见但却严重的并发症[31,34,35]。它通常是由于微球非靶向进入胃肠道造成的[35]。如果患者出现持续性腹痛并伴随恶心、呕吐和消化不良，且对药物治疗无反应，必须怀疑胃肠溃疡。症状可能在放射性栓塞后几小时到几天内出现，但也可能在几个月后出现[35]。在大多数研究报道中，保守治疗可使溃疡完全缓解。

微球的非靶向给药也可导致胰腺炎，这种胰腺炎通常表现为特征性的即发、严重的持续性疼痛[5,26]。

### 放射性肺炎（≤1%）

放射性肺炎是由于肺组织内递送的辐射过量引起。常规肺分流术同时计算最大50Gy累积肺剂量可降低放射性肺炎发生的风险[27]。

### 放射性肝炎（≤1%）

放射性肝炎的典型特征是在放射性栓塞后4～8周内出现非恶性腹水并伴随胆红素升高和白蛋白降低。这可归咎于正常肝组织的辐射量超过了可耐受的范围（≥30Gy）。与这种并发症有关的表现包括肝大、黄疸和肝功能检查异常，导致随后出现无黄疸性腹水、肝缩小、肝功能显著和永久性下降或出现暴发性肝衰竭[21]。

### 淋巴细胞减少症（40%）

淋巴细胞减少症是$^{90}$Y 治疗的另一个可能出现的副作用，通常是由于淋巴细胞对辐射敏感引起。

### 胆道损伤（≤10%）

微球体可能会沉积到胆管周围的血管中，引起显微损伤[18]。可能会出现脓肿形成、胆道坏死、胆管瘤和/或放射性胆囊炎[36]。

### 放射性胆囊炎（≤2%）

放射性胆囊炎以右上腹疼痛为特征表现。虽然这种并发症可能需要胆囊切除术，但并不常见。胆囊损伤的影像学表现（壁强化，腔壁分裂）较为常见[23,36]。

### CT/PET 评估肿瘤应答

治疗后大约 30 天以及随后每隔 2 ~ 3 个月，应当评估患者的肿瘤应答和总体临床状态。应获取肝功能、全血细胞计数和分类计数、肿瘤标志物及横截面成像。30 天时标志物的增加可能是由于肝内肿瘤溶解或肿瘤进展，或提示存在肝外疾病。如果肿瘤标志物没有改变，则可能是由于肿瘤负荷在此期间保持稳定或出现改善所致[25]。由于难以根据 30 天时的肿瘤标志物解释临床反应，因此应将它们作为长期临床评估的指标[25]。

在$^{90}$Y 治疗后，可使用 CT、MRI 和 PET 扫描进行肿瘤应答的影像学评估。随访功能性影像学检查，如 MRI 或 PET，可能会有所帮助[37,38,39]。在基线和随访时使用相同的成像模式至关重要。如果使用 MRI，弥散加权成像可以显示坏死和细胞死亡[39]。CT 明确显示肿瘤坏死的能力有限，然而，它可间接地提供肿瘤负荷的解剖学信息，如肿瘤的大小、血管分布和增强的改变[25]。在治疗之前和之后，PET 在鉴定肿瘤功能状态方面的效果更好[38]。Wong 等发表的几项研究显示，与 CT 相比，PET 在评估转移性结直肠癌肝脏病变治疗的肿瘤应答方面始终具有优势[37,38]。

## 文献综述

### SIR – Spheres – 疗效

虽然放射性栓塞最初被用作序贯化疗后患者的挽救性治疗，但目前有几项随机对照研究评估了它与一线或二线化疗同时使用时的效果。采用 SIR – Spheres 树脂微球进行了三项大型Ⅲ期 RCT。第一项研究，SIRFLOX（SIR – Spheres，一线 FOLFOX6 +放射性栓塞与 FOLFOX6 联合或不联合贝伐单抗）的结果于 2015 年在 ASCO 上宣布。中位 PFS 在各研究中心间无显著差异（$P = 0.43$），但与正常对照组相比，在有肝转移患者中，PFS 有显著提高（12.6 和 20.5 个月，$P = 0.002$）[51]。另外两项研究，FOXFIORE 和 FOXFIRE Global 已完成了受试者招募，而且将与 SIRFLOX 的研究结果相比较，其结果将更具有信服力。尚没有与既往研究的直接对比，但 CLOCC（化疗 + 局部消融 *vs.* 化疗）研究显示，通过肝脏消融治疗控制肝转移转病灶可使 OS 获益[52]。

### 放射性栓塞疗法联合一线化疗

Gray 等报道了一项包括 74 例不可切除结直肠癌患者的Ⅲ期随机对照试验，评估了$^{90}$Y 微球加一线肝内 FUDR 与单纯 FUDR 的对比。肝内化疗组有 18% 的患者部分缓解（RR），而化疗加$^{90}$Y 组为 44%。当通过肿瘤面积（44% *vs* 17.6%）、肿瘤体积（50% *vs* 24%）和 CEA（72% *vs* 47%）测量时，接受$^{90}$Y 治疗的患者部分和完全应答（完全缓解）率均显著提高。而当通过肿瘤面积（9.7 *vs* 15.9 个月）、肿瘤体积（7.6 *vs* 12.0 个月）或 CEA（5.7 *vs* 6.7 个月）

测量时，与接受单纯肝内化疗的患者相比，接受 [90]Y 治疗患者至疾病进展的中位时间也明显延长。接受 [90]Y 治疗的患者 1 年和 2 年生存率分别为 72% 和 39%，而单纯肝内化疗组仅为 68% 和 29%。1 例患者（3%）在放射性栓塞和 FUDR 后成功接受了根治性肝切除术[40]。

Van Hazel 等报道了一项 Ⅱ 期随机对照试验，结直肠癌后出现不能手术切除的肝转移患者 21 例，比较 [90]Y 微球加一线全身性使用 5 - FU/亚叶酸（5 - FU/LV）与单纯 5 - FU/LV 的疗效。作者的结论为：与单纯全身化疗相比，化疗加单剂量 [90]Y 组应答率显著增加（91% *vs* 0，在随访 CT 显示 PR 的患者）、至疾病进展时间（18.6 *vs* 3.6 个月）及中位总生存期显著延长（29.4 *vs* 12.8 个月）[41]。

Sharma 等使用 [90]Y 加全身奥沙利铂和 5 - FU/LV（改良型 FOLFOX4）在 20 例结直肠癌后出现无法手术切除的肝转移患者中完成了一项 Ⅰ 期研究。主要观察终点是毒性反应。5 例患者出现 3 级腹痛，其中 2 例出现微球引起的胃溃疡。剂量限制性毒性（见于 12 例患者）为 3 级或 4 级中性粒细胞减少症。1 例患者发生暂时性 3 级肝毒性反应。PR 率为 90%，病情稳定（SD）为 10%。两例患者（10%）在放射性栓塞治疗后接受了部分肝切除术，20 例患者中有 3 例（15%）出现了分期下调。中位无进展生存期为 9.3 个月，至肝病进展的中位时间为 12.3 个月[42]。

## 放射栓塞联合二线或三线化疗

Van Hazel 等进行了一项 Ⅰ 期研究，以评估 25 例氟尿嘧啶治疗失败的结直肠癌肝转移患者对于依立替康和放射性栓塞合并治疗的最大耐受剂量。其研究结果未测定出最大耐受剂量，研究结果显示出良好的应用前景，总体应答率为 48%，疾病控制率（CR，PR 和 SD）为 87%，中位无进展生存

期为 6 个月，至肝病进展时间为 9.2 个月，中位总生存期为 12.2 个月[43]。

Lim 等报道了在 30 例不能手术的结直肠癌肝转移患者（其 5 - FU 化疗失败）中进行的一项前瞻性多中心放射性栓塞研究（研究者自行决定是否合并使用 5 - FU）。1 例患者（3%）取得了 CR，33% 的患者取得了 PR。应答持续时间中位数为 8.3 个月，至疾病进展中位时间为 5.3 个月。1 例患者（3%）在放射性栓塞和 5 - FU 后接受了根治性肝切除术。其整体治疗相关毒性是可以接受的[44]。

## 放射性栓塞作为化疗难治性转移性结直肠癌的补救治疗

Hendlisz 等进行了一项多中心随机 Ⅲ 期研究，对比评估了 [90]Y 微球加 5 - FU 与单纯使用 5 - FU 的效果。全部 44 例患者均为基于奥沙利铂和伊立替康的化疗方案治疗失败者。与单独使用 5 - FU（2.1 个月）相比，接受放射性栓塞加 5 - FU（5.5 个月）的患者至肝病进展的中位时间明显延长，至疾病进展时间的中位数也显著延长（4.6 个月 *vs* 2.1 个月）；放射性栓塞加 5 - FU 治疗组的中位生存期为 10.0 个月，而 5 - FU 组仅为 7.3 个月。其中 1 例患者（5%）在接受放射性栓塞术和 5 - FU 化疗后接受了根治性肝切除术[45]。

Seidensticker 等报道了一项涉及 29 例患者的 Ⅱ 期临床试验，结果显示，与仅接受支持治疗的 29 例患者相比，放射性栓塞显著延长了化疗难治性转移性结直肠癌患者的总生存期（分别为 8.3 个月和 5.5 个月）和无进展生存期（分别为 5.5 个月和 2.1 个月）。放射性栓塞后 12 例患者（41.4%）取得了 PR，5 例患者（17.2%）取得了 SD。在多变量分析中，行放射性栓塞治疗是生存率最重要的预测指标[46]。

Cosimelli 等在 50 例化疗难治性转移性结直肠癌患者中进行了一项前瞻性 Ⅱ 期多中

心试验，总体应答率为 24%，另外有 24% 的患者病情稳定。放射性栓塞后的治疗应答预示其能将生存时间延长，其中中位总生存期为 13 个月，应答者与无应答者间差异有显著性（分别为 16 个月和 8 个月）。此外，2 例患者（4%）的分期下调，使该患者有可能接受≥3 段的根治性肝切除术[47]。

　　Kennedy 等报道了 208 例不能切除的难治性转移性结直肠癌患者的回顾性多中心综述。患者既往接受伊立替康和/或奥沙利铂为基础的标准化疗失败，并且不适用于其他针对肝脏的治疗。CT 提示的应答率为 35.5%，另有 55% 的患者取得了病情稳定，而 PET 的应答率为 85%。放射性栓塞后的治疗应答预示着生存时间的延长，中位总生存期为 10.5 个月，而无应答者或历史对照组为 4.5 个月[48]。

## TheraSphere – 疗效

　　Mulcahy 等在一项开放研究中纳入了 72 例无法手术切除的结直肠癌肝转移患者，其治疗的靶向治疗剂量为 120Gy。PR 率（按照世界卫生组织标准）为 40.3%。至疾病进展的中位时间为 15.4 个月，中位应答持续时间为 15 个月。首次 $^{90}$Y 治疗后的总体中位生存期为 14.5 个月，从癌症确诊以来的 5 年生存率为 30%[49]。

　　Goin 等报道了在 43 例结直肠癌肝转移患者中进行的一项剂量递增研究。该研究旨在评估生存率、肿瘤应答和毒性的剂量相关效应。未观察到危及生命或致死性毒性。总生存期中位数为 408 天。2 例患者取得 CR，8 例（19%）取得 PR，35 例（81%）取得 SD。更高的剂量与更高肿瘤应答率和生存率增加呈正相关[50]。

　　Wong 等进行了一项前瞻性研究，以评估 8 例不能切除的结直肠癌肝转移患者的 13 个肝叶的治疗情况。在 $^{90}$Y 治疗后，相对于 CT 或 MRI 评估的解剖应答（根据 PET 评估），提示肝叶内有更高比例的代谢应答

（对比 12 叶和 2 叶）。根据 PET 评估及通过血清 CEA 平行变化证实，8 例患者中有 5 例的肿瘤活性得到降低。由于治疗后血清 CEA 的显著下降与 PET 测得的应答率相关，但与 CT 或 MRI 测得的应答率无相关性，研究表明 $^{90}$Y – 玻璃微球治疗后代谢与解剖应答间存在着显著差异[38]。

　　Lewandowski 等报道了一项在 27 例不能切除的结直肠癌转移患者中进行的 II 期研究，这些患者的标准全身化疗方案均告失败。患者接受了 135 ~ 150Gy 的靶向剂量治疗。对于第一次治疗（88% vs 35%）和第二次治疗的（73% vs 36%）肝叶，通过 PET 显像测得的肿瘤应答率高于 CT 成像。25% 或以下（相比于 > 25%）的肿瘤负荷与中位生存时间的统计学显著增加有关（339 天 vs 162 天）[14]。另一项大规模的随机对照研究目前正在进行中（EPOCH），对比研究了放射性栓塞（玻璃微球）加二线化疗与单独二线化疗的治疗效果。

## 小结

　　迄今为止有足够的证据支持 $^{90}$Y 治疗对于筛选后的结直肠癌肝转移患者的安全性和有效性。治疗剂量的放射线能够以较高的选择性且微创注入到肝肿瘤部位，同时避免了射线对正常肝组织的破坏。采用 $^{90}$Y 治疗筛选后的结直肠癌肝转移患者，可获得较高的肿瘤应答率或延缓疾病进展。放射性栓塞的一个优点是适用于多发和大体积肝转移患者，甚至是曾接受过高强度化疗的患者。大多数不良事件轻微且短暂，其中大部分是一些全身性症状。然而，放射性栓塞也存在严重并发症风险，如胃肠溃疡、放射性胆囊炎或辐射诱发的肝脏疾病。植入前行血管造影明确血管解剖结构，通过弹簧圈栓塞胃十二指肠和胃右动脉及其他穿支血管，可降低微球沉积到肝外组织的风险。严格的患者筛选和计

算合适的放射剂量可进一步将严重并发症的发生率降至 10% 以下。应在治疗后 30 天及随后每间隔 2~3 个月对患者进行术后随访，以评估副反应及肿瘤应答情况。由于 $^{90}$Y 疗法是一个复杂的治疗过程，因此需要熟练的专业人员与专门的多学科团队合作，以确保患者安全并取得最佳的治疗结果。尽管迄今为止放射性栓塞的临床研究都显示出了不错的应用前景，目前仍需要大规模的随机对照研究来提供更多的疗效证据支持。

# 参考文献

1. Salem R, Thurston KG. Radioembolization with 90yttrium microspheres：A state - of - the - art brachytherapy treatment for primary and secondary liver malignancies：Part 1：Technical and methodologic considerations. *J Vasc Interv Radiol* 2006；17（8）：1251－1278.

2. Salem R, Thurston KG. Radioembolization with 90yttrium microspheres：A state - of - the - art brachy - therapy treatment for primary and secondary liver malignancies：Part 2：Special topics. *J Vasc Interv Radiol* 2006；17（9）：1425－1439.

3. Salem R, Thurston KG. Radioembolization with yttrium - 90 microspheres：A state - of - the - art brachy - therapy treatment for primary and secondary liver malignancies：Part 3：Comprehensive literature review and future direction. *J Vasc Interv Radiol* 2006；17（10）：1571－1593.

4. TheraSphere Yttrium - 90 microspheres package insert. Kanata, Canada：MDS Nordion；2004.

5. SIR - Spheres Yttrium - 90 microspheres package insert. Lane Cove, Australia：SIRTeX Medical；2004.

6. Sasson AR, Sigurdson ER. Surgical treatment of liver metastases. *Semin Oncol* 2002；29（2）：107－118.

7. Baker M, Pelley R. Hepatic metastases：Basic principles and implications for radiologists. *Radi-ology* 1995；197（2）：329－337.

8. Nordlinger B, Van Cutsem E, Rougier P, et al. Does chemotherapy prior to liver resection increase the potential for cure in patients with metastatic colorectal cancer? A report from the European Colorectal Metastases Treatment Group. *Eur J Cancer* 2007；43：2037－2045.

9. Messersmith W, Laheru D, Hidalgo M. Recent advances in the pharmacological treatment of colorectal cancer. *Expert Opin Investig Drugs* 2003；12（3）：423－434.

10. Mulcahy MF, Benson AB, 3rd. Bevacizumab in the treatment of colorectal cancer. *Expert Opin Biol Ther* 2005；5（7）：997－1005.

11. Hoff PM. Future directions in the use of antiangiogenic agents in patients with colorectal cancer. *Semin Oncol* 2004；31（6 Suppl 17）：17－21.

12. Yu AS, Keeffe EB. Management of hepatocellular carcinoma. *Rev Gastroenterol Disord* 2003；3（1）：8－24.

13. Jerusalem G, Hustinx R, Beguin Y, et al. Evaluation of therapy for lymphoma. *Semin Nucl Med* 2005；35（3）：186－196.

14. Lewandowski RJ, Thurston KG, Goin JE, et al. 90Y Microsphere（TheraSphere）treatment for unresectable colorectal cancer metastases of the liver：Response to treatment at targeted doses of 135－150Gy as measured by（18f）fluorodeoxyglucose positron emission tomography and computed tomographic imaging. *J Vasc Interv Radiol* 2005；16（12）：1641－1651.

15. Tellez C, Benson AB 3rd, Lyster MT, et al. Phase II trial of chemoembolization for the treatment of metastatic colorectal carcinoma to the liver and review of the literature. *Cancer* 1998；82（7）：1250－1259.

16. Kulik L, Carr B, Mulcahy M. Safety and efficacy of 90Y radiotherapy for hepatocellular carcinoma with and without portal vein thrombosis. *Hepatology* 2008；47：71－81.

17. Salem R, Lewandowski R, Roberts C. Use of Yttrium - 90 glass microspheres（TheraSphere）for the treatment of unresectable hepatocellular carcinoma in patients with portal vein thrombosis. *J*

Vasc Interv Radiol 2004；15：335 – 345.

18. Liu DM, Salem R, Bui JT, et al. Angiographic considerations in patients undergoing liver – directed therapy. J Vasc Interv Radiol 2005；16 (7)：911 – 935.

19. Rhee TK, Omary RA, Gates V, et al. The effect of catheter – directed CT angiography on Yttrium – 90 radioembolization treatment of hepatocellular carcinoma. J Vasc Interv Radiol 2005；16 (8)：1085 – 1091.

20. Lewandowski RJ, Sato KT, Atassi B, et al. Radioembolization with 90Y microspheres：Angiographic and technical considerations. Cardiovasc Intervent Radiol 2007；30 (4)：571 – 592.

21. Wang S, Bester L, Burnes J, et al. Clinical care and technical recommendations for 90 yttrium microsphere treatment of liver cancer. J Med Imaging Radiat Oncol 2010；54：178 – 187.

22. Kim HC, Chung JW, Lee W, et al. Recognizing extrahepatic collateral vessels that supply hepatocellular carcinoma to avoid complications of transcatheter arterial chemoembolization. Radiographics 2005；25 Suppl 1：S25 – S39.

23. Murthy R, Nunez R, Szklaruk J, et al. Yttrium – 90 micro – sphere therapy for hepatic malignancy：Devices, indications, technical considerations, and potential complications. Radiographics 2005；25 Suppl 1：S41 – S55.

24. Salem R, Lewandowski RJ, Sato KT, et al. Technical aspects of radioembolization with 90Y microspheres. Tech Vasc Interv Radiol 2007；10 (1)：12 – 29.

25. Geschwind JF, Soulen MC. Interventional Oncology：Principles and Practice. Cambridge, UK：Cambridge University Press；2008, pp. 1103 – 1133.

26. SIRTeX Medical Training Manual. Lane Cove, Australia：SIRTeX Medical, 2005.

27. Salem R, Thurston KG, Carr BI, et al. Yttrium – 90 micro – spheres：Radiation therapy for unresectable liver cancer. J Vasc Interv Radiol 2002；13 (suppl)：S223 – S229.

28. Ho S, Lau WY, Leung TW, et al. Clinical evaluation of the partition model for estimating radiation doses from yttrium – 90 microspheres in the treatment of hepatic cancer. Eur J Nucl Med 1997；24 (3)：293 – 298.

29. Berger MJ. Distribution of absorbed dose around point sources of electrons and beta particles in water and other media. J Nucl Med 1971；Suppl 5：5 – 23.

30. Snyder W, Ford M, Warner G, et al. S Absorbed Dose Per Unit Cumulated Activity for Selected Radionuclides and Organs. New York：Society of Nuclear Medicine, 1975 – 1976.

31. Shi S, Klotz U. Proton pump inhibitors：An update of their clinical use and pharmacokinetics. Eur J Clin Pharmacol 2008；64：935 – 951.

32. South C, Meyer M, Meis G, et al. Yttrium – 90 microsphere induced gastrointestinal tract ulceration. World J Surg Oncol 2008；6：93 – 97.

33. Salem R, Lewandowski RJ, Atassi B, et al. Treatment of unresectable hepatocellular carcinoma with use of 90Y microspheres (TheraSphere)：Safety, tumor response, and survival. J Vasc Interv Radiol 2005；16 (12)：1627 – 1639.

34. Murthy R, Brown D, Salem R. Gastrointestinal complications associated with hepatic arterial yttrium – 90 microsphere therapy. J Vasc Interv Radiol 2007；18：553 – 561.

35. Sjoquest K, Goldstein D, Bester L. A serious complication of selected internal radiation therapy：Case report and literature review. Oncologist 2010；15：830 – 835.

36. Lewandowski R, Salem R. Incidence of radiation cholecystitis in patients receiving Y – 90 treatment for unresectable liver malignancies. J Vasc Interv Radiol 2004；15 (2 pt 2)：S162.

37. Wong CY, Salem R, Qing F, et al. Metabolic response after intraarterial 90Y – glass microsphere treatment for colorectal liver metastases：Comparison of quantitative and visual analyses by 18F – FDG PET. J Nucl Med 2004；45 (11)：1892 – 1897.

38. Wong CY, Salem R, Raman S, et al. Evaluating 90Y – glass microsphere treatment response of unresectable colorectal liver metastases by (18F) FDG PET：A comparison with CT or MRI. Eur J

*Nucl Med Mol Imaging* 2002；29（6）：815 −820.

39. Geschwind JF, Artemov D, Abraham S, et al. Chemoembolization of liver tumor in a rabbit model：Assessment of tumor cell death with diffusion − weighted MR imaging and histologic analysis. *J Vasc Interv Radiol* 2000；11（10）：1245 −1255.

40. Gray B, Van Hazel G, Hope M, et al. Randomized trial of SIR − Spheres plus chemotherapy vs. chemotherapy alone for treating patients with liver metastases from primary large bowel cancer. *Ann Oncol* 2001；12（12）：1711 −1720.

41. Van Hazel G, Blackwell A, Anderson J, et al. Randomized phase 2 trial of SIR − Spheres plus fluorouracil/leucovorin chemotherapy versus fluorouracil/leucovorin alone in advanced colorectal cancer. *J Surg Oncol* 2004；88（2）：78 −85.

42. Sharma R, Van Hazel G, Morgan B, et al. Radio-embolization of liver metastases from colorectal cancer using yttrium − 90 microspheres with concomitant systemic oxaliplatin, fluorouracil, and leucovorin chemotherapy. *J Clin Oncol* 2007；25（9）：1099 −1106.

43. Van Hazel G, Pavlakis N, Goldstein D, et al. Treatment of fluorouracil − refractory patients with liver metastases from colorectal cancer by using yttrium − 90 resin microspheres plus concomitant systemic irinotecan chemotherapy. *J Clin Oncol* 2009；27（25）：4089 −4095.

44. Lim L, Gibbs P, Yip D. A prospective evaluation of treatment with selective internal radiation therapy（SIR − Spheres）in patients with unresectable liver metastases from colorectal cancer previously treated with 5 − FU based chemotherapy. *BMC Cancer* 2005；5：132.

45. Hendlisz A, Van den Eynde M, Peeters M, et al. Phase III trial comparing protracted intravenous fluorouracil infusion alone or with yttrium − 90 resin microspheres radioembolization for liver − limited metastatic colorectal cancer refractory to standard chemotherapy. *J Clin Oncol* 2010；28（23）：3687 −3694.

46. Seidensticker R, Denecke T, Kraus P, et al. Matched − pair comparison of radioembolization plus best supportive care versus best supportive care alone for chemotherapy refractory liver − dominant colorectal metastases. *Cardiovasc Intervent Radiol* 2012；35（5）：1066 −1073.

47. Cosimelli M, Golfieri R, Cagol P, et al. Multi − centre phase II clinical trial of yttrium − 90 resin microspheres alone in unresectable, chemotherapy refractory colorectal liver metastases. *Br J Cancer* 2010；103（3）：324 −331.

48. Kennedy A, Coldwell D, Nutting C, et al. Resin 90Y − microsphere brachytherapy for unresectable colorectal liver metastases：modern USA experience. *Int J Radiat Oncol Biol Phys* 2006；65（2）：412 −425.

49. Mulcahy MF, Lewandowski RJ, Ibrahim SM, et al. Radioembolization of colorectal hepatic metastases using yttrium − 90 microspheres. *Cancer* 2009；115（9）：1849 −1858.

50. Goin JE, Dancey JE, Hermann GA, et al. Treatment of unresectable metastatic colorectal carcinoma to the liver with intrahepatic Y − 90 microspheres：A dose − ranging study. *World J Nucl Med* 2003；2：216 −225.

51. van Hazel GA, Heinemann V, Sharma NK, et al. SIRFLOX：Randomized phase III trial comparing first − line mFOLFOX6（plus or minus bevacizumab）versus mFOLFOX6（plus or minus bevacizumab）plus selective internal radiation therapy in patients with metastatic colorectal cancer. *J Clin Oncol* 2016；34（15）：1723 −31.

52. Ruers T, Punt CJA, Van Coevorden F, et al. Radiofrequency ablation（RFA）combined with chemotherapy for unresectable colorectal liver metastases（CRC LM）：Long − term survival results of a randomized phase II study of the EORTC − NCRI CCSG − ALM Intergroup 40004（CLOCC）. *J Clin Oncol* 2015；33（15）A3501. http：//meetinglibrary. asco. org/content/151361 −156

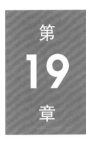

# 第19章 神经内分泌肿瘤肝转移的评估、分类和肝介入治疗

Terence P. Gade and Michael C. Soulen

一度被认为是罕见病的神经内分泌肿瘤（NET）的发病率和患病率在迅速增加，1973—2004年，美国的发病率增加了5倍以上，患病率为食管癌、胃癌、胰腺癌和肝胆管癌的2~5倍（图19.1）。其较长的诊断周期及更易发生肝转移都为肝介入治疗提供了条件。由于医生对这种疾病的诊断和管理缺乏相关经验，导致这些长期存活的患者倾向于求助强大的倡导团体和网络支持中心，这些机构会建议他们去对此疾病有着丰富经验的中心就诊[2]。介入性肿瘤科医生必须充分地了解NETs的特征和管理方法，懂得更好地利用影像学设备何时及用何种方法处理病灶，并要借助多学科合作手段更好地指导此类患者的诊疗。

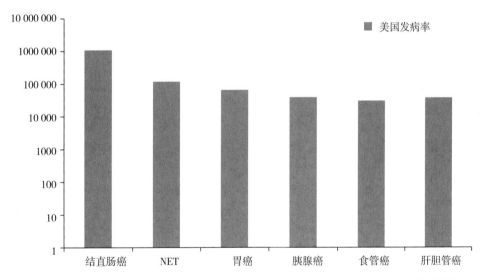

图19.1　基于2013年监测、流行病学和最终结果数据库的胃肠癌患病率（对数比例），神经内分泌肿瘤（NETs）仅次于结直肠癌。

## 神经内分泌肿瘤的定义

### 术语

神经内分泌肿瘤是起源于神经内分泌细胞的肿瘤。神经内分泌细胞是机体内具有神经内分泌表型，可以产生多种激素的一大类细胞。神经内分泌肿瘤可为散发或作为家族综合征的一部分而出现，包括多发性内分泌瘤、von Hippel – Lindau综合征和神经纤维瘤病[3]。这些肿瘤最常起源于胃肠道、胰腺和肺组织，但也可能来自任何其他器官，因为神经内分泌细胞在体内有广泛的分布。

世界卫生组织（WHO）2010 年消化系统肿瘤分类提出了胃肠胰神经内分泌肿瘤的分类[4,5]。该分类侧重于以恶性潜能为主要标准，包括肿瘤组织病理学性质或分化程度、分级、部位、大小和分期，前提是所有神经内分泌肿瘤都有恶性潜能。肿瘤分化描述的是肿瘤与对应的非肿瘤组织间的相似程度。肿瘤分级是基于增殖活性，后者通过单位肿瘤面积有丝分裂数（每 10 个高倍镜视野或每 $2mm^2$ 下见到的有丝分裂）或增殖指数（Ki – 67 免疫标记细胞百分比）来确定。1 级和 2 级意味着基于增殖指数的高度分化的组织病理学；而术语"癌"限于 3 级，包括高级别、低分化的大细胞或小细胞神经内分泌癌[4]。WHO 分类系统取代了以前的术语，包括类癌和 APUD 瘤，以及对于胚胎来源的描述（表 19.1）[6]。

表 19.1　2010 年世界卫生组织胰腺神经内分泌肿瘤组织学分类[4]

| 分化 | 分级 | 有丝分裂 10 HPF | Ki – 67 指数（%） |
| --- | --- | --- | --- |
| 良好 | G1 = 低 | < 2 | ≤ 2 |
| 良好 | G2 = 中间 | 2 ~ 20 | 3 ~ 20 |
| 不良 | G3 = 高 | > 20 | > 20 |

　　HPF = 高倍镜视野

## 人口统计学和流行病学

尽管神经内分泌肿瘤发生率相对较低，但它们的患病率相对较高，截至 2013 年，约有 123 312 例确诊，超过食管癌（33 839）、胃癌（72 269）、胰腺癌（41 609）和肝胆癌（41 404），进一步说明了神经内分泌肿瘤相对于其他上皮恶性肿瘤的惰性发展过程。

NETs 诊断时的中位数和平均年龄在过去 30 年中基本保持稳定，分别为 63 岁和 62 岁，阑尾和直肠神经内分泌肿瘤在诊断时年龄最小[1]。根据 2000—2004 年间的监测、流行病学和最终结果（SEER）注册数据分析，Yao 等报道称胃肠道仍然是神经内分泌肿瘤的主要起源部位，占所有神经内分泌肿瘤的 50.6%，其中空肠/回肠（13.4%）和结肠（17.2%）是最常见的小肠和大肠发病部位。肺部原发的 NETs 代表大部分胃肠外疾病，占所有神经内分泌肿瘤的 27%。

## 诊断

大多数神经内分泌肿瘤在早期阶段无明显临床症状，偶然通过与病变无关的影像学检查或手术发现，导致诊断延误，很少能在疾病转移前确诊[7]。确诊时常已经出现明显的临床症状，包括局部肿瘤的占位效应，肿瘤诱导的纤维化，肿瘤分泌生物活性胺导致的呕吐/腹痛、机械性肠梗阻症状、体重减轻/腹痛和直肠出血/体重减轻/腹痛，它们分别是胃、小肠、结肠和直肠神经内分泌肿瘤的最常见症状[8]。症状在诊断前常已存在多年，常易误诊为肠易激综合征、哮喘或其他疾病。

大多数肺神经内分泌肿瘤患者在就诊时无明显临床症状。典型的咳嗽、咯血和肺炎三联征非常少见。虽然症状可能因肿瘤来源和分泌特定激素（如 5 – 羟色胺、儿茶酚胺、多巴胺、组胺、胃泌素、胰高血糖素、前列腺素）而不同，但典型的类癌综合征［可导致皮肤潮红（最常见）］、腹泻、支气管痉挛和右心衰相对少见。据报道，约 20% 的小肠神经内分泌肿瘤和少于 5% 的肠外疾病患者出现过上述症状[7]。与生物活性胺分泌有关的症状通常与肝转移的发展相一致，因为肝脏通常代谢胃胰和肠道神经内分泌肿瘤分泌的激素。在肝转移的情况下，类癌综合征的发生率增加到 60%。没有肝转移的类癌综合征则提示胸部或卵巢起源，这里的静脉引流不会被肝脏过滤。尿中 5 - 羟色胺分解产物 5 - 羟吲哚 - 3 - 乙酸的测量对于确诊产 5 - 羟色胺的神经内分泌肿瘤具有 88% 的特异性，其中包括小肠内疾病。

对血清和尿液进行生化学测定可以进一步诊断神经内分泌肿瘤。可根据患者的综合症状测量相关肽类和胺类化合物，包括 5 - 羟色胺、P 物质、嗜铬粒蛋白 A、组胺、胃泌素、血管活性肠肽、胰高血糖素、缓激肽、神经降压素、人绒毛膜促性腺激素、神经肽 K、神经肽 L 和胰多肽。

其中，嗜铬粒蛋白 A 是最敏感的神经内分泌肿瘤血清标志物，灵敏度为 99%，血清水平与肿瘤体积和负荷显著相关；然而，这种糖蛋白是非特异性的，可能与小细胞肺癌和前列腺癌有关。萎缩性胃炎在慢性质子泵抑制和肾功能不全的情况下，也可能会出现嗜铬粒蛋白 A 的假阳性升高[7]。

影像学检查在神经内分泌肿瘤患者的评估中起着重要作用，包括 CT、MR 和闪烁显像在内的多种方法提供了对于原发性和转移性疾病的最佳评估标准。虽然最近的一项研究表明 MRI 在检测肝转移瘤方面比 CT 更有效，但我们推荐三相增强 CT 和增强 MR 用于初步评估，可提供更多有关肿瘤范围和血管解剖结构的信息，并便于评价治疗后效果[9]。

使用肿瘤特异性放射性标记受体类似物或胺前体的核医学成像已成为重要的辅助诊断方法，并可提供更高的灵敏度和特异性。而使用最广泛的单光子方法的诊断原理为：70% ~ 90% 的神经内分泌肿瘤表达多种亚型的生长抑素受体，因此能够使用包括[111]In - 奥曲肽和[111]In - 兰托肽在内的放射标记的生长抑素类似物成像，两者的灵敏度分别为 93% 和 87%[10]。

这种方法还提供了有关生长抑素类似物治疗敏感性的预测信息[11]。[123]I - 间碘苄基胍（MIBG）已成为嗜铬细胞瘤和副神经节瘤的标准成像方法。最近证明 PET 是一种很有前景的诊断方法。而通用螯合剂 1，4，7，10 - 四氮杂环癸烷 - 1，4，7，10 - 四乙酸（DOTA）的开发促进了 NET 的[68]Ga - DOTA - Tyr3 奥曲肽（DOTATOC）PET 成像的发展。最早由 Hofmann 等描述的[68]Ga - DOTATOC PET 成像与[111]In - 奥曲肽闪烁扫描成像方法相比，显示出了更高的灵敏度和对比度[12,13]。此外，在一项包括 42 例神经内分泌肿瘤患者的研究中，[11]C - 5 - 羟色氨酸可鉴定出 98% 的肿瘤并表现出了比闪烁扫描和 CT 更高的灵敏度[14]。尽管高分化肿瘤并未出现[18]F - 脱氧葡萄糖（FDG）摄取增加，但最近的一项研究表明，在一个分化良好的且以高 Ki - 67 增殖指数的侵袭性表型为特征的神经内分泌肿瘤患者亚组中，FDG - PET 可能具有与闪烁扫描相同的灵敏度或更优[15]。

## 预后

NETs 常呈现出惰性发展过程。患者通常在疾病晚期出现症状，且常伴有淋巴结、骨骼和/或肝脏转移。原发肿瘤部位与疾病分期之间有很强的相关性。直肠神经内分泌肿瘤远处转移的发生率为 5%，小肠神经内分泌肿瘤为 39%，胰腺神经内分泌肿瘤 64%[1]。NETs 组织学分级与疾病分期相关，分别有 21%、30% 和 50% 的患者为高分化（G1）、中度分化（G2）和表现出远处转移的低分化（G3）肿瘤。46% ~ 93% 的 NETs 患者发生肝转移[16,17,18]。

转移是重要的生存预测因子，存在局限性、局部或远处转移性疾病的 G1 或 G2 期

NET 患者的中位生存期分别为 223，111 和 33 个月。1973—2004 年对患者生存期的检查证实，局部或区域性 NET 患者的生存期在此期间没有改变；然而，对于 1988 年左右开始出现远处转移的患者，其中位生存期明显改善，这与生长抑素类似物奥曲肽的出现及广泛采用肝转移栓塞治疗的时间相对应，分别减少了激素相关性腹泻和肝衰竭引起的死亡率。

## 神经内分泌肿瘤的多学科分诊

转移性疾病的治疗指南纳入了多个学科的多种方法，包括奥曲肽全身治疗，增殖抑制剂和细胞毒性药物；手术切除或细胞减灭术及微创影像引导介入疗法[19]。NET 进展的惰性特征允许其随着时间的推移应用多种治疗策略，这凸显了多学科方法的重要性。图 19.2 给出了 NET 患者分类的一般策略。

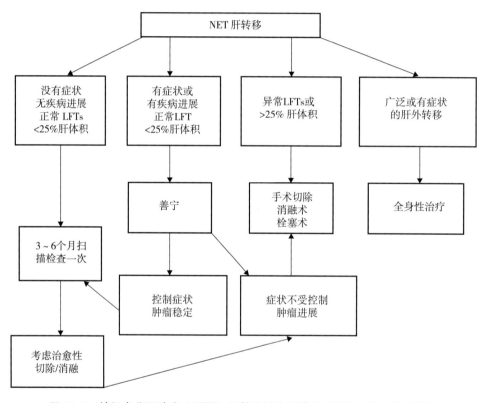

图 19.2　神经内分泌肿瘤（NET）肝转移的治疗策略（LFT＝肝功能检测）。

## 系统性治疗

生长抑素类似物最初用于治疗与神经内分泌肿瘤相关的激素综合征[20]。奥曲肽的抗增殖作用已在设立安慰剂对照、双盲、前瞻、随机试验的奥曲肽 LAR 控制转移性神经内分泌性中肠肿瘤患者肿瘤生长的研究中得到证实，在 PROMID 研究中也同样得到了证实[21]。PROMID 研究表明，转移性中肠

NETs 患者的至疾病进展中位时间从安慰剂组的 6 个月显著延长到奥曲肽 LAR 组的 14.3 个月，两者差异具有统计学意义（图 19.3）。这种益处与是否存在类癌综合征和嗜铬粒蛋白 A 水平无关。由于奥曲肽的这种有效应答且其毒性低，确立了生长抑素类似物治疗在所有转移性中肠 NET 患者中的地位（表 19.2）。

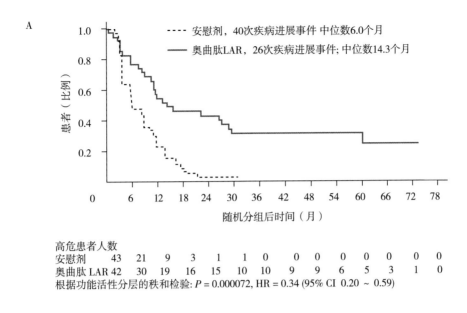

高危患者人数
安慰剂　　 43　21　 9　 3　 1　 1　 0　 0　 0　 0　 0　 0　 0
奥曲肽 LAR 42　30　19　16　15　10　10　 9　 9　 6　 5　 3　 1　 0
根据功能活性分层的秩和检验: $P = 0.000072$, HR = 0.34 (95% CI 0.20 ~ 0.59)

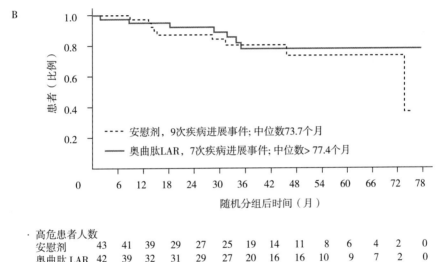

· 高危患者人数
安慰剂　　 43　41　39　29　27　25　19　14　11　 8　 6　 4　 2　 0
奥曲肽 LAR 42　39　32　31　29　27　20　16　16　10　 9　 7　 2　 0
按功能活动分层的对数秩检验: $P = 0.77$, HR = 0.81 (95% CI 0.30 ~ 2.18)

图 19.3　PROMID 研究的结果。（A）保守的意向治疗分析进展时间或肿瘤相关死亡。（B）总体生存的意向分析。HR = 风险比；CI = 置信区间。( 经许可后摘自 Rinke A, Muller HH, Schade - Brittinger C, et al. Placebo - controlled, double - blind, prospective, randomized study on the effect of octreotide LAR in the control of tumor growth in patients with metastatic neuroendocrine midgut tumors: a report from the PROMID Study Group. *J Clin Oncol* 2009; 27: 4656 – 4663. )

表 19.2　各种系统治疗的总结

| 药物 | 作用机制 | 作用 | 应答 | PFS | OS |
| --- | --- | --- | --- | --- | --- |
| 奥曲肽 | 生长抑素受体拮抗剂 | 症状控制，抗增殖 | 极低 | 增加 | 无作用 |
| 兰瑞肽 | 生长抑素受体拮抗剂 | 症状控制，抗增殖 | 极低 | 增加 | 无作用 |
| 依维莫司 | mTOR 抑制剂 | 症状控制，抗增殖 | 极低 | 增加 | 无作用 |
| 舒尼替尼 | TKI，酪氨酸激酶抑制剂 | 症状控制，抗增殖 | 极低 | 增加 | 无作用 |
| CapTem | 细胞毒性 | 细胞缩减 | 高 | 增加 | 不明 |
| PRRT | 受体靶向放射性配体 | 细胞缩减 | 低 | 增加 | 不明 |
| MIBG | 受体靶向放射性配体 | 细胞缩减 | 低 | 增加 | 不明 |

PFS ＝无进展生存；OS ＝总体存活；PRRT ＝肽受体放射疗法；MIBG ＝间碘苯甲基胍。

美国食品和药物管理局于 2011 年批准了两种用于治疗转移性胰腺神经内分泌肿瘤的新药。其中依维莫司（affinitor）是雷帕霉素丝氨酸/苏氨酸激酶哺乳动物靶点（mTOR）的抑制剂。

依维莫司的 Ⅲ 期临床试验（RADIANT－2）显示，对于伴有类癌症状的良好或中度分化的转移性 NET 患者，与接受安慰剂加奥曲肽治疗的患者相比，接受依维莫司加奥曲肽治疗的患者取得了 5 个月的无进展生存期改善，疾病进展风险显著降低 40%[22]。在转移性胰腺神经内分泌肿瘤患者中进行的 RADIANT－3 研究显示，与安慰剂组患者相比，接受依维莫司治疗的患者其无进展生存期提高 7 个月，且疾病进展风险降低 65%（图 19.4）[23]。

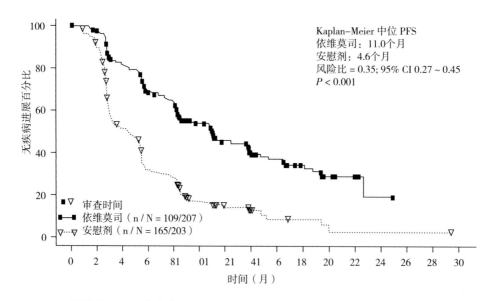

Kaplan–Meier 中位 PFS
依维莫司：11.0个月
安慰剂：4.6个月
风险比 = 0.35; 95% CI 0.27 ~ 0.45
$P < 0.001$

图 19.4　RADIANT－3 试验结果。显示了无进展生存期（PFS）的 Kaplan－Meier 估计值。该试验中没有观察到总体生存期差异（曲线未显示）。CI ＝可信区间。

舒尼替尼（sutent）是血管内皮生长因子受体 1，2 和 3 及血小板衍生生长因子的酪氨酸激酶受体抑制剂。舒尼替尼的双盲安慰剂对照 Ⅲ 期临床试验表明，可将转移性高分化胰腺 NETs 患者的无进展生存期提高 7 个月[24]。

与 PROMID 研究类似，依维莫司和舒尼替尼试验均未出现明显总体生存期的改善。

在转移性高分化 NETs 中，采用卡培他滨（希罗达）和替莫唑胺（temodar）的细胞毒药物联合治疗有效率为 61%，无进展生存期 14 个月，自肝转移诊断起的中位总生存期 83 个月[25]。口服给药方案已经实现了上述显著的客观应答率和极小的毒性。

肽受体放射疗法（PRRT）是一种全身形式的放射治疗，可使大多数转移性疾病患者的症状得到控制[26,27]。参与 NET 患者治疗的介入肿瘤医生应熟悉相关文献，因为那些搜寻所有可能的治疗选择信息的患者常常会提出这些问题。PRRT 包括注射与治疗剂量的 Y - 90，In - 111 或 Lu - 177 螯合的促生长素抑制素类似物，然后与肿瘤细胞上的生长抑素受体结合。欧洲多家中心可提供这种治疗方法，美国正在进行相关临床试验。[131]I - MIBG 可以用于嗜 MIBG 肿瘤治疗。虽然[131]I - MIBG 已被批准用于嗜铬细胞瘤和神经节细胞瘤的治疗，但许多胃、肠、胰、肾 NETs 也吸收 MIBG。利用诊断性[123]I - MI-BG 扫描筛查所有 NET 患者，便可确定哪些患者可以从[131]I - MIBG 治疗中受益[28]。

## 外科治疗

手术切除是神经内分泌肿瘤潜在的治愈方法，所有患者均应考虑。切除原发肿瘤和局部淋巴结是无远处转移或广泛局部浸润的 1 ~ 2 级神经内分泌肿瘤的治疗选择。对于潜在可切除的晚期 NETs，包括肝转移瘤，手术仍然是一个重要选择，其 5 年生存率可达 50% ~ 85%[30-32]。

虽然手术是治疗可切除性疾病的首选治疗方法，但切除原发肿瘤和次全切除（切除）肝转移瘤可能具有重要作用。关于切除转移患者的非胰腺原发性肿瘤的回顾性数据提示具有生存益处[33]。

胰腺原发肿瘤切除的作用不太明确。同样，对于不可切除的胰腺肿瘤转移患者进行细胞治疗的作用数据有限。在基于回顾性病例研究的外科文献中提倡减量术，它是指切除 90% 的肿瘤或转移瘤；然而，由于现代抗分泌药物已能控制症状，因此细胞减灭术遭到很多学者的反对[34,35,36]。

根据神经内分泌肝转移瘤的缓慢生长速度和肝切除治疗的益处，可在肝转移病例中进行肝移植。虽然报道的经验已在增加，但肝移植在治疗肝转移性神经内分泌疾病中的作用仍不清楚[37]。

## 影像引导下的肿瘤治疗

### 肿瘤消融术

目前已广泛应用于临床的肿瘤消融治疗可作为肝切除术的辅助手段并用于治疗无法手术切除的患者[38]。

每种技术都具有其优点和缺点。经皮消融创伤小，价格相对便宜，可直接在进行影像引导下进行，而开放式或腹腔镜消融可直接观察疾病范围，用于经皮途径不能企及的部位，而且能够切除原发病灶和更多大体积的转移瘤。在手术和经皮技术之间选择时，建议采取多学科方法，并谨慎对待上述考虑因素。

经皮消融术主要用于缓解类癌症状及用于管理转移病灶少于 4 ~ 5 个且每个病灶的最大直径 < 3cm 的复发疾病[39]。射频消融术（RFA）是最常用于治疗 NETs 肝转移的技术，而且可在 MR、CT 或超声引导下完成。该技术通过从非绝缘电极进入周围组织的高频交流电产生热损伤，导致电极周围组织的摩擦加热而引起细胞损伤。鉴于消融过程中血管活性激素大量释放，患者应在消融前预先给予生长抑素类似物，以免产生类癌危象[40]。与化疗栓塞一样，胆肠吻合术是热消融术后肝脓肿形成的一个危险因素，据

报道，尽管长时间使用抗生素治疗，9 例胆肠吻合术患者中有 4 例在 RFA 术后的 13 ～ 62 天内仍出现了肝脓肿[41]。在 RFA 治疗 NET 转移瘤的最大一个报告系列中，89 例平均有 6 个转移瘤（平均大小 3.6cm）的患者在腹腔镜手术期间接受了 RFA 治疗[42]。症状缓解率达 97%，总体生存期中位数为 6 年。明确证实对 RFA 出现有症状性应答，可有效用于控制对肝动脉栓塞治疗无效患者的症状[43]。最近，Karabulut 等的神经内分泌肝转移瘤的多模态研究报道称，与栓塞和手术切除相比，RFA 降低了发病率[44]。

其他一些消融技术也被用于治疗神经内分泌肿瘤肝转移，其中包括乙醇注射，但试验规模都很有限。但乙醇注射对治疗其他恶性肿瘤的转移非常有效，Livraghi 等报道使用经皮瘤内注射乙醇的消融，4 例接受治疗的神经内分泌肿瘤肝转移患者均出现完全应答[45]。其他热消融技术包括微波、冷冻消融和激光应用系统，所有这些技术都可用于 NET 转移瘤。

### 肝动脉内治疗

由当前国家综合癌症网络、北美神经内分泌肿瘤学会和欧洲神经内分泌肿瘤学会指南支持的两个动脉内治疗的主要适应证是缓解生长激素抑制剂类似物不能控制的激素相关症状，以及不可切除的肝转移瘤进展并危及肝功能。就肿瘤负荷而言，介入治疗最有效的时机尚未完全界定，各中心之间的治疗时机差异很大。NETs 的肝转移有时非常缓慢并且可保持几年的稳定期。一般认为，对于肝脏肿瘤负荷很低（＜25% 的肝脏体积）的病例，治疗开始前必须通过连续影像检查观察到疾病进展。即使观察到疾病进展，一些中心也不会在肿瘤负荷达到肝体积的 25% ～ 50% 前，对肝功能正常的无症状患者开始进行肝介入治疗。这种保守方法的基本原理是，即使是进展疾病，可能也需要数年时间才能威胁到肝功能，而且栓塞治疗在患者一生中可用的次数有限；因此只有存在临床指征时才能使用。确诊时肝脏内已存在广泛肿瘤负荷是及时和积极治疗的指征，因为目前一些研究已经明确，广泛的肝脏受累限制了动脉内治疗成功的可能性并会增加并发症的发生概率[46]。动脉内治疗被认为是不可切除的肝转移为主的低级别 NETs 的一线治疗选择[47]。只要疾病仍主要存在于肝内且预后主要取决于肝转移瘤的自然病史，那么，肺部、骨骼或淋巴结的肝外疾病并不是动脉内治疗的禁忌证。

动脉内治疗的两种主要形式是输注化疗药物及向所选动脉内注入栓塞剂使之闭塞以诱导局部缺血。单独输注化疗药物或与全身化疗联合使用都已证明在肝脏神经内分泌转移瘤治疗中无效，多柔比星和链脲佐菌素/5 - 氟尿嘧啶的应答率分别为 21% 和 22%[48]。鉴于其疗效有限，单纯的输注方法已被栓塞方法所取代。初次通过栓塞供应肝脏的动脉可取得高达 60% 的应答率且持续时间可长达 12 个月，经导管递送栓塞药物伴或不伴同时给予化疗药物，是目前诱导神经内分泌肿瘤肝转移瘤缺血的标准治疗方案。

20 世纪 70 年代开始采用各种栓塞剂的单纯栓塞治疗，其中包括明胶海绵伴[49]或不伴[50]碘油，明胶海绵粉末[51,52]，聚乙烯醇（PVA）颗粒[52]和三丙烯酸颗粒等多种栓塞剂。

20 世纪 80 年代开发了化疗栓塞联合动脉内化疗的方法。多种水基或脂质基制剂的栓塞剂已用于化疗栓塞，但它们间的应答率并无显著差异[53]。最常见的两种方案包括单独使用多柔比星（50mg/m²），或顺铂（100mg）、多柔比星（50mg）和丝裂霉素 C（10mg）联用。使用已知静脉内给药对 NETs 具有一些疗效的链脲佐菌素并未显示出优于其他药物的作用，而且其与包括注射时疼痛在内的不良反应发生相关[54]。

化疗栓塞通常包括将所选药剂的乳剂与

碘化油（Lipiodol，Guerbet Group，Bloomington，IN）一起注射，然后进行颗粒栓塞直至取得近段淤滞。所选择的化疗药物与碘化油混合，目的是根据该药物选择性摄取并保留在肿瘤供血血管内的持续性实现最大药物递送[55]。此外，碘化油可增加化疗药物在肿瘤内的停留时间，原因是碘化油的黏性可诱导血管松弛及异常的肿瘤血管渗透性[56]。

就在最近，一种使用药物洗脱栓塞微球的非油基药物输送系统已在临床用于转移性胃肠 NETs 患者[57]。药物洗脱微球联合动脉栓塞使化疗药物持续释放到邻近组织[58]。微球直径范围为 100 ~ 900μm，由生物相容性聚合物如 PVA 水凝胶组成，这种微球经磺化后能够与化疗药物结合并可负载最多 100mg 的化疗药物。一旦载入化学治疗剂，微球与碘化的造影剂混合，并通过动脉内注射，就能够在荧光透视下观察药物递送。如果最高 4g 微球未能使血管内血液停滞，则可用空白微球完成治疗。

采用药物洗脱微球治疗所获得的全身药代动力学特征已证明比传统的化疗栓塞更有利，随着化疗药物的血清水平降低，全身副作用也会随之减少[59]。然而，最近两篇报道强调了药物洗脱微球栓塞神经内分泌肿瘤转移后非预期性的肝和胆道坏死的发生率较高，与油性化疗栓塞相比，其相对危险比为 8:1，这些数据都表明在这些患者中应谨慎采用这种新技术[60,61]。

在评估 NETs 肝转移患者是否需要行单纯或化疗栓塞时，必须评估患者的解剖结构及疾病情况。由于门静脉血栓形成患者的肝动脉闭塞可能导致肝衰竭，因此评估门静脉的肝门静脉血流动力学就变得至关重要。为了避免损伤肠道或胰腺，需要仔细识别非靶分支，例如胃右动脉可能源自肝动脉主干或其左侧支，肝右动脉的十二指肠上分支、网膜和镰状动脉则通常来自肝左动脉。

行导管插入术时可试着越过胆囊动脉的起源处以降低栓塞后疼痛。因为这些患者有胆道坏死和形成胆管瘤的风险，所以胆管扩张是相对禁忌证。更值得关注的是已行胆肠吻合的患者，这类病例在胰岛细胞瘤患者中并不少见，他们在肝动脉栓塞后发生肝脓肿的风险很高[62]。对这类患者应该采取积极的抗生素预防治疗措施。推荐方案包括每日 1 次口服 500mg 左氧氟沙星和手术前 48 小时开始每日 2 次口服 500mg 甲硝唑，以及在手术前一天的下午 1 点、下午 2 点和晚上 11 点口服 1g 新霉素和 1g 红霉素。患者住院期间，应当按照相同的时间表继续静脉应用左氧氟沙星和甲硝唑，并应在出院后按照手术前的方案继续用药 2 周[63]。虽然这种方案已证明可降低有胆肠吻合术病史的患者脓毒症的发生率，但有胆肠吻合术史者术后脓毒症的发生率仍高于无胆肠吻合的患者。据报道，莫西沙星单药治疗也有效[64]。

肝转移瘤的分布是规划栓塞治疗方案的基本考虑因素。如果患者病变位于单一肝叶或患者有可能采取单个肿瘤的选择性导管插入时，建议直接针对每个肿瘤进行靶向治疗。如果存在双叶病变和多发肿瘤时，推荐采用两阶段方法，每个疗程仅治疗一半肝脏，每个疗程间隔 4 ~ 8 周。尽管肝功能正常的患者没有治疗后出现肝功能不全的风险，但那些肝脏肿瘤负荷超过 50%、乳酸脱氢酶 > 425 IU/L、天冬氨酸氨基转移酶 > 100 IU/L 或胆红素 > 2mg/dl 的患者均存在着治疗后肝衰竭的风险。应根据临床和生物学耐受程度反复进行肝脏节段或肝叶栓塞，直至整个肿瘤负荷都得到治疗。

预先用生长抑素类似物治疗（奥曲肽 500 μg 皮下或静脉注射）以降低诱发类癌危象风险是一个标准化的医学建议，尽管其没有证据支持。患者应接受积极大量静脉补液（200ml/h）并接受皮质类固醇和止吐疗法，用以帮助缓解栓塞后综合征。治疗后 4 周通过随访影像学检查来评估治疗的完整性并确定潜在并发症，如非靶栓塞、肝坏死或肝脓肿。CT 是最常用的随访影像学检查技术；然而，考虑到 MRI 对患者群体无电离辐射且患者在其一生中可多次接受 MRI 扫描，因此人们对 MRI 技术用于随访检测越来越感兴趣。如果使用碘油，CT 上显示的肿瘤对于碘油的高摄取量与疗效改善相关。

有明确的数据表明，动脉内疗法对全身治疗有益。Touzios 等报道转移性胃肠 NETs 患者在化疗栓塞后的 5 年生存率（50%）显著高于药物治疗（25%）[18]。据报道，药物治疗后 1 年和 3 年的生存率分别为76% 和 39%，相比之下，在栓塞稳定后 1，3，5 年的生存率分别为 94%、83% 和 50%[16]。Roche 等报道 64 例胃肠 NETs 患者接受化疗栓塞后有 53 例症状完全缓解，25 例部分缓解[65]。74% 的患者肿瘤负荷减轻，15% 病情稳定。一些研究指出，与胃肠系统的胰腺 NETs 相比，胰腺外的应答率占优（66.7% 和 22.7 个月），其中包括 Gupta[66]的研究，Gupta 报道称胰腺外神经内分泌肿瘤（66.7% 和 22.7 个月）相较于胰岛细胞癌

（35.2% 和 16.1 个月）有着显著更高的形态学应答率和更长的无进展生存期[67,68]。

没有确切的数据证明化疗栓塞是否优于单纯栓塞（表 19.3）。虽然 Gupta[66]发现两种栓塞方法对于胰外 NETs 肝转移患者的应答率没有差异，但作者报道胰岛细胞瘤肝转移患者在化疗栓塞后的总生存期（31.5 个月 vs 18.2 个月）和应答率（50% vs 25%）均优于单纯栓塞治疗。需要注意的是，这些数据尚未达到统计学显著差异。Ruutaianen 等报道了一项涉及 67 例 NETs 肝转移患者的回顾性研究，这些患者接受了 219 次栓塞手术，结果显示化疗栓塞患者在至进展时间、症状控制和总生存期方面均有所改善[69]。除类癌肿瘤患者的至进展时间外，其他结局测量指标均因为小队列和治疗模式间的交叉未能取得显著的统计学差异，并强调需要进行多中心前瞻性随机试验。Gaur 等报道药物洗脱微球化疗栓塞治疗胃肠 NET 肝转移患者的中位生存时间达 419 天，这些有限的临床经验报道令人鼓舞[57]。

表 19.3　各种形式的栓塞治疗对于神经内分泌肿瘤肝转移的的疾病控制和生存结局

| 来源 | 例数 | 药物 | 中位数 PFS | 1 年 PFS | 2 年 PFS | 3 年 PFS | 中位数 OS | 1 年 | 2 年 | 3 年 | 5 年 |
|---|---|---|---|---|---|---|---|---|---|---|---|
| Chamberlain 等，2000[16] | 33 | Bland | | | | | | 94% | | 83% | 50% |
| Eriksson 等，1998[67] | 41 | Bland | 11 | | | | 80 | | | | 60% |
| Loewe 等，2003[77] | 23 | Bland | | | | | 89 | 96% | | | 65% |
| Swärd 等，2009[78] | 107 | Bland | | | | | 56 | | | | |
| Pitt 等，2008[79] | 51 | Bland | | | | | 25.7 | 70% | 54% | | 13% |
| Gupta 等，2005[80] | 74 | Bland | 17 | | | | | | | | |

续表

| 来源 | 例数 | 药物 | 中位数 PFS | 1 年 PFS | 2 年 PFS | 3 年 PFS | 中位数 OS | 1 年 | 2 年 | 3 年 | 5 年 |
|---|---|---|---|---|---|---|---|---|---|---|---|
| Ruutiainen 等，2007[69] | 23 | Bland | 6 | 0 | 0 | 0 | | 68% | 46% | 33% | |
| Sofocleous 等，2014[46] | 137 | Bland | 9 | 36% | 19% | 11% | 43 | 82% | 57% | 36% | |
| Pitt 等，2008[79] | 49 | cTACE | | | | | 25.5 | 69% | 52% | | |
| Gupta 等，2005[80] | 49 | cTACE | 21 | | | | | | | | |
| Varker 等，2007[81] | 122 | cTACE | 10 | | 18% | | 33 | | 58% | | 28% |
| Ruutiainen 等，2007[69] | 44 | cTACE | 27 | 49% | 49% | 35% | | 86% | 67% | 50% | |
| Hur 等，2013[82] | 46 | cTACE | 16.2 | | | | 38.6 | | | | |
| Gaur 等，2011[57] | 18 | DEB | 14 | 48% | | | | | | | |
| Whitney 等，2011[73] | 28 | DEB | 18 | | | | 25 | | | | |
| Whitney 等，2011[73] | 23 | Y90 | 14 | | | | 18 | | | | |
| Kennedy 等，2008[72] | 148 | Y90 | | | | | 70 | | | | |
| King 等，2008[83] | 34 | Y90 | | | | | 29.4 | | | | |
| Paprottka 等，2012[84] | 42 | Y90 | | | | | | | | | |
| Memon 等，2012[76] | 40 | Y90 | | | | | | 72.5% | 62.5% | 45% | |
| Gade and Soulen，未出版 | 26 | Y90 | 20 | 70% | 38.5% | 14.5% | | | | | |

PFS = 无进展生存；OS = 总体存活；cTACE = 传统的动脉化疗栓塞；DEB = 药物洗脱珠；Y90 = 钇 - 90 放射栓塞。

钇-90（$^{90}$Y）微球体放射栓塞术最初应用于治疗肝细胞癌和直肠癌的肝转移，而现今用于治疗 NETs 肝转移正在不断增加。这种方法涉及用 β-发射体 $^{90}$Y 加载不可降解的玻璃或树脂微球体，$^{90}$Y 有 2.67 天的半衰期，0.94MeV 的能量水平，并表现出 2.5mm 的平均软组织穿透性[70]。装载 $^{90}$Y 的微球有两种市售配方，包括同位素嵌入微球（TheraSpheres；MDS Nordion，ON，加拿大）或同位素通过磺酰基活化结合到树脂表面的 SIR-Spheres 微球（SIR-Spheres；SIRTex Medical，悉尼，澳大利亚）。更为重要的是，两种微球在临床上对 $^{90}$Y 都没有明显的浸出作用。约 400 万玻璃微球标准剂量产生 3~10GBq 的活性。而约 5000 万个树脂微球的标准剂量产生 0.75~3.03GBq 的活性。尽管 Rhee 等报道称通过使用玻璃微球给 NET 肝转移患者递送的辐射剂量显著升高，但在肿瘤应答方面也没有观察到任何差异[71]。而更大的辐射剂量在提高神经内分泌肿瘤肝转移患者的应答反应方面也没有显著的统计学差异[71]。

在过去几年，越来越多的研究报道应用 $^{90}$Y 放射栓塞治疗 NETs 肝转移，结果表明这种技术可提供与化疗栓塞相似的益处；Kennedy 等报道了最大的系列研究，根据影像学标准，疾病稳定率为 22.7%，部分缓解率为 60.5%，完全缓解率为 2.7%，疾病进展率为 4.9%，中位生存期为 70 个月[72]。但 Whitney 等报道称，与使用药物洗脱微球治疗的患者相比，$^{90}$Y 放射栓塞治疗的患者在接受 12 个月随访后的应答率显著降低[73]。与化疗栓塞通常具有的严重副作用相比，$^{90}$Y 放射栓塞手术可在门诊完成，并且不会导致肝脏合成参数表现出显著毒性。然而，$^{90}$Y 放射栓塞治疗后可能出现眩晕的症状，该现象可能与治疗后立即出现的肿瘤标志物峰值相关。这与术后腹痛伴类癌和神经内分泌症状加重的时间相一致[74]。与化疗栓塞相比，$^{90}$Y 放射性栓塞有类似的疗效，且毒性反应更小，这使得该技术能够整合到转移性 NETs 患者的治疗方案中[75,76]。为了阐明 $^{90}$Y 放射栓塞的作用，需要随机对照研究来与化疗栓塞相比较，包括成本效益和生活质量分析。

## 小结

NETs 是一组复杂的恶性肿瘤，其发病率仅次于肝恶性肿瘤患者中的结肠癌。它们的惰性进展过程使各种介入方式成为可能的治疗选择，从而使这种疾病在肝脏介入肿瘤学实践中占据相当大的比例。介入肿瘤科医生应该熟悉这类患者治疗的各个方面，并组建一支具有相关专业知识的专家团队，为这种经常被误诊的患者人群提供最佳的医疗方案。

## 参考文献

1. Yao JC, Hassan M, Phan A, et al. One hundred years after "carcinoid": epidemiology of and prognostic factors for neuroendocrine tumors in 35 825 cases in the United States. *J Clin Oncol* 2008；26：3063-3072.

2. Singh S, Law C. Multidisciplinary reference centers: the care of neuroendocrine tumors. *J Oncol Pract* 2010；6：e11-e16.

3. Zikusoka MN, Kidd M, Eick G, Latich I, Modlin IM. The molecular genetics of gastroenteropancreatic neuroendocrine tumors. *Cancer* 2005；104：2292-2309.

4. Bosman FT, Carneiro F, Hruban RH, Theise ND. *WHO Classification of Tumours of the Digestive System*, 4th edn. Lyon：IARC Press；2010.

5. Klimstra DS, Modlin IR, Adsay NV, et al. Pathology reporting of neuroendocrine tumors: application of the Delphic consensus process to the development of a minimum pathology data set. *Am J Surg Pathol* 2010；34：300-313.

6. Volante M, Righi L, Berruti A, Rindi G, Papotti M. The pathological diagnosis of neuroendocrine tumors: common questions and tentative answers.

*Virkows Arch* 2011；458：393 – 402.

7. Gustafsson BI, Kidd M, Modlin IM. Neuroendocrine tumors of the diffuse neuroendocrine system. *Curr Opin Oncol* 2008；20：1 – 12.

8. Modlin IM, Kidd M, Latich I, Zikusoka MN, Shapiro MD. Current status of gastrointestinal carcinoids. *Gastroenterology* 2005；128：1717 – 1751.

9. Dromain C, de Baere T, Lumbroso J, et al. Detection of liver metastases from endocrine tumors：a prospective comparison of somatostatin receptor scintigraphy, computed tomography, and magnetic resonance imaging. *J Clin Oncol* 2005；23：70 – 78.

10. Rodrigues M, Traub – Weidinger T, Li S, Ibi B, Virgolini I. Comparison of 111In – DOTA – DPhe1 – Tyr3 – octreotide and 111In – DOTA – lanreotide scintigraphy and dosimetry in patients with neuroendocrine tumours. *Eur J Nucl Med Mol Imaging* 2006；33：532 – 540.

11. Janson ET. Treatment of neuroendocrine tumors with somatostatin analogs. *Pituitary* 2006；9：249 – 256.

12. Hofmann M, Maecke H, Borner R, et al. Biokinetics and imaging with the somatostatin receptor PET radioligand（68）Ga – DOTATOC：preliminary data. *Eur J Nucl Med* 2001；28：1751 – 1757.

13. Carrasquillo JA, Chen CC. Molecular imaging of neuroendocrine tumors. *Semin Oncol* 2010；37：662 – 679.

14. Orlefors H, Sundin A, Garske U, et al. Whole – body（11）C – 5 – hydroxytryptophan positron emission tomography as a universal imaging technique for neuroendocrine tumors：comparison with somatostatin receptor scintigraphy and computed tomography. *J Clin Endocrinol Metab* 2005；90：3392 – 3400.

15. Abgral R, Leboulleux S, Deandreis D, et al. Performance of（18）fluorodeoxyglucose – positron emission tomography and somatostatin receptor scintigraphy for high Ki67（>∕=10%）well – differentiated endocrine carcinoma staging. *J Clin Endocrinol Metab* 2011；96：665 – 671.

16. Chamberlain RS, Canes D, Brown KT, et al. Hepatic neuroendocrine metastases：does intervention alter outcomes？*J Am Coll Surg* 2000；190：432 – 445.

17. Knox CD, Anderson CD, Lamps LW, Adkins RB, Pinson CW. Long – term survival after resection for primary hepatic carcinoid tumor. *Ann Surg Oncol* 2003；10：1171 – 1175.

18. Touzios JG, Kiely JM, Pitt SC, et al. Neuroendocrine hepatic metastases：does aggressive management improve survival？*Ann Surg* 2005；241：776 – 783；discussion 83 – 85.

19. Pavel M, Baudin E, Couvelard A, Krenning E, berg K, Steinmüller T, Anlauf M, Wiedenmann B, Salazar R；Barcelona Consensus Conference participants. ENETS Consensus Guidelines for the management of patients with liver and other distant metastases from neuroendocrine neoplasms of foregut, midgut, hindgut, and unknown primary. *Neuroendocrinology* 2012；95（2）：157 – 176.

20. Kvols LK, Moertel CG, O'Connell MJ, Schutt AJ, Rubin J, Hahn RG. Treatment of the malignant carcinoid syndrome. Evaluation of a long – acting somatostatin analogue. *N Engl J Med* 1986；315：663 – 666.

21. Rinke A, Muller HH, Schade – Brittinger C, et al. Placebo – controlled, double – blind, prospective, randomized study on the effect of octreotide LAR in the control of tumor growth in patients with metastatic neuroendocrine midgut tumors：a report from the PROMID Study Group. *J Clin Oncol* 2009；27：4656 – 4663.

22. Pavel ME, Hainsworth JD, Baudin E, Peeters M, Hörsch D, Winkler RE, Klimovsky J, Lebwohl D, Jehl V, Wolin EM, Oberg K, Van Cutsem E, Yao JC；RADIANT – 2 Study Group. Everolimus plus octreotide long – acting repeatable for the treatment of advanced neuroendocrine tumours associated with carcinoid syndrome（RADIANT – 2）：a randomised, placebo – controlled, phase 3 study. *Lancet* 2011；378：2005 – 2012.

23. Yao JC, Shah MH, Ito T, et al. Everolimus for advanced pancreatic neuroendocrine tumors. *N Engl J Med* 2011；364：514 – 523.

24. Raymond E, Dahan L, Raoul JL, et al. Sunitinib malate for the treatment of pancreatic neuroendocrine tumors. *N Engl J Med* 2011; 364: 501 – 513.

25. Fine RL, Gulati AP, Krantz BA, Moss RA, Schreibman S, Tsushima DA, Mowatt KB, Dinnen RD, Mao Y, Stevens PD, Schrope B, Allendorf J, Lee JA, Sherman WH, Chabot JA. Capecitabine and temozolomide ( CAPTEM ) for metastatic, well – differentiated neuroendocrine cancers: The Pancreas Center at Columbia University experience. *Cancer Chemother Pharmacol* 2013; 71 (3): 663 – 670.

26. Ezziddin S, Attassi M, Yong – Hing CJ, Ahmadzadehfar H, Willinek W, Grünwald F, Guhlke S, Biersack HJ, Sabet A. Predictors of long – term outcome in patients with well – differentiated gastroenteropancreatic neuroendocrine tumors after peptide receptor radionuclide therapy with 177Lu – octreotate. *J Nucl Med* 2014; 55 (2): 183 – 190.

27. van Vliet EI, Teunissen JJ, Kam BL, de Jong M, Krenning EP, Kwekkeboom DJ. Treatment of gastroenteropancreatic neuroendocrine tumors with peptide receptor radionuclide therapy. *Neuroendocrinology* 2013; 97 (1): 74 – 85.

28. Carrasquillo JA, Pandit – Taskar N, Chen CC. Radionuclide therapy of adrenal tumors. *J Surg Oncol* 2012; 106 (5): 632 – 642.

29. Gurusamy KS, Ramamoorthy R, Sharma D, Davidson BR. Liver resection versus other treatments for neuroendocrine tumours in patients with resectable liver metastases. *Cochrane Database Syst Rev* 2009; CD007060.

30. Chen H, Hardacre JM, Uzar A, Cameron JL, Choti MA. Isolated liver metastases from neuroendocrine tumors: does resection prolong survival? *J Am Coll Surg* 1998; 187: 88 – 92; discussion? 93.

31. Hellman P, Lundstrom T, Ohrvall U, et al. Effect of surgery on the outcome of midgut carcinoid disease with lymph node and liver metastases. *World J Surg* 2002; 26: 991 – 997.

32. Musunuru S, Chen H, Rajpal S, et al. Metastatic neuroendocrine hepatic tumors: resection improves survival. *Arch Surg* 2006; 141: 1000 – 1004; discussion 1005.

33. Capurso G, Bettini R, Rinzivillo M, Boninsegna L, Delle Fave G, Falconi M. Role of resection of the primary pancreatic neuroendocrine tumour only in patients with unresectable metastatic liver disease: a systematic review. *Neuroendocrinology* 2011; 93: 223 – 229.

34. Norton JA, Kivlen M, Li M, Schneider D, Chuter T, Jensen RT. Morbidity and mortality of aggressive resection in patients with advanced neuroendocrine tumors. *Arch Surg* 2003; 138: 859 – 866.

35. Osborne DA, Zervos EE, Strosberg J, et al. Improved outcome with cytoreduction versus embolization for symptomatic hepatic metastases of carcinoid and neuroendocrine tumors. *Ann Surg Oncol* 2006; 13: 572 – 581.

36. Pathak S, Dash I, Taylor MR, Poston GJ. The surgical management of neuroendocrine hepatic metastases. *Eur J Surg Oncol* 2013; 39: 224 – 228.

37. Le Treut YP, Grégoire E, Klempnauer J, Belghiti J, Jouve E, Lerut J, Castaing D, Soubrane O, Boillot O, Mantion G, Homayounfar K, Bustamante M, Azoulay D, Wolf P, Krawczyk M, Pascher A, Suc B, Chiche L, de Urbina JO, Mejzlik V, Pascual M, Lodge JP, Gruttadauria S, Paye F, Pruvot FR, Thorban S, Foss A, Adam R; For ELITA. Liver transplantation for neuroendocrine tumors in Europe – results and trends in patient selection: a 213 – case European liver transplant registry study. *Ann Surg* 2013; 257 (5): 807 – 815.

38. Gamblin TC, Christians K, Pappas SG. Radiofrequency ablation of neuroendocrine hepatic metastasis. *Surg Oncol Clin N Am* 2011; 20: 273 – 279, vii – viii.

39. Solbiati L, Ierace T, Tonolini M, Osti V, Cova L. Radiofrequency thermal ablation of hepatic metastases. *Eur J Ultrasound* 2001; 13: 149 – 158.

40. Wettstein M, Vogt C, Cohnen M, et al. Serotonin release during percutaneous radiofrequency ablation in a patient with symptomatic liver metastases of a neuroendocrine tumor. *Hepatogastroenterology*

2004；51：830 - 832.

41. Elias D, Di Pietroantonio D, Gachot B, Menegon P, Hakime A, De Baere T. Liver abscess after radiofrequency ablation of tumors in patients with a biliary tract procedure. *Gastroenterol Clin Biol* 2006；30：823 - 827.

42. Akyildiz HY, Mitchell J, Milas M, Siperstein AE, Berber E. Laparoscopic radiofrequency thermal ablation of neuroendocrine hepatic metastases: long - term follow - up. *Surgery* 2010；148：1288 - 1293.

43. Henn AR, Levine EA, McNulty W, Zagoria RJ. Percutaneous radiofrequency ablation of hepatic metastases for symptomatic relief of neuroendocrine syndromes. *AJR Am J Roentgenol* 2003；181：1005 - 1010.

44. Karabulut K, Akyildiz HY, Lance C, et al. Multimodality treatment of neuroendocrine liver metastases. *Surgery* 2011；150：316 - 325.

45. Livraghi T, Vettori C, Lazzaroni S. Liver metastases: results of percutaneous ethanol injection in 14 patients. *Radiology* 1991；179：709 - 712.

46. Sofocleous CT, Petre EN, Gonen M, Reidy - Lagunes D, Ip IK, Alago W, Covey AM, Erinjeri JP, Brody LA, Maybody M, Thornton RH, Solomon SB, Gertrajdman GI, Brown KT. Factors affecting periprocedural morbidity and mortality and long - term patients survival after embolization of hepatic neuroendocrine metastases. *J Vasc Interv Radiol* 2014；25：22 - 30.

47. Roche A, Girish BV, de Baere T, et al. Trans - catheter arterial chemoembolization as first - line treatment for hepatic metastases from endocrine tumors. *Eur Radiol* 2003；13：136 - 140.

48. Engstrom PF, Lavin PT, Moertel CG, Folsch E, Douglass HO, Jr. Streptozocin plus fluorouracil versus doxorubicin therapy for metastatic carcinoid tumor. *J Clin Oncol* 1984；2：1255 - 1259.

49. Schell SR, Camp ER, Caridi JG, Hawkins IF, Jr. Hepatic artery embolization for control of symptoms, octreotide requirements, and tumor progression in metastatic carcinoid tumors. *J Gastrointest Surg* 2002；6：664 - 670.

50. Pueyo I, Jimenez JR, Hernandez J, et al. Carcinoid syndrome treated by hepatic embolization. *AJR Am J Roentgenol* 1978；131：511 - 513.

51. Lunderquist A, Ericsson M, Nobin A, Sanden G. Gelfoam powder embolization of the hepatic artery in liver metastases of carcinoid tumors. *Radiologe* 1982；22：65 - 70.

52. Ajani JA, Carrasco CH, Charnsangavej C, Samaan NA, Levin B, Wallace S. Islet cell tumors metastatic to the liver: effective palliation by sequential hepatic artery embolization. *Ann Intern Med* 1988；108：340 - 344.

53. Madoff DC, Gupta S, Ahrar K, Murthy R, Yao JC. Update on the management of neuroendocrine hepatic metastases. *J Vasc Interv Radiol* 2006；17：1235 - 1249; quiz 1250.

54. Dominguez S, Denys A, Madeira I, et al. Hepatic arterial chemoembolization with streptozotocin in patients with metastatic digestive endocrine tumours. *Eur J Gastroenterol Hepatol* 2000；12：151 - 157.

55. de Baere T, Dufaux J, Roche A, et al. Circulatory alterations induced by intra - arterial injection of iodized oil and emulsions of iodized oil and doxorubicin: experimental study. *Radiology* 1995；194：165 - 170.

56. de Baere T, Denys A, Briquet R, Chevallier P, Dufaux J, Roche A. Modification of arterial and portal hemodynamics after injection of iodized oils and different emulsions of iodized oils in the hepatic artery: an experimental study. *J Vasc Interv Radiol* 1998；9：305 - 310.

57. Gaur SK, Friese JL, Sadow CA, et al. Hepatic arterial chemoembolization using drug - eluting beads in gastrointestinal neuroendocrine tumor metastatic to the liver. *Cardiovasc Intervent Radiol* 2011；34：566 - 572.

58. Carter S, Martin II RC. Drug - eluting bead therapy in primary and metastatic disease of the liver. *HPB (Oxford)* 2009；11：541 - 550.

59. Vogl TJ, Lammer J, Lencioni R, Malagari K, Watkinson A, Pilleul F, Denys A, Lee C. Liver, gastrointestinal, and cardiac toxicity in intermediate hepatocellular carcinoma treated with PRECISION TACE with drug - eluting beads: results

from the PRECISION V randomized trial. *AJR Am J Roentgenol* 2011；197：W562 – W570.

60. Guiu B, Deschamps F, Aho S, Munck F, Dromain C, Boige V, et al. Liver/biliary injuries following chemoembolisation of endocrine tumours and hepatocellular carcinoma：Lipiodol vs. drug – eluting beads. *J Hepatol* 2011；56：609 – 617.

61. Bhagat N, Reyes D, Lin M, Kamel I, Pawlik TM, Frangakis C, Geschwind JF. Phase II study of chemoembolization with drug – eluting beads in patients with hepatic neuroendocrine metastases：high incidence of biliary injury. *Cardiovasc Intervent Radiol* 2013；36：449 – 459.

62. Kim W, Clark, TWI, Baum RA, Soulen MC. Risk factors for liver abscess formation following hepatic chemoembolization. *JVIR* 2001；12：965 – 968.

63. Patel S, Tuite CM, Mondschein JI, Soulen MC. Effectiveness of an aggressive antibiotic regimen for chemoembolization in patients with previous biliary intervention. *J Vasc Interv Radiol* 2006；17：1931 – 1934.

64. Khan W, Sullivan KL, McCann JW, Gonsalves CF, Sato T, Eschelman DJ, Brown DB. Moxifloxacin prophylaxis for chemoembolization or embolization in patients with previous biliary interventions：a pilot study. *AJR Am J Roentgenol* 2011；197：W343 – W345.

65. Roche A, Girish BV, de Baere T, et al. Prognostic factors for chemoembolization in liver metastasis from endocrine tumors. *Hepatogastroenterology* 2004；51：1751 – 1756.

66. Gupta S. Intra – arterial liver – directed therapies for neuroendocrine hepatic metastases. *Semin Intervent Radiol* 2013；30：28 – 38.

67. Eriksson BK, Larsson EG, Skogseid BM, Lofberg AM, Lorelius LE, Oberg KE. Liver embolizations of patients with malignant neuroendocrine gastrointestinal tumors. *Cancer* 1998；83：2293 – 2301.

68. Stokes KR, Stuart K, Clouse ME. Hepatic arterial chemoembolization for metastatic endocrine tumors. *J Vasc Interv Radiol* 1993；4：341 – 345.

69. Ruutiainen AT, Soulen MC, Tuite CM, et al. Chemoembolization and bland embolization of neuroendocrine tumor metastases to the liver. *J Vasc Interv Radiol* 2007；18：847 – 855.

70. Kennedy A, Nag S, Salem R, et al. Recommendations for radioembolization of hepatic malignancies using yttrium – 90 microsphere brachytherapy：a consensus panel report from the radioembolization brachytherapy oncology consortium. *Int J Radiat Oncol Biol Phys* 2007；68：13 – 23.

71. Rhee TK, Lewandowski RJ, Liu DM, et al. 90Y Radioembolization for metastatic neuroendocrine liver tumors：preliminary results from a multi – institutional experience. *Ann Surg* 2008；247：1029 – 1035.

72. Kennedy AS, Dezarn WA, McNeillie P, et al. Radioembolization for unresectable neuroendocrine hepatic metastases using resin 90Y – microspheres：early results in 148 patients. *Am J Clin Oncol* 2008；31：271 – 279.

73. Whitney R, Valek V, Fages JF, et al. Transarterial chemoembolization and selective internal radiation for the treatment of patients with metastatic neuroendocrine tumors：a comparison of efficacy and cost. *Oncologist* 2011；16：594 – 601.

74. Liu DM, Kennedy A, Turner D, et al. Minimally invasive techniques in management of hepatic neuroendocrine metastatic disease. *Am J Clin Oncol* 2009；32：200 – 215.

75. Kennedy A, Coldwell D, Sangro B, Wasan H, Salem R. Integrating radioembolization into the treatment paradigm for metastatic neuroendocrine tumors in the liver. *Am J Clin Oncol* 2012；35 (4)：393 – 398.

76. Memon K, Lewandowski RJ, Mulcahy MF, Riaz A, Ryu R, Sato KT, Gupta R, Nikolaidis P, Miller FH, Yaghmai V, Gates VL, Atassi B, Newman S, Omary RA, Benson AB 3rd, Salem R. Radioembolization for neuroendocrine liver metastases：safety, imaging, and long – term outcomes. *Int J Radiat Oncol Biol Phys* 2012；83：887 – 894.

77. Loewe C, Schindl M, Cejna M, Niederle B, Lammer J, Thurnher S. Permanent transarterial embolization of neuroendocrine metastases of the liver using cyanoacrylate and Lipiodol：assessment of

mid – and long – term results. *AJR Am J Roentgenol* 2003；180：1379 – 1384.

78. Swärd C, Johanson V, Nieveen van Dijkum E, Jansson S, Nilsson O, Wängberg B, Ahlman H, Kölby L. Prolonged survival after hepatic artery embolization in patients with midgut carcinoid syndrome. *Br J Surg* 2009；96：517 – 521.

79. Pitt SC, Knuth J, Keily JM, McDermott JC, Weber SM, Chen H, Rilling WS, Quebbeman EJ, Agarwal DM, Pitt HA. Hepatic neuroendocrine metastases：chemo – or bland embolization? *J Gastrointest Surg* 2008；12：1951 – 1960.

80. Gupta S, Johnson MM, Murthy R, Ahrar K, Wallace MJ, Madoff DC, McRae SE, Hicks ME, Rao S, Vauthey JN, Ajani JA, Yao JC. Hepatic arterial embolization and chemoembolization for the treatment of patients with metastatic neuroendocrine tumors：variables affecting response rates and survival. *Cancer* 2005；104：1590 – 1602.

81. Varker KA, Martin EW, Klemanski D, Palmer B, Shah MH, Bloomston M. Repeat transarterial chemoembolization（TACE）for progressive hepatic carcinoid metastases provides results similar to first TACE. *J Gastrointest Surg* 2007；11（12）：1680 – 1685.

82. Hur S, Chung JW, Kim H – C, Oh D – Y, Lee S – H, Bang Y – J, Kim WH. Survival outcomes and prognostic factors of transcatheter arterial chemoembolization for hepatic neuroendocrine metastases. *J Vasc Intervent Radiol* 2013；24：947 – 956.

83. King J, Quinn R, Glenn DM, Janssen J, Tong D, Liaw W, Morris DL. Radioembolization with selective internal radiation microspheres for neuroendocrine liver metastases. *Cancer* 2008；113：921 – 929.

84. Paprottka PM, Hoffmann RT, Haug A, Sommer WH, Raessler F, Trumm CG, Schmidt GP, Ashoori N, Reiser MF, Jakobs TF. Radioembolization of symptomatic, unresectable neuroendocrine hepatic metastases using yttrium – 90 microspheres. *Cardiovasc Intervent Radiol* 2012；35：334 – 342.

# 术前门静脉栓塞

David Li and David C. Madoff

随着围术期医疗的进展，大面积肝脏切除手术越来越多用于原发性和转移性肝脏肿瘤的治疗中。虽然目前致死性肝衰竭和严重的手术并发症在切除术后少见，但与胆汁淤积、体液潴留和合成功能受损相关的并发症仍然会造成患者康复时间延长和住院时间延长[1,2]。尽管围术期发生肝衰竭的风险是多因素性的，而与这种并发症最相关的因素是手术后残存的正常肝脏体积。现认为那些肝功能正常但超过80%的功能性肝脏肿块将被切除，或那些存在慢性肝病且超过60%功能性肝脏肿块被切除的患者存在高风险[2-5]。

一种应用在肝恶性肿瘤肝切除术后改善残存肝脏的安全性策略是术前门静脉栓塞（PVE）[5-15]。PVE将门静脉血流重新定向到未来预期保留的肝脏组织中（FLR），目的是引起未栓塞性节段的增大，而且证据表明PVE可在术前改善FLR的功能储备。在适当选择的患者中，PVE可降低围术期并发症的发生率，并允许以前根据预期肝脏残留而被认为不适合切除的患者有机会进行安全的、潜在根治性的肝切除术[5-15]。对于该患者亚群，目前PVE已成为许多综合性肝胆中心进行大面积肝切除术前的标准治疗。

PVE的临床应用是基于Rous和Larimore于1920年首次报道的实验性观察[16]，他们研究了家兔节段性门静脉阻塞的后果，发现肝门静脉结扎的肝段进行性萎缩而门静脉通畅的肝段逐渐肥大。后来的学者报道的临床研究显示继发于肿瘤侵入或结扎的门静脉或胆管阻塞会导致同侧肝萎缩（即待切除肝脏）和对侧肝脏肥大（即切除后原位保留的肝脏）[17-19]。20世纪80年代中期，Kinoshita等[20]使用PVE来限制源于肝细胞癌（HCC）的节段性门静脉癌栓的扩张，而肝动脉栓塞（TAE）对此无效。1990年，Makuuchi等[9]首次报道了在14例肝门部胆管癌患者中肝切除术前单纯应用PVE诱导左肝肥大。

自这些开创性文献发表以来，许多研究者已描述术前PVE在HCC、胆管癌和肝转移患者的多学科管理中的作用。鉴于此，针对肝再生机制、PVE适应证、PVE前后FLR测量方法、PVE技术方面及潜在手术策略正在持续进行大量的研究工作。本章回顾了目前肝切除术前PVE的适应证和技术问题，重点在于提供对策以改善临床结局。

## 肝再生机制

肝脏在受伤或切除后的再生能力一直令科学家、医生和普通大众感到不可思议。最早提及肝脏再生能力的是古希腊神话中的赫西奥德的Theogony（公元前750—700年）[21]。然而，直到1890年，人类对肝脏的再生能力才有了相关的科学记录[22]。

尽管肝脏有相当大的代谢负荷，但在肝细胞复制方面，肝脏实质上是一个静止器官，在任何时候都只有0.0012% ~ 0.01%的肝细胞发生有丝分裂[21,23,24]。然而，健康肝脏中的这种低的细胞更新率可因毒性损伤或手术切除的刺激而出现大量肝细胞增殖，从而导致肝脏在损失达 2/3 后能够在 2 周内恢复功能性肝脏质量。这种再生反应通常由残留肝脏的腺泡体系结构内存活的肝细胞的增殖介导。切除后，这种反应导致残余肝脏肥大，而不是恢复所切除的肝叶，这种现象的正确术语称为代偿性增生，而不是真正的再生[24]。肥大实际上是指细胞尺寸增大并且可能是错误增大，因此更准确地说，肝切除或栓塞后体积恢复的主要机制应称为增生或细胞数量增加[25-27]。然而，研究还表明，肥大和增生都有助于功能性肝脏体积的恢复[28-30]。本章通篇使用的术语是 PVE 或切除术后肥大，因为这是所有发表文献中使用的术语。

关于肝再生过程中分子和细胞事件的大部分信息来自动物模型部分肝切除术研究[21]。简而言之，肝细胞中发生的转变是由生长因子刺激引起的。肝细胞生长因子是肝细胞复制最有效的促分裂原，且与其他促有丝分裂生长因子（即转化生长因子 - α 和表皮生长因子）联合，诱导产生细胞因子，包括肿瘤坏死因子 - α 和白细胞介素 - 6，并激活立即应答基因，使肝细胞有条件进入细胞周期进程和再生。胰岛素与肝细胞生长因子间有协同作用，导致糖尿病患者的再生率降低[31,32]。肝外因子主要通过门静脉而非肝动脉从肠道转运[6,22,33,34]。

## 肝再生率

肝脏的再生取决于损伤刺激和肝实质情况（图 20.1）。肝细胞增殖与肝脏损害的严重程度成正比；轻微损伤（即 <10% 实质受累）仅诱发局部有丝分裂反应，而严重损伤（即 > 50% 实质受累）可诱发整个肝脏的多次有丝分裂波[21]。肝再生率取决于受伤的时间，PVE 后再生率最高值出现在前 2 周内[35]。

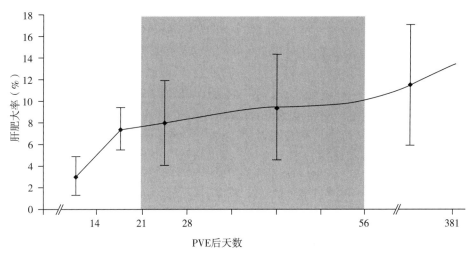

图 20.1　门静脉栓塞术（PVE）后标准化未来肝残留体积（sFLR）随时间推移的肥厚程度与 FLR 生长动力学，绘制图为 PVE 后的肥大程度中位数（以及四分位间距）。PVE 后第 22~56 天的阴影区代表了"平台期"，在此期间的测量点间的肥厚程度没有显著变化。[经许可转载自 Riber D, Abdalla EK, Madoff DC, Donadon M, Loyer EM, Vauthey JN. Portal vein embolization before major hepatectomy and its effects on regeneration, resectability and outcome. *Br J Surg* 2007；94（1 1）：1386 – 1394.][35]

与细胞介导的凋亡相比，肝细胞移除或坏死对肝再生的刺激性更强[25,36]。细胞凋亡是 PVE 内细胞死亡的主要机制，因此 PVE 后的再生发生率比肝切除慢[35]。已知肝硬化后肝再生速率和能力均下降[37]。肝细胞微环境不良伴随肝纤维化降低门脉血流供应，以及病变肝细胞对肝营养因子的反应迟钝，均会造成肝硬化后再生能力降低[38]。

脂肪变性似乎也会损害动物模型的肝脏的再生能力，但 PVE 后仍会发生再生[39]。目前，临床上显著的脂肪变性的严重程度尚不清楚。在实验室动物中，暴露于高脂饮食会削弱部分肝切除后的肝再生，并且也与肝细胞凋亡增加有关。因此，高脂饮食不仅可能损害肝再生，还可能增加肝损伤的风险（脂肪性肝炎）[40]。

## 术前 PVE 的病理生理学

Makuuchi 等[9]发表了术前使用 PVE 在右肝切除术前诱导左肝肥大的初步经验。在这种情况下使用 PVE 的基本原理是其会尽可能减少切除时门静脉压力的突然升高（这种突然的压力升高可能导致 FLR 肝细胞损伤），并会将门静脉压力诱导的肝细胞损伤与手术时肝脏物理操作过程对于 FLR 的直接创伤区别开来，通过增加切除前的肝质量来提高对于大面积肝切除的总体耐受性，从而降低肝切除后代谢改变的风险。

PVE 后，肝功能检测结果的改变通常较小而且是暂时的。当转氨酶水平升高时，无论使用何种栓塞剂，它们通常在 PVE 后 1~3 天达到基线水平 3 倍以下的峰值，并在 10 天内返回基线[9,11,32,41-44]。轻微 PVE 术后可见白细胞计数和血清总胆红素浓度的轻度改变，但凝血酶原时间几乎不受影响。

与动脉栓塞不同，PVE 与栓塞后综合征无关；恶心和呕吐罕见，且很少出现发热和疼痛[6]。这是因为 PVE 不会改变肝脏解剖，除了紧邻栓塞静脉周围极轻的炎症外，很少（如果有的话）出现肝实质或肿瘤坏死[9,45]。动物研究表明，门静脉闭塞后肝细胞在发生凋亡而不是坏死[46,47]，这解释了 PVE 后相对缺乏全身症状。

通过多普勒超声测量的非栓塞肝段的门静脉血流量显著增加，然后在 11 天后下降至接近基线值。由此产生的肥厚率与门静脉流量相关[6,48,49]。

## PVE 后 FLR 体积测量和功能预测

PVE 适用于 FLR 不足以支持肝功能的情况下，特别是在围术期，这会给肝脏再生留出时间。准确计算 FLR 对于筛选具有 PVE 指征的潜在肝切除术候选者至关重要。肝脏体积与患者体型直接相关，因此，根据患者体型将预期肝脏体积标准化可以更准确地评估 FLR[3,50]。根据这一原则，Vauthey 等提出并临床验证了一种标准化的 FLR（sFLR），将其表示为 FLR 与估计的肝功能总体积（TELV）的比率，即 sFLR = FLR/TELV[3]。

CT 体积可作为 FLR 测量的标准，因为它在估计正常肝实质体积时可精确到 ±5%[3,51]。目前有几种方法可测量 TELV，包括基于 CT 体积测量法、体表面积（BSA）或体重的方法（图 20.2）。Vauthey 等通过分析 292 例西方成年人的肝脏大小和 BSA，推导出以下用于估计 TELV 的公式：TELV = −794.41 + 1267.28 × （BSA），通过荟萃分析与类似公式对比，该公式偏倚最小而且最准确[14,52]。

其他根据 CT 体积测量来确定总肝体积（TLV）公式既繁琐又缺乏精确性，因为必须测量肿瘤体积，并将其从使用该方法测得的总肝体积中排除。Ribero 等通过找出 CT 体积测量低估肝功能不全风险的一部分患者，证实了 CT 体积测量法在计算 sFLR 上不如 BSA 准确[53]。Chun 等发现体重法的测量能力与 BSA[54]相同；然而，最近一项研究比较了直接体积测量法测得的肝体积与根据 BSA 估计的肝体积，结果发现 TELV 方法占优（$P < 0.005$）[55]。

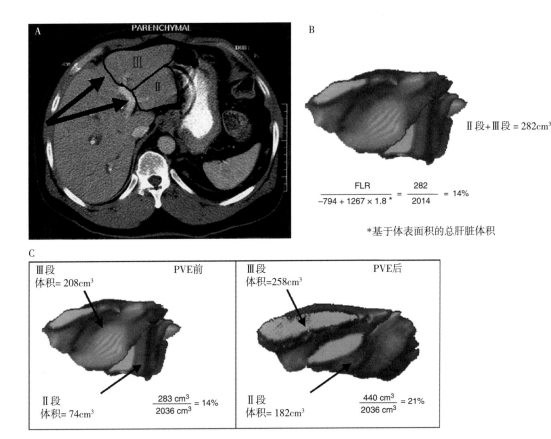

图 20.2　通过 CT 图像的三维重建测定的门静脉栓塞术后（PVE）未来肝残余体积（FLR）肥大。（A）通过描绘肝段轮廓，然后根据每层表面测量值计算体积来确定三维体积测量值。（B）用于计算总肝脏体积的公式是基于患者的体表面积。（C）栓塞前，肝段 2 和 3 的体积是 283cm³，或总肝脏体积（2036cm³）的 14%。栓塞后，肝段 2 和 3 的体积是 440cm³，或总肝脏体积的 21%（增加了 7 个百分点）。[B 图经许可后摘自 Vauthey JN, Abdalla EK, Doherty DA, et al. Body surface area and body weight predict total liver volume in Western adults. *Liver Transplantation* 2002；8（3）：233-240[14]；C 图经许可摘自 Vauthey JN, Chaoui A, Do KA, et al. Standardized measurement of the future liver remnant prior to extended liver resection：methodology and clinical associations. Surgery 2000；127（5）：512-519. [3]]

　　除 FLR 外，最近的研究发现了更多术后肝功能的替代预测因子。吲哚菁绿是一种可与血浆蛋白结合的染料，它通过载体介导的机制几乎完全由肝脏从体内排除[56]。因此，15 分钟时吲哚菁绿保留量（$ICGR_{15}$）可作为肝功能的替代定量测量方法，并已在临床系列研究中得到验证，可帮助预测术后结局。1993 年，$ICGR_{15}$ 作为一项关键参数纳入到 Makuuchi 等提出的安全肝切除的开创性标准中[57]。在 Mihara 等的一项回顾性

分析中，将吲哚菁绿血浆清除率（KICG）与预期 FRL 体积（FRLV）结合应用：（KICG × FRLV）/TLV，产生一个新预测指标来预测预期肝功能，在包括 172 例患者的系列研究中，发现该指标与预期术后肝功能不全有良好的相关性[58]。

　　通过分析一系列 107 例接受右侧 PVE 及随后右半肝切除或扩大右侧肝切除术的患者，Shindoh 等通过与 sFLR 对比提出了动态生长率（定义为初始体积评估时肥厚

程度除以 PVE 后经历的周数），将其作为肝切除术后并发症的预测指标[59]。与 sFLR 或使用受试者手术特征分析的肥大程度测量值相比，动态生长率被认为是预测术后肝功能不全和死亡率的最精确的预测指标。在三项指标中，动态生长率截止值 <2.0%/周表现出最高准确性（81%），预测术后肝功能不全的灵敏度为 100%，特异性为 71%（图 20.3）。

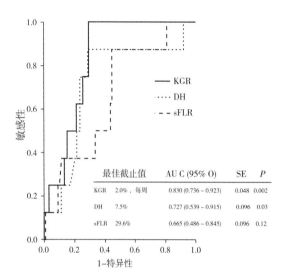

图 20.3　术后肝功能不全预测中测量体积参数的受试者作用特征曲线。针对动态生长率（KGR）计算的曲线下面积（AUC）、肥大程度（DH）和标准化未来肝残留量（sFLR）。P 值代表渐近显著性（零假设，AUC = 0.500）。CI = 置信区间。[经许可后摘自 Shindoh J，Truty MJ，Aloia TA，et al. Kinetic growth rate after portal vein embolization predicts posthepatectomy outcomes：toward zero liver – related mortality in patients with colorectal liver metastases and small future liver remnant. *J Am Coll Surg* 2013；216（2）：201–209.[59]]

## PVE 的技术问题

### 标准入路

　　PVE 的目的是让门静脉血流流向行肝叶切除术（如 FLR）后保留的肝段。为了确保肝脏充分肥大，门脉分支的栓塞必须尽可能地完全，以便尽量减少闭塞门静脉系统的再通。必须堵塞需要切除的整个门脉系统，以免出现会限制再生的肝内门脉侧支发展[60]。

　　PVE 可通过三种标准入路中的任何一种来实施：经肝对侧（即通过 FLR 进入门静脉）、经肝同侧（即经待切除肝脏的门静脉进入）和术中经回结肠静脉入路。这些方法可基于手术者的偏好、计划的肝切除类型、栓塞程度［如右侧 PVE（RPVE）有或没有延伸至 4 段］和使用的栓塞剂类型来选择。

　　在 Kinoshita 等开发的经肝胆管对侧入路中[20]，左门脉系统（通常为肝段 3）的一个分支作为通路，而导管被推入到右门静脉系统用于栓塞[42]（图 20.4）。这种入路的主要优点是，所需右侧门静脉分支的插管是直接通过左侧系统而不是经过右侧，使得手术在技术上更加容易。然而，这种技术的缺点是有 FLR 实质和左门静脉受伤的风险。

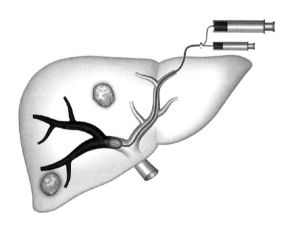

图 20.4　对侧入路的示意图。闭塞气囊导管从左叶放置到右门脉分支中，并沿顺行方向递送栓塞剂。

　　在 20 世纪 90 年代中期由 Nagino 等[61]首先描述的经肝同侧入路（图 20.5）在改良后为临床实践广泛接受[62,63]。对于这种

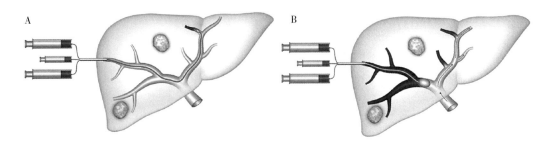

图 20.5　右侧门静脉栓塞和段 4 的同侧入路示意图，如 Nagino 等所述[12]。球囊导管的不同部分用于节段 4 静脉的顺行栓塞（A）和逆行递送栓塞剂到右侧门脉系统（B）。[图 A 经许可后摘自 Vauthey JN，Abdalla EK，Doherty DA，et al. Body surface area and body weight predict total liver volume in Western adults. *Liver Transplantation* 2002；8（3）：233 –240[14]；图 B 经许可后摘自 Vauthey JN，Chaoui A，Do KA，et al. Standardized measurement of the future liver remnant prior to extended liver resection：methodology and clinical associations. *Surgery* 2000；127（5）：512 –519.[3]]

入路，需要建立起待切除的肝内周围门静脉分支通路，通过该通路注入栓塞剂。由于 Nagino 的同侧方法需要使用专门的导管，所以对同侧栓塞技术进行了改进，采用标准血管造影导管来输送栓塞颗粒和弹簧圈（图 20.6）[62-64]。当计划进行右肝切除术时，进行 RPVE（图 20.7）；当计划扩大右肝切除时，RPVE 延伸至 4 段（RPVE +4）（图 20.8）。将 5F 或 6F 套管置于右侧门静脉分支的远端，进行同侧 RPVE ±4。当需要 RPVE +4 时，首先对肝段 4 进行栓塞，这样便不会通过先前栓塞肝段来操纵导管。通过弯曲导管，将一个微导管同轴推入到肝段 4 内的门静脉分支，从而可以输送微粒栓塞剂和弹簧圈。完成肝段 4 栓塞后，RPVE 常需要一个反向弯曲导管。在完全闭塞右侧门静脉后，通过弹簧圈和/或明胶海绵对通路进行栓塞，以降低穿刺部位肝周出血的风险。

同侧入路的一个优点是未对对侧计划保留的肝组织造成损伤。然而，右侧门静脉分支之间的角度过大可导致右侧门静脉分支超选择困难，因此需要使用反向弯曲导管。这种方法的另一个潜在的缺点是，一些栓塞材料可能在导管移除时移位。

Kodama 等比较了 47 例接受 PVE 治疗患者的对侧（$n=11$）和同侧进路（$n=36$）之间的并发症发生率[65]。对侧入路 PVE 并发症发生率为 18.1%，而同侧发生率为 13.9%。尽管无统计学差异，但作者建议采用同侧方法，因为在对侧进入期间可造成 FLR 损伤。Di Stefano 等报道了 188 例接受对侧入路 PVE 治疗的患者，发现不良事件发生率为 12.8%，并且只有一种主要并发症（完全性门静脉血栓形成）与排除手术因素的对侧入路方式直接相关[66]。Ribero 等报道了 112 例接受同侧入路 PVE 术后，患者不良事件发生率为 8.9%[35]。考虑到 Di Stefano 等在其并发症中包括临床隐匿性 CT 检查结果，两项研究的比率相当。

在开腹手术过程中，通过直接插管回结肠静脉和将球囊导管推进门静脉进行栓塞[9]。这种方法仅在经皮介入术无法使用时，或在同一手术探查过程中需要额外的治疗时才会考虑使用[67-69]。这种方法的缺点是需要全身麻醉和剖腹手术，存在其固有的风险，并且手术室中常（但不总是）用的成像设备与介入室的 DSA 系统相比效果较差。随着经验、成像设备、导管系统和栓塞剂的改进，微创介入的方法应用得越来越广泛，因此实践中经回结肠静脉方法已不再受青睐。

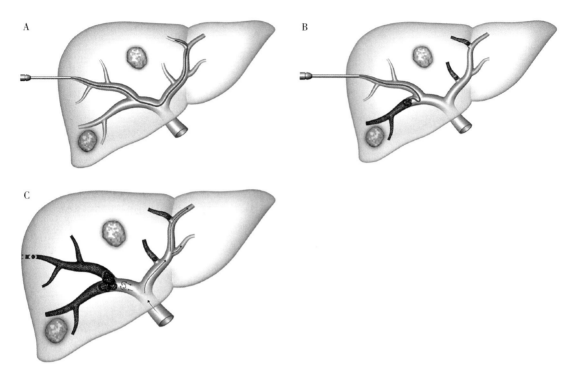

图20.6 示意图显示了改良右侧门静脉栓塞（RPVE）的同侧入路扩展至肝段4。（A）将6F血管鞘置入右侧门静脉分支。将弯式5F导管放置在左门静脉系统中，同时将微导管放置到节段4分支中。进行颗粒栓塞，然后放置弹簧圈，直到所有分支都被堵塞。（B）段4栓塞完全闭塞后，RPVE使用5F反向弯曲导管。（C）PVE完成后，通路用弹簧圈和/或明胶海绵栓塞以防止包膜下出血。

## 其他方法

2003年，一项研究报道了15例患者使用经颈静脉途径的PVE[69]。这项技术的尝试是因为前10年经颈静脉肝内门体分流术获得了大量的经验。在超声引导下，进入右侧颈内静脉，然后用X线透视从右、中或左肝静脉穿刺右侧或左侧门静脉分支。将导管置于门脉分叉处附近，用正丁基-2-氰基丙烯酸酯（NBCA）和碘化油的混合物进行右门脉分支栓塞。由于FLR得到了充分的增大，在12/15例没有PVE相关并发症的患者中均成功进行右肝切除术。对于肝硬化患者的RPVE，这可能是一种有前景的方法；然而，尚未有将此技术扩展到肝段4并证实其可行性的相关研究的报道。

## PVE联合经动脉治疗

也有使用其他PVE方法的相关报道。将PVE和TAE结合用于完全门静脉和肝动脉闭塞的方法已经在胆道癌和结直肠癌肝转移患者中有相关描述，这些患者在仅行PVE后没有足够大的肝脏组织[70,71]。TAE是补充性治疗措施，TAE后导致的炎症和坏死成分累加上PVE后细胞凋亡介导的细胞死亡，从而刺激肝脏肥大。事实上，单独动脉栓塞已表现出诱导FLR肥大的作用，尽管与PVE相比其程度较轻[72]。

Nagino等首先描述了使用TAE改善2例胆管癌患者的FLR体积，这些患者在PVE后表现出肥大不足[71]。在这2例患者中，潜在肝病患者在PVE后58天（患者1）

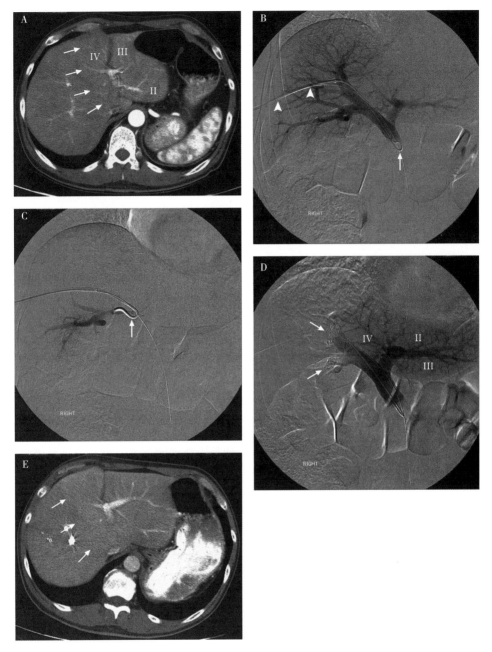

图 20.7　一例 59 岁男性结直肠癌肝转移患者，处于奥沙利铂为基础的化疗后状态，在右肝切除术之前使用微粒和弹簧圈经肝门部同侧进行右肝门静脉栓塞（RPVE）。（A）肝脏造影增强 CT 显示小的左肝［未来残留肝体积（FLR）／总估计肝体积（TELV）为 18%（箭头所示）］。（B）正位平扫图显示右侧门静脉分支处的 6F 血管鞘（箭头）和门静脉主干处的 5F 冲洗导管（箭头）。（C）在使用颗粒和弹簧圈之前，用 5F 反向弯曲导管（箭头）进行选择性右侧门静脉造影。（D）术后门静脉造影显示门静脉分支到段 5～8（白色箭头指向近端前部和后部扇区右侧门静脉分支内的弹簧圈）的闭塞，供给左侧叶的静脉持续开放（段 2，3 和 4）。（E）在 RPVE 后 1 个月进行的肝脏造影增强 CT 扫描显示左肝肥大［FLR／TELV 为 32%（箭头）］。患者进行了成功的右肝切除术。

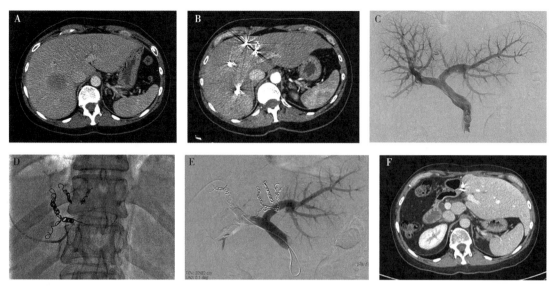

图20.8 使用tris－acryl颗粒和弹簧圈将经肝同侧右侧门静脉栓塞（PVE）延伸至节段4，治疗1例累及肝段4、5和7的48岁胆管癌女性患者。（A）造影剂强化的肝脏CT图像，病变以肝段7为中心，PVE前出现左侧肝脏外观正常。（B）PVE后获得的CT图像显示未来肝残留（FLR）肥大（标准化FLR增长27%～35%，动力学增长率4%）。（C）经同侧入路，通过主要门静脉内5F冲洗导管获得的前后位冲洗门静脉造影图显示常规门静脉解剖畅通。（D）术中PVE透视图显示弹簧圈通过微导管放置在肝段4分支中。（E）最终门静脉造影图显示肝段4～8内门静脉分支闭塞，而供应左侧肝的静脉保持畅通（箭头所示）。（F）单纯扩大右肝切除后获得的CT图像显示残余肝脏肥大。

和14天（患者2）均出现FLR肥大不足。TAE术后2周（患者1），FLR体积从470ml增加到685ml（46%），而TAE术后3周（患者2），FLR体积从649ml增加到789ml（22%），两例患者都成功接受了根治性切除术。在这项研究中，由于门静脉系统和动脉系统被破坏，为了避免肝脏梗死风险，仅有一半的靶肝段接受了治疗。同样，Gruttadauria等报道了2例结直肠癌转移患者PVE后肝脏肥大不足，表明TAE术后肥大得到改善，可以成功接受肝切除术[70]。

TAE也可以作为PVE之前的分期手术，手术间隔为2～3周，用来帮助预防肝梗死[73,74]。Aoki等报道了17例HCC患者接受经导管动脉化疗栓塞（TACE），然后在2周内接受PVE治疗的序贯疗法[73]。17例患者中有16例能够进行分期肝切除术，无术后肝功能不全。对切下的肝脏的分析显示出

现了广泛肿瘤坏死，而对非癌肝脏没有实质性损伤，作者鼓励将此治疗策略用于较大的HCC和慢性肝损伤患者。在该患者群体中，在PVE之前进行TACE的基本原理包括预防PVE后的肿瘤进展，减少可能限制随后PVE疗效的动脉分流术，以及强化对于慢性病肝脏的再生刺激。

Ogata等对右肝切除术前的36例HCC和慢性肝病患者中进行了序贯TACE和PVE治疗，与单独PVE治疗[74]进行比较（图20.9）。化疗栓塞（TACE）和PVE联合组（$n = 18$）比仅接受PVE组（$n = 18$）平均FLR体积增加百分比高（12% vs 8%；$P = 0.022$）。接受TACE和PVE治疗组患者完全肿瘤坏死发生率（83% vs 6%；$P < 0.001$）和5年无病生存率（37% vs 19%；$P = 0.041$）均优于单纯PVE治疗组。

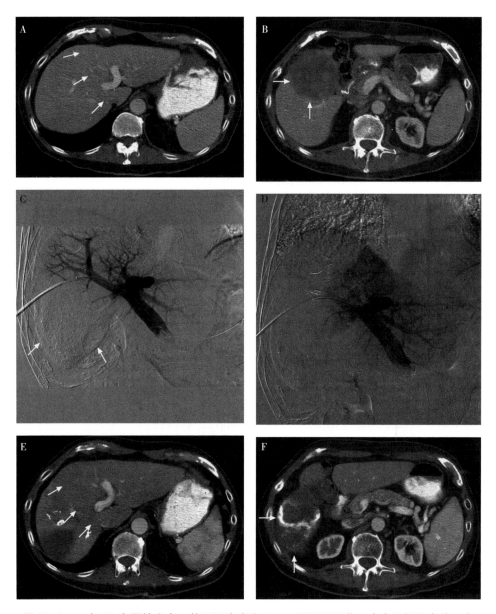

图 20.9　一名 74 岁男性患者，其肝细胞癌为 8cm，丙肝肝硬化，在右肝切除术前 1 个月后行右肝动脉栓塞术（RPVE），接受经导管动脉化疗栓塞术（TACE）。（A）来自 PVE 的对比增强 CT 扫描的单个图像显示小的左肝（箭头）［未来残肝（FLR）／总估计肝体积（TELV）为 27%］。（B）（A）的单个尾部显示单独的 8cm 肿瘤（箭头）。（C）栓塞前的门静脉造影图（TACE 后）显示右叶内持续摄取碘油（箭头）。（D）栓塞后门静脉造影显示右门静脉所有分支完全闭塞。左门静脉仍然开放。（E）来自 PVE 的对比增强 CT 扫描的单个图像显示左肝肥大（箭头）。FLR／TELV 增至 47%。（F）来自 PVE 后增强 CT 扫描的单个图像更接近（E）显示右叶大量萎缩伴肿瘤坏死（箭头）。患者接受了简单的右肝切除术。在切除的标本中没有发现可见的肿瘤细胞。

## 栓塞程度

在行右侧肝切除术之前，一些研究者认为将右侧栓塞范围延伸至肝段4（RPVE+4）是改善肝段2和3肥大的一种手段[71]。此外，在扩大右侧肝切除术的情况下，仅RPVE会造成肝段4的不良肥大，增加术中切除的难度[12]。从肿瘤学的观点来看，栓塞肝段4的第二个潜在益处是系统性栓塞整个荷瘤肝脏可以降低由门静脉血流量和肝营养因子增加引起的肿瘤生长。缺点是超选择肝段4的手术操作技术要求较高，且曾报道出现过栓塞材料意外回流到 FLR 的情况[75,76]。

Capussotti 等评估了26例接受 RPVE（$n=13$）或 RPVE+4（$n=13$）的患者，发现两组的肝段2和3的体积增加（$P=0.20$）或增加率（$P=0.40$）没有差别。然而，最近比较 RPVE 和 RPVE+4 的研究报道称，如果肝段4也被栓塞而并发症发生率未增加时，肝段2和3的肥大得到了改善[35,77,78]。Kishi 等比较了接受 RPVE（$n=15$）和接受 RPVE+4（$n=58$）的患者[77]。与单纯的 RPVE 相比，RPVE+4组表现出更大的肝段2/肝段3体积绝对增加（中位数 106ml *vs* 141ml；$P=0.044$）及较高的肝段2+3肥大率（中位数 26% *vs* 54%；$P=0.021$）。RPVE 和 RPVE+4组的并发症发生率相似（分别为7%和10%；$P>0.99$），同时排除切除因素后，无 PVE 相关并发症发生。

## 栓塞材料

现有多种材料和装置可用于栓塞，其中有些经过改造后更适用于门脉系统。已报道的药物包括聚乙烯醇、明胶海绵、纤维蛋白胶、NBCA、聚多卡醇泡沫、微球体、碘油、弹簧圈和 Amplatzer 塞等[79,80]。理想的材料将提供永久性的门静脉栓塞，安全性和患者耐受性良好[15]。目前最常用的两种材料是 NBCA 和微球与弹簧圈联合。迄今为止，还没有一项前瞻性随机试验对两者进行比较。

已证明 NBCA 可提供超过4周的门静脉闭塞[81]，与弹簧圈和明胶海绵相比，NBCA 可诱发更大的 FLR[42]。NBCA 可诱发炎症反应，导致周围纤维化[42]，肝脏再生率被认为与其他栓塞剂一样好或更好。然而，术前准备和使用都需要更丰富的知识与经验，炎症反应有时会增加手术切除的难度[42]。非靶栓塞时有报道，现已研发出一种技术通过放置镍钛诺栓来防止回流[82]。NBCA 以 1:（4~5）的比例与乙碘油混合，并通过来自二或三级门脉分支的末端有孔的血管造影导管输送，以防止非靶部位栓塞。一些操作者首选直导管以防止导管粘合到肝脏中，而且操作过程必须非常小心，以防 NBCA 栓塞到非靶区域。

多项研究证实了使用聚乙烯醇颗粒和微球的小颗粒栓塞的安全性与有效性[62,83]。门静脉置管后，远端小静脉的栓塞用 100~300μm 颗粒进行。更多的近端静脉用更大的颗粒栓塞，目标是血流淤滞。弹簧圈置于颗粒后以防止后来的颗粒脱落和再通，并可改善 FLR 的肥大。Geisel 等最近的一项研究表明，使用弹簧圈、塞子和颗粒组合所报道的 FLR 体积增加百分比为 53.3%±34.5%，而单纯使用颗粒者的相应百分比为 30.9%±28.8%（$P=0.002$）[84]。

## 并发症

2010年，介入放射学会为 TAE 制定了质量改进指南，包括提议 PVE 相关主要并发症发生率应低于6%和总的并发症发生率应低于11%[85]。大多数已发表的并发症发生率均远低于这一范围[86]。Abulkhir 等发表了一项荟萃分析，汇总了 1990—2005 年进行的37项研究涉及 1088 例接受 PVE 受试者的数据，发现汇总的手术相关发病率和死亡率分别为 2.2%和0[87]。在他们的分析中，大部分病例都接受的是经皮 PVE

（72%），其余通过经回结肠技术完成。

PVE 的并发症类似于其他影像引导的经肝手术，包括肩胛下血肿、腹腔积血、胆道出血、脓肿形成、胆管炎和脓毒症、动脉分流、血管瘘和气胸。此外，PVE 特异性并发症包括非靶栓塞、栓塞段再通、门静脉血栓形成至左侧或主要分支。

# PVE 的适应证和结果

## 适应证

为了确定患者是否能从 PVE 中受益，必须考虑几个因素[15]。首先，潜在的肝病是否会对所需的肝残留体积的大小有所影响。其次，必须考虑患者的体重；体型较大的患者比体型小的患者需要更大的肝脏残余体积。第三，必须考虑到计划切除的肝脏范围和复杂性，以及肝切除时进行相关非肝脏器官手术切除的可能性（如肝切除加胰十二指肠切除术）。这三个因素都要考虑患者的年龄和相关合并症（如糖尿病），因为后者可能影响肝脏肥大。因此，一旦确定了治疗患者所需的手术类型和切除范围，就要进行适当的肝容量测量，以便评估标准 FLR 体积来确定是否需要行 PVE。

如前所述，正常肝脏具有比肝硬化肝脏更大的再生能力，可以更有效地发挥肝脏功能，更能承受损伤。在没有基础肝病的情况下，患者可以在切除 90% 以上肝脏的情况下存活；但对于肝硬化患者，如果将超过 60% 以上的功能性肝脏实质切除，则患者存活的可能性就会很小[5]。肝硬化患者在肝切除后更有可能出现致死性的切除后肝衰竭，而且与没有肝硬化的患者相比，肝硬化患者在肝切除术后更常出现残留肝功能不良的其他并发症（如腹水、体液潴留和由于蛋白质合成不良导致的伤口破裂）。

关于肝脏体积，切除后肝脏的残留体积有一个限度。如果切除后残留的肝脏太

少，会立即出现切除后肝衰竭而导致患者多系统器官衰竭和死亡。如果保留了肝脏临界体积，无论是否存在肝硬化，常会导致并发症级联、住院时间和重症监护病房监护的时间延长、恢复缓慢或在数周至数月内缓慢进展至肝衰竭，最终导致患者死亡[1-3]。

## 禁忌证

PVE 主要作为肝切除的辅助手术。因此，肝切除术禁忌证同样适用于 PVE。严重的门静脉高压是 PVE 的唯一绝对的手术禁忌证。此外，如果肿瘤阻塞肝脏门静脉系统需进行切除，由于门脉血流已重新导向 FLR，因此无需 PVE[64,88]。相对禁忌证包括不可纠正的凝血障碍、肾衰竭和肝外转移。虽然二期肝切除术联合 PVE 和潜在根治性切除术扩大了根治性肝切除术的适应证，然而，弥漫性肝病变仍然是 PVE 的禁忌证。

## 功能正常的肝脏

在对侧肝脏正常的患者中，PVE 的适应证随肝脏体积测量的准确度和使用标准化的肝脏容量而扩大。虽然扩大切除发生肝衰竭而死亡的可能性较低，但残存正常肝脏过少会增加并发症发生率和延长住院时间[3]。与 FLR/TELV 的比率 ≥ 20% 相比，FLR/TELV 的比率 < 20%[5] 的并发症发生率会增加 4 倍。这一发现在一项回顾性研究中得到验证，该研究显示残余肝脏体积（不切除体积）可预测肝切除术后的结局。

由于肝内节段解剖变异的存在，运用标准化 20% 的体积临界值来识别和个体化 PVE 的适应证也至关重要。肝体积分析显示，在没有代偿性肥大的情况下，75% 以上的患者外侧左肝（2/3 节段）占 TLV 的 20% 以下。此外，超过 10% 的患者左肝（2/3/4 节段）占 TLV 的 20% 或更少[89]。因此，大多数 FLR/TELV 低于 20% 的患者

不会因肿瘤生长而发生代偿性肥大，需要行右肝延伸切除术。在这些患者中可行延伸至段 4 的 RPVE。但是，很少需要行左侧的 PVE 术。Nagino 等[12] 的研究显示，扩大的左肝切除术伴尾状叶切除仅可切除 67% 的肝脏，FLR 为 33%，这与在正常肝脏行右肝切除术后剩余体积相同。正常肝脏的体积分析也证实了右后肝总体积较大（6/7 节段）[90]。

　　无论是否存在慢性肝病，PVE 和随后切除的结果可能与 PVE 技术更加密切相关。在肝硬化患者中，RPVE（无肝段 4）是最常用的技术，因为在这类患者中很少存在行扩大肝切除术的可能。

　　对于不伴有肝硬化的肝门部胆管癌，肝转移或 HCC 的患者[91]，扩大肝切除术切除右肝 +4 ±1 节段（延长的右肝切除术），或更少的时候，左肝 + 5 +8 ±1 节段（扩大的左肝切除）经常应用于临床。在之前的病例中（也就是扩大的右肝切除术），由于左侧部（肝段 2 +3）体积常较小，因此需要术前行 PVE 术。

　　多项研究表明，肝切除术后 sFLR < 20% 时术后并发症发生率显著增加[5,35,92]。Ribero 等发现，在一组 112 例患者中，标准化 FLR <20% 和 PVE 术后 sFLR 肥大程度 < 5% 可预测肝切除术后的临床结局（图 20.10）[35]。Kishi 等报道了一组纳入了 301 例接受扩大右肝切除术患者的研究，发现术前 sFLR <20% 的患者术后肝功能不全和死于肝衰竭发生率明显高于 sFLR > 20% 的患者（$P < 0.05$）[92]。此外，手术前接受 PVE 将标准化 FLR 从 <20% 增加到 > 20% 的患者与基线时 > 20% 的患者发生肝功能不全的概率相当（图 20.11）。本研究证实了 < 20% 的 sFLR 阈值与围术期并发症增加相关，以及行 PVE 术将肝脏肥大程度增至 sFLR > 20% 后，患者围术期并发症发生率显著降低。

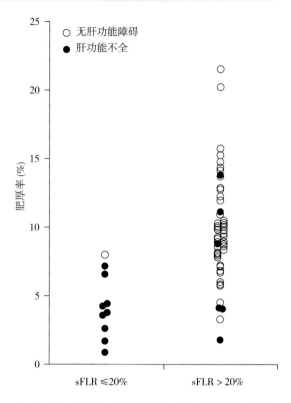

图 20.10　通过标准化的未来残肝（sFLR）体积和肥厚程度来评估肝功能不全。[经许可后摘自 Ribero D，Abdalla EK，Madoff DC，Donadon M，Loyer EM，Vauthey JN. Portal vein embolization before major hepatectomy and its effects on regeneration，resectability and outcome. Br J Surg 2007；94（11）：1386 – 1394.[35]]

### 基础性肝病

　　尽管扩大肝切除术很少用于肝硬化患者，但在一些肝硬化患者中，肝叶切除术也是可以顺利完成的。与肝功能正常的患者不同，肝硬化合并肝功能不全的患者不仅存在并发症发生率增加的风险，肝衰竭死亡的风险也同样增加[2]。然而，经过严格筛选的肝硬化但肝功能良好（Child – Pugh 分级 A）和正常 $ICGR_{15}$（< 10%）的患者，可以安全进行肝叶切除，并且当 sFLR 体积小于 TLV 的 40% 时须行 PVE 术[8]。结合既往相关研究，该指南发现，在慢性肝硬化患者中，sFLR 体积可预测肝切除术后肝衰竭的死亡情况[2]。

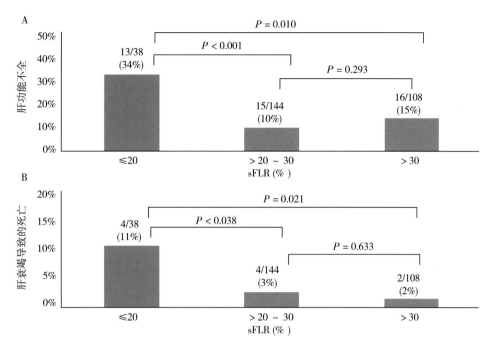

图 20.11 （A）肝功能不全发生率；（B）术前标准化未来肝残留量（sFLR）的死亡率评估。[经许可后摘自 Kishi Y，Abdalla EK，Chun YS，et al. Three hundred and one consecutive extended right hepatectomies：evaluation of outcome based on systematic liver volumetry. *Ann Surg* 2009；250（4）：540－548. [92]]

这些研究得到了 Farges 等的证实[93]。他们发现，在右肝切除术之前接受过 PVE 的慢性肝病患者并发症较少，重症监护病房和住院时间短于在右肝切除术前没有接受 PVE 的慢性肝病患者。该实践指南已将 PVE 扩展到包括须行扩大肝切除术的长期胆道梗阻导致的肝脏受损患者[3,6,9,32,48]。

经过严格筛选的晚期肝病患者也可能安全地接受肝切除术。具体而言，对于伴有中度异常 ICGR$_{15}$（10%～20%）但肝功能正常的肝硬化患者，序贯的 TACE 和 PVE 可使萎缩－肝肥大这一过程最大化[73]。由于"肝病"是一个连续性过程，慢性肝病患者的 PVE 的具体适应证仍须进一步商榷，并需要制定个体化的治疗方案。可以预见的是，随着 FLR 标准化测量的精确程度越来越高，治疗的方案将进一步优化。

在患有慢性肝病如慢性肝炎、纤维化或

肝硬化的患者中，PVE 后非栓塞肝脏体积的增大变化范围为 28%～46%，PVE 后肥大可能需要超过 4 周的时间，因为此类患者肝脏再生速度相对较慢[32,41]。实质纤维化的程度会限制肝脏的再生能力，这可能是由于门静脉血流量减少所致[94]。慢性肝病患者 PVE 后的并发症发生率高于其他肝功能正常患者，可能是由于 PVE 后门静脉主干血流缓慢而导致继发性门静脉血栓形成的风险增加[66,94]。在 2 周内将肿瘤 TACE 与 PVE 联合应用于存在慢性肝病的 HCC 患者中，可能会改善肝切除术后的临床结局[73]。

慢性肝病患者行 PVE 术后，肝切除临床结局，包括并发症的发生率和严重程度及术后肝衰竭死亡的发生率，均低于未行 PVE 的患者[25,41,44,93,95,96]。2000 年 Azoulay 等[95]报道了切除肝硬化肝癌患者 3 个或更多肝段病灶后的长期预后结果。当预测 FLR

体积小于 40% 时行 PVE 术，术后所有栓塞患者的 FLR 体积均有显著增加。重要的是，10 例接受 PVE 治疗的患者在切除后均未出现肝衰竭或死亡，而非 PVE 组的 19 例患者中有 3 例出现肝衰竭，1 例患者死亡。无论是否行 PVE，总生存期和无病生存率相似。Tanaka 等[96] 在一项规模更大的研究中报道了 PVE 在 HCC 和肝硬化患者中的几个益处。无病生存率相似，但 PVE 组的累积生存率显著高于非 PVE 组。此外，PVE 加手术切除后复发的患者常是进一步治疗如 TACE 的适合患者群，这是长期 PVE 的额外益处。

## 大剂量化疗

有研究报道，原发性和转移性肝脏肿瘤 PVE 后肿瘤的生长速度加快[97-100]。PVE 后疾病进展可能会妨碍行根治性手术；有研究证实，在两阶段肝切除系列病例中，由于疾病进展，第一阶段切除后出现了 20% 的退出率[101,102]。新辅助化疗可用于在 PVE 和切除之间提供肿瘤控制；然而，其可能对肝功能有潜在损害作用，影响肝脏增生及不能有效地控制疾病进展。

分别由 Pawlik 等和 Vauthey 等进行的两项单独的系列研究证明奥沙利铂与肝窦扩张，以及伊立替康与脂肪性肝炎有关[103,104]。在 Vauthey 等的系列研究中，接受肝切除的患者的脂肪性肝炎与 90 天死亡率增加相关（14.7% vs 1.6%；P = 0.001；优势比（OR）= 10.5；95% CI 2.0 ~ 36.4）。鉴于这些发现，Shindoh 等对一系列 194 例结直肠癌肝转移患者进行回顾性分析，以确定新辅助化疗患者的最佳 FLR[105]。作者发现，长期化疗（> 12 周）和 sFLR ≤ 30% 是肝功能不全的预测因子（OR = 5.4，P = 0.004；OR = 6.3，P = 0.019）（图 20.12）。sFLR > 30% 组未出现术后死亡病例，仅有 2 例发生术后肝功能不全；这表明 sFLR > 30% 可能是接受新辅助化疗的患者更合适的临界值，特别是如果治疗持续时间 > 12 周。

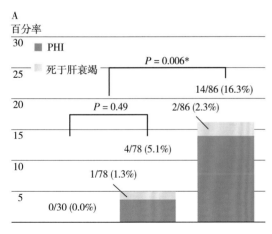

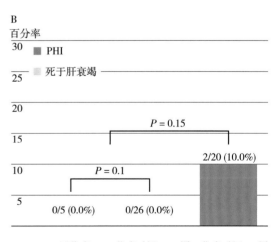

图 20.12　在结直肠癌肝转移情况下行扩大右肝切除术患者的术后肝功能不全（PHI）和肝衰竭死亡率，患者分层为未接受化疗、化疗或长期化疗（> 12 周）的患者。（A）标准化未来肝残留体积（sFLR）> 20% 界值；（B）sFLR > 30% 的合适切除临界值（经 Shindoh 等许可后使用[105]）

另外，一些研究方案已经解决了全身新辅助化疗对 PVE 后肝脏肥大的影响。Zorzi 等将接受 PVE 治疗的结直肠癌肝转移患者分为两组，PVE 伴随新辅助化疗（n = 43）

或未接受化疗（$n=22$）[106]，在 PVE 之后评估 FLR 肥大。化疗组包括 26 例患者接受血管内皮生长因子受体阻断剂贝伐单抗，在 PVE 后 4 周时与未化疗组相比表现出相似的肥大速率。同样，Covey 等也报道了结直肠癌肝转移患者接受 PVE 治疗（$n=47$）或不接受（$n=53$）新辅助化疗，证实 PVE 术后，两组肝脏生长速率无统计学差异[107]。

几项研究已经在肝切除术前评估了化疗对 PVE 后疾病进展的影响[108,109]。Fischer 等报道了一系列 64 例行 PVE 术的患者，分为两组：接受化疗（$n=25$）和未接受化疗（$n=39$），预期评估化疗在扩大右肝切除术中的相关风险[109]。两组之间最终接受肝切除的患者比例无统计学差异；化疗组在实体瘤疗效评价（RECIST）标准（18.9% vs 34.2%；$P=0.03$）中的进展率较低。更重要的是，不论是在后期行手术切除者，还是未行手术切除者，化疗组与未化疗组相比均表现出明显的生存获益（5 年生存率 49% vs 24%；$P=0.006$）。

## 小结

PVE 是一种经过临床实践验证的技术，用于在切除肝胆癌之前增加残余肝脏的体积和功能。PVE 降低了围术期并发症的发病率，并扩大了适合行根治性肝切除术的患者群。使用可重复的、能准确评估肝切除后肝功能指标，如 sFLR，这些对于 PVE 是必不可少的。此外，患者是否存在潜在的肝脏疾病，是否已行化疗及手术方法，都是优选 PVE 患者需要重点考虑的因素。

目前，术前行 PVE 的推荐阈值为，对于肝脏正常的患者 sFLR≤20%；对于接受过化疗的患者，尤其是持续时间超过 12 周的患者，sFLR＜30%；对于慢性肝脏患者，sFLR＜40%。鉴于 PVE 的安全性高且经证实可有效促进剩余肝肥大，即使肝胆外科技术已经取得进步和治愈性肝切除术的适应证的扩大，PVE 仍然表现出它对于肝叶肝切除术的重要辅助作用。

## 参考文献

1. Tsao JI, Loftus JP, Nagorney DM, Adson MA, Ilstrup DM. Trends in morbidity and mortality of hepatic resection for malignancy. A matched comparative analysis. *Ann Surg* 1994；220（2）：199 –205.

2. Shirabe K, Shimada M, Gion T, et al. Postoperative liver failure after major hepatic resection for hepatocellular carcinoma in the modern era with special reference to remnant liver volume. *J Am Coll Surg* 1999；188（3）：304 –309.

3. Vauthey JN, Chaoui A, Do KA, et al. Standardized measurement of the future liver remnant prior to extended liver resection：methodology and clinical associations. *Surgery* 2000；127（5）：512 –519.

4. Shoup M, Gonen M, D'Angelica M, et al. Volumetric analysis predicts hepatic dysfunction in patients undergoing major liver resection. *J Gastrointest Surg* 2003；7（3）：325 –330.

5. Abdalla EK, Barnett CC, Doherty D, Curley SA, Vauthey JN. Extended hepatectomy in patients with hepatobiliary malignancies with and without preoperative portal vein embolization. *Arch Surg* 2002；137（6）：675 – 680；discussion 680 –681.

6. May BJ, Talenfeld AD, Madoff DC. Update on portal vein embolization：evidence – based outcomes, controversies, and novel strategies. *J Vasc Intervent Radiol* 2013；24（2）：241 –254.

7. Azoulay D, Castaing D, Smail A, et al. Resection of nonresectable liver metastases from colorectal cancer after percutaneous portal vein embolization. *Ann Surg* 2000；231（4）：480 –486.

8. Kubota K, Makuuchi M, Kusaka K, et al. Measurement of liver volume and hepatic functional reserve as a guide to decision – making in resectional surgery for hepatic tumors. *Hepatology* 1997；26（5）：1176 –1181.

9. Makuuchi M, Thai BL, Takayasu K, et al. Preop-

erative portal embolization to increase safety of major hepatectomy for hilar bile duct carcinoma: a preliminary report. *Surgery* 1990; 107 (5): 521 – 527.

10. Vauthey JN, Pawlik TM, Abdalla EK, et al. Is extended hepatectomy for hepatobiliary malignancy justified? *Ann Surg* 2004; 239 (5): 722 – 730; discussion 730 – 732.

11. de Baere T, Roche A, Vavasseur D, et al. Portal vein embolization: utility for inducing left hepatic lobe hypertrophy before surgery. *Radiology* 1993; 188 (1): 73 – 77.

12. Nagino M, Nimura Y, Kamiya J, et al. Right or left trisegment portal vein embolization before hepatic trisegmentectomy for hilar bile duct carcinoma. *Surgery* 1995; 117 (6): 677 – 681.

13. Nagino M, Kamiya J, Kanai M, et al. Right trisegment portal vein embolization for biliary tract carcinoma: technique and clinical utility. *Surgery* 2000; 127 (2): 155 – 160.

14. Vauthey JN, Abdalla EK, Doherty DA, et al. Body surface area and body weight predict total liver volume in Western adults. *Liver Transplantation* 2002; 8 (3): 233 – 240.

15. Madoff DC, Abdalla EK, Vauthey JN. Portal vein embolization in preparation for major hepatic resection: evolution of a new standard of care. *J Vasc Intervent Radiol* 2005; 16 (6): 779 – 790.

16. Rous P, Larimore LD. Relation of the portal blood to liver maintenance: a demonstration of liver atrophy conditional on compensation. *J Exp Med* 1920; 31 (5): 609 – 632.

17. Bax HR, Mansens BJ, Schalm L. Atrophy of the liver after occlusion of the bile ducts or portal vein and compensatory hypertrophy of the unoccluded portion and its clinical importance. *Gastroenterology* 1956; 31 (2): 131 – 155.

18. Honjo I, Suzuki T, Ozawa K, Takasan H, Kitamura O. Ligation of a branch of the portal vein for carcinoma of the liver. *Am J Surg* 1975; 130 (3): 296 – 302.

19. Takayasu K, Muramatsu Y, Shima Y, et al. Hepatic lobar atrophy following obstruction of the ipsilateral portal vein from hilar cholangiocarcinoma. *Radiology* 1986; 160 (2): 389 – 393.

20. Kinoshita H, Sakai K, Hirohashi K, et al. Preoperative portal vein embolization for hepatocellular carcinoma. *World J Surg* 1986; 10 (5): 803 – 808.

21. Koniaris LG, McKillop IH, Schwartz SI, Zimmers TA. Liver regeneration. *J Am Coll Surg* 2003; 197 (4): 634 – 659.

22. Ponfick V. Ueber Leberresection und Leberreaction. *Verhandl Deutsch Gesellsch* 1890; 19 (28).

23. Michalopoulos GK, DeFrances MC. Liver regeneration. *Science* 1997; 276 (5309): 60 – 66.

24. Black DM, Behrns KE. A scientist revisits the atrophy – hypertrophy complex: hepatic apoptosis and regeneration. *Surg Oncol Clin N Am* 2002; 11 (4): 849 – 864.

25. Lee KC, Kinoshita H, Hirohashi K, Kubo S, Iwasa R. Extension of surgical indications for hepatocellular carcinoma by portal vein embolization. *World J Surg* 1993; 17 (1): 109 – 115.

26. Takeuchi E, Nimura Y, Mizuno S, et al. Ligation of portal vein branch induces DNA polymerases alpha, delta, and epsilon in nonligated lobes. *J Surg Res* 1996; 65 (1): 15 – 24.

27. Mizuno S, Nimura Y, Suzuki H, Yoshida S. Portal vein branch occlusion induces cell proliferation of cholestatic rat liver. *J Surg Res* 1996; 60 (1): 249 – 257.

28. Kim RD, Stein GS, Chari RS. Impact of cell swelling on proliferative signal transduction in the liver. *J Cell Biochem* 2001; 83 (1): 56 – 69.

29. Nagy P, Teramoto T, Factor VM, et al. Reconstitution of liver mass via cellular hypertrophy in the rat. *Hepatology* 2001; 33 (2): 339 – 345.

30. Komori K, Nagino M, Nimura Y. Hepatocyte morphology and kinetics after portal vein embolization. *Br J Surg* 2006; 93 (6): 745 – 751.

31. Starzl TE, Francavilla A, Porter KA, Benichou J, Jones AF. The effect of splanchnic viscera removal upon canine liver regeneration. *SurgGynecol Obstet* 1978; 147 (2): 193 – 207.

32. Nagino M, Nimura Y, Kamiya J, et al. Changes in hepatic lobe volume in biliary tract cancer patients after right portal vein embolization. *Hepatology*

1995；21（2）：434 – 439.

33. Kock NG, Hahnloser P, Roding B, Schenk WG, Jr. Interaction between portal venous and hepatic arterial blood flow：an experimental study in the dog. *Surgery* 1972；72（3）：414 – 419.

34. Michalopoulos GK, Zarnegav R. Hepatocyte growth factor. *Hepatology* 1992；15（1）：149 – 155.

35. Ribero D, Abdalla EK, Madoff DC, et al. Portal vein embolization before major hepatectomy and its effects on regeneration, resectability and outcome. *Br J Surg* 2007；94（11）：1386 – 1394.

36. Tashiro S. Mechanism of liver regeneration after liver resection and portal vein embolization（ligation）is different？ *J Hepato – Biliary – Pancreat Surg* 2009；16（3）：292 – 299.

37. Yamanaka N, Okamoto E, Kawamura E, et al. Dynamics of normal and injured human liver regeneration after hepatectomy as assessed on the basis of computed tomography and liver function. *Hepatology* 1993；18（1）：79 – 85.

38. Duncan AW, Soto – Gutierrez A. Liver repopulation and regeneration：new approaches to old questions. *Curr Opin Organ Transpl* 2013；18（2）：197 – 202.

39. Anderson CD, Meranze S, Bream P, Jr., et al. Contralateral portal vein embolization for hepatectomy in the setting of hepatic steatosis. *Am Surg* 2004；70（7）：609 – 612.

40. DeAngelis RA, Markiewski MM, Taub R, Lambris JD. A high – fat diet impairs liver regeneration in C57BL/6 mice through overexpression of the NF – kappaB inhibitor, IkappaBalpha. *Hepatology* 2005；42（5）：1148 – 1157.

41. Shimamura T, Nakajima Y, Une Y, et al. Efficacy and safety of preoperative percutaneous transhepatic portal embolization with absolute ethanol：a clinical study. *Surgery* 1997；121（2）：135 – 141.

42. de Baere T, Roche A, Elias D, et al. Preoperative portal vein embolization for extension of hepatectomy indications. *Hepatology* 1996；24（6）：1386 – 1391.

43. Imamura H, Shimada R, Kubota M, et al. Preoperative portal vein embolization：an audit of 84 patients. *Hepatology* 1999；29（4）：1099 – 1105.

44. Wakabayashi H, Okada S, Maeba T, Maeta H. Effect of preoperative portal vein embolization on major hepatectomy for advanced – stage hepatocellular carcinomas in injured livers：a preliminary report. *Surg Today* 1997；27（5）：403 – 410.

45. Shibayama Y, Hashimoto K, Nakata K. Recovery from hepatic necrosis following acute portal vein embolism with special reference to reconstruction of occluded vessels. *J Pathol* 1991；165（3）：255 – 261.

46. Duncan JR, Hicks ME, Cai SR, Brunt EM, Ponder KP. Embolization of portal vein branches induces hepatocyte replication in swine：a potential step in hepatic gene therapy. *Radiology* 1999；210（2）：467 – 477.

47. Ikeda K, Kinoshita H, Hirohashi K, Kubo S, Kaneda K. The ultrastructure, kinetics and intralobular distribution of apoptotic hepatocytes after portal branch ligation with special reference to their relationship to necrotic hepatocytes. *Arch Histol Cytol* 1995；58（2）：171 – 184.

48. Abdalla EK, Hicks ME, Vauthey JN. Portal vein embolization：rationale, technique and future prospects. *Br J Surg* 2001；88（2）：165 – 175.

49. Goto Y, Nagino M, Nimura Y. Doppler estimation of portal blood flow after percutaneous transhepatic portal vein embolization. *Ann Surg* 1998；228（2）：209 – 213.

50. Johnson TN, Tucker GT, Tanner MS, Rostami – Hodjegan A. Changes in liver volume from birth to adulthood：a meta – analysis. *Liver Transplantation* 2005；11（12）：1481 – 1493.

51. Soyer P, Roche A, Elias D, Levesque M. Hepatic metastases from colorectal cancer：influence of hepatic volumetric analysis on surgical decision making. *Radiology* 1992；184（3）：695 – 697.

52. Ribero D, Chun YS, Vauthey JN. Standardized liver volumetry for portal vein embolization. *Semin Intervent Radiol* 2008；25（2）：104 – 109.

53. Ribero D, Amisano M, Bertuzzo F, et al. Measured versus estimated total liver volume to preoperatively assess the adequacy of the future liver rem-

nant：which method should we use? *Ann Surg* 2013；258（5）：801 – 806.

54. Chun YS, Ribero D, Abdalla EK, et al. Comparison of two methods of future liver remnant volume measurement. *J Gastrointest Surg* 2008；12（1）：123 – 128.

55. Shah A, Goffette P, Hubert C, et al. Comparison of different methods to quantify future liver remnants after preoperative portal vein embolization to predict postoperative liver failure. *Hepatogastroenterology* 2011；58（105）：109 – 114.

56. Seyama Y, Kokudo N. Assessment of liver function for safe hepatic resection. *Hepatol Res* 2009；39（2）：107 – 116.

57. Makuuchi M, Kosuge T, Takayama T, et al. Surgery for small liver cancers. *Semin Surg Oncol* 1993；9（4）：298 – 304.

58. Mihara K, Sugiura T, Okamura Y, et al. A predictive factor of insufficient liver regeneration after preoperative portal vein embolization. *Eur Surg Res* 2013；51（3 – 4）：118 – 128.

59. Shindoh J, Truty MJ, Aloia TA, et al. Kinetic growth rate after portal vein embolization predicts posthepatectomy outcomes：toward zero liver – related mortality in patients with colorectal liver metastases and small future liver remnant. *J Am Coll Surg* 2013；216（2）：201 – 209.

60. Denys AL, Abehsera M, Sauvanet A, et al. Failure of right portal vein ligation to induce left lobe hypertrophy due to intrahepatic portoportal collaterals：successful treatment with portal vein embolization. *Am J Roentgenol AJR* 1999；173（3）：633 – 635.

61. Nagino M, Nimura Y, Kamiya J, Kondo S, Kanai M. Selective percutaneous transhepatic embolization of the portal vein in preparation for extensive liver resection：the ipsilateral approach. *Radiology* 1996；200（2）：559 – 563.

62. Madoff DC, Abdalla EK, Gupta S, et al. Transhepatic ipsilateral right portal vein embolization extended to segment IV：improving hypertrophy and resection outcomes with spherical particles and coils. *J Vasc Intervent Radiol* 2005；16（2）：215 – 225.

63. Madoff DC, Hicks ME, Abdalla EK, Morris JS, Vauthey JN. Portal vein embolization with polyvinyl alcohol particles and coils in preparation for major liver resection for hepatobiliary malignancy：safety and effectiveness？ – study in 26 patients. *Radiology* 2003；227（1）：251 – 260.

64. Madoff DC, Hicks ME, Vauthey JN, et al. Transhepatic portal vein embolization：anatomy, indications, and technical considerations. *Radiographics* 2002；22（5）：1063 – 1076.

65. Kodama Y, Shimizu T, Endo H, Miyamoto N, Miyasaka K. Complications of percutaneous transhepatic portal vein embolization. *J Vasc Intervent Radiol* 2002；13（12）：1233 – 1237.

66. Di Stefano DR, de Baere T, Denys A, et al. Preoperative percutaneous portal vein embolization：evaluation of adverse events in 188 patients. *Radiology* 2005；234（2）：625 – 630.

67. Denys A, Madoff DC, Doenz F, et al. Indications for and limitations of portal vein embolization before major hepatic resection for hepatobiliary malignancy. *Surg Oncol Clin N Am* 2002；11（4）：955 – 968.

68. Azoulay D, Raccuia JS, Castaing D, Bismuth H. Right portal vein embolization in preparation for major hepatic resection. *J Am Coll Surg* 1995；181（3）：266 – 269.

69. Perarnau JM, Daradkeh S, Johann M, et al. Transjugular preoperative portal embolization（TJPE）a pilot study. *Hepatogastroenterology* 2003；50（51）：610 – 613.

70. Gruttadauria S, Luca A, Mandala L, Miraglia R, Gridelli B. Sequential preoperative ipsilateral portal and arterial embolization in patients with colorectal liver metastases. *World J Surg* 2006；30（4）：576 – 578.

71. Nagino M, Kanai M, Morioka A, et al. Portal and arterial embolization before extensive liver resection in patients with markedly poor functional reserve. *J Vasc Intervent Radiol* 2000；11（8）：1063 – 1068.

72. Denecke T, Seehofer D, Steffen IG, et al. Arterial versus portal venous embolization for induction of hepatic hypertrophy before extended right hemi-

hepatectomy in hilar cholangiocarcinomas： a pro-spective randomized study. *J Vasc Intervent Radiol* 2011； 22 （9）： 1254 – 1262.

73. Aoki T, Imamura H, Hasegawa K, et al. Sequential preoperative arterial and portal venous emboli-zations in patients with hepatocellular carcinoma. *Arch Surg* 2004； 139 （7）： 766 – 774.

74. Ogata S, Belghiti J, Farges O, et al. Sequential arterial and portal vein embolizations before right hepatectomy in patients with cirrhosis and hepato-cellular carcinoma. *Br J Surg* 2006； 93 （9）： 1091 – 1098.

75. Capussotti L, Muratore A, Ferrero A, et al. Ex-tension of right portal vein embolization to segment IV portal branches. *Arch Surg* 2005； 140 （11）： 1100 – 1103.

76. van Gulik TM, van den Esschert JW, de Graaf W, et al. Controversies in the use of portal vein embo-lization. *Digest Surg* 2008； 25 （6）： 436 – 444.

77. Kishi Y, Madoff DC, Abdalla EK, et al. Is embo-lization of segment 4 portal veins before extended right hepatectomy justified? *Surgery* 2008； 144 （5）： 744 – 751.

78. Mueller L, Hillert C, Moller L, et al. Major hepa-tectomy for colorectal metastases： is preoperative portal occlusion an oncological risk factor? *Ann Surg Oncol* 2008； 15 （7）： 1908 – 1917.

79. van Lienden KP, van den Esschert JW, de Graaf W, et al. Portal vein embolization before liver re-section： a systematic review. *Cardiovasc Intervent Radiol* 2013； 36 （1）： 25 – 34.

80. Guiu B, Bize P, Gunthern D, et al. Portal vein embolization before right hepatectomy： improved results using *n* – butyl – cyanoacrylate compared to microparticles plus coils. *Cardiovasc Intervent Ra-diol* 2013； 36 （5）： 1306 – 1312.

81. Matsuoka T, Nakatsuka H, Nakamura K, et al. ［Long – term embolization of the portal vein with isobutyl – 2 – cyanoacrylate in hepatoma.］ Nihon Igaku Hoshasen Gakkai zasshi. *Nippon Acta Radi-ol* 1986； 46 （1）： 72 – 74.

82. Bent CL, Low D, Matson MB, Renfrew I, Fother-ingham T. Portal vein embolization using a nitinol plug （Amplatzer vascular plug） in combination

with histoacryl glue and iodinized oil： adequate hypertrophy with a reduced risk of nontarget embo-lization. *Cardiovasc Intervent Radiol* 2009； 32 （3）： 471 – 477.

83. Cazejust J, Bessoud B, Le Bail M, Menu Y. Pre-operative portal vein embolization with a combina-tion of trisacryl microspheres, gelfoam and coils. *Diagn Interv Imaging* 2013；

84. Geisel D, Malinowski M, Powerski MJ, et al. Im-proved hypertrophy of future remnant liver after portal vein embolization with plugs, coils and par-ticles. *Cardiovasc Intervent Radiol* 2013； 96 （1）： 57 – 64.

85. Angle JF, Siddiqi NH, Wallace MJ, et al. Quality improvement guidelines for percutaneous transcath-eter embolization： Society of Interventional Radi-ology Standards of Practice Committee. *J Vasc In-tervent Radiol* 2010； 21 （10）： 1479 – 1486.

86. Denys A, Bize P, Demartines N, Deschamps F, De Baere T. Quality improvement for portal vein embolization. *Cardiovasc Intervent Radiol* 2010； 33 （3）： 452 – 456.

87. Abulkhir A, Limongelli P, Healey AJ, et al. Pre-operative portal vein embolization for major liver resection： a meta – analysis. *Ann Surg* 2008； 247 （1）： 49 – 57.

88. Thakrar PD, Madoff DC. Preoperative portal vein embolization： an approach to improve the safety of major hepatic resection. *Semin Roentgenol* 2011； 46 （2）： 142 – 153.

89. Abdalla EK, Denys A, Chevalier P, Nemr RA, Vauthey JN. Total and segmental liver volume var-iations： implications for liver surgery. *Surgery* 2004； 135 （4）： 404 – 410.

90. Leelaudomlipi S, Sugawara Y, Kaneko J, et al. Volumetric analysis of liver segments in 155 living donors. *Liver Transplantation* 2002； 8 （7）： 612 – 614.

91. Nzeako UC, Goodman ZD, Ishak KG. Hepatocel-lular carcinoma in cirrhotic and noncirrhotic liv-ers. A clinico – histopathologic study of 804 North American patients. *Am J Clin Pathol* 1996； 105 （1）： 65 – 75.

92. Kishi Y, Abdalla EK, Chun YS, et al. Three hun-

dred and one consecutive extended right hepatectomies: evaluation of outcome based on systematic liver volumetry. *Ann Surg* 2009; 250 (4): 540 – 548.

93. Farges O, Belghiti J, Kianmanesh R, et al. Portal vein embolization before right hepatectomy: prospective clinical trial. *Ann Surg* 2003; 237 (2): 208 – 217.

94. Kooby DA, Fong Y, Suriawinata A, et al. Impact of steatosis on perioperative outcome following hepatic resection. *J Gastrointest Surg* 2003; 7 (8): 1034 – 1044.

95. Azoulay D, Castaing D, Krissat J, et al. Percutaneous portal vein embolization increases the feasibility and safety of major liver resection for hepatocellular carcinoma in injured liver. *Ann Surg* 2000; 232 (5): 665 – 672.

96. Tanaka H, Hirohashi K, Kubo S, et al. Preoperative portal vein embolization improves prognosis after right hepatectomy for hepatocellular carcinoma in patients with impaired hepatic function. *Br J Surg* 2000; 87 (7): 879 – 882.

97. Elias D, De Baere T, Roche A, et al. During liver regeneration following right portal embolization the growth rate of liver metastases is more rapid than that of the liver parenchyma. *Br J Surg* 1999; 86 (6): 784 – 788.

98. Kokudo N, Tada K, Seki M, et al. Proliferative activity of intrahepatic colorectal metastases after preoperative hemihepatic portal vein embolization. *Hepatology* 2001; 34 (2): 267 – 272.

99. Hayashi S, Baba Y, Ueno K, et al. Acceleration of primary liver tumor growth rate in embolized hepatic lobe after portal vein embolization. *Acta Radiol* 2007; 48 (7): 721 – 727.

100. Simoneau E, Aljiffry M, Salman A, et al. Portal vein embolization stimulates tumour growth in patients with colorectal cancer liver metastases. *HPB* 2012; 14 (7): 461 – 468.

101. Brouquet A, Abdalla EK, Kopetz S, et al. High survival rate after two – stage resection of advanced colorectal liver metastases: response – based selection and complete resection define outcome. *J Clin Oncol* 2011; 29 (8): 1083 – 1090.

102. Narita M, Oussoultzoglou E, Jaeck D, et al. Two – stage hepatectomy for multiple bilobar colorectal liver metastases. *Br J Surg* 2011; 98 (10): 1463 – 1475.

103. Pawlik TM, Olino K, Gleisner AL, et al. Preoperative chemotherapy for colorectal liver metastases: impact on hepatic histology and postoperative outcome. *J Gastrointest Surg* 2007; 11 (7): 860 – 868.

104. Vauthey JN, Pawlik TM, Ribero D, et al. Chemotherapy regimen predicts steatohepatitis and an increase in 90 – day mortality after surgery for hepatic colorectal metastases. *J Clin Oncol* 2006; 24 (13): 2065 – 2072.

105. Shindoh J, Tzeng CW, Aloia TA, et al. Optimal future liver remnant in patients treated with extensive preoperative chemotherapy for colorectal liver metastases. *Ann Surg Oncol* 2013; 20 (8): 2493 – 2500.

106. Zorzi D, Chun YS, Madoff DC, Abdalla EK, Vauthey JN. Chemotherapy with bevacizumab does not affect liver regeneration after portal vein embolization in the treatment of colorectal liver metastases. *Ann Surg Oncol* 2008; 15 (10): 2765 – 2772.

107. Covey AM, Brown KT, Jarnagin WR, et al. Combined portal vein embolization and neoadjuvant chemotherapy as a treatment strategy for resectable hepatic colorectal metastases. *Ann Surg* 2008; 247 (3): 451 – 455.

108. Muratore A, Zimmitti G, Ribero D, et al. Chemotherapy between the first and second stages of a two – stage hepatectomy for colorectal liver metastases: should we routinely recommend it? *Ann Surg Oncol* 2012; 19 (4): 1310 – 1315.

109. Fischer C, Melstrom LG, Arnaoutakis D, et al. Chemotherapy after portal vein embolization to protect against tumor growth during liver hypertrophy before hepatectomy. *JAMA Surg* 2013; 148 (12): 1103 – 1108.

# 第 5 篇

# 器官特异性肿瘤
## ——肝外胆管癌

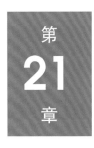

# 第21章 肝外胆管癌：放置支架、近距离放疗和光动力学疗法

Vlastimil Valek and Tomas Andrasina

肝外胆管梗阻或狭窄可能由原发肿瘤、周围器官（如胆囊、胰腺）肿瘤或受淋巴结压迫引起。胆管梗阻是肿瘤患者发病和死亡的常见原因。由于胆管阻塞导致的肝功能不全可妨碍早期手术切除，干扰使用直接经肝代谢的化疗药物，以及妨碍后期可能引起出血并发症的介入治疗。

根据解剖学上的位置，肝外梗阻可分为肝门或远端梗阻。肝门部胆管细胞癌是最常见的肝门部梗阻的原因（65%的病例），而其复杂性导致治愈性手术切除非常困难。这类肿瘤只有一小部分能早期被检出。肝门部胆管细胞癌常浸润或包绕肝总动脉和门静脉分支，肿瘤可经黏膜下和神经束膜纵向扩张到肝内胆管和肝外胆管，使手术的根治程度可能存在争议。手术切除的成功率很低，因为局部复发率高，即使在根治性切除术后5年存活率仍不令人满意。根据 Bismuth – Corlette 分型系统，分型越高切除的难度越大。对于Ⅰ型，有时只须局部切除与胆道吻合的胆总管。对于Ⅱ～Ⅳ型，肝切除通常是必要的。扩大的左侧或右侧半肝切除术常需要门静脉的术前栓塞。根治性手术包括广泛的淋巴结清扫术，由于肝十二指肠韧带毗邻门静脉分支的结构复杂以及胆道、门静脉、肝动脉或胰头受累淋巴结的粘连，根治性手术比较困难。

尽管手术方法在不断改进，但肝门部胆管细胞癌的可切除率仅为15%～20%，5年生存率为10%～30%，局部复发率高达75%[1]。

单用全身化学药物治疗不可切除的胆管癌的疗效非常有限。氟嘧啶衍生物仅在30%的病例中能获得治疗反应。吉西他滨作为单一疗法或联合使用通常会获得更好的反应率，因此已被广泛接受。

吉西他滨和顺铂的联合治疗的有效率为53%，中位生存期超过11个月，副作用的发生率和严重程度仅略有增加[2]。这些结果在最近的 Meta 分析中得到进一步证实，因此吉西他滨联合铂类药物被广泛应用于局部晚期胆道肿瘤的一线治疗[3]。细胞毒药物联合生物治疗有可能进一步提高无进展生存率，甚至增加总体生存率[4]。局域化疗的目标是增加病灶部化疗药物的浓度，同时减少副作用，并且增加肿瘤对药物的反应率。许多试验性的治疗方案将全身给药与动脉内化疗或化疗栓塞结合起来，在某些情况下，可作为部分患者的姑息治疗方案[5]。然而，这些尚未成为标准治疗的组成方案。

胆道梗阻是肝外胆道肿瘤的首发症状。由于侵袭性较小，内镜胆道引流是处理胆总管远端和中央部分（即低位胆道梗阻）狭窄的首选方法。在这个位置，可以通过放置单个支架来缓解梗阻，因为这个部位很容易接近，插入相对容易。与经皮进入相比，内镜引流引起的严重并发症较少，并且对患者而言更容易接受。

尽管肝门部狭窄内镜引流的成功率较低，并发症的风险较高，但技术上是可行的。鉴于其操作难度大，建议使用经皮穿刺入路[6]。经皮入路的优点是可以精确选择引流叶，而缺点包括穿刺部位的局部疼痛和并发症。

　　多个临床数据支持在胆管树近端分支处穿过肝门狭窄植入多个支架进行引流。据 Deviere 介绍，植入两个或两个以上的支架与患者存活率显著较高有关（179 天 vs 119 天），胆管炎发生率降低（17% vs 38%），30 天死亡率降低（8% vs 29%），与单侧引流患者相比，早期死亡发生率降低（13% vs 46%）[7]。然而，De Palma 等的研究就并发症与植入支架数量得出与此完全相反的结论。尽管两组患者的中位生存期相同（140 天 vs 142 天），但引流患者中仅接受一个支架者发生早期并发症的发生率较低（19% vs 27%）。然而，该组中超过三分之一的患者胆道狭窄仅限于肝总管（Ⅰ型）[8]。

　　尽管只需要有 25% 的肝脏引流量就能够成功缓解黄疸症状，但单个支架或联合其他姑息治疗能否提高长期生存率尚不明确（图 21.1 和图 21.2）[9]。

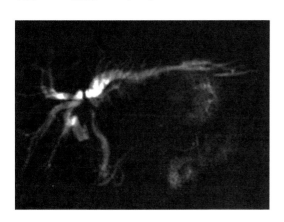

图 21.1　磁共振胰胆管造影显示 4 型胆管癌，分别阻塞了右前和右后扇区肝管，以及左肝管 1 段的分支。

　　塑料临时支架的优势在于其价格低廉，但闭塞率高是其缺点[10]。重复更换经内镜植入的支架或经皮内外胆道引流意味着与使用自膨式金属支架引流的患者相比生活质量较低。经皮内外引流需要护理引流的穿刺部

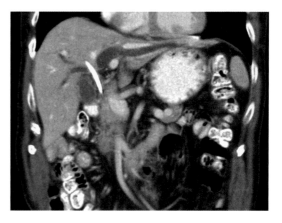

图 21.2　造影增强 CT 扫描显示一个内胆引流不畅，左右部分肝管显示扩张。

位，因为此处会成为微生物菌群进入胆管的直接外部通路。

　　长期使用内外引流时，常伴有穿刺点疼痛、引流不畅、功能紊乱等风险，还会出现胆汁泄漏并刺激皮肤，如果伴有腹水也可能会漏出。

　　上述问题可通过插入自膨式金属支架来解决。应用胆道自膨式支架的历史始于 20 世纪 80 年代后期。对于不适合进行手术干预且预期存活时间超过 3~6 个月的患者，支架植入是一种最佳的恶性梗阻解决方案。植入支架与住院时间较短、管道通畅时间较长及与塑料支架引流相比整体成本较低相关[11]。经皮和内镜植入金属支架现在已是常规手术。在肝门部植入支架时，经皮引流的成功率较高（93% vs 77%），但并发症发生率和生存期两组相似[12]。

　　支架释放后，由于使用的形状记忆金属及其独特的晶格设计，支架开始扩展至校准宽度。支架应延伸超出胆道狭窄末端至少 1~2cm，并应通过乳头[13]。

　　经皮应用自膨式金属支架可作为胆管初始引流的一部分，或也可以延迟一段时间，在临时性的内 - 外引流或外引流后进行（图 21.3，21.4，21.5 和 21.6）。在初次引流时只有少数患者已确定了组织学诊断，因

此活检可在内 – 外引流之后进行。如果病理组织学已经证实了狭窄病因，采用单步技术植入支架不会增加并发症风险。但是，必须加强术后早期的患者护理[14]。在这组观察中，主要支架通畅率、患者存活率与逐渐植入支架的个数呈正相关。此外，Inal 等认为插入内 – 外引流管或用球囊扩张狭窄来判断初始引流物的性质并不能改善患者的生存期，还使每例患者的手术费用增加了 19%，因此作者认为这些操作是不必要的[15]。

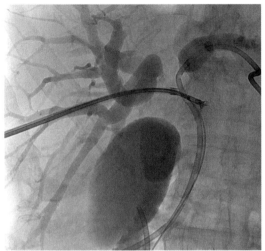

图 21.3 肝门部肿块的经皮穿刺活检。组织学证实 2/8 例标本中有胆管癌。

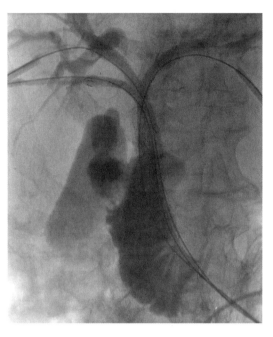

图 21.5 插入 3 个自膨式金属裸支架。

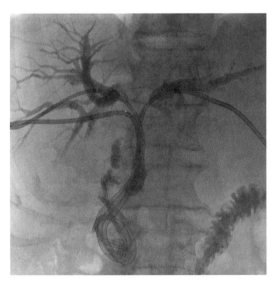

图 21.4 需要 3 个外 – 内引流管才能成功缓解患者的黄疸。插入最后一根引流管后，血清胆红素水平从 70μmol/L 降至 15μmol/L。

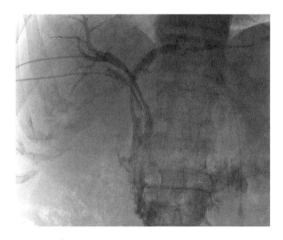

图 21.6 在安全导管回收时（插入支架后 10 天），血管造影显示胆管没有扩张，尽管肝段 8 的亚段没有显影。

自扩张金属支架可分为 3 种类型：覆膜支架、部分覆膜支架和裸支架。

裸支架的优势是其不易移位，但其缺点是不能取出，并且与覆膜支架相比也容易早期堵塞[16]。使用覆膜的自扩张支架似乎不是解决问题的合适方案，主要是由于它们会阻塞胆管分支而导致肝门狭窄。尽管存在胆囊和胰管出口梗阻的风险，但它们在远端和中间胆总管区域的应用更为常见[17]。

自膨式金属支架最常见的并发症是支架逐渐被胆管黏膜覆盖导致的闭合。在一些患者中，由于其增生可能发生良性梗阻。通常，支架闭塞也与碎屑和淤泥形成的迁移或闭合有关[18,19]。随着疾病的进展，肿瘤可能会出现内生或在支架边缘过度生长。因此，无论是小型还是大型研究小组，裸支架的通畅性都没有得到有利证据证实。平均通畅时间为 80 ~ 120 天，出现异常时间平均 372 天[20-22]，闭塞率 10% ~ 27%（11.8%[20]；25.7%[21]；27%[22]）。一些作者表示肝门部肿瘤病例有较高闭塞率，而其他一些人则认为肝门部肿瘤患者闭塞率较低[13,23,24,25]。

尽管覆膜支架涂有聚氨酯，硅树脂或 Gore-Tex 膜，但并不排除肿瘤向内生长的风险。多机构随机试验表明，采用新型无孔材料［膨体聚四氟乙烯（ePTFE）和氟化乙烯丙烯（FEP）］覆膜的自膨式金属支架可防止移位，并可在 12 个月内安全取出。在远端和中间胆总管狭窄（胰腺和肝外胆管肿瘤）中，覆膜支架的平均通畅时间为 7.8 ~ 8 个月，裸支架的平均通畅时间为 5.5 ~ 6 个月。在覆膜支架组中未观察到肿瘤向内生长所导致的支架闭塞，并且记录到的再次介入治疗的次数更少[26,27]。仅肝外胆管癌患者组在放置覆膜支架后实现了更长的存活期（244 天 *vs* 181 天）。

在肝门部胆管癌患者中，金属支架闭塞成为影响患者长期存活的一个重要因素。根据 Lee 等的研究，由于该组患者的预期生存率较低，因此内-外引流在解决支架梗阻方面比添加另一种金属支架更有优势[23]。关于局部消融手术的少量患者的研究数据已经公布，这些通常与狭窄和支架功能障碍的早期复发有关[28]。

## 光动力疗法

光动力疗法（PDT）的原理是用特定波长的激光照射，使组织中的光敏剂受到激发，产生细胞毒效应。将化学治疗剂（光敏剂）施用于患者体内，同时局部照射特定位置。另外，光敏剂优先保留在肿瘤组织中，因此在一定程度上这种治疗可被认为是组织特异性的。肿瘤光敏剂在恶性组织中的优先聚集可能与化疗剂对增殖组织的亲和力和这些组织的淋巴引流不畅有关[5]。

使用带末端扩散器的光纤施加适当波长的辐射（图 21.7）。光敏剂因此被活化，导

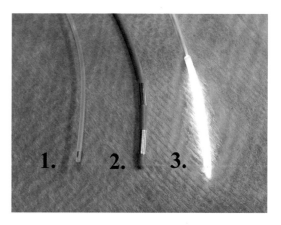

图 21.7　1.5F 近距离放射治疗器（外-内引流管至少应 10F，这样可以顺利插入并在放疗期间允许胆汁引流）。2. Endouminal 射频导管 endoHPB（8F，EMcision，英国）。3. 激活的激光石英光纤（Medlight，瑞士）。它具有 400μm 的核心直径，20 ~ 50mm 的圆柱形扩散器尖端，在扩散器的两端都具有 X 射线标记。

致自由基的释放。氧自由基具有直接的细胞毒性作用（引起肿瘤细胞的凋亡或坏死）。另一个相关的效应是病理组织的缺血，同时

损伤血管并激活免疫应答。

应用最频繁的是波长为 630nm 的红外光或红光。它的有效范围可达 8 ~ 10mm，而新辅助治疗应用 PDT 治疗肿瘤只有 4 ~ 6mm 的坏死范围。

血卟啉衍生物（如 Photofrin，Photosan）和间 - 四羟基氯苯酚（mTHPC）是治疗胆管肿瘤最常用的光敏剂[29]。尽管它们的作用存在若干差异，但没有一项被证明优于其他光敏剂。

光动力疗法对于围术期护理患者（包括限制暴露于自然光至少 30 天）及住院期间需要避光的患者有些困难。在光敏剂施用后的特定时间内（例如，最常用的试剂 Photofrin，在手术前 24 ~ 48 小时施用），光活化开始进行。PDT 通过光纤传输，其远端具有圆柱形扩散器。各种长度的扩散器尖端都可使用。近端和远端的不透射线标记可为治疗提供精确定位。施用的光剂量通常为 $180 ~ 200J/cm^{[2]}$。

已报道的光动力治疗并发症大多较轻。大多数研究中严重并发症的发生率并未超过内镜或经皮引流相关的并发症发生率（胆漏、肝脓肿少于 5%）。根据 2004—2010 年的一组 55 例患者的数据，Talreja 等指出在 PDT 后因严重胆管炎需要进行支架治疗的患者达 50%[30]。治疗特异性副作用包括光过敏和皮疹，而 30% 接受卟菲尔钠治疗的患者中 5% ~ 7% 有严重晒伤。由于手术灯具高发光，需要在光敏化早期进行手术干预并发症。接受光动力疗法后超过 6 周的肝移植患者没有出现严重并发症[31]。

在欧洲进行的两项随机研究中，PDT 获得了优异的治疗结果[32,33]。Ortner[29] 报道，与植入塑料支架的患者相比，PDT 组患者的生存率和生活质量改善，胆汁淤积减少。中位生存期分别为 493 天和 98 天（$P < 0.0001$）。研究人群主要选择包括支架置入后持续黄疸的患者。根据一项随机研究，Zoepf 等[32] 也指出了 PDT 治疗在改善生存率

方面的重要影响（21 个月 *vs* 7 个月）。尽管他们没有发现相似的生存期，但其他（非随机和大多回顾性）研究证实了 PDT 的益处，他们的 Meta 分析也证实了这一点。Leggett 等分析了 6 项研究，包括 170 例 PDT 患者和 157 例单纯胆道置入支架患者[34]。他们发现 PDT 组存活时间显著增加（超过 265 天，$P < 0.05$），Karnofsky 评分提高，血清胆红素呈下降趋势。然而，由于所研究人群很少，这些数据提供的证据级别较低。在 Cheon 等的回顾性分析中，除了存活时间更长（9.8 *vs* 7.3 个月，$P = 0.029$）外，接受 PDT 的患者其金属支架的通畅时间也更长（215 天 *vs* 181 天，$P = 0.018$）。这些患者中大多数（71%）仅接受了一次 PDT 治疗[35]。

在两项非随机研究中将 PDT 与手术切除结果进行了比较[36,37]。尽管行姑息治疗的患者与接受根治性手术治疗的患者相比处于较差的临床状态，分期更晚，而且年龄更大，但 Matull 等发现，与使用 PDT 姑息治疗的患者相比，阳性切缘患者的生存率无显著差异（PDT *vs* R1，$P = 0.13$，PDT *vs* R2，$P = 0.32$；R1 和 R2 切除，$P = 0.09$）。得出这一结果的原因之一是在非根治性手术患者组 30 天死亡率为 9%，而 PDT 患者组没有出现早期死亡[36]。

PDT 患者的生存率可能受到 PDT 治疗次数的影响[38]。具有良好体能状态和更长存活期的患者可接受多次 PDT 治疗。在进行 PTD 之前，有低胆红素血症的患者组生存期更长，从疾病诊断到治疗的周期更短。较差的 T 分期对患者的生存率有负面影响，而 Cheon 等[35] 的研究表明，肿瘤转移（转移到淋巴结或远端器官）并不影响生存期。

尽管 PDT 具有良好的理论基础和结果，但 PDT 的实用性有限。在肝内胆管和肝外胆管癌中，据报道患者生存期增加了 1 倍多[32,38]，但大多数实验组都是非随机的，而且样本量较小。新辅助治疗使用 PDT 已

经证明有效的肿瘤破坏深度为 4～4.5mm。因此，显然 PDT 不能完全有效地解决结节性肿块。PDT 更适合用于乳头状亚型和硬化型肿瘤[39]。

## 放射疗法

胆管腺癌被认为是放射敏感性低的肿瘤，但文献数据支持在局部使用放射治疗可减轻肿瘤的负荷。然而，大多数缓解失败的病例由局部进展所致，因此一些作者建议增加剂量以改善预后。对腺癌的致死辐射剂量要求很高（高达 60Gy），剂量增加会增加对周围正常组织造成损伤的风险。由于肝脏的辐射敏感性（肝实质的耐受剂量为 30～40Gy），肿瘤的周边正常组织有被辐射风险，胆管远端的肿瘤只能在考虑十二指肠和小肠附近时进行照射。与传统的放射治疗相比，现代放射治疗方法如调强放射治疗（IMRT）和立体定向放射治疗能够在肿瘤内实现更高的有效剂量，同时对计划体积以外的组织施加明显更低的剂量。根据几项研究，尽管（虽然目标体积很好）急性和晚期并发症均增加，但使用 IMRT 或立体定向治疗的患者存活率更高[40]。

胆管腔内近距离放射治疗是一种微创方法，可以克服高剂量外照射放射治疗（EBRT）的缺点。相对于 EBRT，腔内近距离放射治疗可在更短的时间内施用更高的放射剂量。在近距离放射治疗中，要么使用经皮进入胆管，要么使用内镜植入引流。Fletcher 等在 19 世纪 70 年代后期首次使用腔内放射治疗和铱辐射源（铱－192）[41]。当使用铱辐射源的腔内放射治疗时，铱形成圆柱状、颗粒状或丝状，并在靶病灶区域进行 β 辐射。

今天在应用近距离放疗时，一般使用后装系统，这些装置自动将辐射源放入位于预定位置的涂药器中。涂药器是一种细导管（5～6F），可暂时放置在引流管或金属支架中（图 21.7）。尽管金属支架不会显著减弱

或散射辐射[42]，但当 8～10mm 自膨式金属支架内腔未达到最佳直径时，我们建议在植入支架前进行近距离放疗。将与恶性胆管狭窄程度相匹配的涂药器纳入计划检查（图像文件），然后与患者一起送往放射肿瘤科（图 21.8 和 21.9）。接着患者接受所需数量的近距离放射治疗。

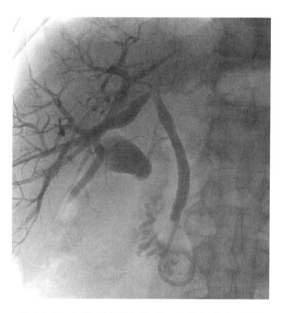

图 21.8　4 型（胆管细胞癌，2 级）肝门累及患者。左肝叶萎缩，不必要行左侧引流。

在近距离放射治疗中，可使用高剂量率（HDR）或低剂量率（LDR）技术，剂量分别为 > 12Gy/h 或 <2Gy/h。HDR 近距离放射治疗的优点是可缩短住院时间，根据文献报道，由于引流阻塞而导致的胆管炎发生率较低。近距离放射治疗和 EBRT 技术可以安全地结合使用，目的不仅是减少放射治疗对胆管的影响，而且还可以照射淋巴引流。在近距离放射治疗中应用的辐射剂量存在局部差异。当结合外部放射治疗和近距离放射治疗时，通常的剂量范围为 7～30Gy，规定距离放射源中心 0.5～1.0cm，分 1～6 次。每个部分通常由 5.0～7.5Gy 组成，并且在一次 HDR 近距离放射疗程中需要几分钟。在独立近距离放疗的情况下，应用 20～42Gy。

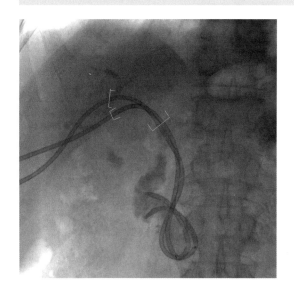

图 21.9　通过 10F 外 - 内引流引入的两个近距离放射治疗器。在 3 天内施用 21Gy 的总剂量。

高辐射剂量可获得更长生存期。Alden 和 Mohiuddin 报道，治疗剂量超过 55Gy 的患者（EBRT 和管腔内近距离放射治疗联合使用）生存期高达 24 个月，而低剂量患者中位生存期仅 6 个月[43]。但当总剂量超过 90Gy 时，患者有增加并发症的风险，且并没有延长生存期[44]。

在 Takamura 等的一项研究中，93 例患者接受了 EBRT 加低剂量近距离放射治疗的组合方案。近距离放射治疗的平均剂量为 40Gy（范围在 20 ~ 50Gy），并且每周给予 2.0Gy 的外部放射治疗，每日 4 次，总剂量为 50Gy。

在 20 例患者（放射治疗后中位数为 10.8 个月）的尸检中，17 例（85%）在胆道管腔内未见肉眼可见的肿瘤。接受 90 ~ 98Gy 治疗的 10 例患者中，没有一例在胆管中存在肉眼可见的肿瘤，另有 7 例无导管周围肿瘤。另一方面，34%（32/93）发生放疗引起的胃十二指肠炎，33%（31/93）发生与治疗相关的胆道并发症。3 例患者出现胆瘘，5 例患者出现胆道出血。

在近距离放射治疗期间，胆汁淤积可能会引起胆管炎和肝脓肿。特别是当 HDR 近距离放射治疗与外部放射治疗结合使用时，有必要预测急性和迟发放射性毒性。有个别研究报道了 30 天的患者死亡率，其他研究中偶尔也会有发生胆道和消化道出血的报道。高达 30% 的患者出现胃肠道毒性，最常见的是中度呕吐和恶心，而在后期可能出现胃肠溃疡和糜烂。

在治疗肝外胆管肿瘤时，通常建议在放射治疗同时进行化疗。放射治疗联合化疗的缺点可能是联合治疗相对于健康组织的毒性不成比例地增加。考虑到患者的整体状况和并发疾病，必须认真考虑放射治疗和化疗联合的指征。

近距离放射治疗的有效性在大多数小型非随机回顾性研究中已被观察到。近距离放疗远处肝外肿瘤有助于延长中位生存时间至 10 ~ 14 个月。Shin 等还获得了延长选定患者总体生存期的证据。在一组 31 例不能手术的肝外胆管癌患者中[45]，17 例患者单独使用 EBRT，14 例患者使用 EBRT 和 HDR 短程治疗。EBRT 的总剂量为 36 ~ 55Gy（中位数为 50.4Gy），腔内近距离放射治疗距离源中心 1.5cm，每天一次剂量为 5Gy，在 3 天内总共 15Gy。所有患者在近距离放射治疗之前植入金属支架。联合应用 EBRT 和近距离放射治疗的患者 2 年生存率分别为 21% 和 0（P = 0.015）。在 Chan 等的病例报道中，Klatskin Ⅳ 胆管细胞癌患者通过联合 EBRT（40Gy）和 ILBT（10Gy）获得了 6 年的生存期[46]。最大的回顾性研究发表在 2010 年，Shinohara 等[47]分析了 193 例胆管癌患者接受近距离放射治疗的疗效。总体中位生存期为 11 个月，而未经放射治疗的大对照组（6859 例）生存期仅为 4 个月。对 42 例患者进行的近距离放射治疗和 EBRT 随机研究显示生存期差异显著（12.9 vs 9.9 个月）。腔内近距离放射治疗采用 HDR 技术，剂量为 30Gy/cm，EBRT 采用适形技术，剂量为 50Gy[48]。

近距离放射治疗可延长支架开放时间，

已成为延长患者存活时间和提高生活质量的一种手段。为了防止支架再闭塞，近距离放射治疗可作为单独的放射治疗源。在一项前瞻性非随机研究中，Chen 等在插入自膨式金属支架后采用 HDR 近距离放射治疗。接受近距离放射治疗的患者支架通畅时间明显延长（12.6 个月 vs 8.3 个月），但生存期的延长并未达到统计学差异[49]。Park 等还实现了金属支架的长期通畅。当仅应用 45～50Gy 剂量的外部放射治疗时，尽管他们使用了覆膜和裸金属支架，但亚组分析显示这两种支架的通畅率没有差异。对于放射治疗组和非放射治疗组，裸支架的中位总体通畅率分别为 17.7 个月和 9.6 个月，覆膜支架的通畅度分别为 12.2 个月和 7.2 个月[50]。

尽管近距离放射治疗和 PDT 在延长患者生存期和症状缓解方面很重要，但接受这些技术治疗的患者需要专门护理，并延长了患者的住院时间。局部消融技术，如腔内射频消融术，简单且一次性应用，可能有助于缓解腔内肿瘤，防止肿瘤早期通过支架网孔向内生长，甚至有助于解决支架阻塞。然而，这些应用仍然没有随机、前瞻性的研究[51]。

肝外胆管癌仍然是一个复杂的医学难题。它主要位于肝门的位置，浸润性和沿胆管的纵向扩散，及对血管束的阻塞常使得其难以或不可能实现 R0 切除。化疗或放化疗联合治疗可延长生存期，但其结果仍远不能令人满意。适当的引流、近距离放射治疗、PDT 或其他消融治疗可能会延长患者生存时间。鉴于其肿瘤类型多样、发病率相对较低和患者年龄较高，因此很难得到一个大样本研究来证明各种治疗方法或联合治疗的有效性。从以往报道来看，在高度选择的患者组预后较好，而在另一些患者中，要么由于患者状态差没有完成所有的治疗，要么是因为有些必要的治疗技术无法实施。

# 参考文献

1. Serrablo A，Tejedor L. Outcome of surgical resection in Klatskin tumors. World J Gastrointest Oncol 2013；5（7）：147－158.

2. Scheithauer W. Review of gemcitabine in biliary tract carcinoma. *Semin Oncol* 2002；29（6 Suppl 20）：40－45.

3. Yang R，Wang B，Chen YJ，Li HB，Hu JB，Zou SQ. Efficacy of gemcitabine plus platinum agents for biliary tract cancers：a meta－analysis. *Anticancer Drugs* 2013；24（8）：871－877.

4. Zhu AX，Meyerhardt JA，Blaszkowsky LS，Kambadakone AR，Muzikansky A，Zheng H，et al. Efficacy and safety of gemcitabine，oxaliplatin，and bevacizumab in advanced biliary－tract cancers and correlation of changes in 18－fluorodeoxyglucose PET with clinical outcome：a phase 2 study. *Lancet Oncol* 2010；11（1）：48－54.

5. Andrasina T，Valek V，Panek J，Kala Z，Kiss I，Tucek S，et al. Multimodal oncological therapy comprising stents，brachytherapy，and regional chemotherapy for cholangiocarcinoma. *Gut Liver* 2010；4 Suppl 1：S82－S88.

6. Soehendra N. H. Joachim Burhenne Lecture. Common areas of interest between interventional biliary radiology and endoscopy. *AJR Am J Roentgenol* 1995；164（3）：547－551.

7. Deviere J，Baize M，de Toeuf J，Cremer M. Long－term follow－up of patients with hilar malignant stricture treated by endoscopic internal biliary drainage. *Gastrointest Endosc* 1988；34（2）：95－101.

8. De Palma GD，Galloro G，Siciliano S，Iovino P，Catanzano C. Unilateral versus bilateral endoscopic hepatic duct drainage in patients with malignant hilar biliary obstruction：results of a prospective，randomized，and controlled study. *Gastrointest Endosc* 2001；53（6）：547－553.

9. Dowsett JF，Vaira D，Hatfield AR，Cairns SR，Polydorou A，Frost R，et al. Endoscopic biliary therapy using the combined percutaneous and endoscopic technique. *Gastroenterology* 1989；96（4）：1180－1186.

10. Raju RP, Jaganmohan SR, Ross WA, Davila ML, Javle M, Raju GS, et al. Optimum palliation of inoperable hilar cholangiocarcinoma: comparative assessment of the efficacy of plastic and self – expanding metal stents. Dig Dis Sci 2011; 56 (5): 1557 – 1564.

11. Lammer J, Hausegger KA, Fluckiger F, Winkelbauer FW, Wildling R, Klein GE, et al. Common bile duct obstruction due to malignancy: treatment with plastic versus metal stents. *Radiology* 1996; 201 (1): 167 – 172.

12. Paik WH, Park YS, Hwang JH, Lee SH, Yoon CJ, Kang SG, et al. Palliative treatment with self – expandable metallic stents in patients with advanced type III or IV hilar cholangiocarcinoma: a percutaneous versus endoscopic approach. *Gastrointest Endosc* 2009; 69 (1): 55 – 62.

13. Lee DH, Yu JS, Hwang JC, Kim KH. Percutaneous placement of self – expandable metallic biliary stents in malignant extrahepatic strictures: indications of transpapillary and suprapapillary methods. *Korean J Radiol* 2000; 1 (2): 65 – 72.

14. Thornton RH, Frank BS, Covey AM, Maybody M, Solomon SB, Getrajdman GI, et al. Catheter – free survival after primary percutaneous stenting of malignant bile duct obstruction. *AJR Am J Roentgenol* 2011; 197 (3): W514 – W518.

15. Inal M, Aksungur E, Akgul E, Oguz M, Seydaoglu G. Percutaneous placement of metallic stents in malignant biliary obstruction: one – stage or two – stage procedure? Pre – dilate or not? *Cardiovasc Intervent Radiol* 2003; 26 (1): 40 – 45.

16. Huibregtse K, Cheng J, Coene PP, Fockens P, Tytgat GN. Endoscopic placement of expandable metal stents for biliary strictures – a preliminary report on experience with 33 patients. *Endoscopy* 1989; 21 (6): 280 – 282.

17. Lawson AJ, Beningfield SJ, Krige JE, Rischbieter P, Burmeister S. Percutaneous transhepatic self – expanding metal stents for palliation of malignant biliary obstruction. *S Afr J Surg* 2012; 50 (3): 54, 6, 8 passim.

18. Lammer J, Klein GE, Kleinert R, Hausegger K, Einspieler R. Obstructive jaundice: use of expandable metal endoprosthesis for biliary drainage. Work in progress. *Radiology* 1990; 177 (3): 789 – 792.

19. Lameris JS, Stoker J, Nijs HG, Zonderland HM, Terpstra OT, van Blankenstein M, et al. Malignant biliary obstruction: percutaneous use of self – expandable stents. *Radiology* 1991; 179 (3): 703 – 707.

20. Brountzos EN, Ptochis N, Panagiotou I, Malagari K, Tzavara C, Kelekis D. A survival analysis of patients with malignant biliary strictures treated by percutaneous metallic stenting. *Cardiovasc Intervent Radiol* 2007; 30 (1): 66 – 73.

21. Karnabatidis D, Spiliopoulos S, Katsakiori P, Romanos O, Katsanos K, Siablis D. Percutaneous trans – hepatic bilateral biliary stenting in Bismuth IV malignant obstruction. *World* J Hepatol 2013; 5 (3): 114 – 119.

22. Schima W, Prokesch R, Osterreicher C, Thurnher S, Fugger R, Schofl R, et al. Biliary Wallstent endoprosthesis in malignant hilar obstruction: long – term results with regard to the type of obstruction. *Clin Radiol* 1997; 52 (3): 213 – 219.

23. Lee MJ, Dawson SL, Mueller PR, Hahn PF, Saini S, Lu DS, et al. Failed metallic biliary stents: causes and management of delayed complications. *Clin Radiol* 1994; 49 (12): 857 – 862.

24. Rossi P, Bezzi M, Rossi M, Adam A, Chetty N, Roddie ME, et al. Metallic stents in malignant biliary obstruction: results of a multicenter European study of 240 patients. *J Vasc Interv Radiol* 1994; 5 (2): 279 – 285.

25. Becker CD, Glattli A, Maibach R, Baer HU. Percutaneous palliation of malignant obstructive jaundice with the Wallstent endoprosthesis: follow – up and reintervention in patients with hilar and non – hilar obstruction. *J Vasc Interv Radiol* 1993; 4 (5): 597 – 604.

26. Krokidis M, Fanelli F, Orgera G, Bezzi M, Passariello R, Hatzidakis A. Percutaneous treatment of malignant jaundice due to extrahepatic cholangiocarcinoma: covered Viabil stent versus uncovered Wallstents. *Cardiovasc Intervent Radiol* 2010; 33 (1): 97 – 106.

27. Krokidis M, Fanelli F, Orgera G, Tsetis D, Mouzas I, Bezzi M, et al. Percutaneous palliation of pancreatic head cancer: randomized comparison of ePTFE/FEP – covered versus uncovered nitinol biliary stents. *Cardiovasc Intervent Radiol* 2011; 34 (2): 352 – 361.

28. Ito K, Ogawa T, Horaguchi J, Koshita S, Fujita N. Reintervention for occluded biliary metal stent for patients with malignant distal biliary stricture. *Dig Endosc* 2013; 25 Suppl 2: 126 – 131.

29. Ortner MA. Photodynamic therapy in cholangiocarcinomas. *Best Pract Res Clin Gastroenterol* 2004; 18 (1): 147 – 154.

30. Talreja JP, Degaetani M, Ellen K, Schmitt T, Gaidhane M, Kahaleh M. Photodynamic therapy in unresectable cholangiocarcinoma: not for the uncommitted. *Clin Endosc* 2013; 46 (4): 390 – 394.

31. Cosgrove ND, Al – Osaimi AM, Sanoff HK, Morris MM, Read PW, Cox DG, et al. Photodynamic therapy provides local control of cholangiocarcinoma in patients awaiting liver transplantation. *Am J Transplant* 2014; 14 (2): 466 – 471.

32. Zoepf T, Jakobs R, Arnold JC, Apel D, Riemann JF. Palliation of nonresectable bile duct cancer: improved survival after photodynamic therapy. *Am J Gastroenterol* 2005; 100 (11): 2426 – 2430.

33. Ortner ME, Caca K, Berr F, Liebetruth J, Mansmann U, Huster D, et al. Successful photodynamic therapy for nonresectable cholangiocarcinoma: a randomized prospective study. *Gastroenterology* 2003; 125 (5): 1355 – 1363.

34. Leggett CL, Gorospe EC, Murad MH, Montori VM, Baron TH, Wang KK. Photodynamic therapy for unresectable cholangiocarcinoma: a comparative effectiveness systematic review and meta – analyses. *Photodiagnosis Photodyn Ther* 2012; 9 (3): 189 – 195.

35. Cheon YK, Lee TY, Lee SM, Yoon JY, Shim CS. Longterm outcome of photodynamic therapy compared with biliary stenting alone in patients with advanced hilar cholangiocarcinoma. HPB (Oxford) 2012; 14 (3): 185 – 193.

36. Matull WR, Dhar DK, Ayaru L, Sandanayake NS, Chapman MH, Dias A, et al. R0 but not R1/R2 resection is associated with better survival than palliative photodynamic therapy in biliary tract cancer. *Liver Int* 2011; 31 (1): 99 – 107.

37. Witzigmann H, Berr F, Ringel U, Caca K, Uhlmann D, Schoppmeyer K, et al. Surgical and palliative management and outcome in 184 patients with hilar cholangiocarcinoma: palliative photodynamic therapy plus stenting is comparable to r1/r2 resection. *Ann Surg* 2006; 244 (2): 230 – 239.

38. Kahaleh M, Mishra R, Shami VM, Northup PG, Berg CL, Bashlor P, et al. Unresectable cholangiocarcinoma: comparison of survival in biliary stenting alone versus stenting with photodynamic therapy. *Clin Gastroenterol Hepatol* 2008; 6 (3): 290 – 297.

39. Lee TY, Cheon YK, Shim CS. Current status of photodynamic therapy for bile duct cancer. *Clin Endosc* 2013; 46 (1): 38 – 44.

40. Milano MT, Chmura SJ, Garofalo MC, Rash C, Roeske JC, Connell PP, et al. Intensity – modulated radiotherapy in treatment of pancreatic and bile duct malignancies: toxicity and clinical outcome. *Int J Radiat Oncol Biol Phys* 2004; 59 (2): 445 – 453.

41. Fletcher MS, Brinkley D, Dawson JL, Nunnerley H, Wheeler PG, Williams R. Treatment of high bile duct carcinoma by internal radiotherapy with iridium – 192 wire. Lancet 1981; 2 (8239): 172 – 174.

42. Mayo – Smith WW, Dawson SL, Mauceri T, Mueller PR. Attenuation effects of biliary endoprostheses on therapeutic radiation. *Radiology* 1996; 199 (2): 571 – 572.

43. Alden ME, Mohiuddin M. The impact of radiation dose in combined external beam and intraluminal Ir – 192 brachytherapy for bile duct cancer. *Int J Radiat Oncol Biol Phys* 1994; 28 (4): 945 – 951.

44. Takamura A, Saito H, Kamada T, Hiramatsu K, Takeuchi S, Hasegawa M, et al. Intraluminal low – dose – rate 192Ir brachytherapy combined with external beam radiotherapy and biliary stenting for unresectable extrahepatic bile duct carcinoma. *Int*

*J Radiat Oncol Biol Phys* 2003；57（5）：1357
－1365.

45. Shin HS, Seong J, Kim WC, Lee HS, Moon SR, Lee IJ, et al. Combination of external beam irradiation and high－dose－rate intraluminal brachytherapy for inoperable carcinoma of the extrahepatic bile ducts. *Int J Radiat Oncol Biol Phys* 2003；57（1）：105－112.

46. Chan SY, Poon RT, Ng KK, Liu CL, Chan RT, Fan ST. Long－term survival after intraluminal brachytherapy for inoperable hilar cholangiocarcinoma：a case report. *World J Gastroenterol* 2005；11（20）：3161－3164.

47. Shinohara ET, Guo M, Mitra N, Metz JM. Brachytherapy in the treatment of cholangiocarcinoma. *Int J Radiat Oncol Biol Phys* 2010；78（3）：722－728.

48. Valek V, Kysela P, Kala Z, Kiss I, Tomasek J, Petera J. Brachytherapy and percutaneous stenting in the treatment of cholangiocarcinoma：a prospective randomised study. Eur J Radiol 2007；62（2）：175－179.

49. Chen Y, Wang XL, Yan ZP, Cheng JM, Wang JH, Gong GQ, et al. HDR－192Ir intraluminal brachytherapy in treatment of malignant obstructive jaundice. *World J Gastroenterol* 2004；10（23）：3506－3510.

50. Park S, Park JY, Bang S, Park SW, Chung JB, Song SY. Radiotherapy prolongs biliary metal stent patency in malignant pancreatobiliary obstructions. *Gut Liver* 2013；7（4）：480－485.

51. Dolak W, Schreiber F, Schwaighofer H, Gschwantler M, Plieschnegger W, Ziachehabi A, et al. Endoscopic radiofrequency ablation for malignant biliary obstruction：a nationwide retrospective study of 84 consecutive applications. *Surg Endosc* 2014；28（3）：854－860.

# 第 6 篇

# 器官特异性肿瘤
## ——肾细胞癌

# 肾脏小肿瘤的治疗

Mansi A. Saksena, Debra A. Gervais, Michael C. Soulen,
and Peter R. Mueller

据估计，2015 年美国约有 61 560 例新发肾细胞癌（RCC）确诊病例，并有14 080例癌症相关死亡归因于肾和肾盂的癌症[1]。这些患者中有一半以上是偶然为其他非相关疾病进行断层成像扫描确诊的[2]。随着对肾脏小肿块的早期筛查及外科技术的进步，为保存肾脏功能的肾保留手术方法得到了发展。在过去的十年中，RCC 治疗已经开展了根治性肾切除术，部分肾切除术，腹腔镜肾切除术，还在选定的病例中进行经皮射频消融术（RFA）、微波消融术（MWA）和冷冻疗法。每种疗法都有独特的临床应用和优点。本章阐述了 RCC 治疗中使用的各种治疗方式，特别是经皮消融技术。

## 临床概述

RCC 占所有肾肿瘤的 85%，男性发病率略高于女性（1.6:1.0）[2]。RCC 的症状通常表现为三联征，包括侧腹部疼痛、血尿和可触及的腹部肿块。任何患者的血尿（无论是肉眼还是镜下）通常都需要通过 CT 进行评估。其他非特异性症状包括体重减轻，贫血或疲劳。然而，近一半的患者在诊断时无症状、意外在横断面成像中检测到肿瘤。某些遗传综合征如 von Hippel - Lindau（VHL）疾病增加了 RCC 的发病率（约占 RCC 病例的2%）。其他危险因素包括吸烟、高血压、肥胖和导致透析的终末期肾病。

透明细胞癌是最常见的组织学亚型，与VHL 综合征和终末期肾病有关（表 22.1）。其他遗传形式包括家族性透明细胞癌。散发

性乳头状 RCC 多发于男性，并且在转移扩散之前有近90%的 5 年存活率。乳头状肾细胞癌的转移发生率低于透明细胞癌，但转移时更难治疗。乳头状肾细胞癌也见于终末期肾脏疾病和几种家族综合征。其他不太常见的细胞类型包括嫌色细胞 RCC 和集合管 RCC。

表 22.1　散发性肾细胞癌的各种组织学类型的发病率[2]

| 组织学外观 | 发生率（%） |
| --- | --- |
| 透明细胞癌 | 75 |
| 乳头癌 | 12 |
| 嫌色细胞癌 | 4 |
| 嗜酸细胞癌 | 4 |
| 集合管癌 | <1 |
| 未分类 | 3~5 |

1/4 的 RCC 患者在诊断时已发生转移，5年生存率较低[2]。这强调了对初诊 RCC 患者潜在转移灶检查的重要性，其中包括胸部 X线和腹部 CT 扫描，如果需要的话，骨扫描是评估骨转移的理想手段。如果患者出现任何神经症状，可行头部 CT 扫描。此外，接受治疗的患者中有 1/3 在随访中出现转移。因此，我们的目标是开发有效的手术或消融疗法，同时对于某些患者，可能需要进行多次治疗。

多个肾脏肿块的存在通常提示遗传易感性，须筛选患者各种遗传综合征。VHL 等疾病具有独特的肾外表现。使用对比增强CT 或 MRI 密切监测患有这些遗传综合征的

患者具有十分重要意义。在这些患者中，小肿块通常是低度恶性肿瘤，可通过外科手术或消融进行治疗，可以通过手术或消融治疗防止肿块变大[3,4]。通常确定 VHL 患者接受手术切除治疗的确切大小为 3cm，且属于低转移潜能的小 RCC[3,4]。然而，对于经皮消融治疗，一些人主张应治疗较小的肿瘤，大约 2.5 ~ 3cm[5,6,7]。

## 分期

像大多数癌症一样，RCC 的预后在很大程度上取决于肿瘤分期。肿瘤 - 淋巴结转移（TNM）分类是一种常用的分期系统，其中I期疾病的 5 年生存率可达 95%，而Ⅳ期疾病的生存率为 20%（表 22.2；图 22.1）[2]。

表 22.2　肾细胞癌的肿瘤淋巴结转移（TNM）分期

**原发肿瘤（T）**

| | |
|---|---|
| TX | 不能评估的原发肿瘤 |
| T0 | 没有证据显示原发肿瘤 |
| T1 | 肿瘤 7cm 或更小，限于肾脏 |
| T2 | 肿瘤超过 7cm，限于肾脏 |
| T3 | 肿瘤向主要静脉，肾上腺或周围组织延伸，但限于 Gerota 筋膜内 |
| | T3a – 肿瘤侵入肾上腺或周围组织 |
| | T3b – 肿瘤严重延伸到肾静脉或腔静脉 |
| T4 | 肿瘤超出了 Gerota 筋膜 |

**局部淋巴结（N）**

| | |
|---|---|
| NX | 不能评估的局部淋巴结 |
| N0 | 无局部淋巴结转移 |
| N1 | 单个局部淋巴结转移 |
| N2 | 多个局部淋巴结转移 |

**远处转移（M）**

| | |
|---|---|
| MX | 无法评估转移情况 |
| M0 | 无远处转移 |
| M1 | 存在远处转移 |

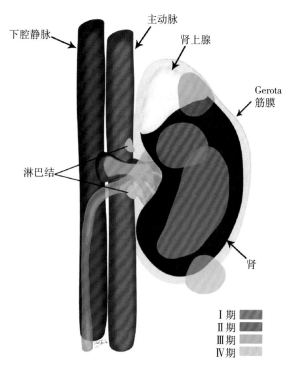

图 22.1　肾细胞癌分期的示意图。（经许可改编自 Cohen HT，McGovern FJ. Renal – cell carcinoma. *N Engl J Med* 2005；353：2477 –2490）

## 诊断

除非另有证据，否则任何腹部 CT 检测中增强的肾肿块通常被认为是 RCC。90% 以上大于 3cm 的肿块是 RCC，并且需要手术切除。然而，25% 的小于 3cm 的肿块多为良性[2]。因此，一些医生更愿意在切除术前进行活检确认，以免对良性疾病误行肾切除术。

## 治疗选择

### 外科治疗

如无手术禁忌证，Ⅰ期 RCC 可通过完全切除治愈。经典根治性肾切除术包括切除整个肾脏及同侧肾上腺，Gerota 筋膜和区域淋巴结。该手术可以是开腹手术或腹腔镜手术，术后疼痛少、早期恢复是腹腔镜手术的优势。小于 3～4cm 的肿块可能适用于保留肾单位的肾部分切除术。保留肾单位手术或部分肾切除术的临床适应证包括患者因素，如[6,8,9]：

- 双侧或多灶性肿瘤。
- RCC 在一个单独的肾脏。
- 未受影响的肾功能差。
- 严重的合并症如慢性肾衰竭或高血压。

另外的肿瘤相关因素包括尺寸小于 4cm 的肿瘤和肾极病变。这些肿瘤特征不是绝对的，但在技术上使部分肾切除术难度降低。

部分肾切除术也可以在腹腔镜下进行，但有 3%～6% 局部复发的风险，这与根治性肾切除术的结果类似[10]。由于相似的复发率和生存率，部分肾切除术已成为根治性肾切除术的可接受的替代方案。

### 经皮消融技术

在有严重合并症的患者中，小的肾肿块的检出率有所增加。这些患者通常不具备手术适应证，可通过各种微创治疗，即经皮射频消融（RFA）、微波消融（MWA）和冷冻消融治疗[11,12]。这些技术的早期结果展示了良好的疗效，从而促进了它们的应用。虽然其他技术（如高强度聚焦超声波和不可逆电穿孔）已经被提出，但经皮射频消融和冷冻消融仍是应用广泛且广受好评的治疗方法，本章将对其进行综述。

### 射频消融

#### 背景

肿瘤的 RFA 涉及通过电极针输送电流以产生高组织温度并导致细胞死亡。在高于 45℃ 的温度下发生细胞死亡，在 60～100℃ 肿瘤完全坏死[13]。放置在肿瘤内的电极针连接到射频发生器，电路通过放置在患者大腿上与发电机连接的接地垫接通。由于在该电路中施加电流，会在电极尖端引起离子振荡，导致组织温度升高。肝实验中由 17 号电极针产生的消融区的最大直径为 1.6cm。电极尖端产生的消融区域的大小受到限制，是由于温度升高超过 100℃ 时组织会汽化和炭化[13]。这导致组织电流流动阻抗增加。因此，RFA 的技术创新旨在实现更大的消融范围，即增加由电极产生的消融区域的最大直径。这些创新包括多电极的开发，多电极的簇排列，电流的脉动，电极的内部冷却及组织间的盐水输注[14-17]。

### 组织学

正常猪肾脏和植入兔肾中的 VX2 肿瘤的消融治疗是用于确定由 RFA 引起的即刻和短期组织病理学肾改变的主要动物肿瘤模型。VX2 兔肿瘤在 RFA 治疗后消融区在即刻呈灰白色，而在正常猪肾中呈现出明显的黄白色[18,19]。电极插入部位可见少量的出血。显微镜下，处理过的细胞表现出细胞边界完整性，核染色质模糊，间质出血和细胞质嗜酸粒细胞增多[18]。在治疗的第 3 天，细胞核变得固缩并裂解，提示凝固性坏死。在治疗区域和正常肾实质之间的边界处可见早期成纤维细胞浸润和炎症。在治疗后 14 天，随着核变性完成，从中心到周围确定了 4 个区域，即中心坏死，炎性浸润，出血和纤维化，以及再生。坏死区内的完全结构变形在第 30 天被识别，坏死灶在治疗后约 90 天后被吸收。最初的临床研究揭示了类似的结果[20,21]，但是完全肿瘤坏死的说法很快就受到了挑战，因为 Michaels 等报道了在肾切除术之前治疗的 17 个肿瘤中有不完全肿瘤坏死[22]。因为该研究和其他研究受到当时可用技术的限制[23]。例如，在 Michaels 等人的研究中，每个肿瘤仅进行一次消融，没有重新定位电极以进行重叠消融。自此，行多次消融以充分覆盖整个肿瘤消融技术的重要性得到了广泛关注[8,24]。

## 微波消融术

### 背景

类似于 RFA，MWA 一般通过引起水分子的快速振荡以诱导组织加热。与 RFA 不同的是，MWA 与组织阻抗无关，并且能更快速地加热到比 RFA 更高的温度。较大的消融区可在几分钟内形成，对于散热有相对耐受性[25]。

### 组织学

在体内猪模型中，消融病灶可分为三个区：炭化区、凝血区和炎症反应区[26]。

消融区随着功率和时间的增加而增大。当与两根针结合时，消融病灶的最大直径显著增加。病理结果显示炭化区肾组织坏死。在凝固区观察到凝固性坏死。任何消融区均未发现跳跃区域。间质小血管充血伴炎细胞浸润。

## 冷冻消融术

### 背景

冷冻消融术通过使用焦耳－汤姆逊效应来实现高压氩气向冷低压液体的转化[27]。该系统包括计算机工作站、气体分配装置和针状冷冻探针。冷冻探头配有热电偶，用于监测冷冻和解冻过程中的组织温度。肾冷冻消融术可通过开腹、腹腔镜或经皮途径进行[28-31]。经皮冷冻消融的优点是可通过成像观察冰球，这提供了对冷冻区域的内部监测和粗略预测，可以防止对正常结构的损伤，并促进肿瘤组织的有效覆盖。在冷冻消融期间使用重复冻融循环，温度可达到－130℃的最低点。冰球边缘的温度应为非坏死的0℃左右。

### 组织学

冷冻消融通过直接低温和间接缺血性细胞损伤实现细胞死亡。这两种协同机制是连续的，具有直接的细胞毒性，其继发于在冷

冻期间发生的细胞内冰晶形成和由于解冻期间发生的局部组织微血管闭塞而引起的间接缺血性损伤[32,33]。发生不可逆细胞死亡的阈值温度为－19.4℃～－40℃[34]。尽管在冰球中心很容易达到这样的温度，但外围温度一般为0℃，因此冰球必须延伸超出肿瘤边缘约3.1mm才能完成治疗[35]。与单个冻融循环相比，已证实双冻融循环增加了冷冻坏死区域[36]。冷冻消融组织的组织学检查显示出细胞死亡迹象，如血管充血，核固缩，线粒体损伤和凝固性坏死，中心区表现出完全细胞死亡和过渡区，外周细胞不完全损伤[33]。

## 经皮消融适应证

### 患者因素

在患者10年生存率和无病生存率不能明确时，经皮消融仅限于不适合其他既有疗法如肾切除术的患者。这些情况包括：

- 老年患者（不到10年的预期寿命）
- 多发性肾肿瘤，如 VHL 患者
- 单个肾脏
- 肾功能受损
- 合并症导致无法手术
- 拒绝手术

此外，行消融术的患者的预生存期应在1年以上，因为小 RCC 在1年内致死的可能性不大。

### 肿瘤特异性因素

评估经皮消融病变时，肿瘤的位置和大小是首先要考虑的因素。如前所述，较小的肿瘤更适合完全消融。虽然不同的报告使用各种大小限制来定义可接受的 RCC，但小肿瘤的范围是1.5～4cm[5,6,11,37-42]。Gervais 等研究已经显示，对于4cm或更小的肿瘤，在成像时显示可以实现完全肿瘤坏死[9,24]。除了大小之外，肿瘤位置在消融治疗中起着重要作用。热消融对由肾周脂肪包绕的外生性病

变更有利，因为肾周脂肪提供的绝缘可达到和维持更高的温度。Gervais 等的一项研究显示，在位于中心的肿瘤中表现出较不完全的坏死[9]。这是由于肿瘤靠近肾门大血管产生的散热效应。大血管中的血流灌注导致的肿瘤组织冷却，限制了可达到的温度并因此阻碍完全消融。另外，多中心肿瘤消融的并发症发生率可能更高。

### 预先消融成像

预先消融成像可提供有关肿瘤边缘和范围的重要信息，从而可以进行有利的治疗计划。无论采用何种经皮消融方法，均可通过对比 - 增强 CT 或 MRI 进行预先消融成像。此外，消融前的图像可作为后续评估的基准。

### 辅助程序

活检通常在经皮消融之前进行，因为肿瘤消融后会留在原位，不像手术治疗须切样本进行病理评估。在良性疾病的情况下，可能不需要进一步治疗；如果需要治疗，后续可能会有不同的治疗手段。活检可在消融同一天进行，或在消融之前获得组织学诊断[24]。

## 技术

### 麻醉

大多数患者可以在清醒镇静下接受 RFA 作为门诊手术[9]。有些患者可能需要住院一日。尽管一些操作者更愿意在麻醉师的帮助下完成所有 RFA 或 MWA，但只有不符合镇静标准或镇静失败的患者才需要麻醉监测护理。

冷冻治疗比 RFA 治疗痛苦少，但需要较长的时间才能完成，且需要屏住呼吸才能进行充分的手术内成像。一些医生更愿意在冷冻消融时给予麻醉，当然也可以在清醒镇静下进行。麻醉对有些患者来说是一个很好

的选择。

### 引导的方式

可以使用超声，CT 或 MRI 进行冷冻消融或 RFA。引导肿瘤可视化的简易性、成像设备的可用性及操作者的偏好通常决定了影像设备的选择。电极针放置在肿瘤中时超声可提供实时可视化操作。超声波的缺点在于，随着热消融的进行，肿瘤常由于形成水蒸汽或冰球而呈现高度回声。这使得电极重新定位对肿瘤进行重叠消融的可视化受到影响。CT 允许进行充分的预处理计划和内部程序电极重新定位，因为它能产生一致的、容易重现的图像。平扫 CT 和超声均不能精确描绘消融的确切区域。通过在消融过程中提供对治疗效果的精确监测，MRI 具有这种优势，因为在冷冻消融期间形成的冰球具有非常短的 T2 弛豫时间并且被视为 T2 加权图像上的信号区域。有限的 MRI 资源，与 MRI 兼容的热消融设备和患者监测设备妨碍了 MRI 指导的广泛使用。此外，有活动性缺血性心脏病史的患者不能进行 MRI 引导的冷冻消融，因为 MRI 扫描仪的磁场在手术过程中可干扰心电监测。

### 射频消融

麻醉充分且患者取合适体位后，就可在影像引导下将针置于肿瘤内。重叠消融的价值已得到公认，并且通常可进行在连续消融之间重新定位针头的多次消融，消融计划覆盖整个肿瘤。因此，根据肿瘤大小和几何形状进行重叠消融非常重要（图 22.2）。RF 电极允许在电极移除时进行进针道消融。通过缓慢移出电极并在此过程中烧灼任何小的出血血管，可使种植转移的可能性最小。一旦肿瘤被射频覆盖到令人满意的程度，患者将根据所使用的麻醉类型进行常规的术后护理。

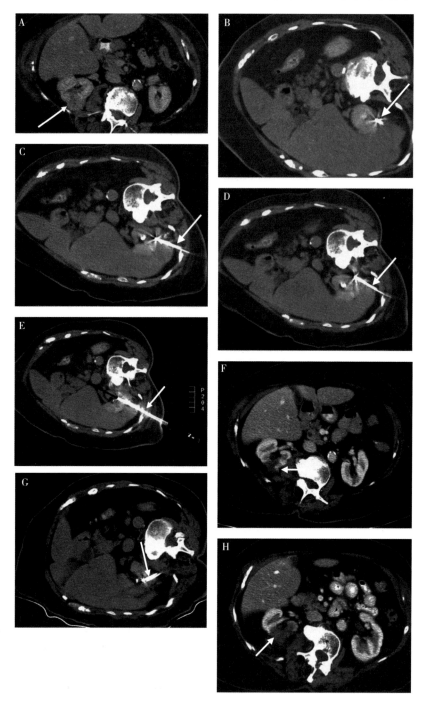

图22.2　女性，78 岁，偶然发现的右肾肿块。（A）在射频消融（RFA）之前进行的对比增强 CT 扫描的轴截面显示右肾中极 3cm 的外生肿块（箭头）。活组织检查发现该肿块是肾细胞癌。（B－E）RFA 轴位 CT 图像，患者处于右侧卧位时显示针电极的多次放置（箭头）以进行重叠消融。对于确保肿瘤所有区域的治疗而言，多重治疗往往是必不可少的。患者已经完全恢复。（F）消融后 1 个月进行的增强 CT 扫描的轴位图像显示沿消融肿瘤内侧缘残留增强的异常区域（箭头）。这种显像支持肿瘤残留。（G）患者接受了肿瘤残余部分的再消融。在再消融中获得的轴向 CT 图像显示在先前图像上看到的残留肿瘤区域内的针电极（箭头）。（H）在再消融后 1 个月进行的对比增强 CT 扫描的轴截面图像显示预期的治疗后区域出现消融后扭曲（箭头所示）。没有残留肿瘤的证据。在再消融后 3 个月和 6 个月进行的随访中未见异常增强（未显示）。

## 微波消融术

类似于 RFA，MWA 需要将一个或多个消融针放入或包围肿瘤，以获得具有足够余量的完全消融区，这取决于治疗方案所用特定装置。如果有必要，也可以进行针道消融。

## 冷冻消融术

与大多数射频系统不同，一次消融可使用多个冷冻探头。通常，一个冷冻探针可产生 1 个短轴2cm的冰球[27]。2 ~ 3cm 的肿瘤可以用 2 个或 3 个冷冻探针治疗，而较大的肿瘤需要 4 个或 5 个探针[12]。因此，治疗计划和选择冷冻探针的数量由肿瘤大小和几何形状决定。可以使用多次（2 次或 3 次）冻融循环，包括 15 分钟的冻结和 10 分钟的解冻，温度可达 - 130℃[12,43]。通过 CT 或 MRI 进行的术中冰球监测可对冷冻坏死区域进行粗略预测。如果冰球不能包含整个肿瘤和肿瘤外边缘 3.1mm 的组织边缘，可以放置额外的冷冻探针。

在以往的治疗中，冷冻探头尺寸太大，需要开腹手术才能放置[43-45]。随着冷冻探头技术的进步，探头已小到足以经皮放置，使冷冻消融能够与经皮 RFA[12] 达到相似效果。

## 相邻的组织器官

在热消融过程中，组织损伤可能延伸至相邻的正常器官，如输尿管或肠管。在制定计划时，应注意附近结构的位置以降低风险。诸如患者体位改变和水分割等技术可用于遮蔽邻近结构并保护其免受热损伤[46]。水分离术包括在肿瘤和任何相邻的器官（如肠）之间灌注无菌 5% 右旋糖酐（用于 RFA）或生理盐水（用于 MWA 和冷冻消融）（图 22.3）。可将肿瘤与附近的器官分开，从而可以安全进行消融。其他药物如二氧化碳也可用于器官保护[47,48]。或者用腹腔镜也可使肠或输尿管回缩以进行安全消融[5]。

## 术后随访

因为消融后的肿瘤留在原位，所以没有组织病理学信息可用于评估治疗的疗效。因此，成像是后续治疗的主要依据，既可用于初步疗效评估，也可用于监测消融后局部进展。在随访 CT 或 MRI 上未显示任何增强的肿瘤区域被认为是完全坏死的区域，而增强的残留灶代表残留病灶（图 22.2）[49]。假设残留病灶仍然处于合适大小和位置的范围内，可再次经皮消融。

初始消融后复查通常在术后 1 ~ 5 周，取决于术者的偏好[9,38-41]。如果在第一次随访研究中没有发现肿瘤，可在 3 个月、6 个月和 1 年进行复查。如果没有发现新的或残留的疾病，患者可进行长期的年度随访。在大多数情况下，在消融部位持续出现小的非增强团块。消融区在冷冻消融后比在 RFA 后消退更多。但是，在随访残留病灶的消融情况时，消融部位仍需要强化。

## 临床疗效

随着可用 RF 设备的改进，治疗效果如表 22.3 所示。早期的研究报道表明，治疗效果较差（79%）[50]，可能是由于发生器较弱，未能达到足够的治疗温度。后来使用 150 ~ 200W 发生器的研究显示，在 2.5 ~ 4cm 大小的肿瘤中有 88% ~ 100% 的成功治疗率[5,8,24,38-42,50-52]。较大肿瘤（> 3cm）被认为难以用 RF 治疗。McDougal 等随访了 16 例接受肾脏 RFA 治疗的患者中 4 年后发现，病灶直径小于 5cm 的肾脏 RFA 预后与手术相当[7]。虽然肾脏 RFA 已被确立为非手术去除小的肾肿块的有效治疗方法，但目前缺乏 5 ~ 10 年的生存数据。一旦有足够的消融后病例队列研究评估的 5 年生存率，经皮消融结果可与手术切除标准进行比较。

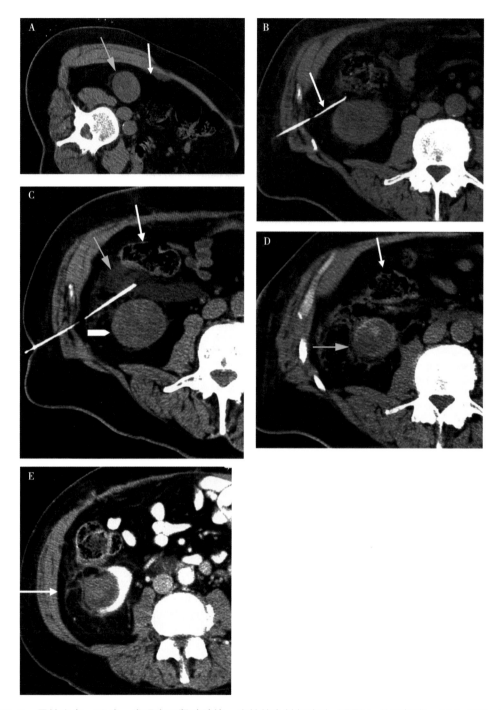

图 22.3　男性患者，70 岁，发现右下肾脏肿块，病灶符合射频消融（RFA）处理标准。（A）RFA 上的轴位 CT 图像显示肿块（蓝色箭头）位于结肠 1mm 内（白色箭头），增加消融期间结肠损伤的风险。因此，进行水分离以隔离结肠并使损伤风险最小化。（B）将 20 号千叶针（箭头）置于肾和结肠之间。（C）在组织平面内灌注无菌 5% 葡萄糖溶液（蓝色箭头）将结肠（白色箭头）与肾（箭头）分开。（D）来自消融后立即进行的造影增强 CT 扫描的轴位图显示滴注葡萄糖溶解。然而，结肠（白色箭头）和肾脏（蓝色箭头）仍然保持分开状态。（E）消融后 1 个月进行的造影增强 CT 的轴位图像显示消融部位的非增强区域（箭头）与治疗的肿瘤一致。没有异常增强的区域，提示未发现残余病灶。

表 22.3　经皮射频（RF）消融治疗的肾细胞癌的各种更大规模试验中报告的结果汇总

| 作者 | 肿瘤数目 | RF 消融后完全治愈的肿瘤 | | |
|---|---|---|---|---|
| | | 大小 | 百分比（%） | 数目比 |
| Zagoria 等，2004[42] | 24 | <3cm | 100 | （11/11） |
| | | >3cm | 69 | （9/13） |
| Gervais 等，2005[24] | 100 | <3cm | 100 | （52/52） |
| | | 3~5cm | 92 | （36/39） |
| | | >3cm | 25 | （2/8） |
| Mayo Smith 等，2003[39] | 32 | | 97 | （31/32） |
| Farrell 等，2003[38] | 35 | | 100 | （35/35） |
| Su 等，2003[40] | 35 | | 94 | （33/35） |
| Pavlovich 等，2002[50] | 21 | | 79 | （19/24） |
| Ogan 等，2002[41] | 16 | | 93 | （12/13） |
| 总计 | 263 | | 91.2 | （240/263） |

　　腹腔镜肾冷冻治疗的 3 年随访数据令人鼓舞，56 例平均肿瘤大小为 2.3cm 的患者 3 年癌症特异性生存率为 98%[53]。然而，经皮肾冷冻消融术相对较新，且文献中缺乏有效性数据。在 Shingleton 等的初步报道中，治疗了 20 例患者的 22 个肿瘤，肿瘤平均大小为 3cm。只有 1 例患者在平均 9.1 个月的随访中需要再次治疗[45]。Silverman 等报道 23 例患者共 26 个瘤灶，有 24 个癌灶完全消融，只有 1 例患者需要再次治疗[12]。这些研究由于缺乏长期随访和样本量少受到限制。在确定冷冻消融的准确疗效之前，需要进行更长时间的随访。

　　MWA 的早期和中期结果同样令人鼓舞。Moreland 等报道了 55 个活检证实的肿瘤的早期随访结果，中位随访 8 个月时，RCC 为 0.5~4.0cm 经皮 MWA 治疗的患者没有局部复发或转移[54]。Yu 等报道了 49 个 RCC 0.6~7.7cm（平均 3.0cm），技术成功率为 48/49（98%）。3 年时，局部控制率为 92%，癌症特异性生存率为 100%，总生存率为 98%，无转移[55]。有两项外科学方面的研究比较了 MWA 与开放性根治性或

部分肾切除术的疗效，3~5 年的肿瘤学临床结局相同[56,57]。

## 并发症

　　与切除相比，经皮消融术相对安全，主要并发症发生率较低。最常见的轻微并发症是与探针插入位点相关的疼痛或感觉异常（表 22.3）[58]。其他轻微并发症包括自限性感觉异常、短暂性血尿和包膜下血肿（图 22.4）[58]。

　　需要输血或输尿管支架置入的出血是最常见的主要并发症，并且在中心性肿瘤中更常见，接近大型肾门血管使它们易于被误伤而出血。其他并发症，如输尿管狭窄和继发于尿漏的尿路瘤形成很少见，更常见于中心性肿瘤消融[9,38,39,58]。输尿管狭窄则常见于下极内侧肿瘤，对邻近器官，特别是结肠也可能造成误伤，这可能会导致脓肿和/或瘘管形成[12]。针道的肿瘤种植转移已被报道为治疗肝肿瘤的罕见并发症[59,60]。Mayo-Smith 等曾报道了一例由治疗所致皮肤肿瘤种植转移[39]。

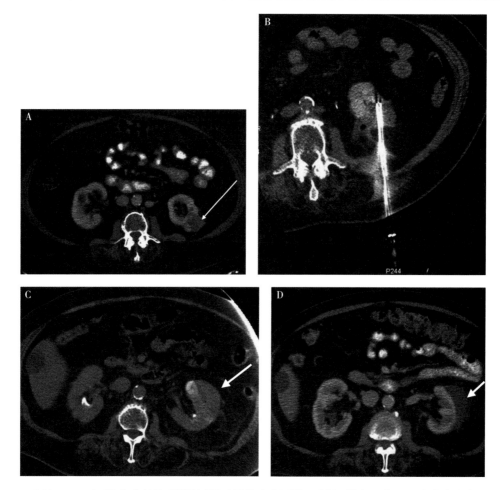

图 22.4　一名 67 岁女性接受增强 CT 以评估腹痛原因。（A）轴向图像显示出来自左肾中极的 3.5cm 外生肿块（箭头）。由于严重的心脏疾病，患者不适合手术，接受经皮射频消融（RFA）治疗。（B）在 RFA 处的轴向 CT 图像显示放置在肿块内的电极针。进行了多次重叠消融（未显示）。（C）消融后患者被转移到一个恢复区，在该部位患者主诉有加重的左侧腹部疼痛。消融后 4 小时进行的重复 CT 扫描的轴位图像显示左侧包膜下血肿（箭头），对左肾实质产生压迫。患者留院过夜观察。其血细胞比容稳定，并且疼痛对药物有反应。治疗后一天，疼痛强度下降，患者出院时处于稳定状态。（D）消融后 1 个月进行的增强 CT 扫描的轴位图像显示没有残留病灶并且血肿减小（箭头）。患者没有疼痛。治疗后 3 个月和 6 个月的随访扫描（未显示）显示没有残留病灶，并且血肿逐渐减小。

## 治疗转移性疾病

### 外科和 RFA 选择

RFA 姑息治疗虽然很少见，但如果患者肿瘤侵入集合管系统而导致进行性血尿，可进行姑息治疗[61]。

由于肿瘤的转移性质，局部治疗如经皮消融在转移性 RCC 患者中的作用有限。虽然肿瘤细胞减灭性肾切除有时甚至在转移性肿瘤的情况下进行，但一旦出现转移，因受到大多数原发性肾肿块体积较大的限制，经皮消融治疗的作用有限。在孤立的病例中，单一疼痛骨转移的局灶消融治疗在常规疼痛处理失败时可能缓解疼痛[62]。有关骨转移消融的详细综述不在本章中讨论[62,63]。此外，对于那些有一个或两个小的肺转移瘤的患者，RFA 可有效实现局部控制[64]。同样，Gervais 等报道了 2 例肾癌的淋巴结转移，经 RFA 治疗后完全坏死[65]。对于少数适合经皮消融的 IV 期 RCC 转移患者，消融主要目的不是治愈，而是姑息治疗。

## 药物治疗

RCC 是最具耐药性的肿瘤之一，化疗仅用于局部晚期或广泛转移的 RCC。因其对化疗的反应较差，目前正在评估许多免疫治疗方法。其中最有价值的是干扰素 - α，可用于透明细胞 RCC。它的反应率约为14%，副作用很少[66]。高剂量白细胞介素 -2 被美国食品和药物管理局批准用于治疗晚期 RCC；然而，疗效不佳和副作用（毛细血管渗漏综合征）降低了白细胞介素 -2 的有效性。

许多靶向药物可以单独或依次使用，包括酪氨酸激酶抑制药舒尼替尼、帕唑替尼、阿西替尼和索拉非尼；雷帕霉素抑制药泰莫司（temsirolimus）和 evirolimus，以及血管内皮生长因子抑制药贝伐单抗[67]。

## 小结

RCC 的治疗方式越来越多，经皮消融是最新的治疗手段。每种方式都有特定的临床应用，而如何制定正确的治疗策略是一个复杂的过程。这需要泌尿科医生和介入放射科医生密切合作，以便在提供所有可行治疗方案的恰当信息的同时对患者进行适当指导。经皮消融术是安全的，也取得了短期治疗后的成效。目前有待获得更多长期存活率和无病生存的数据，希望经皮消融会成为无法手术患者的最适当的方法。小于 4cm 的外生性肿瘤最适合用经皮消融术治疗。

## 参考文献

1. SEER Stat Fact Sheets: Kidney and Renal Pelvis Cancer. http://seer.cancer.gov/statfacts/html/kidrp.html (accessed December 7, 2015).

2. Cohen HT, McGovern FJ. Renal - cell carcinoma. *N Engl J Med* 2005; 353: 2477 - 2490.

3. Walther MM, Choyke PL, Glenn G, et al. Renal cancer in families with hereditary renal cancer: Prospective analysis of a tumor size threshold for renal parenchymal sparing surgery. *J Urol* 1999; 161: 1475 - 1479.

4. Herring JC, Enquist EG, Chernoff A, et al. Parenchymal sparing surgery in patients with hereditary renal cell carcinoma: 10 - year experience. *J Urol* 2001; 165: 777 - 781.

5. Gervais DA, Arellano RS, Mueller PR. Percutaneous radiofrequency ablation of renal cell carcinoma. *Eur Radiol* 2005; 15: 960 - 967.

6. Gervais DA, Arellano RS, Mueller P. Percutaneous ablation of kidney tumors in nonsurgical candidates. Oncology (*Williston Park*) 2005; 19: 6 - 11.

7. McDougal WS, Gervais DA, McGovern FJ, et al. Long - term followup of patients with renal cell carcinoma treated with radio frequency ablation with curative intent. *J Urol* 2005; 174: 61 - 63.

8. Gervais DA, Arellano RS, McGovern FJ, et al. Radiofrequency ablation of renal cell carcinoma: Part 2, lessons learned with ablation of 100 tumors. *AJR Am J Roentgenol* 2005; 185: 72 - 80.

9. Gervais DA, McGovern FJ, Arellano RS, et al. Renal cell carcinoma: Clinical experience and technical success with radio - frequency ablation of 42 tumors. *Radiology* 2003; 226: 417 - 424.

10. Novick AC. Nephron - sparing surgery for renal cell carcinoma. *Annu Rev Med* 2002; 53: 393 - 407.

11. Chiou YY, Hwang JI, Chou YH, et al. Percutaneous radiofrequency ablation of renal cell carcinoma. *J Chin Med Assoc* 2005; 68: 221 - 225.

12. Silverman SG, Tuncali K, vanSonnenberg E, et

al. Renal tumors: MR imaging – guided percutaneous cryotherapy – initial experience in 23 patients. *Radiology* 2005; 236: 716 – 724.

13. Goldberg SN, Gazelle GS, Mueller PR. Thermal ablation therapy for focal malignancy: A unified approach to underlying principles, techniques, and diagnostic imaging guidance. *AJR Am J Roentgenol* 2000; 174: 323 – 331.

14. Tacke J, Mahnken A, Roggan A, et al. Multipolar radiofrequency ablation: First clinical results. *Rofo* 2004; 176: 324 – 329.

15. Tacke J, Mahnken AH, Gunther RW. Percutaneous thermal ablation of renal neoplasms. *Rofo* 2005; 177: 1631 – 1640.

16. Lee JM, Han JK, Choi SH, et al. Comparison of renal ablation with monopolar radiofrequency and hypertonic – saline – augmented bipolar radiofrequency: In vitro and in vivo experimental studies. *AJR Am J Roentgenol* 2005; 184: 897 – 905.

17. Lee FT Jr., Haemmerich D, Wright AS, et al. Multiple probe radiofrequency ablation: Pilot study in an animal model. *J Vasc Interv Radiol* 2003; 14: 1437 – 1442.

18. Hsu TH, Fidler ME, Gill IS. Radiofrequency ablation of the kidney: Acute and chronic histology in porcine model. *Urology* 2000; 56: 872 – 875.

19. Munver R, Threatt CB, Delvecchio FC, et al. Hypertonic saline – augmented radiofrequency ablation of the VX – 2 tumor implanted in the rabbit kidney: A short – term survival pilot study. *Urology* 2002; 60: 170 – 175.

20. Zlotta AR, Wildschutz T, Raviv G, et al. Radiofrequency interstitial tumor ablation (RITA) is a possible new modality for treatment of renal cancer: Ex vivo and in vivo experience. *J Endourol* 1997; 11: 251 – 258.

21. Walther MC, Shawker TH, Libutti SK, et al. A phase 2 study of radio frequency interstitial tissue ablation of localized renal tumors. *J Urol* 2000; 163: 1424 – 1427.

22. Michaels MJ, Rhee HK, Mourtzinos AP, et al. Incomplete renal tumor destruction using radio frequency interstitial ablation. *J Urol* 2002; 168: 2406 – 2409; discussion, 2409 – 2410.

23. Rendon RA, Kachura JR, Sweet JM, et al. The uncertainty of radio frequency treatment of renal cell carcinoma: Findings at immediate and delayed nephrectomy. *J Urol* 2002; 167: 1587 – 1592.

24. Gervais DA, McGovern FJ, Arellano RS, et al. Radiofrequency ablation of renal cell carcinoma: Part 1, indications, results, and role in patient management over a 6 – year period and ablation of 100 tumors. *AJR Am J Roentgenol* 2005; 185: 64 – 71.

25. Higgins LJ, Hong K. Renal ablation techniques: state of the art. *AJR Am J Roentgenol* 2015; 205: 735 – 741.

26. Hong B, Du X, Zhao Y, Chen G, et al. Characteristics of laparoscopic microwave ablation with renal tissue: Experimental in vivo study using a porcine model. *Int J Hyperthermia* 2015; 31 (8): 930 – 936.

27. Silverman SG, Tuncali K, Adams DF, et al. MR imaging – guided percutaneous cryotherapy of liver tumors: Initial experience. *Radiology* 2000; 217: 657 – 664.

28. Delworth MG, Pisters LL, Fornage BD, et al. Cryotherapy for renal cell carcinoma and angiomyolipoma. *J Urol* 1996; 155: 252 – 254; discussion, 254 – 255.

29. Gill IS, Novick AC, Meraney AM, et al. Laparoscopic renal cryoablation in 32 patients. *Urology* 2000; 56: 748 – 753.

30. Nadler RB, Kim SC, Rubenstein JN, et al. Laparoscopic renal cryosurgery: The Northwestern experience. *J Urol* 2003; 170: 1121 – 1125.

31. Uchida M, Imaide Y, Sugimoto K, et al. Percutaneous cryosurgery for renal tumours. *Br J Urol* 1995; 75: 132 – 136; discussion, 136 – 137.

32. Hoffmann NE, Bischof JC. The cryobiology of cryosurgical injury. *Urology* 2002; 60: 40 – 49.

33. Rupp CC, Hoffmann NE, Schmidlin FR, et al. Cryosurgical changes in the porcine kidney: Histologic analysis with thermal history correlation. *Cryobiology* 2002; 45: 167 – 182.

34. Chosy SG, Nakada SY, Lee FT, Jr., et al. Monitoring renal cryosurgery: Predictors of tissue nec-

rosis in swine. *J Urol* 1998；159：1370 - 1374.

35. Campbell SC, Krishnamurthi V, Chow G, et al. Renal cryosurgery：Experimental evaluation of treatment parameters. *Urology* 1998；52：29 - 33；discussion, 33 - 34.

36. Woolley ML, Schulsinger DA, Durand DB, et al. Effect of freezing parameters（freeze cycle and thaw process）on tissue destruction following renal cryoablation. *J Endourol* 2002；16：519 - 522.

37. Ahrar K, Matin S, Wood CG, et al. Percutaneous radiofrequency ablation of renal tumors：Technique, complications, and outcomes. *J Vasc Interv Radiol* 2005；16：679 - 688.

38. Farrell MA, Charboneau WJ, DiMarco DS, et al. Imaging - guided radiofrequency ablation of solid renal tumors. *AJR Am J Roentgenol* 2003；180：1509 - 1513.

39. Mayo - Smith WW, Dupuy DE, Parikh PM, et al. Imaging - guided percutaneous radiofrequency ablation of solid renal masses：Techniques and outcomes of 38 treatment sessions in 32 consecutive patients. *AJR Am J Roentgenol* 2003；180：1503 - 1508.

40. Su LM, Jarrett TW, Chan DY, et al. Percutaneous computed tomography - guided radiofrequency ablation of renal masses in high surgical risk patients：Preliminary results. *Urology* 2003；61：26 - 33.

41. Ogan K, Jacomides L, Dolmatch BL, et al. Percutaneous radiofrequency ablation of renal tumors：Technique, limitations, and morbidity. *Urology* 2002；60：954 - 958.

42. Zagoria RJ, Hawkins AD, Clark PE, et al. Percutaneous CT - guided radiofrequency ablation of renal neoplasms：Factors influencing success. *AJR Am J Roentgenol* 2004；183：201 - 207.

43. Shingleton WB, Sewell PE Jr. Cryoablation of renal tumours in patients with solitary kidneys. *BJU Int* 2003；92：237 - 239.

44. Shingleton WB, Sewell PE, Jr. Percutaneous renal cryoablation of renal tumors in patients with von Hippel - Lindau disease. *J Urol* 2002；167：1268 - 1270.

45. Shingleton WB, Sewell PE, Jr. Percutaneous renal

46. Farrell MA, Charboneau JW, Callstrom MR, et al. Paranephric water instillation：A technique to prevent bowel injury during percutaneous renal radiofrequency ablation. *AJR Am J Roentgenol* 2003；181：1315 - 1317.

47. Kariya Z, Yamakado K, Nakatuka A, et al. Radiofrequency ablation with and without balloon occlusion of the renal artery：An experimental study in porcine kidneys. *J Vasc Interv Radiol* 2003；14：241 - 245.

48. Raman SS, Aziz D, Chang X, et al. Minimizing diaphragmatic injury during radiofrequency ablation：Efficacy of intraabdominal carbon dioxide insufflation. *AJR Am J Roentgenol* 2004；183：197 - 200.

49. Goldberg SN, Gazelle GS, Compton CC, et al. Treatment of intrahepatic malignancy with radiofrequency ablation：Radiologic - pathologic correlation. *Cancer* 2000；88：2452 - 2463.

50. Pavlovich CP, Walther MM, Choyke PL, et al. Percutaneous radio frequency ablation of small renal tumors：Initial results. *J Urol* 2002；167：10 - 15.

51. Roy - Choudhury SH, Cast JE, Cooksey G, et al. Early experience with percutaneous radiofrequency ablation of small solid renal masses. *AJR Am J Roentgenol* 2003；180：1055 - 1061.

52. Veltri A, De Fazio G, Malfitana V, et al. Percutaneous US - guided RF thermal ablation for malignant renal tumors：Preliminary results in 13 patients. *Eur Radiol* 2004；14：2303 - 2310.

53. Gill IS, Remer EM, Hasan WA, et al. Renal cryoablation：Outcome at 3 years. *J Urol* 2005；173：1903 - 1907.

54. Moreland AJ, Ziemlewicz TJ, Best SL, et al. High - powered microwave ablation of T1a renal cell carcinoma：Safety and initial clinical evaluation. *J Endourol* 2014；28：1046 - 1052.

55. Yu J, Liang P, Yu XL, et al. US - guided percutaneous microwave ablation of renal cell carcinoma：Intermediate - term results. *Radiology* 2012；263：900 - 908.

56. Yu J, Liang P, Yu XL, et al. US – guided percu-taeneous microwave ablation versus open radical nephrectomy for small renal cell carcinomas: Intermediate – term results. *Radiology* 2014; 270: 880 – 887.

57. Guan W, Bai J, Liu J, et al. Microwave ablation versus partial nephrectomy for small renal tumors: Intermediate – term results. *J Surg Oncol* 2012; 106: 316 – 321.

58. Johnson DB, Solomon SB, Su LM, et al. Defining the complications of cryoablation and radio fre-quency ablation of small renal tumors: A multi – institutional review. *J Urol* 2004; 172: 874 – 877.

59. Llovet JM, Vilana R, Bru C, et al. Increased risk of tumor seeding after percutaneous radiofrequency ablation for single hepatocellular carcinoma. *Hep-atology* 2001; 33: 1124 – 1129.

60. Liu C, Frilling A, Dereskewitz C, et al. Tumor seeding after fine needle aspiration biopsy and per-cutaneous radiofrequency thermal ablation of hepa-tocellular carcinoma. *Dig Surg* 2003; 20: 460 – 463.

61. Wood BJ, Grippo J, Pavlovich CP. Percutaneous radio frequency ablation for hematuria. *J Urol* 2001; 166: 2303 – 2304.

62. Callstrom MR, Charboneau JW, Goetz MP, et al. Image – guided ablation of painful metastatic bone tumors: A new and effective approach to a difficult problem. *Skeletal Radiol* 2006; 35: 1 – 15.

63. Goetz MP, Callstrom MR, Charboneau JW, et al. Percutaneous image – guided radiofrequency abla-tion of painful metastases involving bone: A multi-center study. *J Clin Oncol*, 2004; 22: 300 – 306.

64. Zagoria RJ, Chen MY, Kavanagh PV, et al. Radio frequency ablation of lung metastases from renal cell carcinoma. *J Urol* 2001; 166: 1827 – 1828.

65. Gervais DA, Arellano RS, Mueller PR. Percutane-ous radiofrequency ablation of nodal metastases. *Cardiovasc Intervent Radiol* 2002; 25: 547 – 549.

66. Dillman RO, Wiemann MC, Tai DF, et al. Phase II trial of subcutaneous interferon followed by in-travenous hybrid bolus/continuous infusion inter-leukin – 2 in the treatment of renal cell carcino-ma: Final results of cancer biotherapy research group 95 – 09. *Cancer Biother Radiopharm* 2006; 21: 130 – 137.

67. NCCN. Guidelines for patients. 2015. www. nc-cn. org/patients/ guidelines/kidney/index. html (accessed 12/18/2015).

# 栓塞疗法治疗肾细胞癌

Ricardo Garcia – Mónaco

应用。

## 概述

在美国，肾细胞癌（RCC）约占癌症的4%和癌症死亡率的2%[1]。以往大多数患者被发现RCC时已处于晚期，常伴有可触及的肿块、血尿和侧腹痛的临床症状。然而，在过去的15年中，肾脏肿块越来越多地在断层腹部成像中通过偶然发现而确诊[2]。目前，超过60%的肾癌是无症状的，一般因其他疾病检测时被发现[3]。

手术切除是RCC的标准治疗方法。根治性肾切除术和部分肾切除术（PN，保留肾单位的手术）是最常用的手术方法，这主要取决于肿瘤大小。热消融技术（冷冻消融术、射频消融术或微波消融术）是不可手术治疗的肾脏小肿瘤患者的一种有效的替代治疗手段[4]。

自20世纪70年代以来，针对肾肿瘤的栓塞治疗已经用于症状性血尿、姑息疗法或用于外科手术前肾肿瘤梗死。血管内技术的发展，以及血管造影技术的改进，可以实现更准确和安全的栓塞。因此，肾癌的栓塞治疗也有所发展并扩大了适应证。

用于肾癌的最新栓塞疗法适用于三种临床情况：术前，用于选择进行根治性或PN手术的术前病例中；术后，用于PN后的血管损伤和/或出血的患者，以及作为姑息治疗。

本章回顾了肾肿瘤栓塞的基本概念及其在RCC现代治疗方法中的适应证和临床

## 基础概念

作为多学科治疗组的成员，介入肿瘤医生（IO）应该掌握比较全面的肾栓塞技术，以更好地对患者的肾肿瘤进行治疗。良好的临床实践需要临床诊断，治疗前患者评估及栓塞后护理和患者随访。

在进行肾栓塞之前，必须对患者进行彻底的临床和影像检查。在诊断时，介入医师必须知道患者的临床病史和实验室检查，主要是血小板、凝血和肾功能。熟悉患者所使用的药物并仔细检查患者的图像以更好地计划栓塞也很重要。实际上，对于大多数行肾栓塞术的患者，通过CI或MRI增强扫描，不但能评估肿瘤情况，还能提供肿瘤供血血管的相关信息。

为了进行准确和安全的栓塞，对肾脏血管解剖结构的了解至关重要。肾血管的解剖学在文献中有广泛的描述[5]。尽管肾动脉解剖结构差异很大，但在大多数情况下，每个肾由L1～L2水平的腹主动脉提供的单一肾动脉提供。然而，在30%的人群中可检测到供应单个肾脏的副肾动脉[5]。

主要肾动脉常分为前、后支。后分支是两者中较小的一个，表现为主肾动脉的一个分支，而前分支则表现为主肾动脉的延续[5,6]。前支分为节段性动脉并在肾脏中提供4～5个血管节段。节段性肾动脉进一步分支形成肾叶、叶间、弓形和小叶间动脉[5,6]。

在肾动脉的实质内血管和肾囊动脉之间有几条穿支动脉为侧支通路[5]。后者可能来自肾上腺动脉，主要是肾动脉、性腺动脉和主动脉，甚至来自肾动脉附件或变异下极动脉。这些血管形成了一个丰富的莱膜网络，与穿孔动脉和其他腹膜后动脉，以及髂内动脉、肋间动脉和肠系膜动脉自由吻合[5]。因此，根据肿瘤的扩展情况，来自肾动脉或肾外动脉的不同血管可以给肿瘤供血。

建议在栓塞之前对腹主动脉和肾动脉进行血管造影，不要忽略可能会供应肿瘤的变异血管或肾外血管，特别是在肿瘤较大的情况下。大多数肾细胞癌是富血管性的，伴有新血管形成，供血动脉增大，血管迂曲紊乱，以及不同程度的动静脉分流，静脉侵犯可能在肾静脉血管造影或大肿瘤的下腔静脉中观察到。在小肿瘤中，并非所有这些征象都存在，正常的血管形成也是可能的，甚至血管瘤表现并不少见。

## 栓塞技术

肾癌的栓塞应在适当的血管套件中进行，并采用最先进的血管造影设备，包括数字减影血管造影术、走行测绘和高质量荧光透视。锥束 CT 可有助于预防非靶组织栓塞并获得治疗效果，特别是对于小血管瘤。

栓塞过程通常在清醒镇静或全身麻醉下进行，但也可在局部麻醉下进行。充分水化对预防肾功能损害至关重要，应保存至患者出院。在患者入院前 24 小时介入医生应为患者进行相应的准备，并进行正确的治疗后护理。

根据栓塞的指征、治疗目标和肿瘤血管结构、栓塞技术，导管和栓塞材料的选择不同。在大肿瘤中，可以用 4F 或 5F 导管进行手术，但仍建议使用微导管以送达到肿瘤供血血管。在小肿瘤中，微导管的使用是必需的，不仅因为供血血管的口径小，而且也是为了防止非目标的栓塞。

最常用的栓塞剂是微球和氰基丙烯酸酯，有时可与明胶海绵、弹簧圈或血管塞联合使用。其他栓塞剂，如与碘油和气球混合的乙醇已有报道，但在临床上并不常用。

稍后介绍临床中各种栓塞技术和栓塞材料的选择。

## 术前栓塞

### 根治性肾切除术

根治性肾切除术仍然是局部晚期或浸润性高危肿瘤的标准治疗方法。它可以使用开放式或腹腔镜方法进行。术前栓塞辅助根治性肾切除已在特定病例中使用多年。最常见的适应证是大直径（ > 9cm）富血供的肿瘤伴有肾静脉血栓形成[7]。术前栓塞的目的是通过减少术中出血和提供更好的解剖平面来辅助手术。适当的肿瘤断流术有利于术中椎弓根入路和早期结扎肾静脉[7]。只要有适当的栓塞，手术时间可能缩短，输血概率也可能会降低[8,9]。

不同的栓塞材料已被报道用于术前栓塞。乙醇，颗粒剂，明胶海绵和胶（氰基丙烯酸酯）可用于阻塞肿瘤毛细血管和供血血管。使用氰基丙烯酸正丁酯的累积经验表明，它可能是术前肾脏血运重建的栓塞物质[10]。该材料可使大量血管床快速发生远端闭塞并导致血管周围组织坏死。尽管外科组织胶似乎是所选择的栓塞剂之一，但许多介入放射科医生使用药栓剂组合来实现靶肿瘤的完全断流术。

术前栓塞不仅应包括肾肿瘤实质，还应包括肾外供血和主要肾动脉分支供血。弹簧圈或塞子是用于阻塞大血管的最常见材料。当闭塞肾蒂时，应留出近端肾动脉残端以方便使用手术钳夹（图 23.1）。建议栓塞后使用主动脉造影检查是否所有血管都根据医生的预期栓塞。

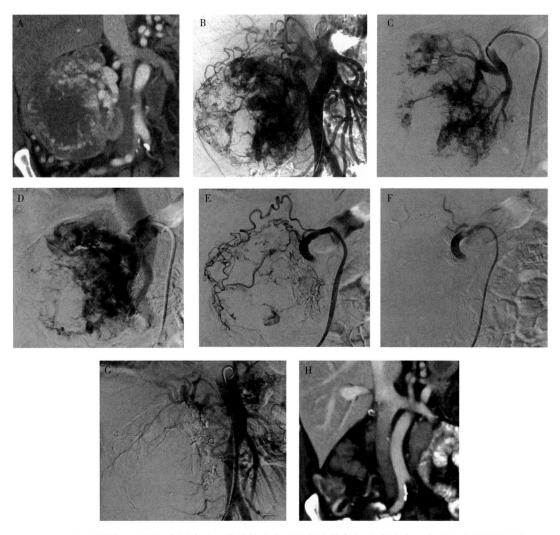

图 23.1　62 岁男性，血尿和右侧腹痛，术前栓塞术后行根治性肾切除术治疗。术后 6 个月随访恢复尚可。（A）增强 CT 显示巨大的右肾癌伴富血供、中心坏死及肾静脉和下腔静脉的浸润。（B）前后（AP）主动脉造影显示与 CT 相同的结果，并能更好地显示汇入肾脏和肾外血管。（C）肾血管造影（动脉期）显示增大的节段性动脉，为肿瘤提供新血管形成区和坏死区域。（D）肾血管造影（静脉期）显示肿瘤组织，坏死和侵入肾静脉和下腔静脉的区域。（E）用氰基丙烯酸酯阻塞节段性动脉和毛细血管肿瘤血管后栓塞肾血管造影显示肿瘤血管分布减少。残余的周边肿瘤增强部分主要是囊状动脉。（F）在用氰基丙烯酸酯封闭囊膜动脉和外周肿瘤供应后栓塞肾血管造影。注意要堵塞主要肾动脉的残端。（G）完全肿瘤栓塞后的 AP 主动脉造影不显示肿瘤增强或肿瘤血管供应。正常腹膜后和内脏动脉通畅。与 B 相比。（H）增强 CT 在随访 6 个月后显示肾切除和肿瘤缓解。与 A 进行对比。

尚无随机对照试验来确定根治性肾切除术术前栓塞的疗效。有些回顾性系列研究的结果良好，与非栓塞患者相比，5 年总生存期有所提高[11]，但其他报道没有显示生存获益[12]。然而，与已发表研究的比较是不恰当的，因为技术、栓子材料、肿瘤的大小和类型都不同。无论如何，在临床实践中，大多数泌尿科医生认为术前栓塞对部分患者有帮助，主要是那些侵及肾静脉的大肿瘤。使用最先进的栓塞技术可获得最佳结果，微导管和组织胶可作为首选的栓塞剂[10]。栓塞和肾切除术之间的时间尚未确定。一些泌尿科医生更倾向于 1 或 2 周的间隔使肿瘤缩小并避免栓塞后肾水肿。最常见的是，肾切除术在次日或甚至在栓塞治疗的同一天进行。

## 部分肾切除术

虽然根治性肾切除术长期以来一直被认为是治疗 RCC 的主要手段，与肿瘤大小无关，但与部分肾切除相比，T1 期肾脏肿瘤患者的死亡发生率更高[13]。这种现象的原因是患有慢性肾病和心血管疾病的患者手术后的死亡风险更高[13]。事实上，在过去的 20 年中，大量的数据证实了部分肾切除与肿瘤根治性肾切除术相比更安全、术后功能更佳[2]。因此，泌尿科医生已开始广泛采用部分肾切除术，因为肾肿瘤中 60% 为小肿瘤。事实上，鉴于肾功能保留的重要性，美国泌尿外科协会指南规定部分肾切除作为临床 T1 期肿瘤治疗的参考标准[14]。

可以使用开放式、腹腔镜或机器人技术进行部分肾切除，并且需要比根治性肾切除术更多的技术专业知识，以确保安全进行肿瘤切除，避免潜在并发症。由于肾癌的富血供性，肿瘤切除期间的出血控制是部分肾切除的主要挑战之一。外科医生通常在切除和重建期间夹住肾动脉和静脉，以最大限度地减少失血，并使无血流区域内的组织可视化。肾脏局部缺血（WIT）是由钳夹引起

的，持续阻断 20 ~ 25 分钟被认为是安全的。然而，既往存在慢性肾脏疾病和肥胖或糖尿病等其他危险因素的患者可能会出现肾功能下降，所以阻断时间要更短[15]。另外，对于经验较少的外科医生或复杂病例，WIT 可能延长远远超过 20 分钟，从而破坏了部分肾切除的优势[2]。为了克服血管钳夹和 WIT 的风险，已经引入了新的术中技术，如肿瘤动脉导管的显微外科切除[16]或术前栓塞[17,18]。

术前栓塞可以避免血管闭塞，从而减少肾脏局部缺血和功能丧失发生率。事实上，外科医生很容易将手术区域失血量控制到最少。栓塞选择在三级或更远端的动脉分支[17]。栓塞不但应包括肿瘤脉管系统，而且还应包括动脉供血和周围正常肾实质的最小面积（图 23.2），然后再进行缝合，以减少肿瘤切除后的实质缺损[18]。

为了实现这一目标，微导管的使用是非常必要的，不仅因为传入血管口径小，也是为了防止非目标栓塞。首选栓塞材料是颗粒剂和/或氰基丙烯酸酯，后者可更好地在术中观察汇入肿瘤的动脉。使用锥束 CT 可能会有帮助，特别是对乏血管肿瘤的定位（图 23.3）。

在适当的栓塞后，不需要将任何区域的血管控制或夹紧，因为出血通常较小，并且很容易确定健康和坏死的薄壁组织之间的明确边界，可清楚地看到解剖平面。因此，不必进行术中超声检查和其他技术来显示肿瘤的范围。

如果有复合手术室可用，术前栓塞通常在手术前一天或同一天进行，或甚至在同一手术步骤中进行。它可以在没有夹住肾门血管的情况下进行部分肾切除，因此可避免局部缺血性损伤，即使对有经验的外科医生而言这也是手术的难点。这种方法的肿瘤学结果与开放性方法相当，功能结果令人鼓舞，这要归功于肾功能的最佳保护[2,18]。

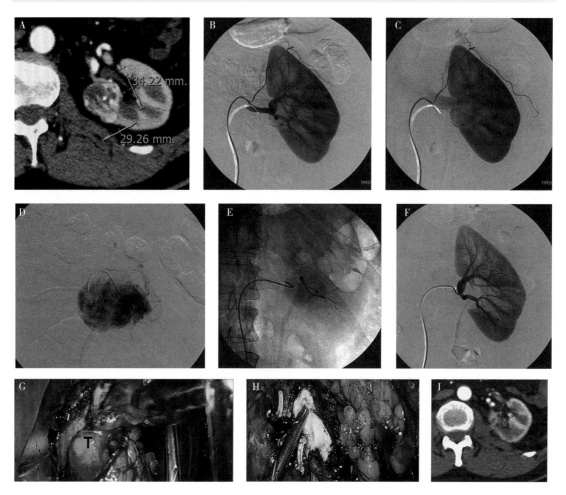

图 23.2　一名 45 岁男性偶然发现肾小肿块。患者接受腹腔镜部分肾切除术，没有夹闭血管。随访期间手术中的热缺血时间为零，肾功能正常。（A）增强 CT 显示左肾后段中的异质性肾肿瘤。（B）肾血管造影（动脉期）几乎不显示肿瘤。（C）肾血管造影（静脉期）更好地显示肿瘤。（D）栓塞前肾癌的超选择性血管造影。（E）用微球体和氰基丙烯酸酯栓塞肿瘤后的平面 X 射线清楚地显示肿瘤和输入动脉。为了在手术过程中获得更好的识别而栓塞输入动脉。（F）栓塞肾血管造影显示除肿瘤区域外所有肾血管的开放。与 B 相比较。（G）在即将切除肿瘤（T）之前的腹腔镜视图。（H）完全切除肿瘤后的腹腔镜检查。（I）随访 6 个月的增强 CT 显示完全切除肿瘤后的左肾。与 A 进行对比。

## 术后栓塞

部分肾切除比根治性肾切除更具有技术挑战性，特别是在腹腔镜或机器人辅助下进行时。因此，手术相关的发病率可能会增加，尤其是术后出血。

据报道，腹腔镜技术在部分肾切除后出现严重出血的发生率为 4.2%～6%，开放手术为 6%，机器人辅助手术为 8%[19,20]。

术后出血仍然是一种严重的并发症，更常见于位于中央大肿瘤的部分肾切除[19,20]。

最常见的症状是肉眼血尿或经常伴有急性侧腹痛的手术引流区出血。从术后第 1～30天，症状发生时间是随机的，一半患者在术后第 1 周出现症状[19]。大多数患者血流动力学稳定，横断面图像（通常为 CT）常表现为血管损伤，如假性动脉瘤、动静脉瘘或肾血肿。

在这种情况下应及时进行血管造影和栓

塞。必须使用微导管才能在栓塞后保持尽可能多的肾功能。栓塞材料取决于血管损伤的程度，最常用的是氰基丙烯酸酯、弹簧圈和微弹簧圈（图 23.4）。

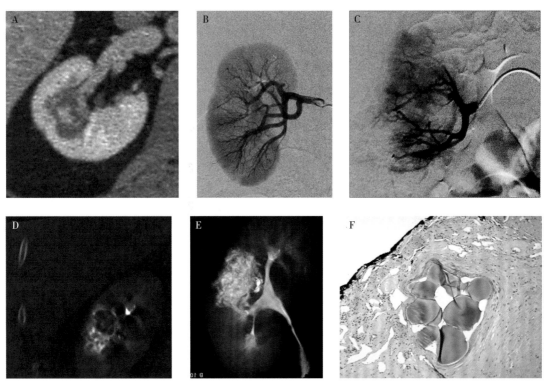

图 23.3　一名 48 岁男性出现血尿并有小的肾脏肿块，行开放性肾部分切除术。随访时肾功能正常。（A）增强 CT 显示右肾中央性低血管性肾癌。（B）肾血管造影未能显示出乏血供的肿瘤。（C）超选择性节段性肾血管造影显示血管移位和非血管区域，可能属于该乏血供的肿瘤。（D）超选择性血管造影后锥束 CT 显示在 C 图所示同一节段动脉中的肿瘤血管和周围的肾实质，从而确定准确的导管位置以进行目标栓塞。（E）术后栓塞锥束 CT 三维血管造影确认肿瘤和周围组织中的栓塞物质沉积。（F）切除的肿瘤的组织学显示肾癌坏死和血管内的微球。

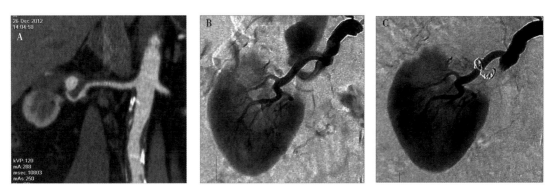

图 23.4　一名 52 岁男性因肾细胞癌而行右侧肾部分切除，10 天后出现血尿。（A）具有二维血管造影重建的增强 CT 扫描，在手术区域显示肾血肿和假性动脉瘤。（B）肾血管造影（动脉期）显示假性动脉瘤和动静脉瘘。除了由于部分肾切除术导致上极无显像之外，肾脏的其余部分是正常的。（C）弹簧圈损伤血管闭塞后栓塞肾动脉造影证实假性动脉瘤和动静脉瘘均消失。血尿消失并且在 6 个月的随访中未再发生。

治疗效果通常都比较好，而且肾功能损失也很小，因此不仅对患者有益，这也是参与手术治疗的泌尿科医生想要看到的结果[21]。

## 姑息性栓塞

在出现远处转移、合并症或患者不愿接受手术这些情况时，姑息性栓塞术是有症状和无法手术的肾癌患者的一种替代治疗方式[22]。在伴或不伴贫血的侧腹痛和/或血尿患者中，须控制症状和提高生活质量。其他适应证为顽固性高血压，高钙血症或红细胞增多症（有时与肾肿瘤体积较大有关）。

在这种临床情况下，栓塞应该是永久性的，以减少症状复发，因此永久栓塞材料是必需的。液体栓塞剂（如氰基丙烯酸酯或乙醇）是合适的材料[23]。完全栓塞并非总是必要的，主要用于缓解症状（图 23.5）。栓塞的并发症包括肾功能恶化、潜在感染和栓塞后综合征。部分栓塞远不如手术创伤大，因此在许多医疗机构中是首选，有时与新的抗癌药物联合使用。

部分栓塞并不意味着栓塞不完全，介入肿瘤医生应堵塞所有肿瘤毛细血管，包括肾外供血血管。

尽管终末期肿瘤栓塞的目标只是为了姑息治疗，但一些作者报道通过栓塞治疗延长了几个月生存期[24]。姑息性肾栓塞被认为一种是安全的治疗过程，并发症发生率相对较低。最常发生的是栓塞后综合征，通常会在几天内消退。建议给予止痛、退热和止吐等支持治疗，并让患者住院留观。

## 并发症

采用功能性血管解剖学知识、精湛的技术和正确的患者选择，肾癌栓塞治疗的并发症发生率和死亡率极低。治疗前的临床检查，包括口服造影剂评估肾功能和正确处理合并症的措施，对避免可预测的并发症至关

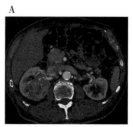
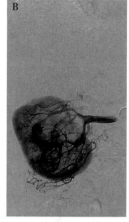
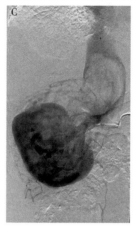
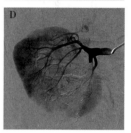

图 23.5　一名 75 岁男性，血尿和侧腹痛，因肾脏疾病和合并症禁用肾脏切除术。在 1 年的随访中没有血尿复发。（A）对比增强 CT 显示巨大的右肾肿瘤伴有静脉浸润和淋巴结受累。（B）肾血管造影（动脉期）显示肿瘤血管增大和肾癌典型的新血管形成。（C）肾血管造影（静脉期）显示下腔静脉扩张及其腔内的肿瘤。（D）用氰基丙烯酸酯进行肿瘤栓塞后的肾血管造影证实肿瘤红肿消失并提供正常肾实质的动脉走行。

重要。必须记住的是，许多肾癌患者年龄大，血管并发症发生率高，因此在动脉入路穿刺和肾导管术中护理对于避免血管内导航的并发症至关重要。造影剂必须保持在最低剂量，并尽可能排除肾毒性药物（如抗生素、非甾体抗炎药）。这对大肿瘤的姑息性栓塞后处理特别重要，因为肿瘤坏死导致酸中毒状态是肾毒性的风险因素。

使用最先进的技术，包括数字减影血管造影术，路径图，锥束 CT 和高质量荧光透视技术，可以很好地显示肾血管和需要栓塞的区域。掌握流动引导栓塞和液体制剂使用

是获得满意疗效和避免非目标栓塞的必需条件，同时应尽可能保护肾功能。

栓塞后综合征是大肿瘤栓塞后相当常见的并发症，尤其是在正常肾组织受损的情况下。早期的水化治疗，卧床休息，使用退热药和镇痛药通常可以控制症状。栓塞后严重疼痛是一种严重、罕见的并发症，这种情况在正常肾血管不受损伤时是不可能发生的。介入肿瘤医生必须保持警惕，及时止痛。

总体而言，如果由有经验的操作者实施手术，肾肿瘤的栓塞是一种易限掌控的方法，并发症发生率非常低。

# 小结

在经皮消融和血管内介入治疗在肾癌治疗中的应用正在增加。后者的主要手段是用于不同情况的栓塞治疗：①术前栓塞治疗用于治疗扩展至肾静脉或下腔静脉的大肿瘤，在辅助手术切除同时减少出血；②术前栓塞治疗肾小肿瘤可避免血管夹闭，从而减少WIT和功能丧失；③术后栓塞可解决症状性血管损伤（部分肾切除后最严重的并发症）；④姑息性栓塞用于控制肿瘤相关症状，如血尿、侧腹痛或其他不能手术的患者的症状。

栓塞的首选技术取决于治疗目标、肿瘤特征、血管结构和介入肿瘤医生个人偏好。强烈建议使用微导管及合适的栓塞材料，如微球和/或液体制剂。

由经验丰富的手术者使用最先进的技术进行操作，同时正确选择适应证，栓塞治疗在肾癌治疗中将产生关键性作用。

# 参考文献

1. Jemal A, Siegel R, Xu J, Ward E. Cancer statistics. *Cancer J Clin* 2010；60：277 – 300.

2. Yamaguchi Y, Simmons MN, Campbell S. Small renal masses：risk prediction and contemporary management. *Hematol/Oncol Clin N Am* 2011；

25：717 – 736.

3. Rini BI, Campbell SC, Escudier B. Renal cell carcinoma. *Lancet* 2009；373：1119 – 1132.

4. Georgiades CS, Rodriguez R. Efficacy and safety of percutaneous cryoablation for stage 1A/B renal cell carcinoma：results of a prospective, single – arm, 5 – year study. *Cardiovasc Intervent Radiol* 2014；37：1494 – 1499.

5. Kadir S. Atlas of Normal and Variant Angiographic Anatomy. Philadelphia：WB *Saunders*；1991, pp. 387 – 428.

6. Mahvash A, Javadi S, Ahrar K. Embolotherapy in the management of renal cell carcinoma. In Soulen MC, Geschwind JF, eds. *Interventional Oncology：Principles and Practice.* Cambridge：Cambridge University Press. 2008.

7. Loffroy R, Abualsaud B, Delgal A, Guiu B, Kermarrec I, Michel F, et al. Place de l'embolisation artérielle percutanée enpathologie rénale. *Prog Urol* 2010；20：161 – 171.

8. Kalman D, Varenhorst E. The role of arterial embolization in renal cell carcinoma. *Scand J Urol Nephrol* 1999；33：162 – 170.

9. Bakal CW, Cynamon J, Lakritz PS, Sprayregen S. Value of preoperative renal artery embolization in reducing blood transfusion requirements during nephrectomy for renal cell carcinoma. *J Vasc Interv Radiol* 1993；4：727 – 731.

10. Loffroy R, Rao P, Ota S, Geschwind JF. Renal artery embolisation prior to radical nephrectomy for renal cell carcinoma：when, how and why? *Br J Radiol* 2010；83：630.

11. Zielinski H, Szmigielski S, Petrovich Z. Comparison of preoperative embolization followed by radical nephrectomy with radical nephrectomy alone for renal cell carcinoma. *Am J Clin Oncol* 2000；23：6 – 12.

12. May M, Brookman – Amissah S, Pflanz S, Roigas J, Hoschke B, Kendel F. Pre – operative renal arterial embolisation does not provide survival benefit in patients with radical nephrectomy for renal cell carcinoma. *Br J Radiol* 2009；82：724 – 731.

13. Zini L, Perrotte P, Capitanio U, et al. Radical versus partial nephrectomy：effect on overall and

noncancer mortality. *Cancer* 2009; 115: 1465 – 1471.

14. Campbell SC, Novick AC, Belldegrun A, et al. Guideline for management of clinical T1 renal mass. *J Urol* 2009; 182: 1271 – 1279.

15. Thompson RH, Lane BR, Lohse CM, et al. Every minute counts when the renal hilum is clamped during partial nephrectomy. *Eur Urol* 2010; 58: 340 – 345.

16. Gill IS, Patil MB, de Castro Abreu AL, et al. Zero ischemia anatomical partial nephrectomy: a novel approach. *J Urol* 2012; 187: 807 – 815.

17. Gallucci M, Guaglianone S, Carpanese L, et al. Super – selective embolization as first step of laparoscopic partial nephrectomy. *Urology* 2007; 69: 642 – 646.

18. Simone G, Papalia R, Guaglianone S, Carpanese L, Gallucci M. Zero ischemia laparoscopic partial nephrectomy after superselective transarterial tumor embolization for tumors with moderate nephrometry score: long – term results of a single – center experience. *J Endourol* 2011; 25: 1443 – 1446.

19. Jung S, Min GE, Chung BI, Jeon SH. Risk factors for postoperative hemorrhage after partial nephrectomy. *Korean J Urol* 2014; 55: 17 – 22.

20. Montag S, Rais – Bahrami S, Seideman CA, et al. Delayed hemorrhage after laparoscopic partial nephrectomy: frequency and angiographic findings. *BJU Int* 2011; 107: 1460 – 1466.

21. Uberoi J, Badwan KH, Wang DS. Renal artery pseudoaneurysm after laparoscopic partial nephrectomy. *J Endourol* 2007; 21: 330 – 333.

22. Maxwell NJ, Saleem Amer N, Rogers E, Kiely D, Sweeney P, Brady AP. Renal artery embolisation in the palliative treatment of renal carcinoma. *Br J Radiol* 2007; 80: 96 – 102.

23. Serafin Z, Karolkiewicz M, Strzesniewski P, Lasek W, Bryczkowski M, Wolski Z. Palliative percutaneous kidney embolization with enbucrilate in patients with renal cell carcinoma: safety and symptom control. *Med Sci Monit* 2007; 13: 98 – 104.

24. Kauffmann GW, Richter GM, Rohrbach R, Wenz W. Prolonged survival following palliative renal tumor embolization by capillary occlusion. *Cardiovasc Intervent Radiol* 1989; 12: 22 – 28.

# 第 7 篇

# 器官特异性肿瘤
## ——胸部肿瘤

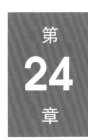

第24章

胸部病变的影像引导消融术

Erica S. Alexander and Damian E. Dupuy

手术切除是治疗早期肺癌和孤立肺转移患者的标准方法。尽管手术为患者提供了无病生存的最佳机会，但仅有约1/3的非小细胞肺癌患者可以接受手术切除[1]。以往，这些患者多采用化疗或外照射放射治疗，然而，这些治疗模式仅能适度改善总体生存情况。在过去10年中，一些新的微创疗法，如热消融、立体定向放疗和靶向受体抑制剂，为不能手术的患者带来了新的希望。

热消融术是一种疗效比较好的方法，可为患者提供一种有效且安全的治疗，用于减缓原发性和转移性胸部恶性肿瘤的进展。热消融术的优点包括：可重复使用，可用于先前照射过的部位，可与药物治疗、化疗或放疗联合使用。

本章的目的是讨论和评价可用于胸部恶性肿瘤的肿瘤消融术技巧和技术原理，包括胸部消融术的基本物理学原理、手术技巧、影像随访、疗效比较及消融疗法的应用和结果。

## 消融疗法的物理学原理

影像引导肿瘤消融术是利用热能或电能来实现可控的细胞和组织破坏。本章讨论了热消融治疗的三大部分：射频消融（radiofrequency ablation，RFA）、微波消融（microwave ablation，MWA）和冷冻消融（cryoablation，CA）。此外，本章还回顾了最新的消融方式——不可逆电穿孔术（irreversible electroporation，IRE）。

## 射频消融

在射频消融（RFA）中，放置在患者身上的电极和接地垫之间可产生无线电波频率（460~480kHz）的交流电。随着电子向参考电极（接地垫）移动，绝缘电极的导电尖端在邻近组织中产生离子震动。这种摩擦被转化为热能，产生可控的热损伤和细胞死亡[2]。RFA可达到60~100℃的温度，在这种温度下，蛋白质可以瞬时凝固，并会损害细胞质和线粒体酶，破坏DNA-组蛋白复合物[3,4]。

肺组织独特的生理学特性使肺肿瘤消融有一些特殊的情况。由于空气占体积百分比较高，肺内的热导率低于其他组织[5]。这涉及两方面情况：一是较低的电导率限制热能传导至肺实体瘤附近组织；二是正常肺周实质周围空气可充当绝缘体，将射频能量集中到靶组织中[6,7]。这表明射频消融术在浸润边缘或肺病灶周围卫星肿瘤提供充分消融能量方面的能力有限；然而，肺组织的绝缘特性可能会加强病变内部肿瘤组织的破坏。此外，肺的高血流量会产生"散热片"效应，使热能从正常的邻近组织消散并集中在病灶的固体成分中[8]。

## 微波消融

微波消融（MWA）是利用微波能量谱（300MHz~300GHz）中的电磁波产生组织加热效应。频率为915MHz和2450MHz的交替电磁微波促使极性水分子的快速旋转或振荡，导致水分子每秒振荡数十亿次。水分子与周围组织的相互作用导致动能转移并将组织加热至细胞毒性水平[9]。

由于具有更广泛的能量沉积、更大的有效加热区域、更高的瘤内温度、更大的肿瘤消融体积、更短的消融时间和更低的散热效应，MWA 被认为是优于 RFA 的治疗选择[10,11]。微波消融通过消融针可产生长达 2cm 半径的椭圆形组织加热区，这样就可以产生一个相当大的交互加热区域，并在消融区域内产生更均匀的细胞死亡区域[12]。另外，使用多个消融针可以协同能量沉积以及更快地创建更大的消融区域[13,14]。MWA 还取消了接地垫的需求，因而电流不会通过患者。报道的其他优点还包括：能更有效地加热囊性包块，减少焦化效应，而且由于没有电神经刺激，故而疼痛更轻[9,15]。

### 冷冻消融

冷冻消融（CA）依靠的是焦耳 – 汤普森效应，通过将加压氩气转运到较低压力区域而导致气体膨胀并将温度降低至 – 140℃。氦气具有相反的焦耳 – 汤普森效应，用于加热消融针并在手术结束时方便拔取。每种 CA 疗法都涉及连续的冷冻 – 解冻 – 冷冻循环。伴随这些温度波动的渗透压改变导致细胞膜破裂和最终的细胞死亡。蛋白质变性是由于细胞内和细胞外冰晶形成，以及血管损伤、细胞水肿和血管破裂造成组织缺血引起。

CA 的这些优点使其成为一种很受欢迎的消融治疗选择。治疗过程中产生的冰球可在 CT 下见到，这样便可观察消融区域。第一次冻融循环后，液体进入肺泡腔，使导热系数增加 20 倍；这种电导率增加的益处是在后续循环中可以更快冷冻和扩大消融范围[16]。此外，CA 可保留消融组织的胶原结构，使其成为大血管、气管支气管树和纵隔附近病变治疗的安全选择。

### 不可逆电穿孔术

不可逆电穿孔术（IRE）是一种正被研究用于治疗实体恶性肿瘤的新型消融技术。它利用电脉冲直接在细胞膜上产生纳米级缺陷或孔，这些缺陷破坏细胞稳态，导致凋亡性细胞死亡[17,18]。电穿孔既可以是可逆的也可以是不可逆的，后者可导致细胞死亡。IRE 的直接电脉冲使用电极沉积，这形成了从电极到组织间强度不断降低的电场。紧靠电极的细胞由于不可逆地增加渗透性而导致细胞死亡。

鉴于 IRE 是一种非热消融技术，它可以克服散热效应，在支气管、血管结构附近治疗也不会引起结构损伤等缺陷[18,19]。IRE 电脉冲可以引起细胞死亡，可获得细胞水平上的极精确的消融界限[20]。在理论上，由于较少造成邻近组织结构损伤，IRE 非常适合作为胸壁、肺门和纵隔附近肺部病变的消融方式。

## 进行消融治疗

### 患者选择

合并心肺疾病或无法耐受肺切除的早期恶性肿瘤患者最适合进行影像引导下消融治疗。对于为了缓解肿瘤相关症状或放射治疗后复发的患者，消融治疗也是一种可行的选择。消融治疗的一个优势是，对于患者的 1 秒用力呼气量或一氧化碳扩散能力没有最低要求，即使是肺功能严重受损或单肺的患者也可以进行消融。能够耐受 CT 下穿刺活检的患者可选择行肺部肿瘤消融。患有肺纤维化的患者一般不适于消融，因为潜在疾病的恶化会导致呼吸衰竭或死亡。

准备进行消融的患者首先在临床医生那里进行评估，包括病史、相关的影像学检查和实验室检查；讨论消融治疗的适应证及手术的风险和益处。还必须评估可能出现的副作用，包括消融后综合征（由发热、不适和厌食引起的一过性全身性反应），手术过程中的疼痛（一般为轻到中度，可用镇痛药控制），气胸（可能需要放置胸腔闭式引流管），出血，咯血，支气管胸膜瘘（可能需要置管引流，Heimlich 瓣膜，胸膜固定术，手术或支气管内瓣膜治疗）[21]，急性呼吸窘迫综合征，反应性胸腔积液，邻近组织结构的损伤，皮肤灼伤，感染或脓肿形成。

患者植入心脏装置或起搏器不是消融治疗的禁忌证；术前详细了解患者放射和心脏资料，仔细定位接地垫和消融针对避免出现不良后果至关重要[22]。

## 手术过程

为减少镇静药物引起的恶心或胃内容物误吸的可能性，在手术前要求所有患者午夜后禁食。患有高血压或心脏疾病的患者按照要求服用药物。患有胰岛素依赖性糖尿病的患者要求早晨胰岛素的剂量减半。建议接受抗凝和抗血小板药物治疗的患者在消融前 2~7 天停止服用。治疗前，需要进行一次简单的体检，并建立静脉通道。笔者的单位不常规预防性使用抗生素。

大多数手术使用咪达唑仑（0.5~1.0mg 剂量）和芬太尼（25~50μg 剂量）进行镇静。对于儿童患者或当手术明显疼痛时，行 IRE 治疗的患者需要全身麻醉。在整个过程中持续监测患者的生命体征、血氧饱和度和心电图（ECG）。使用术前 CT 图像确定消融敷贴器或消融针的皮肤进入部位。从 CT 扫描架发出的激光灯对应于显示屏幕上网格的 x 轴和 y 轴，这些线用于确定患者皮肤上的穿刺部位。进行皮肤消毒并覆盖无菌巾，采用局部和深部胸膜外利多卡因麻醉。CT 扫描获得实时图像；使用脊椎针来确定合适的电极轨迹。

一些医疗机构开展了消融手术的辅助治疗，以进行针对性治疗、预防并发症或减轻消融过程中的疼痛。据报道，使用具有长效局部麻醉剂的肋间和椎旁神经阻滞可减少术后不适和疼痛[23]。有报道在重要组织结构（包括神经、血管或软骨结构）附近消融肿瘤时使用水分离技术或人造气胸[24]。

消融期间的迷走神经刺激可导致下颌、牙齿、胸部或上肢的相关疼痛。此外，迷走神经刺激可导致心动过缓，可用 0.5mg 的阿托品治疗。

在治疗肿瘤后，将消融针移除并获得 CT 图像以评估气胸。对大量的气胸可用胸腔闭式引流。而对于较小的无症状气胸，2 小时后摄胸片进行随访。如果气胸增加，则放置胸腔闭式引流管，并在 24 小时内复查胸片以评估空气漏出的情况。这些患者可以带 Heimlich 阀，出院回家观察。对于持续疼痛或不适合门诊治疗的患者，考虑住院治疗。在治疗后至少 2 小时内观察没有并发症或气胸的患者，在出院后进行影像学检查并随访。

下面进一步详细讨论每种消融方法。

## 射频消融

在 RFA 时，连接到发生器的消融针直接放置在目标病灶中。在治疗前，技术人员将接地垫放置在皮肤进入部位的对侧胸壁上，以便引导射频电流并防止损坏相邻结构。一旦根据对术前图像确定消融针进入部位，则将射频消融针穿过皮肤和胸膜进针。进行 CT 扫描，以监测消融针被妥当放置于病灶中。

根据病变的大小和深度选择射频消融针长度和有效尖端长度。采用射频设备的规格确定温度和/或阻抗。对于靠近胸膜的病变，可使用较短的射频消融针。理想位置应是沿着肿瘤的纵轴。射频消融针具有内部热电偶，用于测处理过的组织的温度。消融针也可用冰水或冷盐水连接到输液泵上，冷水或冷盐水可在内部冷却消融针头并最大限度地减少炭化。在单次定位射频消融的时间通常为 4~12 分钟。

对于直径小于 2cm 的病变，射频消融针的中心和远端定位通常足够第一次消融，随后在近端定位可进行串联消融。对于大于直径 2cm，可使用较大的消融针或建立几个重叠的消融区，以确保病灶充分地凝固（图 24.1）。

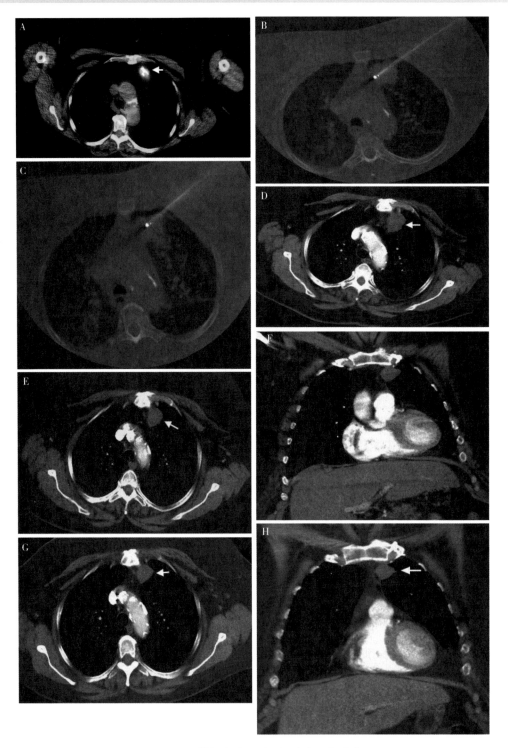

图 24.1　射频消融（RFA）治疗早期肺癌

一名 68 岁女性，患有严重阻塞性气道疾病，无法进行手术切除，使用 RFA 治疗位于纵隔附近左上叶的病灶。（A）PET – CT 显示左上叶的 PET – avid 3.0cm 病灶（箭头所示），最大标准化摄取值为 6.5。（B）CT 扫描显示了病灶内单个射频消融针的最佳定位。（C）RF 消融针的后退后进行第二次消融，进一步增强消融区的范围。（D）RFA 术后 4 个月显示大面积热凝，病灶增强不明显（箭头所示）（E）射频消融后 11 个月增强 CT 图像显示热瘢痕消退（箭头所示）。（F）治疗后 11 个月的增强 CT 图像的冠状重建。（G）RFA 后 17 个月的增强 CT 图像显示热凝固区域收缩（箭头所示）。（H）在 17 个月的 CT 图像的冠状重建显示消融肿瘤进一步缩小（箭头所示）。

美国目前有三种 RFA 系统。两种系统（Boston Scientific，Radiotherapeutics，Watertown，MA 和 RITA Medical Systems，Mountain View，CA）利用可展开的射频消融针，该消融针由可通过 14 ~ 17 号针头的 4 ~ 16 根小针（尖头）组成。由于尖齿可以向手柄方向弯曲，Boston Scientific Radiotherapeutics 装置（Leveen 电极）可部署在肿瘤的深部。相反，RITA 消融针的尖端向前和向外延伸，因此可部署在肿瘤的近表面。第三个射频系统（Cool - tip，Covi-dien，Boulder，CO）采用单个或三个"簇"（无尖叉）消融针。Covidien 系统带有一个开关控制器，可以同时放置多达三个间隔 1.5 ~ 2.5cm 的单消融针。这种内部冷却的射频消融针可以在单次消融中增加热凝固的体积。

## 微波消融

与 RFA 一样，MWA 可采用多种途径进行治疗，包括经皮、腹腔镜和开放手术。然而，MWA 与 RFA 原理不同，因而不需要接地垫。

用同轴电缆将微波针连接到微波发生器，并从微波针暴露的非绝缘部分发射电磁微波。瘤内温度可通过单独放置的热电偶测量。MWA 可使用单个微波消融针或 3 个消融针进行，从而产生更大的消融体积。我们建议，对于大于 2cm 的肿瘤，术者使用 3 个消融针，间隔 2cm。

目前在美国有 6 个微波系统在市场上销售。其中 3 个系统使用 915MHz 发生器（Evident，Covidien，Mansfield，MA；MicrothermX，BSD Medical，UT；Salt Lake City，Avecure，Medwaves，San Diego，CA），3 个系统使用 2450MHz 发生器（Certus 140，Neuwave，Madison，WI；Amica，Hospital Service，Rome，Italy；Acculis MTA，Microsulis，Hampshire，UT）。这些微波消融针都有涂层，并且尖端长度一般为0.6 ~ 4.0cm。

## 冷冻消融

经皮 CA 可以在 CT 引导、超声（US）引导和 MRI 下进行。所有 3 种模式都可以显示手术内"冰球"，它可以用来估计消融的边缘。

每次 CA 治疗通常包括 10 分钟的肿瘤冷冻、8 分钟的氦解冻及另外 10 分钟的冷冻。现在较新的 CA 治疗方案提议缩短消融治疗时间并形成较大消融区域。这些方法使用 3 分钟冷冻，3 分钟解冻，7 分钟冷冻，7 分钟解冻和最后 5 分钟冷冻。通常在治疗后进行 CT 扫描并测量瘤灶内的低密度变化，用于大致确定消融区域的大小。冷冻区的外围可能不会达到细胞毒性温度；因此，从低密度消融区域的直径减去 3 ~ 7mm 以更接近真实的组织坏死体积[25]。

美国市场目前有两种基于氩的 CA 装置：Precise（Calil Medical，Arden Mills，MN）和 Cryocare（Endocare，Irvine，CA）。这些系统允许放置 1 ~ 15 个 1.5 ~ 2.4mm 直径的冷冻消融针，并且可以通过单个冷冻 - 解冻 - 冷冻循环造成肿瘤坏死。

## 不可逆电穿孔术

迄今为止，几乎没有关于人类肺组织电穿孔的临床研究发表[26,27]。在我们的机构中，仅对猪模型的肺 IRE 进行了评估。9 只家猪接受了副交感神经阻滞、镇静药和 α 受体阻滞麻醉剂的术前用药。该手术在全身麻醉下进行并施用神经肌肉阻滞以抵消 IRE 脉冲的高直流电压。在整个手术过程中监测 ECG、心率、呼吸频率、体温、脉搏、血氧饱和度和呼气末二氧化碳。在整个过程中监测诱发运动反应，直到肌肉功能恢复。必要时采用依托泊芬和阿托品对抗肌肉松弛[28]。值得注意的是，可采用 ECG 门控的高压脉冲来预防潜在的严重心律失常。

目前，有一个 IRE 系统在美国获准使用（Nanoknife，AndioDynamics，Latham NY）。该

系统采用带可收缩保护套的单极消融针，可使消融针尖端的调节范围为 1 ~ 4cm。该发生器允许同时使用最多 6 个消融针，最大输送 50Å 和 3000V。

## 影像随访

在手术后即刻和随访期间进行影像学检查是评价消融成功与否的必要条件。正确评估消融病灶可能有一定难度，因为放射科医生必须考虑残留肿块和消融区，而这些指标可能因为组织炎症或细胞毒性反应而不断变化。影像研究需要测量初始消融的成功或失败、间歇期瘤灶生长，以及需要重复消融和/或异时性肿瘤扩张等因素。目前关于哪种成像方式或什么消融后时间间隔进行随访还没有达成一致性意见。这里我们讨论的是围术期和术后的影像学检查结果，并提出随访策略。

### 射频消融

使用 RFA 后，消融病灶通常会在治疗 72 小时内出现病灶气化和边缘皱缩。消融后最常见的影像表现是毛玻璃样不透明区的出现。研究显示消融后毛玻璃样不透明区的范围可以预测治疗的有效性[29,30]。事实上，几项研究表明，当毛玻璃样不透明区范围超过肿瘤边缘 5mm 时，提示没有肿瘤复发[29,31]。治疗的其他积极预测因素包括病灶的空洞化。病变位于段支气管附近或在消融区域远超过肿瘤的大小时病灶更易出现空洞[32,33]。在没有空洞形成的消融区域内，常出现气泡状透亮征[32]。消融后即时成像还可以表现出"花结"现象，这是指治疗部位出现密度不等的多个同心环，这种现象被认为与 Miao 等描述的五个组织病理学区域相对应[34,35,36]。这五个区域在大体病理标本肉眼可见，代表了消融病变与周围实质间的组织梯度：①A 区，代表针道；②B 区，代表肿瘤凝固性坏死的大面积苍白区域；③C 区，是指消融实质层；④D 区，代表存在充血和出血的黑色边缘；

⑤E 区，表示外周炎症反应[34]。此外，消融后沿消融针轨迹的胸膜增厚并不少见。

在 RFA 后 1 周至 1 个月时，病灶通常出现实质化和/或结节状，直径超过治疗前大小。如果治疗完全，那么与消融后即刻的 CT 扫描研究相比，消融后 2 ~ 6 个月的 CT 扫描显示病灶大小或形态没有变化或缩小。另外，成功消融的肿瘤会显示出造影强化效果减弱。Jin 及其同事描述了部分和完全消融的病灶，在 6 个月内它们显示出相似的放射影像改变，而部分消融的病灶表现出间歇期内病灶范围的增加[37]。

PET 也可用于评估治疗是否成功，同时可提供额外的胸外疾病监测信息。PET 活性降低或缺失表明肿瘤坏死，而肿瘤的残留或复发常显示出 PET 摄取。但是，由于组织的炎症反应，尤其是在病变接近胸膜时，可能会在消融后 6 个月内观察到 PET 活性[38,39]。Deandreis 及其同事前瞻性地在 34 例接受肺 RFA 的患者中比较了[18]F-脱氧葡萄糖（FDG）结合 CT 扫描与单纯胸部 CT 结果。结果表明，FDG PET-CT 显示治疗失败的时间早于胸部 CT，且没有任何假阴性结果。鉴于肿瘤消融后可表现出炎性摄取，作者建议通过评估摄取模式来区分复发和良性摄取。弥散性、外围性和均匀的 FDG 摄取通常与炎症过程有关，而异质性和局灶性摄取与疾病复发相一致[40]。

在我们的研究中，如果软组织消融区的大小较最初 CT 扫描的最大直径整体增加 1.25 倍，可认为病灶出现局部进展，表现出病灶显著增强部分的最大径超过了 9mm，也被认为代表局部进展（比平扫 CT 值增加 15HU）。如果消融区域的厚度均匀且厚度为 5mm 或更小，则认为消融区域周围的软组织增强是反应性的。当 CT 结果提示疾病进展时，应进行 PET 扫描。

### 微波消融

在初次消融后的增强 CT 扫描中，微

波消融的肿瘤显示热诱导的坏死效应。最常见的是消融区内和周围毛玻璃样不透明区。由于邻近肺实质的热效应，消融区在1，3 和 6 个月的随访时范围增大。消融区稍后应出现实变且直径缩小。在我们的研究中，MWA 后的空洞改变与癌症特异性死亡率的降低有统计学相关性。此外，胸膜增厚是邻近胸膜肿瘤进行消融的常见表现[41]。

### 冷冻消融

Ito 及其同事描述了 79 例肺肿瘤在经皮 CA 处理后的 CT 表现。他们指出，大多数病变在随访扫描中表现出以下进展：在 1 周后出现肺实变/肺不张或结节样变；在 1 个月或更晚时可见到向内收缩和/或"条纹"状改变；而且消融区域最终变得模糊不清。条纹状改变是指扁平的线状密度，且没有结节，这种改变见于 6 个月或更晚时出现局部进展的 80% 患者中。作者指出，治疗 3 个月内消融区出现的内部和边缘增强与局部进展没有直接关系[42]。

Kawamura 等报道了 20 例接受 CA 治疗的患者的影像学表现。肿瘤应答是按照实体瘤应答评估标准（RECIST）作为方案进行评估，该标准是基于治疗前后病变大小的客观测量值。对 CA 有应答者占 50%。虽然肿瘤在术后出现明显的瘢痕形成，但 CT 图像仍能准确评估肿瘤大小。在诊断为稳定的肿瘤中，有 79% 在 14 个月的随访中未显示复发迹象[43]。

### 不可逆电穿孔术

目前，关于在人肺中使用 IRE 的数据有限，因此难以评估影像学表现。

## 热消融技术的比较

所有热消融治疗的目标是：①获得阴性边缘；②避免对相邻结构造成损害；③快速建立大的消融区域。我们很难评估所谓的治疗成功是否达到了上述目标，因为评估热消融结果的数据往往不一致。从历史上看，消融研究组的意见并不统一，而且各家机构的随访时间和报告标准也各不相同，还缺乏前瞻性盲法研究比较不同消融方式间、手术或放射疗法的差异。

RFA 的最大优势是经验。这项技术已在肺部使用了十多年，许多机构已经公布了有关治疗的安全性和有效性的数据。RFA 的最大局限在于要避免将其用于在纵隔和肺尖处，因为有对血管、气管支气管和神经造成机械和热损伤的风险。而且，在理论上，还有因炭化后产生的微小气泡造成全身性栓塞事件的风险。我们认为这一风险非常小，因为在文献中仅有 1 例急性卒中记录，而且可能与消融治疗无关[37]。此外，关于肺 RFA 及其对脑循环影响的动物研究，未能确定任何与治疗有关的缺血性脑损伤[44]。

MWA 的优点包括持续提高肿瘤内温度，增加能量沉积，改善血流分布，增大肿瘤消融体积，缩短消融时间，以及更有效地加热囊性肿块[9-11]。此外，MWA 能够更好地克服邻近血流或空气流动引起的散热效应[11]。与 RFA 不同，MWA 不依赖电路，允许同时使用多个消融针，这又会在更短的时间内产生更大的消融区。在一个猪模型中，Brace 和他的同事比较了由同等大小的微波和射频消融针产生的消融区域。该消融肺组织的组织学检查表明，与微波能量产生的消融区相比，使用 RFA 产生的消融区平均直径大 35%，横截面积大 50%，体积大 133%（图 24.2）[10]。

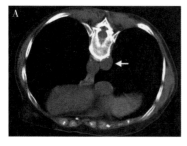
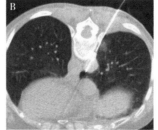
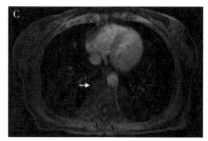
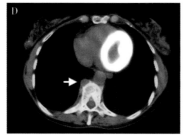
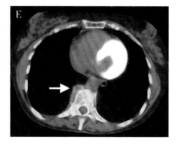

图 24.2　微波消融（MWA）用于卵巢癌胸膜转移。一例 69 岁初步诊断为 III 期卵巢癌的女性患者，行子宫全切除术、腹股沟放射治疗及多个化疗后。（A）CT 显示邻近主动脉的 2.4cm 右椎旁肿块（箭头所示）。（B）CT 显示位于肿瘤中心内的单个 MW 消融针。（C）治疗 16 天后钆强化的 T2 加权磁共振成像显示病变体积在治疗后缩小至 1.8cm，呈低信号（箭头所示）。（D）治疗 14 个月后的 PET - CT 图像显示稳定的消融后变化，包括稳定的光量减少和肿瘤缩小（箭头所示）。（E）治疗后 25 个月的 PET - CT 图像显示肿瘤的 [18]F - 脱氧葡萄糖活性没有增加（箭头所示）。

CA 超越 RFA 的优势包括更大的肿瘤消融体积，能够使用多个消融针，消融区域更可见及因冷冻的镇痛作用而使得手术疼痛较轻。与基于热量的热消融治疗相比，CA 能够保留冷冻组织中的胶原组织和细胞结构，这使得它成为脉管系统或支气管附近手术更安全的选择[45,46]。沿着针道出血是 CA 理论上的一个缺陷，这种情况下可以使用纤维蛋白胶对针道进行凝血处理。CA 的另一个缺点是它与基于热量的消融治疗相比，需要更长的手术时间才能足够覆盖肿瘤（图 24.3）。

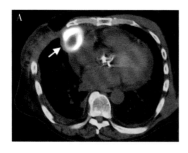
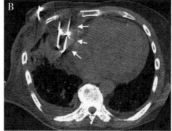
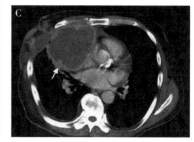

图 24.3　冷冻消融（CA）姑息疗法治疗鳞状细胞癌右中叶和胸壁转移。（A）患者，男性，59 岁，右肺见一个 7.7cm 胸膜转移瘤，附着并靠近纵隔（箭头所示），右侧胸壁见一个 5.5cm 右胸壁肿块，就诊接受 CA 姑息疗法，此为 [18]F - 脱氧葡萄糖 PET - CT 融合图。（B）6 个 CA 消融针位于较大的右中叶肿物内；过程中需要几次重新定位和消融覆盖整个肿瘤。在治疗过程中，CA 用于产生"冰球"图像来确定消融区 - 心脏界面（箭头所示）。（C）消融后 1 个月的 CT 图像治疗部位显示低密度反应，病变几乎完全坏死（箭头所示）。鉴于该患者为姑息性治疗，在治疗后病灶边缘有一个肿瘤残留。

IRE 是最新的消融技术，目前评估它的人体应用或长期疗效的数据很少。理论上 IRE 的益处包括消融区与健康实质间的过渡区非常狭小，使其能够克服散热作用并可保留基础结构[18-20]。在我们的研究中，对猪模型肺组织电穿孔进行组织学评估，分析显示：小叶间隔内存在局灶弥漫性肺泡损伤伴纤维化和炎症；治疗区域内的细支气管和血管完整，没有组织损伤迹象。此外，治疗后 2~4 周病理学检查显示有肺内愈合证据[28]。目前有两篇关于在人肺组织中使用 IRE 的文献报道。总体而言，5 例肺部恶性肿瘤患者接受了这种治疗，虽然治疗没有出现并发症，但全部 5 例患者均在随访期间出现疾病复发[26,27]。此外，IRE 治疗必须在全身麻醉下进行，这会带来额外的麻醉风险并增加治疗时间。

据我们所知，RFA 是唯一一种与其他肺癌治疗的主要治疗方法（包括亚肺叶切除术和立体定向放疗）进行前瞻性对比的消融治疗术。死亡率可用于全部 3 种模式间的比较。RFA 队列发生 1 例与治疗有关的死亡事件（2.0%；1/51），立体定向放疗队列未发生死亡事件（0；0/55），亚肺叶切除队列中发生 5 例死亡事件（2.4%；5/211）[47]。

# 胸部消融术的应用和结局

消融可用于治疗胸部任何恶性肿瘤，包括原发性肺癌、复发性原发性肺癌、转移性疾病、胸壁肿瘤和疼痛性骨转移。自从首次报道以来[48]，热消融的目标一直是为了填补以下患者的肺癌治疗方法的空白：不能耐受手术切除的患者；需要减轻疼痛、咳嗽、呼吸困难和咯血的姑息治疗的患者；复发治疗的患者（特别是照射野发生复发）；需要细胞减灭术；拒绝手术的患者。影像引导下消融术治疗胸部恶性肿瘤的全球经验正在迅速增长（表 24.1）[26,27,30,38,41,42,47,49-81]。

有关消融治疗的文献多种多样；患者群体多样化，随访期间，报告和评估存在很大差异。治疗是否成功可以通过"黄金标准"活检来验证；然而，这对于标准化来说属于侵入性检查且不切实际[82,83]。RECIST 方案也是无效的成功测量方法，因为即使是完全消融的肿瘤也可能无法缩小[84]。虽然由于患者人群和测量结局的方法上存在差异而不能对研究进行比较，但通过文献可以得出一些结论：①肿瘤消融的充分程度取决于肿瘤大小[29,31,49,54,55,59,67,73,74,83]；②肿瘤消融的充分性是生存情况的预测指标[49,51]；③对于长期随访，PET-CT 优于 CT[38-40,73]；④可提供有效的缓解作用[23,31,81,83]；⑤消融或可增强辅助治疗的应答[57,85]；⑥RFA 可成功缓解结直肠癌肺转移[49,57,59,66,70]。

# 消融原发性和转移性胸部肿瘤

在 2016 年，美国估计有 224 390 例新发肺癌病例和 158 080 例肺癌死亡病例[86]。在过去的 20 年中，虽然与肺癌相关的死亡率稳步下降，但肺癌仍然是癌症相关死亡率的主要原因。肺部也是常见原发肿瘤发生转移的常见部位，包括肉瘤、结直肠癌、乳腺癌、肾癌、黑色素瘤和头颈部肿瘤[87]。手术被认为是少数局限性病变患者的最佳治疗选择。然而，对于许多肿瘤无法切除的患者，优化非手术治疗仍然是影像引导热消融最引人注目的应用。

我们的研究回顾性评估了 189 处不能手术的原发和转移性肺肿瘤的 153 例患者，采用 RFA 治疗肺部恶性肿瘤。对于那些 I 期 NSCLC 患者，中位生存期为 29 个月。I 期 NSCLC 患者的 Kaplan-Meier 分析显示，1、2、3、4 和 5 年的生存率估计值分别为 78%、57%、36%、27% 和 27%。结直肠癌转移至肺部的相应生存率分别为 87%、78%、57%、57% 和 57%[66]。后一组中的许多患者接受了辅助化疗，使得我们难以评估消融效果。然而，可以推测 RFA 和化疗可能对结直肠癌肺转移患者具有协同优势。

表 24.1　影像引导消融连续≥50 例患者胸部恶性肿瘤的全球经验[a]

| 作者 | 标题 | 期刊 | 研究组 | 消融术策略 | F/U 评估 | 重要发现 |
| --- | --- | --- | --- | --- | --- | --- |
| **射频消融（RFA）** | | | | | | |
| Bonichon F, Palussiere J, Godbert Y, 等 | $^{18}$F - FDG PET/CT 评估肺转移灶射频消融治疗应答的诊断准确性：一项多中心前瞻性研究 | Eur J Nucl Med Mol Imaging 2013；40 (12)：1817 - 1827 | 89 例患者 115 处转移瘤（n = 115） | RFA | CT, PET - CT | 将 3 个月时的 PET/CT 与 PET/CT（RFA 治疗前 2 个月或更短时间）进行比较；PET/CT 在 3 个月时的特异性由于持续的炎症而较低，特别是对于接近胸膜的病变 |
| Garetto I, Busso M, Sardo D, 等 | 射频消融治疗胸部肿瘤：消融 100 个病灶的经验教训 | Radiol Med 2014；119 (1)：33 - 40 | 81 例患者 100 个肿瘤 原发肺肿瘤（n = 30） 转移瘤（n = 70） | RFA | CT, PET - CT | 完全消融的预测指标包括病灶的平均直径（20mm 病灶的消融成功率高于 38mm 病灶）和组织学类型（转移瘤比 NSCLC 更经常完成消融）；1,2,3 年的生存率分别为 84.5%、65.4% 和 51.5%，3 年生存率的预测因子是同时存在其他转移瘤及直径 <20mm |
| Galbis Caravajal JM, Jornet Fayos J, Cuenca Torres M, 等 | 射频治疗肺部恶性病变的生存率研究 | Clin Transl Oncol 2013；15 (10)：830 - 835 | 59 例患者 原发肺肿瘤（n = 36） 转移瘤（n = 23） | RFA | 不明 | 在 I 期原发性肿瘤和转移性肿瘤中，生存和治愈性治疗最为有效；对于有治愈意图治疗的病灶，原发灶的生存期为（30.97 ± 4.57）个月，转移灶为（25.14 ± 4.68）个月 |
| Crabtree T, Puri V, Timmerman R, 等 | 高风险和无法手术患者的 I 期肺癌治疗：对比立体定向体放射治疗（RTOG 0236）、亚肺叶切除术（ACOSOG Z4032）和射频消融术（ACOSOG Z4033）的前瞻性临床试验 | J Thorac Cardiovasc Surg 2013；145 (3)：692 - 699 | 55 例患者 SBRT 211 例患者亚肺叶切除 51 例患者 RFA | RFA, SBRT, 亚肺叶切除 | CT, PET | 本研究前瞻性评估了使用 SBRT、亚肺叶切除术和 RFA 的 3 项前瞻性临床试验的选择标准和短期结局；对于研究的 RFA 部分，只有死亡率信息可用于比较；RFA 队列中发生 1 例与治疗有关的死亡（2.0%），SBRT 队列中未发生死亡（0%），亚肺叶切除队列中发生 5 例死亡（2.4%） |

| 作者 | 标题 | 期刊 | 研究组 | 消融术策略 | F/U 评估 | 重要发现 |
|---|---|---|---|---|---|---|
| Ambrogi MC, Fanucchi O, Gioni R, 等 | 射频消融治疗 I 期小细胞肺癌的长期结果:一项前瞻性意向性治疗研究 | J Thorac Oncol 2011; 6 (12): 2044-2051 | 57 例患者 59 个肿瘤 原发肺肿瘤 (n=57) | RFA | 增强 CT | 所有患者均由病理证实为 I 期 NSCLC;所有手术在技术上都取得成功,没有出现与治疗相关的死亡率或严重复发病率,平均随访期为 47 个月,完全缓解率为 59.3%(I a 期明显高于 I b 期);1 年时癌症特异性生存率为 89% |
| Kashima M, Yamakado K, Takaki H, 等 | 420 例患者接受 1000 次肺部射频消融后的并发症:单一中心的经验 | AJR Am J Roentgenol 2011; 197 (4): W576-580 | 420 例患者 1403 个肿瘤 原发肺肿瘤 (n=137) 转移瘤 (n=283) | RFA | CT(在 RFA 后 3~7 天获得) | 在使用冷循环 RFA 系统治疗的 420 例患者中评估了并发症;4 台手术出现了与 RFA 相关的死亡(0.4%);主要并发症发生率(3 级或 4 级不良事件)为 9.8%,包括无菌性胸膜炎、肺脓肿,需要输血的出血,导致胸膜硬化的气胸,支气管胸膜瘘,臂丛神经损伤,肿瘤扩散和膈肌损伤 |
| Palussiere J, Marcet B, Descat E, 等 | 经皮射频消融治疗肺部肿瘤:计算机断层扫描成像随访 | Cardiovasc Intervent Radiol 2011; 34 (5): 989-997 | 189 例患者 350 个肿瘤 原发肺肿瘤 (n=60) 转移瘤 (n=290) | RFA | CT | 治疗 1 年后最常见的影像学表现是纤维化(通常肿瘤 <2cm)或结节;随访中以下的 5 种情况(纤维化、空洞、结节、肺不张和消失)都不是局部肿瘤进展的预示 |
| Okuma T, Matsuoka T, Yamamoto A, 等 | 计算机断层扫描引导经皮射频消融治疗不能切除的肺肿瘤后局部进展的决定因素:单中心 9 年工作经验 | Cardiovasc Intervent Radiol 2010; 33: 787-793 | 73 例患者 138 个肿瘤 原发肺肿瘤 (n=12) 转移瘤 (n=126) | RFA | CT | 局部进展的危险因素包括年龄(≥70 岁)、肿瘤大小(≥2cm)、性别(男性)及 RFA 期间没有达到降级($P<0.05$)。多因素分析显示局部肿瘤进展的唯一独立因素是肿瘤范围 ≥2cm($P=0.003$) |

续表

| 作者 | 标题 | 期刊 | 研究组 | 消融术策略 | F/U 评估 | 重要发现 |
|---|---|---|---|---|---|---|
| Singnurkar A, Solomon SM, Gonen M, 等 | $^{18}$F – FDG PET/CT 对恶性肺部病灶射频消融术后局部复发的预测和检测 | J Nucl Med 2010; 51 (12): 1833 – 1840 | 68 例患者 94 个肿瘤 原发性肿瘤(n = 44) 转移瘤(n = 38) | RFA | CT, $^{18}$F – FDG PET/CT | 研究评估了与复发相关的消融前后成像特征;无复发生存的治疗前预测因子包括 <3cm 且 SUV <8 的肿瘤;治疗后发生复发转移者生存期短于原发性肺癌;预测无复发生存率降低的 RFA 后因素是不利的摄取模式,RFA 后 SUV 及消融后 SUV 增加 |
| Chua TC, Sarkir A, Saxena A, 等 | 影像引导经皮射频消融治疗肺部转移的长期结果:一项对 148 例患者的前瞻性试验 | Ann Oncol 2010; 21 (10): 2017 – 2022 | 148 例患者肿瘤:平均每位患者 2 ± 2 原发性肺肿瘤(n=8) 转移瘤(n=140) | RFA | CT | 46% 的患者对治疗有完全应答;中位无进展生存期为 11 个月.总生存率预测因的预测包括无疾病间期和治疗应答;45% 的患者发生并发症 |
| Chua TC, Thornbury K, Saxena A, 等 | 射频消融作为结直肠癌肺转移全身化疗的辅助手段 | Cancer 2010; 116 (9): 2106 – 2114 | 100 例患者原发性结肠癌(n=68) 原发性直肠癌(n=32) | RFA | 增强 CT | 诊断时患者的肿瘤分级和分期多种多样;RFA 后中位生存期为 36 个月,5 年生存率为 30%;单因素分析显示 7 个因素影响 RFA 后的总生存率,包括原发肿瘤的组织病理学分级,RFA 治疗时间,治疗应答,重复 RFA 治疗,RFA 时存在肺外转移,存在纵隔淋巴结病变及使用辅助化疗 |
| Pennathur A, Abbas G, Gooding WE, 等 | 一家胸外科机构采用影像引导射频消融治疗 100 例肺部肿瘤患者 | Ann Thorac Surg 2009; 88 (5): 1601 – 1606 | 100 例患者 109 个肿瘤 原发肺肿瘤(n=46) 复发肺肿瘤(n=25) 转移瘤(n=29) | RFA | CT, PET, RECIST | 由胸外科医生进行消融治疗;患者的中位生存期为 23 个月;原发性肺癌,复发性癌症和转移性肿瘤患者的 2 年总生存率分别为 50%,55% 和 41% |

续表

| 作者 | 标题 | 期刊 | 研究组 | 消融术策略 | F/U 评估 | 重要发现 |
|---|---|---|---|---|---|---|
| Yamakado K, Inoue Y, Takao M, 等 | 射频消融治疗结直肠癌肺转移的长期疗效：单中心经验 | Oncol Rep 2009; 22 (4):885-891 | 78 例患者 198 处肿瘤 转移瘤（n=198） | RFA | CT、CEA 水平 | 1,3,5 年的局部肿瘤进展率分别为 10.1%、20.6% 和 20.6%；中位生存时间为 38.0 个月；预后更好的预测因素包括肿瘤直径≤3cm、单肺转移、无肺外转移和 CEA 值正常 |
| Nour-Eldin NE, Naguib NN, Saeed AS, 等 | 射频消融治疗肺肿瘤期间发生气胸的危险因素 | AJR Am J Roentgenol 2009; 193 (1): W43-W48 | 82 例患者 124 处肿瘤 原发肺肿瘤（n=10） 转移瘤（n=114） | RFA | CT | 排除标准包括肿瘤 > 5cm 和 > 5 个病灶；CT 检出 PTX 的发生率为 11.3%；PTX 的危险因素包括年龄超过 60 岁、肺气肿，肿瘤直径≤1.5cm、下肺病变、电极穿过≥2.6cm 的含气肺，以及横过叶间裂 |
| Yoshimatsu R, Yamagami T, Terayama K, 等 | 射频消融肺肿瘤后的延迟和复发性气胸 | Chest 2009; 135 (4):1002-1009 | 68 例患者 220 处肿瘤 原发肺肿瘤（n=14） 转移瘤（n=54） | RFA | 胸部 X 线片 | 42.3% 疗程出现 PTX；出现 PTX 的疗程中有 40% 出现 PTX 延迟或反复；迟发或复发性 PTX（相对于无 PTX 或非进展性 PTX）的唯一显著预测因素是胸膜治疗后出现的毛玻璃样改变 |
| Zhu JC, Yan TD, Glenn D, 等 | 射频消融治疗肺部肿瘤：可行性和安全性 | Ann Thorac Surg 2009; 87 (4):1023-1028 | 100 例患者 肿瘤：每次消融的平均数量 2.0±1.4 原发性肿瘤(n=6) 转移瘤(n=94) | RFA | CT | 手术后发病率为 43%；PTX 是最常见的并发症；发病的显著危险因素包括每次消融超过 2 个病灶、消融针长度 > 3cm，以及位于肺门 |
| Lencioni R, Crocetti L, Cioni R | 对肺部肿瘤射频消融的反应：一项前瞻性意向性治疗多中心临床试验（RAPTURE 研究） | Lancet Oncol 2008; 9:621-628 | 106 例患者 183 处肿瘤 原发肺肿瘤（n=33） 转移瘤（n=73） | RFA | CT、RECIST | 一项前瞻性、意向性治疗、单组研究评估来自美国、欧洲和澳大利亚的患者；确认 88%（77/85）的可评估患者治疗后至少 1 年的完全缓解；NSCLC 或转移患者间的反应没有差异 |

续表

| 作者 | 标题 | 期刊 | 研究组 | 消融术策略 | F/U 评估 | 重要发现 |
|---|---|---|---|---|---|---|
| Nomura M, Ya-makado K, No-moto Y, 等 | 肺部射频消融后的并发症:肺部炎症的危险因素 | Br J Radiol 2008; 81 (963):244-249 | 130 例患者 原发性肺肿瘤 (n=17) 转移性肿瘤 (n=113) | RFA | C-反应蛋白 (CRP) | 在治疗前和治疗后住院期间每隔 1~2 天测量 CRP 值;主要并发症发生率为 18.3%,炎症相关并发症包括间质性肺炎和无菌性胸膜炎;严重肺部炎症的危险因素包括肿瘤大小≥2cm 和既往 XRT |
| Sano Y, Kanaza-wa S, Gibara H, 等 | 经皮射频消融治疗胸内恶性肿瘤的可行性:大型单中心经验 | Cancer 2007; 109 (7):1397-1405 | 137 例患者 366 个肿瘤 | RFA | 胸部 X 线片 | 研究评估了轻微并发症,主要并发症和副作用;没有手术相关的死亡率,但 2 例患者在研究期间因为难治性 PTX 和大咯血而死亡;主要并发症发生率为 17.1%;最常见的并发症是需要导管引流的 PTX |
| Simon CJ, Du-puy DE, DiPet-rillo TA, 等 | 肺 RFA:153 例患者的长期安全性和有效性 | Radiology 2007; 243 (1):268-275 | 153 例患者 189 处肿瘤 122 处肺肿瘤 67 处转移瘤 | RFA | CT/PET | 初始技术成功率为 98%;报告了 I 期 NSCLC 患者的生存率,而且在小于或大于 3cm 的肿瘤患者间没有差异;对于 18 例结直肠转移瘤患者,1,2,3 年生存率分别为 86.8%,77.5% 和 57% |
| Hiraki T, Saku-rai J, Tsuda T, 等 | 经皮射频消融治疗肺部肿瘤后局部进展的危险因素:基于对 342 例肿瘤的初步审查结果进行评估 | Cancer 2006; 107 (12):2873-2880 | 128 例患者 342 处肿瘤 原发性肺肿瘤 (n=25) 转移瘤 (n=317) | RFA | CT | 第一次消融治疗后,27% 的肿瘤发生局部进展;局部进展的独立危险因素包括较大肿瘤尺寸和使用内部冷却的消融针 |

续表

| 作者 | 标题 | 期刊 | 研究组 | 消融术策略 | F/U 评估 | 重要发现 |
|---|---|---|---|---|---|---|
| Yan TD, King J, Sjarif A, 等 | 经皮射频消融治疗结直肠癌肺转移的学习曲线: 一项 70 例连续病例的前瞻性研究 | *Ann Surg Oncol* 2006; 13 (12): 1588 – 1595 | 55 例患者 肿瘤: 平均 每例患者消融 2 ± 1 个 | RFA | CT | 多种患者群体, 部分患者接受辅助化疗、全身化疗; 总体发病率为 37%, 最常见的并发症是 PTX; 并发症的风险因素包括消融治疗的转移瘤数量和 RFA 治疗期 (较早 vs 最近); 该研究得出结论: RFA 存在学习曲线, 多中心经验意味着发病率较低 |
| Gadaleta C, Catino A, Mattiolo V | 射频热消融治疗肺部恶性肿瘤 | *In Vivo* 2006; 20 (6A): 765 – 767 | 54 例患者 93 例肿瘤 原发肺肿瘤 (n = 10) 转移瘤 (n = 83) | RFA | CT, 钆增强 MRI | 95% 的病变完全坏死, 随访中位时间 18 个月; 最常见的并发症是 PTX; 随访期间获得的 MRI 一般显示为中心低信号, 周围呈现均匀的高信号环 |
| Yan T, King J, Sjarif A, 等 | 结直肠癌 (CRC) 肺转移瘤的经皮射频消融术: 生存期的预后决定因素 | *Ann Surg Oncol* 2006; 13 (11): 1529 – 1537 | 55 例患者 肿瘤: 平均 2 ± 2 个 CRC 肺转移瘤 | RFA | CT | 尽管 55 例患者中有 30 例既往在切除肝转移瘤, 但总体的中位生存期为 33 个月; 1、2、3 年精准生存率分别为 85%、64% 和 46%; 在单变量分析中, 病灶大小、部位和需要重复 RFA 是生存率的预测指标; 在多变量模型中, 只有病变大小有预测性 |
| Hiraki T, Tajiri N, Mimura H, 等 | 射频消融治疗肺肿瘤后的气胸、胸腔积液和胸腔闭式引流管放置: 发生率和危险因素 | *Radiology* 2006; 241 (1): 275 – 283 | 142 例患者 392 个肿瘤 | RFA | CT | 52% 的疗程出现 PTX; 危险因素包括男性患者、未曾接受过肺部手术、消融治疗的肿瘤较多、中叶或下叶受累及、消融针穿过肺部的路径较长; 19% 的患者出现胸腔积液, 危险因素包括使用伞形消融针, 至最近胸膜的距离降低, 消融针经过肺组织的距离减小; 21% 疗程放置 PTX 胸腔闭式引流管, 危险因素包括有无肺手术史、使用伞形消融针和消融针上叶受累 |

续表

| 作者 | 标题 | 期刊 | 研究组 | 消融术策略 | F/U 评估 | 重要发现 |
|---|---|---|---|---|---|---|
| de Baere T, Palussiere J, Auperin A, 等 | 肺肿瘤 RFA 治疗后最短 1 年随访的中期局部疗效和生存率：前瞻性评估 | Radiology 2006; 240 (2): 587-589 | 60 例患者 100 个肿瘤 原发肿瘤（n＝9） 转移瘤（n＝51） | RFA | CT | 所有患者的肿瘤为 4cm 或更小；RFA 局部治疗成功率为每个肿瘤 93%，每例患者 88%；消融面积至少比肿瘤大 4 倍预示着完全消融治疗 |
| Ambrogi MC, Lucchi M, Dini P, et al | 肺部肿瘤的经皮 RFA：中期结果 | Eur J Cardiothorac Surg 2006; 30 (1): 177-183 | 54 例患者 64 个肿瘤 原发肺肿瘤 n＝40 转移瘤 n＝24 | RFA | CT/PET | 平均随访 2 年，62% 取得完全缓解，转移性病变（71%）和小于 3cm 者（70%）应答率较高 |
| Kang S, Luo R, Liao W, 等 | 单组研究评估 RFA 的可行性和并发症，以及治疗后正电子发射断层扫描在肺部肿瘤中的有效性 | World J Surg Oncol 2004; 2: 30 | 50 例患者 120 个肿瘤 原发肺肿瘤（n＝23） 转移瘤（n＝27） | RFA | CT, PET | RFA 后，小于 3.5cm 的肿瘤完全死亡；在大于 3.5cm 的肿瘤中，3.5cm 内病灶部分坏死，虽然 CT 显示 RFA 术后 1~2 周肿瘤变大，但 PET 显示 70% 病例的肿瘤被破坏，而 CT 显示 38% 病例肿瘤受损 |

**微波消融 (MWA)**

| 作者 | 标题 | 期刊 | 研究组 | 消融术策略 | F/U 评估 | 重要发现 |
|---|---|---|---|---|---|---|
| Vogl TJ, Worst TS, Naguib NN, 等 | 微波消融治疗肿瘤性肺结节患者的局部肿瘤控制的影响因素：危险因素分析 | AJR Am J Roentgenol 2013; 200 (3): 665-672 | 57 例患者 91 个肿瘤 | MWA | 不明 | 33% 的肿瘤发生局部进展，平均肿瘤进展时间为（8.3±5.5）个月；局部肿瘤进展的重要危险因素包括最大肿瘤直径＞15.5mm，肿瘤形状不规则，接触胸膜，应用于肿瘤的能量＜26.7 J/mm |
| Belfiore G, Ronza F, Belfiore MP, 等 | 微波消融治疗肺部恶性肿瘤患者的生存率:56 例患者的经验 | Eur J Radiol 2013; 82 (1): 177-181 | 56 例患者 69 个肿瘤 原发肺肿瘤（n＝44） 转移瘤（n＝25） | MWA | CT | 在 3 个月和 6 个月时随访 CT 显示，病灶直径减少了 64% 和 71%；1 年癌症特异性死亡率为 69%，平均生存时间估计为 27.8 个月 |

续表

| 作者 | 标题 | 期刊 | 研究组 | 消融术策略 | F/U 评估 | 重要发现 |
|---|---|---|---|---|---|---|
| Lu Q, Cao W, Huang L, 等 | 肺部恶性肿瘤的 CT 引导下经皮微波消融术:69 例的结果 | World J Surg Oncol 2012; 7 (10): 80 | 69 例患者 93 个肿瘤 原发肺肿瘤 ($n=26$) 转移癌 ($n=21$) 复发肺肿瘤 ($n=22$) | MWA | CT | 患者具有不同的肿瘤组织学,范围和基础疾病;并发症发生率为 24.64%,最常见的是气胸 (18.84%);1 年总生存率为 66.7%,NSCLC 患者 1 年总生存率为 75.0%;1 年肺转移的总生存率为 47.6% |
| Wolf FJ, Grand DJ, Machan JT, 等 | 肺部恶性肿瘤微波消融术:50 例患者的有效性,CT 结果和安全性 | Radiology 2008; 247 (3): 871 – 879 | 50 例患者 82 个肿瘤 原发肺肿瘤 ($n=30$) 转移瘤 ($n=20$) | MWA | CT | 随访时,26% 的患者在消融部位有残留病灶;残留疾病的预测因素包括 >3cm 的肿瘤大小;Kaplan – Meier 法得出的 1 年生存率为 65%,1 年癌症特异性死亡率为 83% |
| **冷冻消融(CA)** | | | | | | |
| Yashiro H, Nakatsuka S, Inoue M, 等 | 影响肺部肿瘤经皮冷冻消融术后局部进展的因素 | J Vasc Interv Radiol 2013; 24 (6): 813 – 821 | 71 例患者 210 个肿瘤 原发肺肿瘤 ($n=11$) 转移瘤 ($n=199$) | CA | CT | 中位随访时间 454 天,23.8% 的肿瘤出现局部肿瘤进展;局部进展的风险因素包括距离肿瘤边缘 3mm 以内存在厚度 ≥3mm 的血管 |
| Ito N, Nakatsuka A, Inoue M, 等 | 经皮冷冻消融术治疗的计算机断层扫描外观 | J Vasc Interv Radiol 2012; 23 (8): 1043 – 1052 | 56 例患者 79 个肿瘤 原发肺肿瘤 ($n=12$) 转移瘤 ($n=67$) | CA | CT | 78% 的消融区显示出以下转变:随访 1 周内出现肿瘤实变或结节改变;1 个月或更晚时间出现回缩和"条纹"状改变;最终边界变得模糊。80% 的局部进展病例出现"条纹"改变 |

续表

| 作者 | 标题 | 期刊 | 研究组 | 消融术策略 | F/U 评估 | 重要发现 |
|---|---|---|---|---|---|---|
| Wang H, Littrup PJ, Duan Y, 等 | 经皮冷冻治疗的胸部肿块：超过 200 例手术的初步经验 | Radiology 2005; 235（1）: 289 – 298 | 187 例患者 234 个肿瘤 原发肺肿瘤（n = 196）转移瘤（n = 38）Ⅰ期（n = 5）Ⅱ期（n = 17）ⅢA 期（n = 20）ⅢB 期（n = 60）Ⅳ期（n = 63） | CA | CT | 一份标志性技术报告记录了 CA 的安全性和可行性；虽然几乎可以完全消融 4cm 以下的周围病变，但仅有大于 4cm 的中心肿瘤的覆盖率为 80%；对于晚期患者，Karnofsky 体能评分显著改善 |
| **不可逆电穿孔（IRE）[a]** | | | | | | |
| Usman M, Moore W, Talati R, 等 | 肺肿瘤的不可逆电穿孔治疗：病例系列 | Med Sci Monit 2012; 18（6）: CS43 – CS47 | 2 例患者 2 个肿瘤 原发肺肿瘤（n = 1）转移瘤（n = 1） | IRE | 造影剂强化 CT | 这个小型病例研究评估了 2 例因肿瘤位置而不适合传统热消融手术的患者；2 例患者的病变在治疗 6 个月内均显示进展 |
| Thomson KR, Cheung W, Ellis SJ 等 | 人体不可逆电穿孔的安全性研究 | J Vasc Interv Radiol 2011; 22（5）: 611 – 621 | 38 例患者 69 个肿瘤 4 例肺部病变原发肺（n = 1）转移瘤（n = 3） | IRE | 1 例患者行 CT 和活检 | 本研究评估了 IRE 用于各种肿瘤病理和治疗部位；肺部和肾脏有病变的患者结果最差；所有肺部 IRE 消融都未完成，1 例肺部疾病患者失访 |

续表

| 作者 | 标题 | 期刊 | 研究组 | 消融术策略 | F/U 评估 | 重要发现 |
|---|---|---|---|---|---|---|
| **多种消融方式** | | | | | | |
| Alexander ES, Hankins CA, Machan JT, 等 | 经皮射频消融和微波消融治疗肺部肿瘤后肋骨骨折的发病率及相关性 | Radiology 2013; 266 (3): 971–978 | 163 例患者 195 个肿瘤 原发肺肿瘤 (n=131) 转移瘤 (n=32) | RFA(n=113) MWA(n=74) 两者均有 (n=8) | CT, PET –CT | 消融区附近的肋骨骨折发生率为13.5%；骨折的危险因素包括女性,肿瘤靠近胸壁,有消融区涉及脏层胸膜；没有不良事件与骨折相关,2 例患者 (9.1%) 报告轻度疼痛 |
| Nour – Eldin NE, Naguib NN, Tawfik AM, 等 | 肺肿瘤热消融术并发气胸的术后处理 | J Vasc Interv Radiol 2011; 22 (9): 1279–1286 | 164 例患者 248 个肿瘤 原发肺肿瘤 (n=20) 转移瘤 (n=228) | RFA(n=200) MWA(n=48) | CT | PTXs 发生率为18.1% (8.9% 发生在MWA 和 91.1% 发生在 RFA 期间)；轻度PTXs 需要密切观察,中度 PTX 可以手动抽出积气,严重和进行性 PTX 需要辅助间置人胸腔闭式引流管 |
| Grieco CA, Simon CJ, Mayo – Smith WW, 等 | 经皮热消融用于胸壁肿块的姑息治疗 | J Vasc Interv Radiol 2006; 17: S61 Abstract 168 | 52 例患者 58 个胸壁肿块 | RFA(n=51) MWA(n=5) CA(n=2) | CT | 70.5% 的疼痛症状得到改善;18.2% 没有变化,11.4% 的疼痛症状恶化;多瘤灶患者没有明显改善;在 XRT 90 天内完成的消融治疗产生了100% 的反应,而在消融前接受XRT 超过90 天的患者中57.7% 有治疗反应 |

a 鉴于用 IRE 治疗的患者的研究规模有限,尽管患者 <50 名,但这些研究仍被包括在内

SBRT =立体定向放射治疗;CRC =结直肠癌;CA =冷冻消融;PTX =气胸

在一项评估肺部肿瘤对 RFA 反应的大型多中心前瞻性临床试验中，研究人员发现 NSCLC 患者与肺转移患者的治疗反应无显著差异。非小细胞肺癌患者 1 年和 2 年的总生存率分别为 70% 和 48%；对于那些结直肠癌转移的患者，1 年和 2 年生存率分别为 89% 和 66%；对于其他转移的患者，1 年和 2 年生存率分别为 93% 和 67%[63]。该研究前瞻性显示 RFA 可成功用于治疗肺小肿瘤患者，且治疗的发病率低至可接受的水平。重要的是，RFA 与肺功能恶化没有相关性，这对肺功能受损的患者来说是一个特别有吸引力的选择。

在对 50 例接受 MWA 治疗的患者的研究中，Kaplan-Meier 分析显示，1、2 和 3 年的生存率分别为 65%、55% 和 45%，1、2 和 3 年癌症特异性死亡率分别为 83%、73% 和 61%。值得注意的是，癌症特异性死亡率不受肿瘤大小或存在残留病灶的显著影响。然而，空洞与较低的癌症特异性死亡率有关；作者假设这种影像学检查结果可能提示消融病灶更彻底[41]。多项研究表明，肿瘤的大小是微波治疗后肿瘤进展或复发的重要危险因素[71,74]。

几项评估 CA 治疗胸内病变的大型研究表明，该治疗是一种有效且安全的选择[43,77,78]。最大的评估 CA 胸部肿块的研究表明，位置和大小预示着肿瘤冰球覆盖率的增加[78]。Yashiro 及其同事最近评估了 71 例患者 210 个肿瘤（11 个原发性和 199 个转移性肿瘤）进行 CA 治疗后的进展预测因子。CA 后平均随访 571 天，局部进展 50 例。1、2 和 3 年的局部无进展率分别为 80.4%、69.0% 和 67.7%。根据多变量分析，CA 后局部进展的独立危险因素包括肿瘤 >20mm，直径至少 3mm 的血管存在于肿瘤 3mm 以内[77]。

## 缓解效果

对于不能手术的肺癌或负荷大肿瘤的患者，以往的治疗选择非常有限。消融治疗的细胞减灭效果在减轻症状方面发挥了有效作用，可对不能行手术治疗的肺癌或肿瘤侵犯到骨骼系统的癌症患者进行医学干预。

大多数肺癌患者常死于自身的癌症病变，患者最常见的临床症状是咳嗽、呼吸困难、咯血和疼痛[88]。肺癌中恶性肿瘤相关疼痛的三个主要原因是骨转移性疾病（34%）、胰腺肿瘤（31%）和胸壁疾病（21%）[89]。因为缓解症状与局部病灶进展相关，关注肿瘤和骨骼的边界比消融范围或覆盖范围更为重要。

目前的研究证实了 RFA 治疗肌肉骨骼、胃肠道、肺部和神经系统相关病变的缓解结果；疼痛的缓解大概是由于细胞减灭、邻近感觉神经纤维破坏及消肿后神经刺激减弱的结果[90-94]。在迄今为止评估胸部病变姑息性消融治疗的最大研究中，Grieco 及其同事评估了 39 例患者 44 个胸壁肿块的治疗情况。患者接受 RFA、MWA 和 CA 治疗，70.5% 的术后患者疼痛显著缓解。所有在 RFA 90 天内接受辅助外照射放疗的患者均有改善，表明这种双重疗法可能有协同效应，但消融前超过 90 天放疗者的姑息疗效较差[95]。

CA 已成为骨性病变的有效治疗选择。RFA 对于硬化骨或正常骨不是好的治疗选择，而冷冻治疗可以在骨性病变中发挥作用[96]。此外，CA 可同时使用多个消融针，在一次治疗中产生比 RFA 更大的消融灶[97]。

重要的是，在射频加热过程中，胸膜肿瘤可能会非常疼痛。壁胸膜接受肋间神经和膈神经的躯体神经支配，可能会引起体壁或相应的皮肤组织的痛感。手术过程中可能需要多次使用镇静药或全身麻醉来克服这种不适。我们的经验是，用 CA 治疗胸膜病变往往疼痛较轻，这可能是由于对神经产生了"冷冻-镇痛作用"[43]。

## 小结

鉴于原发性肺部恶性肿瘤和胸部转移瘤的高发病率与死亡率，找出有效治疗方案是肿瘤治疗的关键部分。目前，热消融术治疗最适用于不愿接受手术治疗的早期肺癌患者，肺转移瘤位置小且位置良好的患者及以肿瘤相关症状缓解为目标的患者。

评估理想肿瘤大小、组织学、形态学和热消融位置的研究，可进一步阐明哪些患者最适合采用消融治疗。尽管已有大量研究评估影像学随访，但对于哪种影像学模式或随访时机最有机会发现治疗成功或早期复发，尚未达成共识。随着肿瘤消融领域的不断进展，我们必须确定哪种消融治疗最适合某种疾病表现。此外，研究者必须努力开发出禁忌证更少且消融效果更好、更快的系统。

肿瘤消融术是一项不断发展且很有前景的科学，已有超过 10 年的临床经验支持其应用效果。既然这些手术的安全性和有效性已经得到验证，精心设计的多中心研究及工程和生物技术的进步，将使我们能够成功治疗和处理肺癌与肺转移性疾病。

## 参考文献

1. Ruckdeschel JC, Schwarz AG, Bepler G, et al. Cancer of the lung － NSCLC and SCLC. In Aneloff MD, Armitage JO, Niederhuber JE, eds. *Abeloff's Clinical Oncology*. 4th edn. Philadelphia, PA：Elsevier, 2008；pp. 1649 － 1743.

2. Gazelle GS, Goldberg SN, Solbiati L, et al. Tumor ablation with radiofrequency energy. *Radiology* 2000；217：633 － 646.

3. Servas NT, Kuwayama A. Pathological characteristics of experimental thermal lesions. Comparison of induction heating and radiofrequency electrocoagulation. *J Neurosurg* 1972；37：418 － 422.

4. Nikfarjam M, Muralidharan V, Christophi C. Mechanisms of focal heat destruction of liver tumors. *J Surg Res* 2005；127：208 － 223.

5. Ponder E. The coefficient of thermal conductivity of blood and various tissues. *J Gen Physiol* 1962；45：545 － 451.

6. Dupuy DE, Goldberg SN. Image － guided radiofrequency tumor ablation：challenges and opportunities：Part II. *J Vasc Interv Radiol* 2001；12（10）：1135 － 1148.

7. Solazzo SA, Liu Z, Lobo SM, et al. Radiofrequency ablation：importance of background tissue electrical conductivity － an agar phantom and computer modeling study. *Radiology* 2005；236：495 － 502.

8. Dupuy DE, Mayo － Smith WW, Abbott GF, DiPetrillo T. Clinical applications of radio － frequency tumor ablation in the thorax. *Radiographics* 2002；22（Spec No）：S259 － S269.

9. Simon CJ, Dupuy DE, Mayo － Smith WW. Microwave ablation：principles and applications. *Radiographics* 2005；25（Suppl 1）：S69 － S83.

10. Brace CL, Hinshaw JL, Laeseke PF, Sampson LA, Lee FT Jr. Pulmonary thermal ablation：comparison of radiofrequency andmicrowave devices by using gross pathologic and CT findings in a swine model. *Radiology* 2009；251（3）：705 － 711.

11. Dupuy DE. Microwave ablation compared with radiofrequency ablation in lung tissue － is microwave not just for popcorn any more? *Radiology* 2009；251（3）：617 － 618.

12. Skinner MG, Iizuka MN, Kolios MC, Sherar MD. A theoretical comparison of energy sources － microwave, ultrasound, laser － for interstitial thermal therapy. *Phys Med Biol* 1998；43：3535 － 3547.

13. Wright AS, Lee FT Jr, Mahvi DM. Hepatic microwave ablation with multiple antennae results in synergistically larger zones of coagulation necrosis. *Ann Surg Oncol* 2003；10：275 － 283.

14. Meredith K, Lee F, Henry MB, Warner T, Mahvi D. Microwave ablation of hepatic tumors using dual － loop probes：results of a phase I clinical trial. *J Gastrointest Surg* 2005；9：1354 － 1360.

15. Yu NC, Lu DS, Raman SS, et al. Hepatocellular carcinoma：microwave ablation with multiple straight and loop antenna clusters － pilot compar-

ison with pathologic findings. *Radiology* 2006；239（1）：269 - 275.

16. Hinshaw JL, Littrup PJ, Durick N, et al. Optimizing the protocol for pulmonary cryoablation：a comparison of a dual - and triple - freeze protocol. *Cardiovasc Intervent Radiol* 2010；33（6）：1180 - 1185.

17. Rubinsky B, Onik G, Mikus P. Irreversible electroporation：a new ablation modality - clinical implications. *Technol Cancer Res Treat* 2007；6（1）：37 - 48.

18. Davalos RV, Mir IL, Rubinsky B. Tissue ablation with irreversible electroporation. *Ann Biomed Eng* 2005；33（2）：223 - 231.

19. Maor E, Ivorra A, Leor J, et al. The effect of irreversible electroporation on blood vessels. *Technol Cancer Res Treat* 2007；6（4）：307 - 312.

20. Rempp H, Boss A, Helmberger T, Pereira P. The current role of minimally invasive therapies in the management of liver tumors. *Abdom Imaging* 2011；36（6）：635 - 647.

21. Alexander ES, Healey TT, Martin DW, Dupuy DE. Use of endobronchial valves for the treatment of bronchopleural fistulas after thermal ablation of lung neoplasms. *J Vasc Interv Radiol* 2012；23（9）：1236 - 1240.

22. Skonieczki BD, Wells C, Wasser EJ, Dupuy DE. Radiofrequency and microwave tumor ablation in patients with implanted cardiac devices：is it safe? *Eur J Radiol* 2011；79（3）：343 - 346.

23. VanSonnenberg E, Shankar S, Morrison PR, et al. Radiofrequency ablation of thoracic lesions：part 2, initial clinical experience - technical and multidisciplinary considerations in 30 patients. *AJR Am J Roentgenol* 2005；184（2）：381 - 1013.

24. Solomon SB, Thornton RH, Dupuy DE, Downey RJ. Protection of the mediastinum and chest wall with an artificial pneumothorax during lung ablations. *J Vasc Interv Radiol* 2008；19（4）：610 - 615.

25. Hinshaw JL, Lee FT Jr, Laeseke PF, Sampson LA, Brace C. Temperature isotherms during pulmonary cryoablation and their correlation with the zone of ablation. *J Vasc Interv Radiol* 2010；21

（9）：1424 - 1428.

26. Usman M, Moore W, Talati R, Watkins K, Bilfinger TV. Irreversible electroporation of lung neoplasm：a case series. *Med Sci Monit* 2012；18（6）：CS43 - CS47.

27. Thomson KR, Cheung W, Ellis SJ, et al. Investigation of the safety of irreversible electroporation in humans. *J Vasc Interv Radiol* 2011；22（5）：611 - 621.

28. Dupuy DE, Aswad B, Ng T. Irreversible electroporation in a swine lung model. *Cardiovasc Intervent Radiol* 2011；34（2）：391 - 395.

29. Anderson EM, Lees WR, Gillams AR. Early indicators of treatment success after percutaneous radiofrequency of pulmonary tumors. *Cardiovasc Intervent Radiol* 2009；32：478 - 483.

30. de Baere T, Palussiere J, Auperin A, et al. Midterm local efficacy and survival after radiofrequency ablation of lung tumors wi th minimum follow - up of 1 year：prospective evaluation. *Radiology* 2006；240：587 - 596.

31. Lee JM, Jin GY, Goldberg SN, et al. Percutaneous radiofrequency ablation for inoperable non - small cell lung cancer and metastases：preliminary report. *Radiology* 2004；230（1）：125 - 134.

32. Bojarski JD, Dupuy DE, Mayo - Smith WW. CT imaging findings of pulmonary neoplasms after treatment with radiofrequency ablation：results in 32 tumors. *AJR Am J Roentgenol* 2005；185（2）：466 - 471.

33. Steinke K, King J, Glenn D, Morris DL. Radiologic appearance and complications of percutaneous computer tomography - guided radiofrequency - ablated pulmonary metastases from colorectal carcinoma. *J Comput Assist Tomogr* 2003；27（5）：750 - 757.

34. Miao Y, Ni Y, Bosmans H, et al. Radiofrequency ablation for eradication of pulmonary tumor in rabbits. *J Surg Res* 2001；99（2）：265 - 271.

35. Gadaleta C, Mattioli V, Colucci G, et al. Radiofrequency ablation of 40 lung neoplasms：preliminary results. *AJR Am J Roentgenol* 2004；183（2）：361 - 368.

36. Nahum Goldberg S, Dupuy DE. Image - guided ra-

diofrequency tumor ablation: challenges and opportunities – part I. *J Vasc Interv Radiol* 2001; 12 (9): 1021 – 1032.

37. Jin GY, Lee JM, Lee YC, Han YM, Lim YS. Primary and secondary lung malignancies treated with percutaneous radiofrequency ablation: evaluation with follow – up helical CT. *AJR Am J Roentgenol* 2004; 183 (4): 1013 – 1020.

38. Bonichon F, Palussiere J, Godbert Y, et al. Diagnostic accuracy of 18F – FDG PET/CT for assessing response to radiofrequency ablation treatment in lung metastases: a multicentre prospective study. *Eur J Nucl Med Mol Imaging* 2013; 40 (12): 1817 – 1827.

39. Yoo DC, Dupuy DE, Hillman SL, et al. Radiofrequency ablation of medically inoperable stage IA non – small cell lung cancer: are early posttreatment PET findings predictive of treatment outcome? *AJR Am J Roentgenol* 2011; 197 (2): 334 – 340.

40. Deandreis D, Leboulleux S, Dromain C, et al. Role of FDG PET/CT and chest CT in the follow – up of lung lesions treated with radiofrequency ablation. *Radiology* 2011; 258 (1): 270 – 276.

41. Wolf FJ, Grand DJ, Machan JT, et al. Microwave ablation of lung malignancies: effectiveness, CT findings, and safety in 50 patients. *Radiology* 2008; 247 (3): 871 – 879.

42. Ito N, Nakatsuka S, Inoue M, et al. Computed tomographic appearance of lung tumors treated with percutaneous cryoablation. *J Vasc Interv Radiol* 2012; 23 (8): 1043 – 1052.

43. Kawamura M, Izuma Y, Tsukada N, et al. Percutaneous cryoablation of small pulmonary malignant tumors under computer tomographic guidance with local anesthesia for nonsurgical candidates. *J Thorac Cardiovasc Surg* 2006; 131 (5): 1007 – 1013.

44. Ahrar K, Stafford RJ, Tinkey PT, et al. Evaluation of cerebral microemboli during radiofrequency ablation of lung tumors in a canine model. *J Vasc Interv Radiol* 2006; 17: S63.

45. Maiwand MO. The role of cryosurgery in palliation of tracheobronchial carcinoma. *Eur J Cardiothorac Surg* 1999; 15 (6): 764 – 768.

46. Maiwand MO, Homasson JP. Cryotherapy for tracheobronchial disorders. *Clin Chest Med* 1995; 16 (3): 427 – 443.

47. Crabtree T, Puri V, Timmerman R, et al. Treatment of stage I lung cancer in high – risk and inoperable patients: comparison of prospective clinical trials using stereotactic body radiotherapy (RTOG 0236), sublobar resection (ACOSOG Z4032), and radiofrequency ablation (ACOSOG Z4033). *J Thorac Cardiovasc Surg* 2013; 145 (3): 692 – 699.

48. Dupuy DE, Zagoria RJ, Akerley W, et al. Percutaneous radiofrequency ablation of malignancies in the lung. *AJR Am J Roentgenol* 2000; 174 (1): 57 – 59.

49. Garetto I, Busso M, Sardo D, et al. Radiofrequency ablation of thoracic tumours: lessons learned with ablation of 100 lesions. *Radiol Med* 2014; 119 (1): 33 – 40.

50. Galbis Caravajal JM, Jornet Fayos J, Cuenca Torres M, et al. Study of survival in patients with malignant lung lesions treated with radiofrequency. *Clin Transl Oncol* 2013; 15 (10): 830 – 835.

51. Ambrogi MC, Fanucchi O, Cioni R, et al. Long – term results of radiofrequency ablation treatment of stage 1 non – small cell lung cancer: a prospective intention – to – treat study. *J Thorac Oncol* 2011; 6 (12): 2044 – 2051.

52. Kashima M, Yamakado K, Takaki H, et al. Complications after 1000 lung radiofrequency ablations in 420 patients: a single center's experience. *AJR Am J Roentgenol* 2011; 197 (4): W576 – W580.

53. Palussiere J, Marcet B, Descat E, et al. Lung tumors treated with percutaneous radiofrequency ablation: computer tomography imaging follow – up. *Cardiovasc Intervent Radiol* 2011; 34 (5): 989 – 997.

54. Okuma T, Matsuoka T, Yamamoto A, et al. Determinants of local progression after computer tomography – guided percutaneous radiofrequency ablation for unresectable lung tumors: 9 year expe-

rience in a single institution. *Cardiovasc Intevent Radiol* 2010；33：787 - 793.

55. Singnurkar A, Solomon SM, Gonen M, Larson SM, Schoder H. 18F - FDG PET/CT for the prediction and detection of local recurrence after radiofrequency ablation of malignant lung lesions. *J Nucl Med* 2010；51 (12)：1833 - 1840.

56. Chua TC, Sarkir A, Saxena A, et al. Long - term outcome of image - guided percutaneous radiofrequency ablation of lung metastases：an open - labeled prospective trial of 148 patients. *Ann Oncol* 2010；21 (10)：2017 - 2022.

57. Chua TC, Thornbury K, Saxena A, et al. Radiofrequency ablation as an adjunct to systemic chemotherapy for colorectal pulmonary metastases. *Cancer* 2010；116 (9)：2106 - 2114.

58. Pennathur A, Abbas G, Gooding WE, et al. Image - guided radiofrequency ablation of lung neoplasm in 100 consecutive patients by a thoracic surgical service. *Ann Thorac Surg* 2009；88 (5)：1601 - 1606.

59. Yamakado K, Inoue Y, Takao M, et al. Long - term results of radiofrequency ablation in colorectal lung metastases：single center experience. *Oncol Rep* 2009；22 (4)：885 - 891.

60. Nour - Eldin NE, Naguib NN, Saeed AS, et al. Risk factors involved in the development of pneumothorax during radiofrequency ablation of lung neoplasms. *AJR Am J Roentgenol* 2009；193 (1)：W43 - W48.

61. Yoshimatsu R, Yamagami T, Terayama K, et al. Delayed and recurrent pneumothorax after radiofrequency ablation of lung tumors. *Chest* 2009；135 (4)：1002 - 1009.

62. Zhu JC, Yan TD, Glenn D, Morris DL. Radiofrequency ablation of lung tumors：feasibility and safety. *Ann Thorac Surg* 2009；87 (4)：1023 - 1028.

63. Lencioni R, Crocetti L, Cioni R. Response to radiofrequency ablation of pulmonary tumors：a prospective, intention - to - treat, multicentre clinical trial ( the RAPTURE study). *Lancet Oncol* 2008；9 (7)：621 - 628.

64. Nomura M, Yamakado K, Nomoto Y, et al. Com-

plications after lung radiofrequency ablation：risk factors for lung inflammation. *Br J Radiol* 2008；81 (963)：244 - 249.

65. Sano Y, Kanazawa S, Gibara H, et al. Feasibility of percutaneous radiofrequency ablation for intrathoracic malignancies：a large single - center experience. *Cancer* 2007；109 (7)：1397 - 1405.

66. Simon CJ, Dupuy DE, DiPetrillo TA, et al. Pulmonary radiofrequency ablation：Long - term safety and efficacy in 153 patients. *Radiology* 2007；243 (1)：268 - 275.

67. Hiraki T, Sakurai J, Tsuda T, et al. Risk factors for local progression after percutaneous radiofrequency ablation of lung tumors：evaluation based on a preliminary review of 342 tumors. *Cancer* 2006；107 (12)：2873 - 2880.

68. Yan TD, King J, Sjarif A, Glenn D, et al. Learning curve for percutaneous radiofrequency ablation of pulmonary metastases from colorectal carcinoma：a prospective study of 70 consecutive cases. *Ann Surg Oncol* 2006；13 (12)：1588 - 1595.

69. Gadaleta C, Catino A, Mattiolo V. Radiofrequency thermal ablation in the treatment of lung malignancies. *In Vivo* 2006；20 (6A)：765 - 767.

70. Yan T, King J, Sjarif A, et al. Percutaneous radiofrequency of pulmonary metastases from colorectal carcinoma：prognostic determinants for survival. *Ann Surg Oncol* 2006；13 (11)：1529 - 1537.

71. Hiraki T, Tajiri N, Mimura H, et al. Pneumothorax, pleural effusion, and chest tube placement after radiofrequency ablation of lung tumors：incidence and risk factors. *Radiology* 2006；241 (1)：275 - 283.

72. Ambrogi MC, Lucchi M, Dini P, et al. Percutaneous radiofrequency of lung tumors：results in the midterm. *Eur J Cardiothorac Surg* 2006；30 (1)：177 - 183.

73. Kang S, Luo R, Liao W, et al. Single group study to evaluate the feasibility and complications of RFA and usefulness of post - treatment positron emission tomography in lung tumors. *World J Surg Oncol* 2004；2：30.

74. Vogl TJ, Worst TS, Naguib NN, et al. Factors influencing local tumor control in patients with neoplastic pulmonary nodules treated with microwave ablation: a risk – factor analysis. *AJR Am J Roentgenol* 2013; 200 (3): 665 – 672.

75. Belfiore G, Ronza F, Belfiore MP, et al. Patient's survival in lung malignancies treated by microwave ablation: our experience on 56 patients. *Eur J Radiol* 2013; 82 (1): 177 – 181.

76. Lu Q, Cao W, Huang L, et al. CT – guided percutaneous microwave ablation of pulmonary malignancies: results in 69 cases. *Wolrd J Surg Oncol* 2012; 7 (10): 80.

77. Yashiro H, Nakatsuka S, Inoue M, et al. Factors affecting local progression after percutaneous cryoablation of lung tumors. *J Vasc Interv Radiol* 2013; 24 (6): 813 – 821.

78. Wang H, Littrup PJ, Duan Y, et al. Thoracic masses treated with percutaneous cryotherapy: initial experience with more than 200 procedures. *Radiology* 2005; 235 (1): 289 – 298.

79. Alexander ES, Hankins CA, Machan JT, Healey TT, Dupuy DE. Rib fractures after percutaneous radiofrequency and microwave ablation of lung tumors: incidence and relevance. *Radiology* 2013; 266 (3): 971 – 978.

80. Nour – Eldin NE, Naguib NN, Tawfik AM, et al. Outcomes of an algorithmic approach to management of pneumothorax complicating thermal ablation of pulmonary neoplasms. *J Vasc Interv Radiol* 2011; 22 (9): 1279 – 1286.

81. Grieco CA, Simon CJ, Mayo – Smith WW, et al. Percutaneous thermoablation as a palliative treatment for chest wall masses. *J Vasc Interv Radiol* 2006; 17: S61.

82. Yasui K, Kanazawa S, Sano Y, et al. Thoracic tumors treated with CT – guided radiofrequency ablation: initial experience. *Radiology* 2004; 231 (3): 850 – 857.

83. Belfiore G, Moggio G, Tedeschi E, et al. CT – guided radiofrequency ablation: a potential complementary therapy for patients with unresectable primary lung cancer – a preliminary report of 33 patients. *AJR Am J Roentgenol* 2004; 183 (4):

1003 – 1011.

84. Therasse P, Arbuck SG, Eisenhauer EA, et al. New guidelines to evaluate the response to treatment in solid tumors. European Organization for Research and Treatment of Cancer, National Cancer Institute of the United States, National Cancer Institute of Canada. *J Natl Cancer Inst* 2000; 92 (3): 205 – 216.

85. Yu HA, Sima CS, Huang J. Local therapy with continued EGFR tyrosine kinase inhibitor therapy as a treatment strategy in EGFR mutant advanced lung cancers that have developed acquired resistance to EDGFR tyrosine kinase inhibitors. *J Thorac Oncol* 2013; 8 (3): 346 – 351.

86. American Cancer Society. Cancer Facts and Figures 2016. Atlanta, GA: American Cancer Society; 2016. 87. Long – term results of lung metastasectomy: prognostic analyses based on 5206 cases. The International Registry of Lung Metastases. *J Thorac Cardiovasc Surg* 1997; 113 (1): 37 – 49.

88. Kvale PA, Simoff M, Prakash UB. Lung cancer. Palliative care. *Chest* 2003; 123 (1 Suppl): 284S – 311S.

89. Watson PN, Evans RJ. Intractable pain with lung cancer. *Pain* 1987; 29 (2): 163 – 173.

90. Kishi K, Nakamura H, Sudo A, et al. Tumor debulking by radiofrequency ablation in hypertrophic pulmonary osteoarthropathy associated with pulmonary carcinoma. *Lung Cancer* 2002; 38 (3): 317 – 320.

91. Patti JW, Neeman Z, Wood BJ. Radiofrequency ablation for cancer – associated pain. *J Pain* 2002; 3 (6): 471 – 473.

92. Posteraro AF, Dupuy DE, Mayo – Smith WW. Radiofrequency ablation of bony metastatic disease. *Clin Radiol* 2004; 59 (9): 803 – 811.

93. Simon CJ, Dupuy DE. Image – guided ablative techniques in pelvic malignancies: radiofrequency ablation, cryoablation, microwave ablation. *Surg Oncol Clin North Am* 2005; 14 (2): 419 – 431.

94. Simon CJ, Dupuy DE. Percutaneous minimally invasive therapies in the treatment of bone tumors: thermal ablation. *Semin Musculoskelet Radiol*

2006；10（2）：137 - 144.

95. Grieco CA, Simon CJ, Mayo - Smith WW, et al. Percutaneous thermoablation as a palliative treatment for chest wall masses. *Am J Clin Oncol* 2007；30（4）：361 - 367.

96. Callstrom MR, Charboneau JW. Image - guided palliation of painful metastases using percutaneous ablation. *Tech Vasc Interv Radiol* 2007；10：120 - 131.

97. Dupuy DE, Hong R, Oliver B, Goldberg SN. Radiofrequency ablation of spinal tumors：temperature distribution in the spinalcanal. *AJR Am J Roentgenol* 2000；175：1263 - 1266.

第8篇

# 器官特异性肿瘤
## ——肌肉骨骼肿瘤

# 第25章 经皮消融术治疗骨转移疼痛

Matthew R. Callstrom and A. Nicholas Kurup

## 概述

骨转移在癌症患者中很常见，由于局部疼痛、经常出现的骨折及由此导致的活动减少而严重影响患者的生活质量。美国每年死亡的 100 万人中约有 70% 患乳腺癌、肺癌或前列腺癌，其中约一半（即 35 万人）死于骨转移[1]。尽管骨转移预后不良，中位生存期仅为 3 年或更短，但基于肿瘤组织学和临床情况，5% ~ 40% 的患者在 5 年时仍存活[2,3]。骨肿瘤相关的疼痛常不能很好地缓解，近 80% 的患者在姑息治疗计划开始前便出现严重疼痛[4]。

通过可提供镇痛治疗、放射治疗、手术治疗、激素治疗和化疗及局部影像引导消融治疗的多学科团队来管理骨转移的疼痛最为有效。疼痛性转移性骨病的治疗标准是外放射疗法（EBRT）。这种治疗对 50% ~ 80% 的患者有效，50% ~ 60% 的患者可取得疼痛完全缓解[5]。虽然大多数患者在放疗后会出现疼痛完全或部分缓解，但疼痛的中位缓解时间为 3 ~ 7 周，且超过一半的患者其疼痛缓解反应是短暂的[6]。尽管放射治疗使得大多数患者的疼痛在开始时减轻（至少在几周内），但 20% ~ 30% 的患者疼痛没有缓解[7-12]。许多患者须再次接受治疗，但对于 EBRT 后疼痛缓解效果较差或非常短暂的患者，通常不能再行进一步的治疗，或由于正常组织耐受程度有限而无须行进一步放疗。

疼痛性骨转移患者的其他治疗方式有手术治疗（通常有较严重的骨折或导致神经损伤的脊柱转移的患者），系统治疗包括化疗、激素治疗、放射性药物和双膦酸盐联合阿片类药物及非阿片类药物、类固醇镇痛药。对于大多数患者来说，标准化疗或激素治疗对转移性骨骼疾病引起的疼痛通常无效。放射性药物对弥漫性疼痛性骨转移患者有益，但对于孤立的疼痛性病变患者则只是一种治疗标准。因此，对于许多 EBRT 治疗失败的疼痛转移性疾病患者，服用镇痛药仍是唯一的治疗方法。然而，便秘、恶心和镇静等严重副作用限制了这些药物的使用。

几种微创的经皮热消融技术已被证明能够为局限性骨转移患者提供有效的姑息性治疗。这些方法是基于影像引导下输送组织消融能量或将装置插入局灶性转移瘤，包括射频消融（RFA）、冷冻消融、激光消融、微波消融和磁共振引导聚焦超声。另外，因轴向负荷部位（如椎体和髋关节周围区域）转移瘤而有骨折风险的患者可采用骨水泥成形术治疗。在这些微创方法中，研究最多的是 RFA 和冷冻消融术。

## 治疗适应证

考虑疼痛转移性疾病消融治疗方法时，患者的选择是一个重要因素。适合使用消融治疗的患者应有中度或严重疼痛，24 小时内通常出现 ≥ 4/10 次的严重疼痛。通常不会为疼痛评分较低的患者提供消融治疗，因为轻度疼痛改善效果不明显，而且这种类型的疼痛通常可通过口服镇痛药来充分控制。另外，疼痛应该限制在一个或两个部位，并且与相应的影像学异常相关。存在多处疼痛性肿瘤的患者一般不采用这些技术进行治疗，因为这种类型的疼痛最好采用全身性而非局灶性的治疗方法，另外，由于多发肿瘤引起的疼痛难以充分定位进行定向治疗。溶骨性肿瘤、混合溶骨/成骨的肿瘤或由软组织构成的肿瘤非常适宜采用消融治疗。尽管成骨性肿瘤病灶常常是弥漫性的，并且需要使用骨接入装置或钻头来接近瘤灶，但却适合采用消融治疗。肿瘤应在远侧，或利用流体或其他位移手法，将其与正常重要组织结构区分开来。通常，目标肿瘤和最靠近的重要组织结构间最好有1cm的距离。因骨转移瘤而有骨折或骨折进展风险的患者应考虑手术治疗。如果肿瘤处于轴向负荷位置，消融后用骨水泥填充也许会有帮助。

## 术前影像学检查

　　术前影像学检查对于鉴定目标肿瘤也很重要，而且与患者的症状相关（图 25.1）。术前影像学检查可以帮助仔细考虑消融治疗的潜在风险和益处，并确定可能对手术过程有益的辅助手法或手术监测。CT、PET - CT 或 MRI 可能对患者和肿瘤评估有帮助。由于 CT 经常用于指导和监测消融手术，所以，在治疗计划中可用于显示肿瘤和相邻结构。PET - CT 具有显示代谢活性的附加功能，对于 CT 上边界不清的肿瘤及经过治疗或照射后而非肿瘤浸润的周围骨性改变（硬化或透亮）的肿瘤有更大的价值。MRI 可显示骨转移的骨骼受累程度，并提供邻近神经结构的附加信息，其他的影像学检查对于这些信息常常显示不佳[3]。

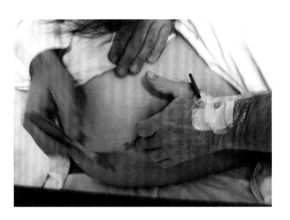

图 25.1　冷冻消融术前对患者进行身体检查，仔细确定局灶性疼痛区域。在皮肤上标记该区域并与冷冻消融手术前的影像表现进行对比联系。

## 消融治疗的禁忌证

　　经皮肿瘤消融术的绝对禁忌证很少，包括：不可纠正的出血体质、患者无法承受手术所需的麻醉、不能通过经皮达到目标肿瘤。考虑到循环中的微生物可能感染坏死和消融的组织，故活动性感染是明确的相对禁忌证。其他相对禁忌证还包括广泛的骨转移，对此全身性治疗更合适；轻度疼痛性转移瘤（更适合镇痛药物治疗），且对消融治疗没有一致的应答；肿瘤邻近正常结构，这些肿瘤无法移动或监测，因此无法安全消融。

## RFA 技术

　　RFA 是最常用的经皮肿瘤热消融方法。RFA 可采用全身麻醉或中度清醒下镇静。全身麻醉更常用，因为 RFA 治疗过程中大多数患者很难耐受局部疼痛，即使是中度清醒也是如此，而且手术时间可能很长，有些靶病变可能需要持续 1 小时以上。全身麻醉可在没有清醒镇静所需的支持性护理情况下完成。一些不太复杂的病变（即表浅、体积小、易于接近、远离正常重要组织结构的以溶骨性或软组织损伤为主的病变）可以在患者中度镇静状态下进行。硬膜外腰麻或局灶性神经阻滞通常有助于缓解消融后的即刻疼痛。如果采用硬膜外导管，留置时间通常为 RFA 治疗后 12～24 小时。在取出导管之前，药物输送应暂停一段时间。如果患者疼痛已经恢复到治疗前水平或有所改善，可将导管移除。因此，患者常在医院过夜观察，以便提供足够的疼痛控制或允许更换或调整口服镇痛药剂量。有轻度至中度不适或疼痛的患者通常口服阿片类镇痛药。

静脉内清醒镇静需要在术中进行重点神经体格检查，将此作为监测脆弱的神经结构的手段。另外，使用静脉中度镇静剂可以监测诱发电位，作为运动神经或脊髓附近病变的神经监测手段[13]。消融后，沿骨膜灌注长效局部麻醉药物可减轻术后疼痛。

RFA 手术应在适当的影像引导下进行。X 线透视对手术部分有用，但通常需要断层成像来监测消融区并避免伤及关键结构。超声可用于表浅部位，主要是软组织损伤，特别是在肋骨或四肢部分的监测。CT 是最常用的引导方式，因其较常见，且对靶肿瘤和周围结构有极佳的显示。MRI 可清晰地显示骨肿瘤。然而，对于大多数手术来说，MRI 操作室都是一个较困难的环境，而且兼容 MRI 的设备仍然有限。累及骨骼或与骨骼相邻的肿瘤的治疗需要经皮将 RFA 消融针放置到靶肿瘤。RFA 消融针可直接放置到软组织转移瘤或骨皮质已破坏或较薄的溶骨性骨转移瘤。为了穿透成骨细胞转移瘤或进入完好皮质骨深处的肿瘤，可能需要一些能够进入骨骼的装置，包括骨活检针或电动骨钻。

消融的靶区域包括骨—肿瘤交界面，而不是要针对肿瘤的中心部位，这是为了破坏可能的疼痛起源部位，包括神经末梢和骨膜（图 25.2）。根据医生偏好和经验，可以使用多极消融针或冷尖端消融针。对直径 < 3cm 的病灶通常进行单次消融，100℃ 目标温度下的消融时间通常为 5～10 分钟，或直到组织阻抗限制向靶组织输送能量（图

25.2）。对于较大的病变，重复消融的目的是为了治疗整个骨—肿瘤交界面，100℃ 目标温度下的消融时间仍然是 5～10 分钟，或直到组织阻抗限制向靶组织输送能量。

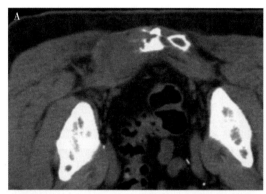
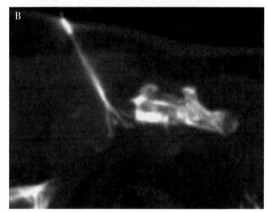

图 25.2 射频消融骨交界面。

靶病变与相邻的重要组织结构间应当有充分的间隔，以免受到损害。通常会使用多种方法减少针对邻近正常组织结构的继发热损伤风险。这可通过患者定位或流体（水移位）、球囊或气体置换的方法来完成。例如，可通过针头注入无菌水（通常是 D5W 与 RFA 一同使用，防止能量通过缓冲液传导的风险），从而将肠襻从靶病灶中移开（图 25.3）。通过在关键结构附近放置温度感应探头，从而在 RFA 过程中提供温度反馈（图 25.4）。由于 RF 消融的边缘无法通过 CT 或超声成像（MRI 可允许观察）准确显示，所以这种热监测可避免温度意外升高及对相邻正常结构可能造成的损伤。

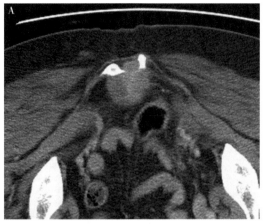

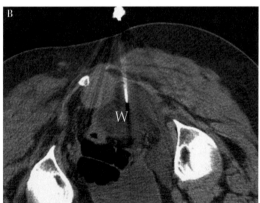

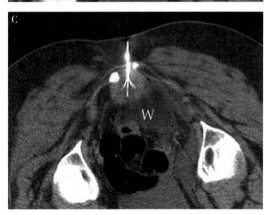

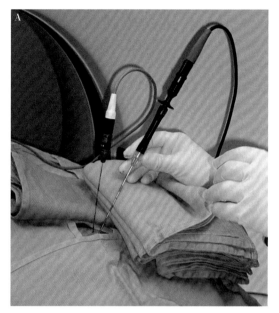

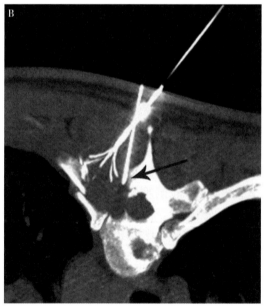

图 25.3　转移性类癌肿瘤侵犯骶骨的射频消融。水隔离肠道并防止损伤。（A）俯卧位 CT 显示一个 4cm 的与骶骨破坏相关软组织肿块。充气的直肠与肿块相邻。（B）CT 图像显示软组织中的针头；水（W）使直肠远离肿瘤。（C）CT 图像显示肿瘤内的射频消融针。

图 25.4　使用热电偶监测射频消融（RFA）治疗黑色素瘤脊柱转移。（A）照片显示与 RFA 探头相邻的热电偶。（B）俯卧位 CT 显示胸椎椎体和相邻肋骨，RFA 消融针的位置和 RFA 消融针与椎管之间的热电偶（箭头）的溶骨性破坏。

## RFA 疼痛缓解效果

已经有两项关于 RFA 用于缓解转移性疾病疼痛的前瞻性临床试验研究[14-16]。这些试验包括了相似的患者队列，两项研究都发现 RFA 可常规用于治疗失败的患者，可以显著、持久地缓解疼痛（表 25.1）。这些以往的 RFA 试验采用相似的患者群，尽管治疗应答的测量方法不同，其中 Goetz 等的研究[14]使用了简易疼痛量表（BPI：0 ~ 10 视觉模拟评分量表），而 Dupuy 等的研究[16]使用的是改良后的记忆疼痛评估卡（0 ~ 100% 视觉模拟评分量表）。

表 25.1　两项前瞻性多中心试验中射频消融治疗患者的特征

| 试验 | Goetz 等[14,15] | Dupuy 等[16] |
| --- | --- | --- |
| 患者数量 | 62 | 55 |
| 女性 | 22（35%） | 26（47%） |
| 男性 | 40（65%） | 29（53%） |
| 年龄（岁），平均值（范围） | 64（范围 28 ~ 88） | 62（范围 34 ~ 85） |
| 肿瘤类型（数量） | | |
| 肾癌 | 14 | 10 |
| 结直肠癌 | 12 | 10 |
| 肺癌 | 4 | 17 |
| 乳腺 | 4 | 4 |
| 其他 | 28 | 14 |
| 肿瘤大小（最长直径；cm） | 6.3cm（范围 1.0 ~ 18.0cm） | 5.2cm（范围 2.0 ~ 8.0cm） |
| 肿瘤位置 | | |
| 盆骨 | 31 | 22 |
| 胸壁 | 6 | 20 |
| 椎体 | 4 | 8 |
| 其他 | 21 | 5 |

在首次报道的研究中，美国和欧洲的五个中心治疗了 62 例存在疼痛转移性病变且常规放疗失败或拒绝常规放疗的患者，术中主要采用全身麻醉，通过多极消融针进行 RF 消融[14,17]。包括在这项研究中的患者≤2 个转移部位疼痛，疼痛中度至重度（≥4/10 的患者 24 小时内疼痛最严重），肿瘤直径 1 ~ 18cm，平均 6.3cm。该试验发现，62 例患者中有 59 例（95%）患者疼痛程度显著性下降（24 小时内最严重疼痛下降 ≥ 2 个级别）。使用 BPI 最严重疼痛的疼痛评分

在治疗前为 7.9/10，RFA 治疗后 1、4、8 和 24 周分别降低至 5.8/10、4.5/10、3.0/10 和 1.4/10。用 BPI 测量观察到类似的疼痛和生活质量改善（图 25.5）。在 6 例患者中出现了并发症，其中 3 例患者由于在 RFA 后产生大量坏死组织，而在术后 1 ~ 2 周内在骨盆出现了肿瘤皮肤瘘的恶化。1 例患者在治疗上骶骨的平滑肌肉瘤转移后发生一过性肠和膀胱失禁，乳腺癌转移 6 周出现后髋臼骨折伴回肠、坐骨和髋臼显著受累，行消融治疗后在接地垫处皮肤出现二度烧伤。

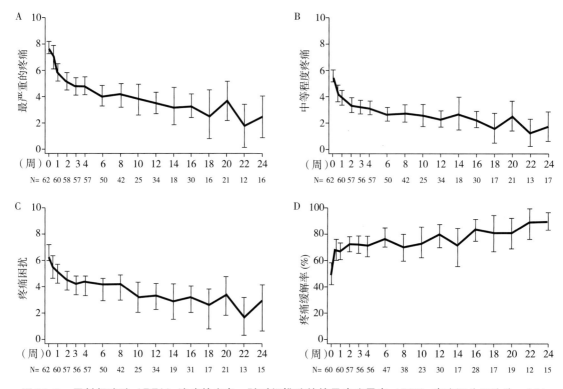

图 25.5　用射频消融（RFA）治疗的患者，随时间推移的简易疼痛量表（BPI）疼痛评分平均分。（A）最严重的疼痛；（B）中等疼痛；（C）日常活动中疼痛的干扰；（D）RFA 和药物缓解疼痛。误差条表示 95% 置信区间。N ＝ 每个时间点完成 BPI 的患者数量（转载自 Callstrom MR，Charboneau JW，Goetz MP，et al. Image – guided ablation of painful metastatic bone tumors：A new and effective approach to a difficult problem. *Skeletal Radiol* 2006；35：1 – 15，with permission of Springer Science and Business Media.）

在涉及 6 个中心的一项美国放射学影像学网络学会（ACRIN）类似研究中，55 例单一部位疼痛（1～100 分范围内 > 50 个）骨转移患者在清醒镇静状态下使用单个 17 –G 或冷凝 RF 消融针治疗[16]。平均治疗的肿瘤直径为 5.2cm，大小为 2.0～8.0cm。治疗前患者平均疼痛评分为 54/100，范围为（51～91）/100。1 个月随访时这些患者疼痛平均减少 27/100 分，3 个月随访时减少 14/100 分。在 RFA 之后，27% 的患者报告疼痛大于基础疼痛评分。本研究使用清醒镇静而非全身麻醉进行，以便在手术过程中采用感觉运动试验。值得注意的是，27/55 例患者有在主要神经血管束 3cm 内治疗肿瘤的病史。因有介入治疗肿瘤史，1 例患者

出现运动神经缺陷，另外 3 例患者在 RFA 后 35 天出现神经性疼痛。3 例（3/55，5.4%）出现了三级毒性反应，包括 1 例足下垂，1 例伴有疼痛加重，1 例伴有神经性疼痛。

虽然之前的研究发现 EBRT 和 RFA 均有益处，但该试验并未发现提前放疗可减轻疼痛强度[18]。本研究中治疗后疼痛缓解的程度并不像 Goetz 及其同事报道得那么好，最显著的疗效出现在 3 个月内，ACRIN 研究中疼痛减少 14/100[16]，Goetz 等研究中疼痛减少了 28/100，尽管这可能在研究的统计误差之内。在 ACRIN 研究中，3 个月后疼痛缓解的持续时间未被评估[16]；然而，Goetz 等报道疼痛评分持续下降。在 24 周的随访评估中疼

痛减轻 53/100。

由于这两项研究中的患者选择标准和治疗方式不同，因此 ACRIN 研究组的疼痛缓解率较低[16]。Goetz 等进行的试验中大部分患者已采用常规治疗，74% 的患者在射频消融治疗前接受了放疗；而在 ACRIN 研究中，24% 的患者在治疗前接受了放疗。然而，两项研究均未发现先前的放疗对疼痛反应有影响，但联合治疗确实可以帮助一部分有胸壁转移性肿块的患者减轻疼痛[18]。造成疼痛反应差异的原因有可能是 RF 使用的消融针，如 Goetz 等试验所使用的是可伸展 RF 消融针（RITA Medical Systems, Angiodynamics, Latham, NY）；而 ACRIN 试验使用冷冻消融针（Radionics, Covidien, Boulder, CO）。

Goetz 等进行了手术疼痛管理研究。试验是在全身麻醉下完成的，而 ACRIN 试验在大多数情况下患者使用的是清醒镇静。尽管手术性疼痛会导致杀灭肿瘤的过程受限，因为两组研究中组织破坏的总体积可能不同，但麻醉方式对疼痛缓解效果的影响尚不明确。有一部分的反应差异可能是由于治疗的肿瘤类型的差异造成的。然而，两项研究中的大部分肿瘤组织学和肿瘤位置相同，包括肺癌、结肠癌和肾转移瘤，并且没有观察到因肿瘤类型而造成疼痛反应的差异。尽管可通过两种方法的比较以确定患者对这些治疗方式反应的差异，但差异可能很小并且临床意义不大。

## 冷冻消融技术

冷冻消融术已成为一种特殊的治疗方法，用于治疗肝和肺以外的骨和软组织的疼痛转移性疾病[17,19-23]。冷冻消融最早成功治疗了多个部位肿瘤，包括前列腺、肾、肝和肺。冷冻消融最初采用组织冷却的液氮系统，然而，这些设计只能在术中使用，当时的消融针不绝缘且直径相对较大，以减少在液氮通过探针时液氮蒸发而导致气体栓塞的风险。随着分段绝缘消融针的出现及利用室温氩气作为冷却源的 Joule - Thompson 端口的使用，经皮消融得以实现。

在每个冷冻消融针从约 3000psi 变为大气压力时，氩气的膨胀导致尖端周围快速冷却至低于 - 100℃。当细胞内和细胞外流体冻结时，组织破坏是由于低于 - 20 ~ - 40℃的温度下冰晶会破坏细胞膜，导致细胞脱水，进而引起血管血栓形成。这时产生直径约为 3.5cm 的冰球。将氦气注入冷冻管（而不是氩气）可实现消融。可同时使用多个低温消融针以产生大量融合的冰球，布针的数量使冰球直径 >8cm 即可。消融区的形状可通过调整消融针放置的不同几何形状来控制。虽然冻融循环对于确保细胞完全死亡是必需的，但在处理大的或复杂肿瘤时，冷冻消融时间应缩短，以免耗时的重叠消融导致肿瘤病灶未覆盖，过后还需要采用其他方法消融。重要的是，使用多个冷冻消融针进行同步消融可消除消融界面处残留的病灶，这可能是由于进行重叠连续消融所致[24]。冷冻消融的细胞死亡发生在冰球边缘内部约 3mm 范围内[21]。

使用冷冻消融治疗疼痛转移性疾病的一个重要原理是，该技术具有固有的技术优势，可有效治疗复杂的转移性疾病，同时保留邻近的正常重要组织。冷冻消融与其他消融技术的关键区别在于，使用非造影 CT 成像可以很好地观察体内产生的冰块。冰球的边缘对应于 0℃，并且该边界外的组织也没有受到损伤的危险[25]。CT 在大多数病例操作中可以满足要求，并且宽口径 CT 成像系统应用已非常广泛，允许放置消融设备，成像效果好，而没有很大困难。尽管可以用 MRI 对热变化进行成像，但在 MRI 引导下进行消融手术的难度很大，并且在临床中并未广泛使用。

有两种冷冻消融系统可供使用：Endocare Cryocare 系统和 Galil Medical SeedNet 系统。Endocare 系统采用两种不同尺寸的直径为 2.4mm（13G/7.2F；Perc -24）和 1.7mm

（16G/5.1F；Perc－17R 和 Perc－17）的绝热冷冻消融针。Galil 系统采用 1.5mm（17G/4.4F；绝缘的 IceRod +、非绝缘的 IceSphere 和 IceSeed）冷冻消融针（可提供类似 MR 兼容的冷冻消融针）及 2.4mm IceEdge 冷冻消融针。Endocare 系统有 8 个独立控制的消融针（共 8 个消融针），Galil 系统有 10 个独立控制的消融针，每个消融针有两个端口（共 20 个）。这些系统产生各种几何形状的冰球，如 Endocare Perc－24 产生直径 3.7cm、长 5.7cm 的冰球。

在无菌制备之后，在 CT、超声或 MR 引导下经皮肤切口穿入一根或多根冷冻消融针。通常，将冷冻消融针置于靶向肿瘤中，将消融针放置在肿瘤边缘 1cm 内并间隔 2cm，目的是在冰球中产生足够低的温度用于组织破坏。对每个病灶进行一次冻融循环，这些循环的常规冻融时间分别为 10 分钟－8 分钟－10 分钟，主要取决于病变覆盖范围的充分性和相邻关键结构的接近程度，

循环的冷冻部分通常使用更短或更长的时间。最常见的情况是，大约每 2 分钟在整个周期的冷冻部分进行普通 CT 成像，并设置身体窗口和水平设置（W400，L40）来监测冰球的生成情况。

理想情况下，布冷冻消融针的位置基于目标肿瘤的几何形状，因此冰的形状与目标肿瘤的形状相匹配。常规方案是，将冷冻消融针沿着肿瘤的长轴放置并以一定角度放置，以促使冰在相邻关键结构的方向上缓慢生成。

许多骨和软组织转移灶与周围结构相邻。了解主要运动神经和 Adamkiewicz 动脉的路径有助于安全进行消融手术[13]。如图 25.6 所示，消融手术时可以清楚地识别和保护这些结构。图 25.7 显示了在闭孔神经附近冷冻消融的一个例子。使用穿过肿瘤放置的 4 个冷冻消融针处理累及耻骨的软组织和骨转移，以产生与复合肿瘤形状相匹配的冰球。冰球的演变显示了肿瘤的完全覆盖，同时避开了相邻的闭孔神经。

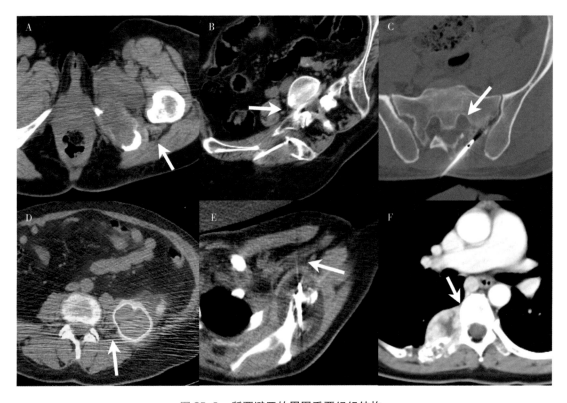

图 25.6　所要避开的周围重要组织结构。

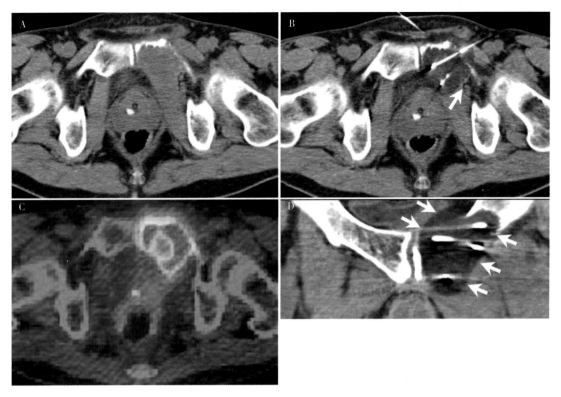

图 25.7　闭孔神经附近的冷冻消融。

完成第二次冻融循环后，用氦气加热低温消融针，直至温度 > 20℃。此时可以取出冷冻消融针，但消融针持续升温约 10 分钟可能使血肿形成的风险降低。通常用静脉注射芬太尼（Abbott Laboratories，Chicago，IL）和咪达唑仑（Versed；American Pharmaceutical Partners，Los Angeles，CA）处理术后的即刻疼痛。对于持续性疼痛患者，可以口服镇痛药或患者使用自控镇痛泵来缓解疼痛。

## 冷冻消融疼痛缓解效果

多篇报道经皮冷冻消融治疗原发性和继发性骨肿瘤疼痛有效。由于 CT 和 MRI 优异的冰球可见度，两种成像技术都被用于治疗转移性疾病疼痛。MR 监测可提供冷冻消融手术中多个成像平面的可视化复杂结构（如重要运动神经），但是 MR 室的环境限制了该装置的使用。Sewell 等报道了在 MR

引导和监测下对 14 例患者 16 处肿瘤疼痛部位进行经皮冷冻消融术的缓解情况[26]。他们发现治疗可以显著减少术后即刻的疼痛，缓解长期持续的疼痛并显著改善患者的生活质量。Tuncali 等报道，使用 MRI 引导和监测的冷冻消融治疗邻近重要结构的骨和软组织难治性或疼痛转移性肿瘤患者[27]，17/19（89%）的患者疼痛部分缓解或缓解，其中 6 例患者疼痛完全缓解。1 例患者出现了最初的缓解，但随后再次出现疼痛。随着冰球与 MRI 监测的可见性及使用额外措施降低受伤风险，包括加温导尿管、髓内棒放置和皮肤保暖，未发现即时热损伤造成的即时并发症。1 例患者采用冷冻消融治疗转移性肾癌 6 周后出现股骨颈骨折，该患者未用髓内棒治疗。

影像引导下的冷冻消融可避免潜在的神经损伤。Lessard 等报道，在中右上骶骨疼痛性复发性尤因肉瘤消融过程中，使用体感诱发电位监测 S1 神经，这种治疗方式可缓解疼痛并避免该区域中的神经损伤；然而，消融容易导致直肠和膀胱失禁，可能是由于S2～S4 神经根的消融损伤，以及之前广泛的放疗和基线神经功能障碍[28]。

虽然 MRI 可显示肿瘤并提供了极好的软组织分辨率，但在大多数中心更多采用CT 引导下的消融手术，并具有比现有 MRI系统更大的内径。Ullrick 等报道了 CT 引导和监测下进行冷冻消融治疗 3 例伴骨盆和肋骨疼痛转移性疾病的患者，其中 2/3 患者疼痛缓解[29]。

在一项多中心前瞻性临床试验中，共有61 例患者 69 处疼痛性骨转移进行了冷冻消融[30]。在冷冻消融试验中，患者出现了类似于之前多中心 RFA 试验中转移性骨骼疾病的疼痛缓解（表 25.2）。图 25.8 显示了在整个随访期间左肋骨中疼痛的转移性神经节瘤对冷冻消融治疗的持续反应。在治疗后1、4、8 和 24 周，平均疼痛评分（24 小时内使用 BPI 10 分评分最差的疼痛）分别从7.1 降至 5.1、4.0、3.6 和 1.4（图 25.9）。在术前使用阿片类镇痛药的 47 例患者中有39 例（83%）用量减少。1 例患者出现严重并发症（2%），在消融部位出现骨髓炎。

大多数患者在消融治疗前接受过放射治疗，在进入试验前未能达到疼痛缓解。61例患者中的 23 例（38%）在治疗前未接受放疗，13 例（21%）在冷冻治疗前未接受过放疗或化疗。在接受冷冻消融治疗之前曾接受过放疗或未接受过放疗的患者的疼痛评分没有显著差异，整个随访期间疼痛评分没有显著差异。在冷冻消融术后恢复期，61例患者中 12 例（20%）使用自控静脉内阿片类镇痛泵的患者在术后疼痛缓解。没有患者在术后即刻或住院期间需要放置硬膜外导管。住院时间平均为 1.5 天，范围为 0～6天。手术后没有患者出现主要运

表 25.2　在前瞻性多中心试验中采用冷冻消融治疗的患者特征

| 患者数量 | |
| --- | --- |
| 女性 | 22 |
| 男性 | 39 |
| 年龄（岁），平均值（范围） | 61（范围 21～95） |
| **肿瘤类型（数量）** | |
| 肺癌 | 16（31%） |
| 肾癌 | 10（20%） |
| 结直肠癌 | 7（14%） |
| 黑色素瘤 | 4（8%） |
| 前列腺癌 | 4（8%） |
| 鳞状细胞癌 | 3（6%） |
| 移行细胞癌 | 2（4%） |
| 副神经节瘤 | 2（4%） |
| 乳腺癌 | 2（4%） |
| 其他（各一个） | 11（22%） |
| **肿瘤大小**（最长直径；cm） | 4.8（范围 1.0～11.0） |
| **肿瘤的位置** | |
| 肋骨/胸壁 | 33（48%） |
| 髂骨/坐骨/耻骨 | 20（29%） |
| 肩胛骨/锁骨/胸骨 | 7（10%） |
| 骶骨 | 5（7%） |
| 末端 | 2（3%） |
| 椎体 | 1（1%） |
| 乳突 | 1（1%） |

动神经的损伤或神经性疼痛。尽管使用RFA 治疗转移性疼痛的并发症发生率很低，但 55 例（4%）患者中有 2 例在临床试验中出现神经损伤[16]。

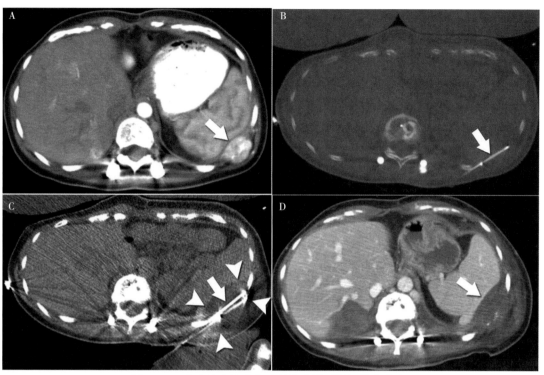

图 25.8　冷冻消融治疗左肋骨转移性副神经节瘤疼痛。

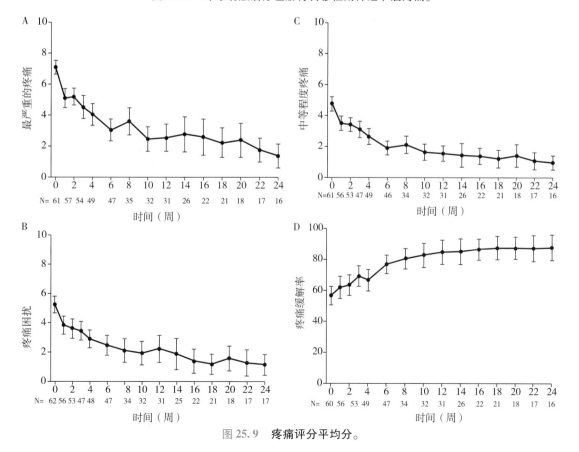

图 25.9　疼痛评分平均分。

尽管在临床试验中一般使用相同的仪器测量患者的反应，但仍难以就 RFA 和冷冻消融用于疼痛性骨转移姑息疗法的结果进行比较。一般来说，临床缓解率和疼痛缓解程度是相似的。尽管冷冻消融与 RFA 后的临床结局可能相似，但由于冷冻消融后普通 CT 扫描可见到冰球，故对重要结构附近的肿瘤选择冷冻消融更合适[30]。在最近的冷冻治疗研究中，主要并发症发生率为 2%（61 例患者中有 1 例），其中一项并发症是由于治疗区感染所致。没有患者在手术后出现主要运动神经的损伤或报告神经性疼痛，但在 RFA 治疗中出现过此类并发症。虽然使用 RFA 治疗疼痛转移的总体并发症发生率很低，但 55 例（4%）患者中有 2 例在临床试验中出现神经损伤[16]。此外，RFA 后的疼痛管理可能比较困难，通常需要局部麻醉阻滞或尽可能使用硬膜外导管，而冷冻消融术后疼痛一般用静脉或口服阿片类镇痛药即可缓解[31]。

经皮冷冻治疗后患者反应评分与放疗患者治疗报告数据的对比较为困难，因为放疗试验中用于测量患者疼痛反应的方法与冷冻消融研究中使用的 BPI 不一致，前瞻性冷冻消融试验中的患者数量很少。然而，因为冷冻消融可明显缓解疼痛，在 4 周内最严重疼痛的平均减少 43%，临床上认为镇痛效果十分显著[32]。患者报告在冷冻消融后 4 周的疼痛缓解范围为 50%～100%，这比报道的放疗的疼痛缓解作用还要高。关于消融治疗和放疗对于缓解骨转移疼痛的疗效孰优孰劣尚无定论，有待比较冷冻消融和放疗的随机前瞻性试验以确定患者疼痛对这些治疗的相对反应。

## 新出现的技术

最近，有几篇报道介绍了使用磁共振聚焦超声（MRgFUS）治疗疼痛性骨转移瘤的缓解情况[33-35]。使用 MRI 指导将聚焦超声能量导向靶目标，导致局灶性组织加热，组织破坏。这项技术结合了优异的肿瘤显示功能与 MRI 用于治疗监测的靶向和热反馈，并且具有作为非侵入性肿瘤消融治疗的优势。一般情况下，手术过程是在患者清醒镇静的情况下进行的，使用局域阻滞或硬膜外导管镇痛可以最大限度地治疗疼痛[35]。骨的高吸声率可有效地将热量转移到靶向肿瘤中[36,37]。但是，由于皮肤和骨骼肿瘤之间的肠道或神经系统结构有潜在的损伤风险，所以需要一条直接通过靶肿瘤的超声学通路。

最近进行的一项前瞻性随机临床试验，使用 MRgFUS 缓解骨转移疼痛，其中包括安慰剂效应的测量[38]。该研究按 3:1 的比例随机将患者分为治疗组 112 例，安慰剂组 35 例。研究显示，MRgFUS 组优于安慰剂组，治疗组的最严重疼痛从 7/10 降至 3.4/10，而安慰剂组在 3 个月时间点降至 6.1/10。治疗过程中与最常见的副作用是手术过程中与超声处理有关的疼痛（32.1% 的患者），轻度、中度至重度分别为 6.2%、10.7% 和 15.2%。没有报道严重的不良事件，出现 2 例骨折（1 例可能与手术无关）、1 例神经病变和 1 例三度皮肤烧伤。

除用 RFA、冷冻消融和 MRgFUS 治疗肿瘤疼痛外，还有几种热和非热消融蚀技术已应用于骨骼转移的病例中。有关乙醇、激光消融（或激光间质热疗法）和微波消融的报道都表明，这些局灶性治疗对缓解疼痛转移有效[39-41]。微波消融是一种基于热量的技术，类似于 RFA，使用经皮置入的消融针发射能量微波频谱（915MHz 或 2.45GHz）。在消融针周围的组织内的水分子振荡导致局部加热，其比 RFA 能更快到达细胞毒性温度，并且理论上应该能更有效地穿透完整的骨[42]。激光消融利用小口径、柔性的 Nd-YAG 或同轴放置的带有激光刀的二极管激光纤维针。激光消融系统的一个优点是与 MRI 相容性很好。每次激光发射所获得的消融范围很小，大部分骨骼激光消融的经验已用于治疗骨样骨瘤[43]。

## 小结

已证明采用局部消融疗法对于因累及骨或软组织的转移性疾病所致的疼痛进行姑息治疗是有效且安全的。这些局部治疗对拒绝放疗的患者及那些在放疗后无法缓解疼痛或出现复发性疼痛的患者有效。经局部消融治疗后患者的生活质量也得以改善。重要的是，经过数月的观察，发现疼痛减轻效果持久。

## 参考文献

1. Mundy GR. Metastasis to bone: causes, consequences and therapeutic opportunities. *Nat Rev Cancer* 2002; 2 (8): 584 - 593.

2. Coleman RE. Skeletal complications of malignancy. *Cancer* 1997; 80 (8 Suppl): 1588 - 1594.

3. Tubiana - Hulin M. Incidence, prevalence and distribution of bone metastases. *Bone* 1991; 12 Suppl 1: S9 - S10.

4. Janjan N. Bone metastases: approaches to management. *Semin Oncol* 2001; 28 (4 Suppl 11): 28 - 34.

5. Lutz S, Berk L, Chang E, Chow E, Hahn C, Hoskin P, et al. Palliative radiotherapy for bone metastases: an ASTRO evidence - based guideline. *Int J Radiat Oncol Biol Phys* 2011; 79 (4): 965 - 976.

6. Tong D, Gillick L, Hendrickson FR. The palliation of symptomatic osseous metastases: final results of the study by the Radiation Therapy Oncology Group. *Cancer* 1982; 50 (5): 893 - 899.

7. Massie MJ, Holland JC. The cancer patient with pain: psychiatric complications and their management. *J Pain Symptom Manage* 1992; 7: 99 - 109.

8. Spiegel D, Sands S, Koopman C. Pain and depression in patients with cancer. *Cancer* 1994; 74: 2570 - 2578.

9. Jeremic B, Shibamoto Y, Acimovic L, Milicic B, Milisavljevic S, Nikolic N, et al. A randomized trial of three single - dose radiation therapy regimens in the treatment of metastatic bone pain. *Int J Radiat Oncol Biol Phys* 1998; 42 (1): 161 - 167.

10. Price P, Hoskin PJ, Easton D, Austin D, Palmer SG, Yarnold JR. Prospective randomised trial of single and multifraction radiotherapy schedules in the treatment of painful bony metastases. *Radiother Oncol* 1986; 247 - 255.

11. Cole DJ. A randomized trial of a single treatment versus conventional fractionation in the palliative radiotherapy of painful bone metastases. *Clin Oncol* (*R Coll Radiol*) 1989; 1: 59 - 62.

12. Gaze MN, Kelly CG, Kerr GR, Cull A, Cowie VJ, Gregor A, et al. Pain relief and quality of life following radiotherapy for bone metastases: a randomised trial of two fractionation schedules. *Radiother Oncol* 1997; 109 - 116.

13. Kurup AN, Morris JM, Schmit GD, Atwell TD, Weisbrod AJ, Murthy NS, et al. Neuroanatomic considerations in percutaneous tumor ablation. *Radiographics* 2013; 33 (4): 1195 - 1215.

14. Goetz MP, Callstrom MR, Charboneau JW, Farrell MA, Maus TP, Welch TJ, et al. Percutaneous image - guided radiofrequency ablation of painful metastases involving bone: a multicenter study. *J Clin Oncol* 2004; 22 (2): 300 - 306.

15. Callstrom MR, Charboneau JW, Goetz MP, Rubin J, Atwell TD, Farrell MA, et al. Image - guided ablation of painful metastaticbone tumors: a new and effective approach to a difficult problem. *Skeletal Radiol* 2006; 35 (1): 1 - 15.

16. Dupuy DE, Liu D, Hartfeil D, Hanna L, Blume JD, Ahrar K, et al. Percutaneous radiofrequency ablation of painful osseous metastases: a multicenter American College of Radiology Imaging Network trial. *Cancer* 2010; 116 (4): 989 - 997.

17. Callstrom MR, Atwell TD, Charboneau JW, Farrell MA, Goetz MP, Rubin J, et al. Painful metastases involving bone: percutaneous image - guided cryoablation - prospective trial interim analysis. *Radiology* 2006; 241 (2): 572 - 580.

18. Grieco CA, Simon CJ, Mayo – Smith WW, DiPetrillo TA, Ready NE, Dupuy DE. Image – guided percutaneous thermal ablation for the palliative treatment of chest wall masses. *Am J Clin Oncol Cancer Clin Trials* 2007; 30 (4): 361 – 367.

19. Sabharwal T, Katsanos K, Buy X, Gangi A. Image – guided ablation therapy of bone tumors. *Semin Ultrasound CT MR* 2009; 30 (2): 78 – 90.

20. Sabharwal T, Salter R, Adam A, Gangi A. Image – guided therapies in orthopedic oncology. *Orthoped Clin North Am* 2006; 37 (1): 105.

21. Callstrom MR, Kurup AN. Percutaneous ablation for bone and soft tissue metastases – why cryoablation? *Skeletal Radiol* 2009; 38 (9): 835 – 839.

22. Callstrom MR, York JD, Gaba RC, Gemmete JJ, Gervais DA, Millward SF, et al. Research reporting standards for imageguided ablation of bone and soft tissue tumors. *J Vasc Interv Radiol* 2009; 20 (12): 1527 – 1540.

23. Rybak LD. Fire and ice: thermal ablation of musculoskeletal tumors. *Radiol Clin North Am* 2009; 47 (3): 455 – 469.

24. Dodd GD, 3rd, Frank MS, Aribandi M, Chopra S, Chintapalli KN. Radiofrequency thermal ablation: computer analysis of the size of the thermal injury created by overlapping ablations. *AJR Am J Roentgenol* 2001; 177 (4): 777 – 782.

25. Chosy SG, Nakada SY, Lee FT, Jr., Warner TF. Monitoring renal cryosurgery: predictors of tissue necrosis in swine. *J Urol* 1998; 159 (4): 1370 – 1374.

26. Sewell P, Jackson M, Dhillon G. Percutaneous MRI guided cryosurgery of bone tumors. *Radiology* 2002; 225 (P): 514.

27. Tuncali K, Morrison PR, Winalski CS, Carrino JA, Shankar S, Ready JE, et al. MRI – guided percutaneous cryotherapy for soft – tissue and bone metastases: initial experience. *AJR Am J Roentgenol* 2007; 189 (1): 232 – 239.

28. Lessard AM, Gilchrist J, Schaefer L, Dupuy DE. Palliation of recurrent Ewing sarcoma of the pelvis with cryoablation and somatosensory – evoked potentials. *J Pediatr Hematol Oncol* 2009; 31 (1):

18 – 21.

29. Ullrick SR, Hebert JJ, Davis KW. Cryoablation in the musculoskeletal system. *Curr Probl Diagn Radiol* 2008; 37 (1): 39 – 48.

30. Callstrom MR, Dupuy DE, Solomon SB, Beres RA, Littrup PJ, Davis KW, et al. Percutaneous image – guided cryoablation of painful metastases involving bone: multicenter trial. *Cancer* 2013; 119 (5): 1033 – 1041.

31. Thacker PG, Callstrom MR, Curry TB, Mandrekar JN, Atwell TD, Goetz MP, et al. Palliation of painful metastatic disease involving bone with image – guided treatment: comparison of patients immediate response to radiofrequency ablation and cryoablation. *AJR Am J Roentgenol.* 2011; 197 (2): 510 – 515.

32. Farrar JT, Young JP, Jr., LaMoreaux L, Werth JL, Poole RM. Clinical importance of changes in chronic pain intensity measured on an 11 – point numerical pain rating scale. *Pain* 2001; 94: 149 – 158.

33. Liberman B, Gianfelice D, Inbar Y, Beck A, Rabin T, Shabshin N, et al. Pain palliation in patients with bone metastases using MR – guided focused ultrasound surgery: a multicenter study. *Ann Surg Oncol* 2009; 16 (1): 140 – 146.

34. Napoli A, Anzidei M, Marincola BC, Brachetti G, Ciolina F, Cartocci G, et al. Primary pain palliation and local tumor control in bone metastases treated with magnetic resonance – guided focused ultrasound. *Invest Radiol* 2013; 48 (6): 351 – 358.

35. Napoli A, Anzidei M, Marincola BC, Brachetti G, Noce V, Boni F, et al. MR imaging – guided focused ultrasound for treatment of bone metastasis. *Radiographics* 2013; 33 (6): 1555 – 1568.

36. Mercadante S, Fulfaro F. Management of painful bone metastases. *Curr Opin Oncol* 2007; 19 (4): 308 – 314.

37. Ripamonti C, Fulfaro F. Malignant bone pain: pathophysiology and treatments. *Curr Rev Pain* 2000; 4 (3): 187 – 196.

38. Hurwitz MD, Ghanouni P, Kanaev SV, Iozeffi D, Gianfelice D, Fennessy FM, et al. Magnetic reso-

nance – guided focused ultrasound for patients with painful bone metastases：Phase Ⅲ trial results. *J Natl Cancer Inst* 2014；106 （5）.

39. Gangi A，Kastler B，Klinkert A，Dietemann JL. Injection of alcohol into bone metastases under CT guidance. *J Comput Assist Tomogr* 1994；18 （6）：932 – 935.

40. Pusceddu C，Sotgia B，Fele RM，Melis L. Treatment of bone metastases with microwave thermal ablation. *J Vasc Interv Radiol* 2013；24 （2）：229 – 233.

41. Groenemeyer DH，Schirp S，Gevargez A. Image – guided percutaneous thermal ablation of bone tumors. *Acad Radiol* 2002；9 （4）：467 – 477.

42. Brace CL. Radiofrequency and microwave ablation of the liver，lung，kidney，and bone：what are the differences? *Curr Probl Diagn Radiol* 2009；38 （3）：135 – 143.

43. Gangi A，Alizadeh H，Wong L，Buy X，Dietemann JL，Roy C. Osteoid osteoma：percutaneous laser ablation and follow – up in114 patients. *Radiology* 2007；242 （1）：293 – 301.

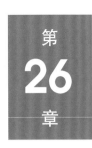

## 第26章

# 骨水泥成形术和肌肉骨骼介入治疗

Dimitri Filippiadis，Sean Tutton and Alexis Kelekis

## 概述

近60%的肿瘤患者最终会发生骨痛转移伴骨痛、潜在的骨折和活动受限。尽管根据世界卫生组织的建议，这些患者的一线治疗常常是药物治疗方法，包括麻醉镇痛药，以及双膦酸盐治疗如唑来膦酸输注，但相当一部分患者有顽固性疼痛。同样，那些接受姑息性外照射放疗的患者可能会出现疼痛不能完全缓解的情况[1,2]。此外，放疗减轻疼痛可能需要4周，并且可伴有骨坏死或神经损伤[1,2]。患有骨转移病变伴有疼痛及出现骨折的肿瘤患者比例高，并且保守疗法和放疗的效果不佳，这都成为微创局部治疗［包括栓塞、消融和骨水泥增强（也称为骨水泥成形术或骨成形术）］发展的驱动因素。

经皮骨水泥成形术是指在影像引导下通过套管针在骨结构内注射聚甲基丙烯酸甲酯（PMMA）这种聚合物（类似于骨科水泥的注入方式）。当该技术应用于脊柱时，即为椎体成形术。标准椎体成形术的替代方法包括球囊扩张术，通过支架、镍钛合金笼和聚醚醚酮（PEEK）聚合物笼，以及射频介导的椎体成形术或后凸成形术进行增强椎体成形术[2-6]。当这些技术应用于骶骨，即为骶骨成形[7,8]。外周骨中的水泥注射由术语"骨成形术"描述[2,9,10]。Galibert等首次描述了影像引导的骨水泥注入，用于治疗侵袭性颈部血管瘤[11]。目前向骨内注射材料的所有经皮微创方法，常用的术语是骨增强。

## 适应证

对于肿瘤患者必须严格确定最实用治疗目标。姑息治疗的目标包括骨水泥注射以减轻多发转移瘤患者的疼痛（其中一些比较痛苦）[12,13]。目前，我们可以考虑采用一些新技术和新材料来进行根治性治疗，这些治疗方法可用于转移较少的患者中，旨在局部控制和促进肿瘤坏死，以及减轻疼痛和改善活动性。在后一种情况下，骨水泥成形术必须与其他疗法相结合，如放疗、消融术、栓塞或手术切除和/或固定[12-15]。

肿瘤患者骨水泥成形术的主要适应证包括脊柱至周围骨骼在内的任何结构中存在症状性的转移病灶。治疗目标的确定不仅取决于技术，还取决于除各种技术以外的联合治疗[14-16]。

有症状的造血系统肿瘤（如白血病和多发性骨髓瘤）或有症状的血管肿瘤（血管瘤）对单纯经皮水泥成形术或与固定技术的联合治疗反应良好，这些会在稍后讨论[17-19]。

## 禁忌证

骨水泥注射的绝对禁忌证包括合并存在全身或局部感染、不可纠正的出血体质、对水泥过敏及心肺功能不足以耐受镇静药物[2,4,6]。必须停止使用所有抗凝药物，停用时间取决于每种药物的国际指南。在存在感染的情况下，必须推迟骨水泥手术，直至患者接受了完整的抗生素治疗，并且没有发热、白细胞正常及血培养阴性。

相对禁忌证包括技术难度增加致使手术不可能进行的因素。这些因素包括硬膜外腔后壁破裂伴或不伴肿瘤扩大，继发肿瘤延伸至椎管或神经孔的脊髓病或神经根病，椎体高度明显减低（椎体扁平症），及因各种因素无法通过透视或 CT 获取病变部位图像以进行治疗[2,4,6,20]。

## 术前医疗

评估癌症患者时，在进行骨水泥成形术之前，介入肿瘤医生应了解肿瘤组织学（良性或恶性）、患者的一般状况及骨破坏的程度。根据这些因素严格制定的治疗目标，将用于指导治疗，这应该通过多学科肿瘤学委员会获得。

必须彻底检查病历，以排除抗凝治疗、感染证据或合并疾病，因为这些因素会增加治疗过程中的死亡率和发病率。实验室检查应包括全血细胞计数、凝血检查和基本代谢组筛查，并进行心电图、胸部 X 线和麻醉评估。

体检对于正确选择患者至关重要。大多数肿瘤患者会有 1 个以上需对症处理的转移瘤。病变椎骨棘突处的压痛点有助于多发病变患者的病变定位和靶向治疗。定位需要准确，可以在皮肤上的压痛点水平放置金属标志物，并获取侧面 X 线图或脊柱的侧位片。所有患者都应进行神经系统检查。对于先前存在神经系统缺陷的患者，手术当天应重复进行神经系统检查，以便手术前评估患者的神经功能。神经系统检查结果出现变化可咨询脊柱外科医生，必要时施行减压术。

放射线照片可作为初始影像评估，然而它们对于肿瘤患者提供的信息有限。MRI 是首选检查方法，因为其能显示病变的存在情况、骨水肿、骨外肿瘤扩展及对神经结构的潜在压力。全身弥散加权序列成像可用来显示恶性程度。如果不能进行 MRI 检查（如起搏器植入或人工耳蜗植入），可行 CT 扫描结合骨显像[21]。CT 在显示病变硬化/突发特征及骨皮质或椎体后壁的完整性方面有优势。

## 技术

所有的骨水泥成形技术都要在影像学指导、预防使用抗生素和严格无菌条件下进行。X 线检查是大多数情况下的成像模式。如果需要高精度图像，多排 CT 或锥形束 CT 可用作首选。

在脊柱中，后外侧经椎弓根入路更常用于腰椎和胸椎。在上部颈椎中，首选经口入路（图 26.1 和 26.2）。在大多数情况下，中下颈椎水平首选通过椎体的前外侧入路。根据需要治疗的病灶的位置和治疗目标，有时会改变上述入路或采用其他替代入路。由于肿瘤病灶多位于椎体后部，因此有时需要将针头放置在椎弓根内以便于骨水泥注入（pediculoplasty）[22]。对于骶骨成形术，两种更常见的方法是：通过以 S1 为目标的骶髂关节或后入路与骶髂关节平行并在内侧。根据待治疗病灶的位置和治疗目标，周围骨成形术的入路会有所不同。

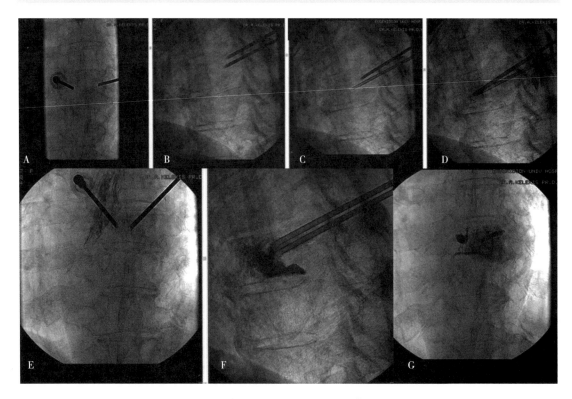

图 26.1　T7 椎体乳腺癌转移。（A）后前位 X 线透视显示双侧经椎弓根入路。（B）侧位 X 线透视图显示双侧经椎弓根入路，其中针头穿过后椎体壁。（C）同轴引入骨活检针进行病灶采样。（D）侧位 X 线透视图显示双侧经椎弓根入路及针在椎体前三分之一处。（E）后前位 X 线透视图显示双侧椎弓根入路，针头朝向椎体中线。（F）侧位 X 线透视图显示椎体成形术针和骨水泥注射。（G）侧位 X 线透视图显示椎体填充令人满意，聚合物从顶部延伸至底部并超出中线。

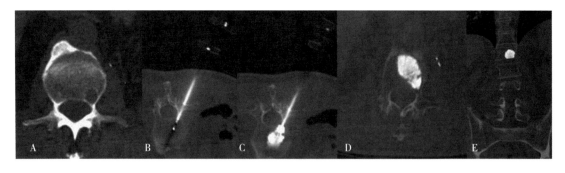

图 26.2　71 岁患者，左肾切除术后出现新的 L1 病变。（A）CT 扫描，轴向重建显示 L1 椎体病变。（B，C）CT 扫描，RFA 和椎体成形术期间轴向重建和活检证实 L1 椎体 RCC 转移瘤。（D）6 个月随访增强 CT 扫描（冠状重建）显示病变局部控制。（E）6 个月随访增强 CT 扫描（轴向重建）显示病变局部控制。

　　在放置骨水泥穿刺针后，其位置便已确定，一些术者选择在注入骨水泥前加入造影剂。尽管水泥和造影剂有不同的黏度，但注入造影剂为骨水泥的潜在分布模式提供了有价值的信息，并可显示潜在的渗漏部位。

　　骨水泥注射可以像栓塞一样直接与血管连通，因此应该在连续透视下进行操作[2,4,6]。在肿瘤患者中，所选择的骨水泥是 PMMA，它通过聚合反应凝固并硬化，在此过程中释放的热量足以引起受处理组织温度升高。

球囊后凸成形术是椎体成形术的一种变化形式，在此期间首先钻孔形成空腔，然后填入膨胀的球囊以恢复高度并降低水泥渗漏率[2-6]。目前，采用椎间镍钛诺笼、支架和 PEEK 聚合物弹簧圈/笼进行强化椎体成形术，旨在提高其安全性和有效性[2-6]（图 26.3）。这些技术对于癌症相关病理性骨折特别有用，当广泛的骨质溶解导致后部或前部皮质破坏时，可通过水泥围堵提供额外保护。此外，这些基于植入物的椎体增强技术有赖于植入物实现结构稳定性，并可使用目前正在开发的具有生物活性的抗肿瘤骨水泥。早期的研究显示出应用前景，但仍须在肿瘤患者中对这些技术做进一步研究，从而能够证实它们的优越性[3]。

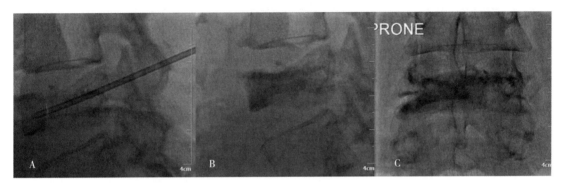

图 26.3 L4 椎体多发性骨髓瘤 – 溶解性病变。(A) 椎体前三分之一椎体成形术针的侧面透视图。(B) 椎体填充的侧面透视图显示用聚合物从顶部向底部延伸并超过中线，取得了令人满意的效果。(C) 后前位荧光透视图显示聚合物从顶部到底部延伸并超出中线，取得了令人满意的椎体填充效果。

肿瘤患者通常有多个病变。理想的情况下，这些病变应该在一次手术和麻醉期间进行治疗。治疗的考虑因素包括 PMMA 或局部麻醉剂的毒性、脂肪肺栓塞（在骨水泥注入期间骨髓液滴被推入血循环中）及手术持续时间。如果比较最多 3 个与 3 个以上椎体水平的骨水泥治疗，显然后者的成本效益更大，且无安全性或疗效方面的代价[23]。

对于单个转移疾病病例，治疗目标可以是治愈性的。但关于何时采用单纯消融术，何时采用单纯骨水泥成形术或何时采用联合疗法，这个问题还没有一个明确的答案。骨水泥成形术可提高消融后骨稳定性并可减轻疼痛。单纯的 PMMA 能否引起充分的细胞毒作用以破坏病变，这个问题仍有争论。对于非手术患者，消融作为首选治疗已有了稳固的基础。关于消融术的具体内容，请见第 25 章。

当在负重骨骼中进行成形术时，意外骨折可能发生在继发于皮层的通孔或由于消融区域引起的骨坏死之后[24]。在这种情况下，考虑到可能存在骨质崩塌或骨折的风险，无论有或无螺钉固定的骨水泥成形术都应该加固相邻下边的椎体。骨水泥成形术应在消融后进行，在两种技术之间应该有足够的时间使骨内温度恢复正常，以便在热消融的情况下不加速骨水泥聚合，或由于残留的冰球凝固而导致不可预测的冷冻消融区域水泥填充。现已将水泥成形术与多种疗法结合使用，包括放疗、消融、栓塞或手术[12-15]（图 26.4）。

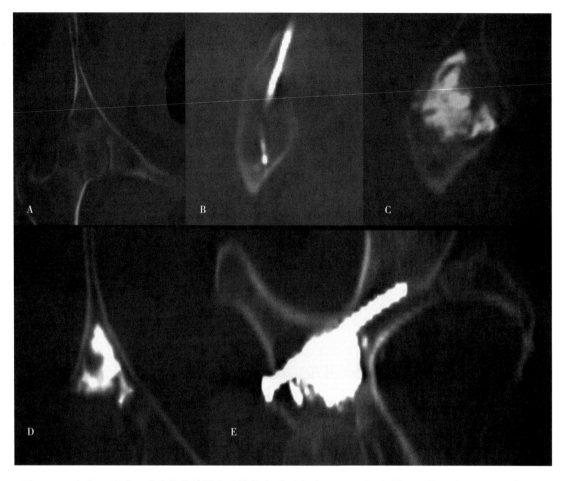

图 26.4　患者，44 岁，患有转移性黑素瘤的伴走动后疼痛。（A）CT 扫描，冠状重建显示即将发生的髋臼骨折。（B）CT 扫描，在 RFA 期间用关节式 RF 消融针进行髋臼病变的轴向重建。（C）CT 扫描，轴向重建后 PMMA 增强髋臼缺损。（D）CT 扫描，冠状重建显示 8mm 空心螺钉固定髋臼缺损增强。（E）CT 扫描矢状重建，显示螺钉固定增强。

　　注射 PMMA 是公认的加固骨质的方法，但也被用作恶性血管骨病变的栓塞剂。特别是对于椎骨血管瘤，每当病变被包含在椎体内并且水泥填充整个病灶或至少其最大部分时，水泥成形术既是栓塞剂又是增强剂；在硬膜外延伸的情况下，直接穿刺或微导管栓塞应先于骨水泥成形术。在这种情况下，进行脊椎前动脉（Adamkiewicz 动脉）的数字减影血管造影可提供相关的关键信息。

## 疗效和并发症

　　骨水泥成形术的成功率在疼痛减少和活动能力改善方面为 60% ~ 85%[2,4,6]。肿瘤患者的总体并发症发生率为 5% ~ 10%[2,4,6]。潜在并发症包括水泥渗漏、肺栓塞、血肿/出血、感染、低血压、心肌功能下降、腔道种植以及不能控制疼痛或肿瘤。

　　骨水泥渗漏很常见，然而在大多数情况下，在临床上不会产生任何症状或后遗症。这些无症状性渗漏已经在所有的骨水泥成形术技术均有报道，这取决于所使用的材料，病变部位和操作者的经验[20,25,26]。如果接近神经根的骨水泥渗漏，注射冷却的生理盐水可有助于预防神经痛[25]。对于神经根型病变，使用皮质类固醇或全身类固醇治疗，对于经椎间孔渗透的患者可减轻疼痛。在渗漏或种植的情况下很少需要手术减压。

## 术后护理和随访

根据治疗情况，患者应在治疗后的 1 ~ 4 小时内卧床休息。绝大多数骨质疏松症患者可门诊治疗；但肿瘤患者如果需结合消融或更多侵入性治疗，可能需要住院治疗。CT 可评估骨水泥位置和术后分布。然而，总的来说，这些处理方式因具体操作方式而异。与手术有关的疼痛通常是肌肉疼痛，并且常与患者主诉的不同，用镇痛药和非甾体抗炎药治疗 2 ~ 3 天后缓解。

## 目前的骨水泥特性和未来的发展方向

理想的骨水泥与松质骨的物理和结构

性质相同，无毒性，并具有促进新骨诱导和向内生长的能力。PMMA 一直是普通骨科和脊柱手术、椎体成形术、椎体加固术、骶骨成形术、骨成形术和许多恢复性牙科手术的首选骨水泥。PMMA 独特的物理特性，使其成为骨修复的理想选择。PMMA 有优异的轴向承载性能，非常适合椎骨增强，因为它可增强在"轴向"骨架上的承重力。重要的是，PMMA 本身不具有适合于承受剪切力或弯曲力的性质，不适合脊柱以外的其他骨质使用。表 26.1 概述了 PMMA 的相对强度。

PMMA 比松质骨硬度大，用于椎体加固时可能会遇到一些问题，由于对相邻椎骨的应力提升效应，会增加后续骨折的发生率。

表 26.1　正常骨（股骨）、聚甲基丙烯酸甲酯（PMMA）、生物相容性磷酸钙（Norian SRS）和羟基磷灰石（CAH）机械特性的比较

| 特性 | 大腿骨（股骨） | PMMA（骨水泥） | Norian SRS | CAH |
| --- | --- | --- | --- | --- |
| 密度（g/cm³） | 1.6 ~ 1.7 | 1.1 ~ 1.2 | 2.0 ~ 2.5 | 2.2 ~ 2.5 |
| 杨氏模量（GPa） | 10 ~ 15 | 1 ~ 3 | 20 ~ 30 | 10 ~ 20 |
| 拉伸强度（MPa） | 90 ~ 130 | 30 ~ 70 | 5 ~ 7 | 10 ~ 20 |
| 压缩应变（MPa） | 130 ~ 200 | 80 ~ 120 | 20 ~ 30 | 100 ~ 250 |
| 骨折应变（%） | 1 ~ 3 | 0.1 ~ 0.3 | 0.1 ~ 1 | 0.5 ~ 1 |
| 韧度（MPa m^{1/2}） | 1 ~ 2 | 1 ~ 3 | 0.06 ~ 0.14 | 0.5 ~ 2 |
| 硬度（Vickers） | 50 ~ 100 | 50 ~ 100 | 10 ~ 20 | 50 ~ 100 |

SRS = 骨骼修复系统

通过散热反应，单体通过与丙烯酸盐粉剂间的聚合反应形成 PMMA 的丙烯酸环氧树脂（图 26.5）。现代骨水泥采用硫酸钡或钽粉使之变得不通透，以便在 X 线下具有可视性（射线不透性）。

通过改变单体和聚合物的比例，可以改变反应时间（设定时间）和黏度。目前的水泥制剂已比原来有了明显的改进，X 线透视

下不透明度更高，黏度也更大，以使渗漏更少，植入（工作）时间更长，改善椎体填充效果，并能促进椎体高度复原。

PMMA 在注入富含血管和细胞的松质骨后通过散热反应进行聚合。已知游离单体是有毒的，这一不太理想的化学特性导致了推注后周围偶尔会出现的降血压反应和随后的肉芽组织反应，而且没有预期的骨诱导性

质。此外，骨水泥是永久性的，其密度大，会阻碍新骨向内生长，但同样也会阻碍肿瘤向内生长，而且在实际应用中 PMMA 也表现出了某种程度的抗肿瘤效应。

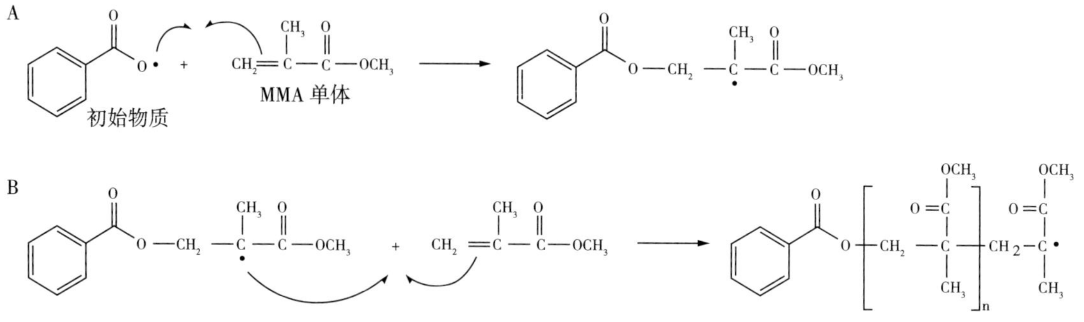

图 26.5　PMMA 聚合过程示意图。

尽管存在这些缺点，PMMA 仍然是椎骨加固和其他骨修复手术中最常用的骨填充物。目前仍在寻求更多适合家庭使用的可注射用骨水泥。

## 经皮成形术、成骨术和预先混合固定技术

由于血流量增加，转移性肿瘤常分布于红骨髓。因此，除了脊柱外，骨盆、股骨、肱骨和颅骨中转移常见。这些肿瘤引起的继发性骨痛，也可能造成病理性骨折，是对患者产生破坏性影响的不稳定因素。

只有严格把握适应证的患者才可进行手术切除。倾向于手术切除的患者，需具备：可能良好的预后（大于 1 年）、无其他转移、有可能完全切除、患者的总体健康状况和表现状况较好。但大多数转移性和大部分原发性肿瘤不适合手术治疗。此外，手术治疗有时需要延迟放化疗，放化疗会导致伤口愈合延迟和免疫抑制，而这段时间肿瘤可能会快速生长。正是这一系列原因促使了微创治疗的发展和应用。骶骨病变在多发性骨髓瘤中很常见，转移性肾细胞癌、乳腺癌和肺癌也常转移到骨盆（图 26.6 和图 26.7）。

越来越多的经验和文献支持椎体加固术，它适用于不适合外科手术的骨折和放疗相关的不需要传统的、侵入性修复措施的骨折。通常称之为骶骨成形骨成形术或骶会阴肛门成形术，是第二种常见的经皮骨折手术[27-29]。骶骨成形术是将 PMMA 单侧或双侧注射入骶骨外侧骶骨，因为骶骨功能不全骨折最常发生。骶骨关节不全骨折是盆腔恶性肿瘤中最常见的继发性放射性骨炎，据报道，接受盆腔放疗的患者发生率高达 30%。该过程在 X 线透视或 CT 引导下进行，可沿着骨折线注射 PMMA，因为骨折线通常垂直于神经孔外侧和骶髂关节内侧。通常情况下，骨骼扫描时在 S1 或 S2 水平可见到"本田标志"，在骨成形术中可以作为 PMMA 的目标。

骶骨成形术的疼痛缓解和功能改善作用与椎体加固术相似，可使疼痛减轻、镇静药需求减少和功能改善。几项中到大规模的回顾性研究都证明了骶骨成形术的有效性和安全性[27-29]。

根据骨折的严重程度和风险大小，可采用放疗、药物治疗和手术固定治疗来预防肿瘤盆腔转移可能出现的或已经出现的骨盆病理性骨折，并采用几种分类方案。Harrington 于 1986 年描述了 Harrington 分类法，见表 26.2[30]。骨折风险较高的病变采用开放性手术固定。但有文献表明，对于预后较差的患者，这种创伤性治疗恢复治疗措施复杂，而且各种并发症的风险很高，其中包括

感染、出血和器官功能衰竭，而且不能接受化疗或放疗[31-33]。一项报道显示，平均住院时间为 20 天，失血量为 2200ml，感染率为 30%。作者的结论是手术修复应该仅限于那些预后良好的患者。

对于老年人、身体虚弱或行动不便的患者，有几位作者报道了使用骨成形术代替手术治疗。这种治疗方案具有微创治疗的优点，尽管有可能出现前面讨论的过负荷问题，但它可以缓解疼痛并保持一定的稳定性。Hirsch 等报道了 15 例因各种肿瘤引起髋臼病变而接受骨成形术治疗的患者，治疗后疼痛缓解、活动性改善，而且修复失败风险较低且可以接受[34,35]。

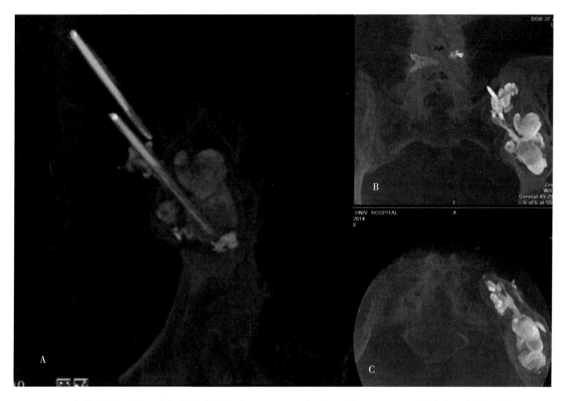

图 26.6　多发性骨髓瘤 - 髂骨中的溶骨病变。（A）三维 CT 冠状重建，显示椎体成形术针和病灶内的水泥。（B）三维 CT 冠状重建，显示使用聚合物取得了令人满意的填充效果。（C）三维 CT 冠状重建，显示聚合物令人满意地填充了病灶。

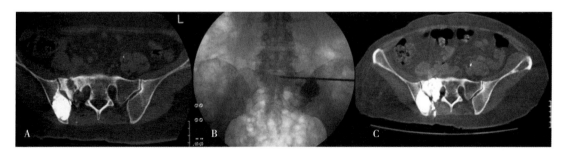

图 26.7　骨盆平滑肌肉瘤病变。（A）轴向 CT 扫描显示既往骨成形术在右髂骨置入的聚合物和骶骨右翼中的溶骨性破坏。（B）后前位 X 线片显示经右骶髂关节进针。（C）轴向 CT 扫描显示右侧髂骨中聚合物以及骶骨右侧病变填充效果满意。

表 26.2　用于长骨即将发生病理性骨折的 Harrington 分类

| Ⅰ | 超过 50% 的周围皮质骨被破坏 |
|---|---|
| Ⅱ | 股骨近端任何方向上的病变大于 2.5cm |
| Ⅲ | 小转子病理性撕脱骨折及与之相关的溶骨性病变 |
| Ⅳ | 采用负重骨后放射治疗后持续加重或反复发作的疼痛 |

消融术已被用于其他几个系列研究。采用冷冻、射频或微波的经皮消融术可以缓解继发于骨－肿瘤交界面的疼痛。病变和具体位置在一定程度上基于手术人员的判断。已经有一些包括股骨颈和骶骨在内的负重骨消融后骨折的报道，可以采用单独的骨成形术或与螺钉固定和加强相结合的综合治疗方法[36,37]。Kelekis 等[38] 和 Deschamps 等[39] 分别报道了采用销钉或螺钉与 PMMA 联合固定股骨病变并取得了有较好疗效（图 26.8）。此外，也有一些作者将微创消融联合强化螺钉固定技术用于即将发生或已经出现的病理性骨折[40]。

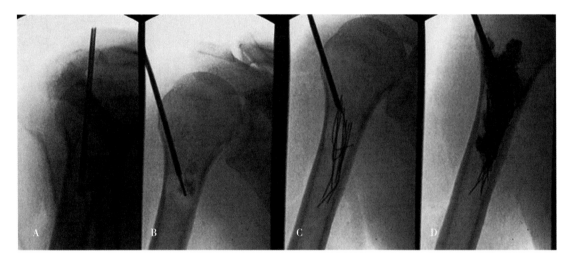

图 26.8　肱骨干 HCC 转移瘤。(A) 套针置于病灶内（造影确认在病灶内）。(B) 同轴插入低温电极。等离子体介导的 RF 消融术进行肿瘤减压。(C，D) X 线监控下同轴插入 25～50 根不锈钢微丝（22G，长度为 2～6cm）组成的金属网架到所靶目标病灶，接着进行 PMMA 注射。

将具有良好的轴向承载性能的 PMMA 与能够承受弯曲和剪切力的空心螺钉或销钉相结合，可形成类似于普遍用于公路建设的钢筋混凝土样的理想结构。

虽然这些混合介入措施仍缺乏文献资料支持，但在几家中心成功采用微创治疗，避免了开放手术的局限性和并发症。消融术后采用强化螺钉固定骨折，然后再通过术后放疗进行巩固，这些措施已用于转移性肾细胞、甲状腺、黑色素瘤、肺以及溶骨改变的乳腺癌和前列腺癌。

## 小结

由于化疗和放疗领域的进步，肿瘤患者的预期寿命延长，应使用有效的疼痛控制方法，从而改善患者的生活质量。影像引导下的经皮微创技术，如骨增强疗法以及骨水泥和器械联合的新型联合技术，都是安全有效的治疗方法，旨在减少肿瘤患者的疼痛并改善活动性。这些技术属于旨在减轻疼痛的姑息疗法；如果治疗目标是控制局部肿瘤，也可与消融术结合使用。

# 参考文献

1. Lutz S, Chowb E. A review of recently published radiotherapy treatment guidelines for bone metastases: contrasts or convergence? *J Bone Oncol* 2012; 1: 18 – 23.

2. Kelekis AD, Somon T, Yilmaz H, Bize P, Brountzos EN, Lovblad K, Ruefenacht D, Martin JB. Interventional spine procedures. *Eur J Radiol* 2005; 55 (3): 362 – 383. PMID: 16129245

3. Anselmetti GC, Manca A, Tutton S, Chiara G, Kelekis A, Facchini FR, Russo F, Regge D, Montemurro F. Percutaneous vertebral augmentation assisted by PEEK implant in painful osteolytic vertebral metastasis involving the vertebral wall: experience on 40 patients. *Pain Physician* 2013; 16 (4): E397 – E404.

4. Baerlocher MO, Saad WE, Dariushnia S, Barr JD, McGraw JK, Nikolic B; Society of Interventional Radiology Standards of Practice Committee. Quality improvement guidelines for percutaneous vertebroplasty. *J Vasc Interv Radiol* 2014; 25 (2): 165 – 170.

5. Barr JD, Jensen ME, Hirsch JA, McGraw JK, Barr RM, Brook AL, Meyers PM, Munk PL, Murphy KJ, O'Toole JE, Rasmussen PA, Ryken TC, Sanelli PC, Schwartzberg MS, Seidenwurm D, Tutton SM, Zoarski GH, Kuo MD, Rose SC, Cardella JF. Position statement on percutaneous vertebral augmentation: a consensus statement developed by the Society of Interventional Radiology (SIR), American Association of Neurological Surgeons (AANS) and the Congress of Neurological Surgeons (CNS), American College of Radiology (ACR), American Society of Neuroradiology (ASNR), American Society of Spine Radiology (ASSR), Canadian Interventional Radiology Association (CIRA), and the Society of NeuroInterventional Surgery (SNIS). *J Vasc Interv Radiol* 2014; 25 (2): 171 – 181.

6. Gangi A, Sabharwal T, Irani FG, Buy X, Morales GP, Adam A. Quality assurance guidelines for percutaneous vertebroplasty. *CVIR* 2006; 29 (2): 173 – 178.

7. Kortman K, Ortiz O, Miller T, Brook A, Tutton S, Mathis J, Georgy B. Multicenter study to assess the efficacy and safety of sacroplasty in patients with osteoporotic sacral insufficiency fractures or pathologic sacral lesions. *J Neurointerv Surg* 2013; 5 (5): 461 – 466.

8. Andresen R, Radmer S, Lüdtke CW, Kamusella P, Wissgott C, Schober HC. Balloon sacroplasty as a palliative pain treatment in patients with metastasis – induced bone destruction and pathological fractures. *Rofo* 2014; 186 (9): 881 – 886.

9. Hierholzer J, Anselmetti G, Fuchs H, Depriester C, Koch K, Pappert D. Percutaneous osteoplasty as a treatment for painfulmalignant bone lesions of the pelvis and femur. *J Vasc Interv Radiol* 2003; 14 (6): 773 – 777.

10. Kelekis A, Lovblad KO, Mehdizade A, Somon T, Yilmaz H, Wetzel SG, Seium Y, Dietrich PY, Rufenacht DA, Martin JB. Pelvic osteoplasty in osteolytic metastases: technical approach under fluoroscopic guidance and early clinical results. *J Vasc Interv Radiol* 2005; 16 (1): 81 – 88.

11. Galibert P, Deramond H, Rosat P, Le Gars D. Preliminary note on the treatment of vertebral angioma by percytaneous acrylic vertebroplasty. *Neurochirurgie* 1987; 33: 166 – 168.

12. Masala S, Guglielmi G, Petrella MC, Mastrangeli R, Meschini A, Anselmetti GC, Bartolucci DA, Mammucari M, Manenti G, Simonetti G. Percutaneous ablative treatment of metastatic bone tumours: visual analogue scale scores in a short – term series. *Singapore Med J* 2011; 52 (3): 182 – 189.

13. Munk PL, Murphy KJ, Gangi A, Liu DM. Fire and ice: percutaneous ablative therapies and cement injection in management of metastatic disease of the spine. *Semin Musculoskelet Radiol.* 2011; 15 (2): 125 – 134.

14. Alda T, Kamran A. Palliative interventions for pain in cancer patients. *Semin Intervent Radiol* 2007; 24 (4): 419 – 429.

15. Lee JH, Stein M, Roychowdhury S. Percutaneous treatment of a sacral metastasis with combined embolization, cryoablation, alcohol ablation and

sacroplasty for local tumor and pain control. *Interv Neuroradiol* 2013；（2）：250 – 253.

16. Huang M，Zhu H，Liu T，Cui D，Huang Y. Comparison of external radiotherapy and percutaneous vertebroplasty for spinal metastasis. *Asia Pac J Clin Oncol.* 2014；Feb 20.

17. Orgera G，Krokidis M，Matteoli M，Varano GM，La Verde G，David V，Rossi M. Percutaneous vertebroplasty for pain management in patients with multiple myeloma：is radiofrequency ablation necessary? *Cardiovasc Intervent Radiol* 2014；37（1）：203 – 210.

18. Anselmetti GC，Manca A，Montemurro F，Hirsch J，Chiara G，Grignani G，Carnevale Schianca F，Capaldi A，Rota Scalabrini D，Sardo E，Debernardi F，Iussich G，Regge D. Percutaneous vertebroplasty in multiple myeloma：prospective long – term follow – up in 106 consecutive patients. *Cardiovasc Intervent Radiol* 2012；35（1）：139 – 145.

19. Kelekis A，Filippiadis DK，Martin JB，Kelekis NL. Aggressive vertebral hemangioma treated with combination of vertebroplasty and sclerotherapy through transpedicular and direct approach. *Cardiovasc Intervent Radiol.* 2014；37（6）：1638 – 1642.

20. Tomé – Bermejo F，Piñera AR，Duran – Ãlvarez C，López – San Román B，Mahillo I，Alvarez L. Identification of risk factors for the occurrence of cement leakage during percutaneousvertebroplasty for painful osteoporotic or malignant vertebral fracture. *Spine*（*Phila Pa* 1976）. 2014；Feb 27 ［Epub ahead of print］.

21. Li B，Li Q，Nie W，Liu S. Diagnostic value of whole – body diffusion – weighted magnetic resonance imaging for detection of primary and metastatic malignancies：a meta – analysis. *Eur J Radiol* 2014；83（2）：338 – 344.

22. Martin JB，Wetzel SG，Seium Y，Dietrich PY，Somon T，Gailloud P，Payer M，Kelekis A，Ruefenacht DA. Percutaneous vertebroplasty in metastatic disease：transpedicular access and treatment of lysed pedicles – initial experience. *Radiology* 2003；229（2）：593 – 597.

23. Mailli L，Filippiadis DK，Brountzos EN，Alexopoulou E，Kelekis N，Kelekis A. Clinical outcome and safety of multilevel vertebroplasty：clinical experience and results. *Cardiovasc Intervent Radiol* 2013；36（1）：183 – 191.

24. Filippiadis DK，Tutton S，Mazioti A，Kelekis A. Percutaneous image – guided ablation of bone and soft tissue tumours：a review of available techniques and protective measures. *Insights Imaging* 2014；5（3）：339 – 346.

25. Kelekis AD，Martin JB. Radicular pain after vertebroplasty：complication and prevention. *Skeletal Radiol* 2005；34（12）：816.

26. Kumar N，Malviya M，De Meireles M. It should not be here！ A strange case of pulmonary cement embolism following balloon kyphoplasty. *Chest* 2014；145（3 Suppl）：559A.

27. Gupta AC，Chandra RV，Yoo AJ，Leslie – Mazwi TM，Bell DL，Mehta BP，Vanderboom TL，Rabinov JD，Larvie M，Hirsch JA. Safety and effectiveness of sacroplasty：a large single – center experience. *AJNR Am J Neuroradiol.* 2014；35（11）：2202 – 2206.

28. Pereira LP，Clarençn F，Cormier E，Rose M，Jean B，Le Jean L，Chiras J. Safety and effectiveness of percutaneous sacroplasty：a single – centre experience in 58 consecutive patients with tumours or osteoporotic insufficient fractures treated under fluoroscopic guidance. *Eur Radiol* 2013；23（10）：2764 – 2772.

29. Kortman K，Ortiz O，Miller T，Brook A，Tutton S，Mathis J，Georgy B. Multicenter study to assess the efficacy and safety of sacroplasty in patients with osteoporotic sacral insufficiency fractures or pathologic sacral lesions. *J Neurointerv Surg* 2013；5（5）：461 – 466.

30. Harrington KD. Impending pathologic fractures from metastatic malignancy：evaluation and management. *Instr Course Lect* 1986；35：357 – 381.

31. Jaiswal PK，Aston WJ，Grimer RJ，Abudu A，Carter S，Blunn G，Briggs TW，Cannon S. Peri – acetabular resection and endoprosthetic reconstruction for tumours of the acetabulum. *J Bone Joint Surg Br* 2008；90（9）：1222 – 1227.

32. Ho L, Ahlmann ER, Menendez LR. Modified Harrington reconstruction for advanced periacetabular metastatic disease. *J Surg Oncol* 2010; 101 (2): 170 – 174.

33. Ji T, Guo W, Yang RL, Tang XD, Wang YF. Modular hemipelvic endoprosthesis reconstruction – experience in 100 patients with mid – term follow – up results. *Eur J Surg Oncol* 2013; 39 (1): 53 – 60.

34. Gupta AC, Hirsch JA, Chaudhry ZA, Chandra RV, Pulli B, Galinsky JG, Hirsch AE, Yoo AJ. Evaluating the safety and effectiveness of percutaneous acetabuloplasty. *J Neurointerv Surg* 2012; 4 (2): 134 – 138.

35. Sapkota BH, Hirsch AE, Yoo AJ, Hornicek FJ, Raskin KA, Rosenthal DI, Growney ML, Hirsch JA. Treatment of metastatic carcinoma to the hip with CT – guided percutaneous acetabuloplasty: report of four cases. *J Vasc Interv Radiol* 2009; 20 (4): 548 – 552.

36. Hartung M, Neilson JC, White SB, King DM, Tutton SM. Percutaneous stabilization of metastatic disease in the acetabulum. *J Vasc Interv Radiol* 2014; 25 (3 S110).

37. Tsoumakidou G, Borensztein M, Zini C, Garnon J, Gangi A. Postablation insufficiency fracture of the iliac crest: management by percutaneous screw fixation. *Cardiovasc Intervent Radiol* 2014; 37: 1126 – 1128.

38. Kelekis A, Filippiadis D, Velonakis G, Malagari A, Alexopoulou E, Brountzos E, Kelekis NL. Percutaneous augmented osteoplasty for the treatment of symptomatic fractures in peripheral long bones. *J Vasc Interv Radiol* 2014; 25 (4): 663.

39. Deschamps F, Farouil G, Hakime A, Teriitehau C, Barah A, de Baere T. Percutaneous stabilization of impending pathological fracture of the proximal femur. *Cardiovasc Intervent Radiol* 2012; 35 (6): 1428 – 1432.

40. Anselmetti GC, Manca A, Chiara G, Tutton S, Iussich G, Gino G, Grignani G, Ortega C, Moselli N, Regge D. Painful pathologic fracture of the humerus: percutaneous osteoplasty with bone marrow nails under hybrid computed tomography and fluoroscopic guidance. *J Vasc Interv Radiol* 2011; 22 (7): 1031 – 1034.

# 第 9 篇

# 器官特异性肿瘤
## ——前列腺癌

# 前列腺癌消融术

François Cornelis, Jeremy C. Durack, Behfar Ehdaie, Jonathan Coleman, and Stephen B. Solomon

## 概述

在过去的几十年里，前列腺癌的发病率增加了两倍，2013 年达到每 10 万男性 152 例新发前列腺癌病例。在男性癌症中，前列腺癌是男性死亡的第三大常见原因，每 10 万人每年中有 23 人死于前列腺癌。了解前列腺癌生物学和早期前列腺特异性抗原（PSA）筛查及成像技术[1-3]，可促使大家采用微创方法替代手术切除。

局灶性肿瘤消融已越来越多地用于实体器官肿瘤，如肾、甲状腺、乳腺、肝和肺部肿瘤的局部控制或以治愈为目的的治疗[4]。在考虑将消融术用于前列腺癌的治疗期间，尽管已经取得了令人鼓舞的功能性和短期疗效，但其临床应用受到了限制[5]。此外，有证据表明，低风险局限性前列腺癌患者在根治术后并不可能使前列腺癌特异性死亡率降低，但许多男性仍然选择接受根治性治疗。对于这些患者，可提供肿瘤学疗效而对生活质量几乎没有影响的微创方案可能更具吸引力。更重要的是，中等危险肿瘤的局灶性消融可促使更多的男性积极进行监测，从而使他们免受与根治疗法相关的后果和危害，包括性功能障碍、泌尿和肠道并发症。

前列腺消融术是一种新兴的治疗模式，为癌症的局部控制提供了保证，而且相对于替代疗法可降低发病率。影像引导下的局部消融技术尤其具有吸引力，因为它对神经血管束、外括约肌、膀胱颈和直肠的损伤极小，因此能够保留勃起、泌尿和直肠功能。但目前消融策略在前列腺癌治疗中尚未标准化。肿瘤体积较小且不足以采用全腺体或半腺体治疗的男性有接受靶向治疗的趋势[6-9]。一种解释是疾病的自然病程是由等级最高的最大病变决定，即所谓的"指标病变"，而不是手术系列中观察到的多个病灶所决定[10-12]。影像技术，尤其是 MRI 技术的改进，使得一些很小的前列腺癌灶现在可以被观察到。尽管局灶消融术用于治疗其他器官中小体积病灶的临床疗效较好，但关于是否应该在前列腺癌治疗中发挥更大的作用，仍有争议。因此，本章的目的是：①回顾前列腺癌消融术患者选择策略；②描述当前和未来的消融技术；③评估当前前列腺消融术安全性和肿瘤学疗效。

## 患者选择

### 肿瘤检测和治疗指南

要成为有效的局灶性治疗，治疗目标的可视化和选择性治疗至关重要。迄今为止，模板定位是前列腺癌定位的主要机制，采用不同的辅助成像技术可更好地显示肿瘤的器官局限和前列腺外扩散[8]。研究表明，单纯的传统模板经直肠超声（TRUS）活检不足以用来确定是否需对局限性疾病患者采用局部治疗[13-20]。已经使用造影增强的超声检查（CEUS）来增加 TRUS 引导活检的灵敏度，因为 23% ~ 31% 的患者中可检测到早期强化的肿瘤病灶[21,22]。但肿瘤增强的暂时性限制了该技术的实用性。因此，共识声明建议将经导管模板测绘活检技术（TTMBs）作为前列腺消融前疾病定位的标准方法[10]。虽然 TTMB 更具侵袭性，但并发症（如感染）的风险似乎可以忽略不计[10]。最近的研究报道 TTMB 使用 5mm 取样框，在随后的整个根治性前列腺切除标本中，仅丢失了 64 个体积 <0.5ml 和/或具有 Gleason 4 级成分的病变中的 1 个[23]。然而，对于 TRUS 导引和 TTMB 两种方法，需要多少次活检才足以检测出最具临床意义的癌症，尚无共识。

为了提高活检对于前列腺癌检测和病灶定位的灵敏度，可以使用多参数 MRI（mpMRI）检查[24]。MRI 能够鉴别和定位大于 3mm[25] 的可疑腺癌区域，并能够评估整个腺体。在最近的报道中，多参数 MRI 及注射钆造影剂对前部和后部前列腺肿瘤的检测和鉴定都很灵敏[2,26-28]。目前，大多数前列腺消融研究都依赖于消融前的多参数 MRI 及活检结果来选择患者[29]。MRI 引导下的活检也是有用的，尽管它是一种昂贵且耗时的解决方案，而且使用范围仍仅限于少数几个学术中心[30]（图 27.1）。利用 MR

引导技术，Hoeks 等[30] 最近报道一组 265 例患者（108/265）的检出率为 41%，PSA > 4.0ng/ml，其中 87% 的患者根据 D'Amico 评分临床表现为癌症。图像融合算法已开发用于叠加 MR 图像和实时 TRUS 成像进行靶向活检[31]。最近一项在接受 MR/超声（US）融合引导活检[32] 的研究报道前列腺癌的总检出率为 54.4%（55/101 例患者）。结合 MRI，活检阴性但在 MRI 下可观察到病灶的患者中，组织 CEUS 靶向活检[1] 报道的总体诊断准确性与穿刺靶向 MR 引导活检或 MRI/US 融合技术报道的结果相近（48.9%）（图 27.2）。这些技术都有应用前景，值得进一步调查。

除了这些技术之外，新的正电子发射断层扫描（PET）示踪剂与 18F - 标记的葡萄糖类似物（FDG - PET）为前列腺癌检测提供了更高的灵敏度和特异性[33]。与 FDG - PET 相比，碳 - 11 或氟 - 18 胆碱可能更精确，但仅限于局部复发疾病或检测早期淋巴结受累[34-36]，氟 - 18 胆碱摄取最高的部分和肿瘤浸润（$r = 0.68$；$P = 0.0001$）间有显著相关性[36]。

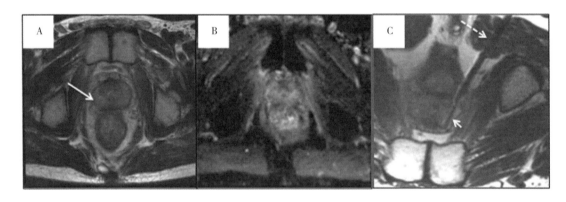

图 27.1　男性，67 岁，MR 引导下前列腺活检。（A）显示具有非特异性低信号的不均质过渡区的轴向 T2 加权 MR 图像（箭头）。（B）轴向表观扩散系数（ADC）图像上相应的扩散受限局部区域。（C）经臀 MR 引导活检（虚线箭头 - 同轴针；箭头 - 核心针迹伸入前列腺）。

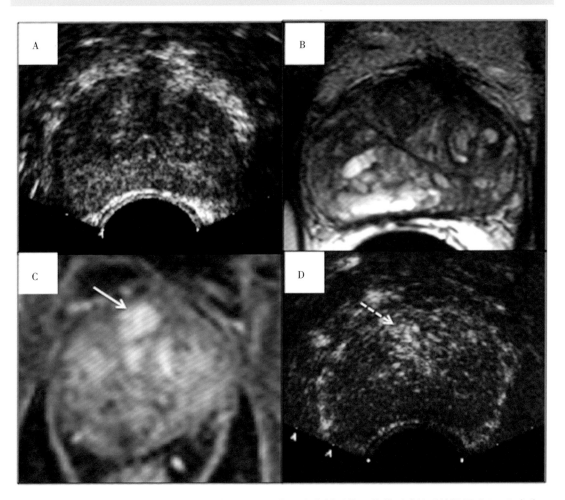

图 27.2  患者，男性，65 岁。经直肠超声引导下前列腺穿刺活检，其前列腺特异性抗原为 7，2 个先前经直肠超声非靶向活检结果为阴性。（A）显示经直肠超声前列腺。（B）轴向 T2 加权磁共振（MR）图像显示前列腺移行带的非特异性异质信号。（C）轴向 T1 加权增强 MR 图像显示前列腺前区局灶性增强（箭头）。（D）相应的增强超声显示早期增强（虚线箭头）。靶向活检证实了前列腺癌 Gleason 7（3 + 4）的诊断（虚线箭头）（由 Dr. Nicolas Grenier 和 Dr. Yann Le Bras 提供）。

## 患者选择

目前，对于前列腺消融的理想患者选择还没有达成共识，可能会考虑几个指导原则。首先，低风险患者可能是最佳的局部治疗适应证人群。确定标准包括 PSA < 10ng/ml，活检组织中不存在 Gleason 4 或 5 级病灶，每个癌灶核心最大长度 7mm，肿瘤核心病灶占比不超过 33%，而且使用过扩展的或靶向活检确诊。另外，MRI 可检测病变与活检结果是否一致很重要。然而，越来越多的低风险前列腺癌患者可通过积极监测进行管理，因为肿瘤本身的惰性性质，积极的治疗方案并不能增加生存获益[37]。其次，越来越多的共识认为局灶消融术治疗适合小体积中等风险和少量高风险前列腺癌患者，并将其作为接受根治治疗的替代疗法[9]。将中等风险和高风险男性患者包括在内会导致的一个问题是，即使在根治性治疗后，它们也有较高的微小转移和疾病进展率[38]，如果将这些患者包括在局灶性治疗试验中，有可能增加早期治疗失败风险，使得治疗效

果难以充分解释。

Valerio 等 2013 年的荟萃分析对这些结果进行了总结：在所有消融研究中，共有1109 例低风险前列腺癌患者（56%），704例中等风险患者（36%）和164例高风险患者（8%）[10] 接受了局灶治疗。在所有研究中，PSA 水平为 3.76~24 ng/ml（总体范围：0.01~82.2ng/ml），中位年龄范围为56.5~73 岁（总体范围：47~80 岁）。其中20 个系列研究提供了 Gleason 评分，其中 Gleason 评分 <6 的有1503 人，Gleason 评分为 7 的有 521 人，Gleason 评分 >8 的有82人。这些结果表明，前列腺消融术正在广泛应用于男性患者。但是，由于接受局灶性治疗的人群存在异质性，所以解释结果可能很困难。

还有一些特征不同于以往的治疗，就是患者年龄偏大，中位年龄从65 岁到77 岁不等。Valerio 等[10] 的报道中放疗后失败88 例（76%），近距离放疗后失败17 例（15%），近距离放疗联合放疗后失败 2 例（2%），以及质子束治疗失败8 例（7%）。

### 靶向策略

倾向于局灶性前列腺癌消融治疗的论据表明，多达80%病例的全腺体病理标本存在多重病灶[39]。研究表明，显性指标病变推动着疾病的自然病程[40-45]。分子遗传学研究表明，单个肿瘤病灶常导致转移和疾病进展[12]。而小于 0.5ml 的病变或 Gleason 评分小于 7 的病变有可能在 10~20 年内不会造成疾病进展。必须指出，0.5ml 肿瘤体积是当前成像技术的检测灵敏度的下限[29]。

这个概念的得出与所有前列腺肿瘤并没有相似的治疗数据结果有关[44,46-52]，而且现在许多其他多灶性肿瘤采用的标准治疗方案也是保留正常组织的消融治疗[53-55]。图

27.3 概述了目前常用的各种前列腺消融策略。一般来说，是选择消融特定的癌灶（病灶靶向治疗）还是选择消融整个区域（区域靶向治疗），需要根据具体情况决定[56]。根据经验和治疗方案，一些研究者仅治疗半个前列腺，而另一些则将消融治疗限定于目标病变，即使存在多灶性疾病[10]。有一些半消融治疗的支持者指出，多达三分之一的手术患者存在单侧疾病[57-61]。大多数系列报道应治疗肿块明显的区域，即使存在多灶性病变，也仅需治疗最大和最高等级的肿瘤，而不需要理会较小的病灶。这些多种治疗策略会扩大接受局部治疗的男性比例。预计有 1/2~2/3 的局限性前列腺癌患者可能受益于某种方式的前列腺消融[40,42]。

通过前列腺消融术再次治疗肿瘤也是可行的[6]，尽管在技术上可能更具挑战性[62]。同时还可以用于手术和/或外照射放疗后的挽救性治疗[63-66]。

## 影像引导前列腺消融术

### 超声引导

一旦确定了前列腺中有临床意义的目标肿瘤，准确定位进行消融对安全性和有效性来说至关重要。可采用许多成像技术引导，但大多数研究报告使用 US 或 MR。虽然 US 比 MR 更高效且成本更低，但仅靠 US 较难对癌症定位和进行治疗监测。例如，冷冻消融期间的声影可能会妨碍肉眼观察。MR 融合软件或造影增强 US 技术可以改善 US 的病变检测和定位功能。CEUS 采用最常见的局灶治疗技术来实时反映组织破坏[67-69]。靶向微泡将来还可通过与血管内皮生长因子受体靶向结合，从而更针对性地进行肿瘤靶向治疗，正如最近一些研究所示[22,70-72]。

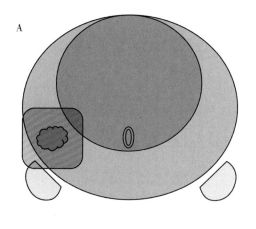 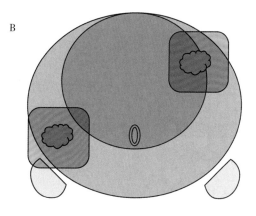

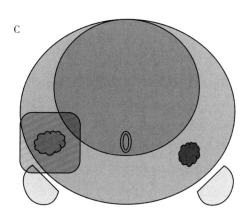 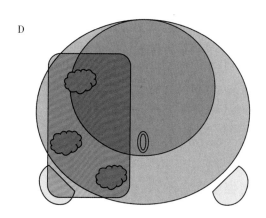

图 27.3 不同的前列腺消融策略。（A）以病灶为标靶的单灶消融。（B）以病灶为标靶的多灶性消融。（C）仅以病灶为标靶的目标病变消融。（D）局部靶向半消融。

## MR 引导

尽管手术需时较长且费用也高，但 MR 引导下的前列腺消融术可以避免美国指南的许多限制。早期的研究表明，实时磁共振监测前景很好[73]，但仅限于少数中心具备这种条件。MR 引导的潜在优势在于改进了标靶可视性和实时磁共振温度测量[74]以监测细胞毒性温度的分布。例如，等温线[73,75]可以在肿瘤灶以及关键结构如尿道、直肠壁和神经血管束周围可见，以减轻消融并发症。

## CT 引导

已经描述了 CT 引导的经皮穿刺消融，

最常用的是冷冻消融，具有很多优点。也就是说，手术的成本和复杂性可通过使用更少的冷冻消融针来解决[76]。虽然可能需要通过另一根消融针进行二氧化碳分离，但采用这种方法后憩室瘘的风险可能较低。尽管病变很难在 CT 上显示，多平面 CT 重建对于监测冰球边缘的体积和范围是有用的。

## PET 引导

分子影像学已成为介入肿瘤学的热点研究领域，可以加强病灶识别、靶向和治疗应答的早期评估[77]。在可用的各种技术中，PET–CT 引导介入似乎特别有前途。早期将先前采集的 PET 或 PET–CT 图像与术中 CT 融合，使我们能够实现实时 PET–CT 引导下的介入治疗。但是，这些操作取决于示踪剂的特异性。最常见的示踪剂 FDG 是非特异性的[2]，特别是在生长缓慢的前列腺癌病灶中葡萄糖利用水平低、特异性差。因此，FDG – PET 指导的作用是有限的。具有独特生物特异性的其他 PET 示踪剂，如[11]C – 或[18]F – 胆碱，值得在前列腺癌中进一步研究[78,79]。

## 前列腺消融技术

与其他器官一样[5]，多种类型的热和非热消融技术已经尝试用于前列腺。迄今为止，北美主要使用冷冻疗法，欧洲主要使用高强度聚焦超声（HIFU），并报道了中期疗效。然而，由于目前还没有比较消融技术的随机对照试验，使用不同装置的经验和可获得性仍是消融技术选择的驱动因素。我们需要考虑最常见的消融技术的潜在优点和难点。

### 高强度聚焦超声（HIFU）

HIFU 通过将声波聚焦产生热量来破坏组织。烧蚀区域的大小和位置（"焦点区域"）取决于压电陶瓷元件及其聚焦系统的形状、US 频率和治疗持续时间、入射组织的吸收系数及取得的场强（图 27.4）。两种机制主要负责组织破坏。首先，超声波被组织吸收并转化为热量，43℃以上可以诱导蛋白质变性[80]。其次，超声波在压缩和稀疏的交替循环中的微泡相互作用，导致惯性空化。在高强度下（> 3500W/cm³），气穴会引起气泡内爆破和组织的机械破坏。来自空化的能量的剧烈扩散可以增强组织消融效果[81-83]，但有时这些效应可能难以控制。消融具有特异性，因为焦点区外部的能量急剧下降，有利于对周围正常组织的保护。超声或 MR 引导可用于实时定位和监控热损伤。前列腺中的HIFU消融术主要使用在200kHz

和4MHz 之间操作的直肠或经尿道传感器，在目标区域提供的能量为 100 ~ 10 000W/cm²。

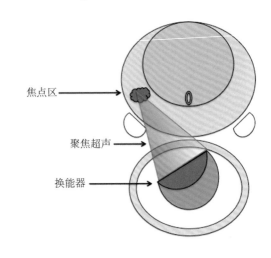

焦点区

聚焦超声

换能器

图 27.4　**超声引导的强度局部消融。**

相对于其他热消融技术，HIFU 具有许多优点，包括无创性和无电离辐射。手术可以在腰麻或全身麻醉下在门诊进行。整个过程通常需要 1 ~ 3 小时，时长取决于前列腺的大小和操作者的经验。40g 前列腺可以在一次治疗中完全消融（图 27.5 ~ 图 27.7）。

### 冷冻消融术

由于技术和影像学的进步，冷冻治疗可以在外科手术中进行[84-86]，也可经直肠或经皮途径进行[87,88]。冷冻消融是基于冷冻后低于 – 30℃的组织和细胞破坏[89]。冷冻消融装置通常利用加压气体膨胀期间观察到的焦耳 – 汤姆逊效应。冰球大小根据消融针选择和气体流量来定制。当冷冻消融针插入前列腺时，在针尖形成一个冰球，这可以通过 US[87]、CT（图 27.8）或 MR 显示，以免损伤周围组织，如尿道括约肌或直肠。尿道温热导管可用来避免损伤，但其保温性能可能会使前间壁肿瘤治疗不到位。

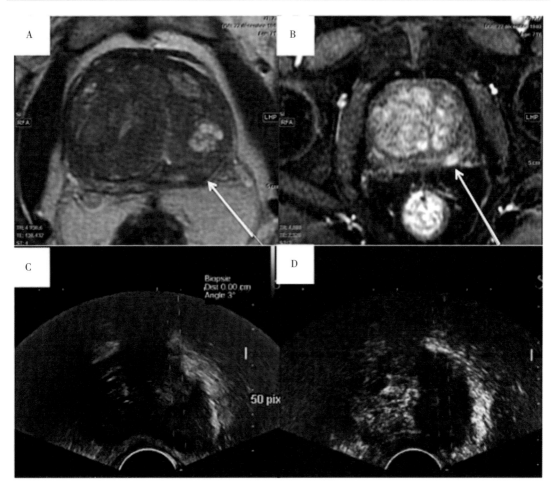

图 27.5　患者，73 岁，前列腺特异性抗原 = 5.7ng/ml，Gleason 6（3 +3）复发的前列腺癌患者接受局灶超声（US）引导下的高强度局部超声消融（活组织检查：3 和 4mm）。（A）T2 加权磁共振（MR）图像在左侧基底周边区（箭头）显示小肿瘤。（B）造影后 T1 加权 MR 图像显示肿瘤增强。（C 和 D）在 1 个月时进行的造影增强的 US 图像，显示靶区域完全失去血液供应。活检显示无残留肿瘤（由 Professor Olivier Rouviere、Dr. Gilles Pasticier 和 Professor Gregoire Robert 惠赠）。

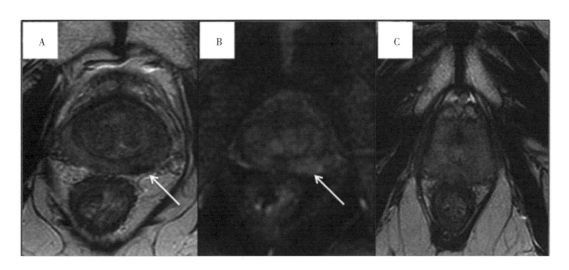

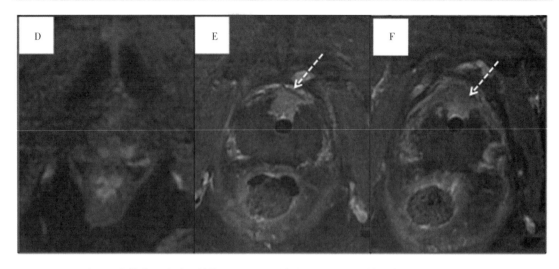

图 27.6　一例 73 岁的前列腺特异性抗原（PSA）值为 0.68ng/ml 的患者，Gleason 6（3+3）复发前列腺癌，在超声引导下部分高强度局部超声消融，3 年前曾做过放疗（初始 PSA=4 ng/ml）。8 个活组织检查在顶部和基部呈阳性。（A）T2 加权磁共振（MR）图像在左侧基底周边区域显示低信号（箭头）。（B）相应的对比增强 T1 加权 MR 图像显示肿瘤增强（箭头）。（C）T2 加权 MR 图像在顶点显示低信号。（D）相应的对比 T1 加权 MR 图像显示增强。（E 和 F）一个月的 MR 随访显示在底部（E）和顶点（F）T1W 后增强扫描图像中前列腺的次全切除。由于手术过程中存在导尿管，可能会观察到健康残留组织（虚线箭头）（由 Professor Olivier Rouvière、Dr. Gilles Pasticier 和 Professor Gregoire Robert 惠赠）。

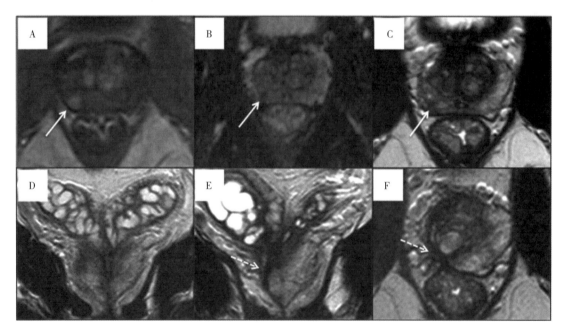

图 27.7　前列腺特异性抗原为 5.14ng/ml 的 65 岁患者，因 Gleason 6（3+3）前列腺癌（活检组织：3mm×3mm）接受高强度聚焦超声引导下的聚焦超声消融术治疗。（A）增强后 T1 加权磁共振图像显示右侧基底周边区域（箭头）有小的强化肿瘤。（B，C 和 D）相应扩散系数图和 T2 加权成像（轴向和冠状平面）显示肿瘤（箭头所示）。（E 和 F）1 年后 T2 加权随访图像显示瘢痕（虚线箭头）。靶向活检显示无残留肿瘤（Philippe Puech 惠赠）。

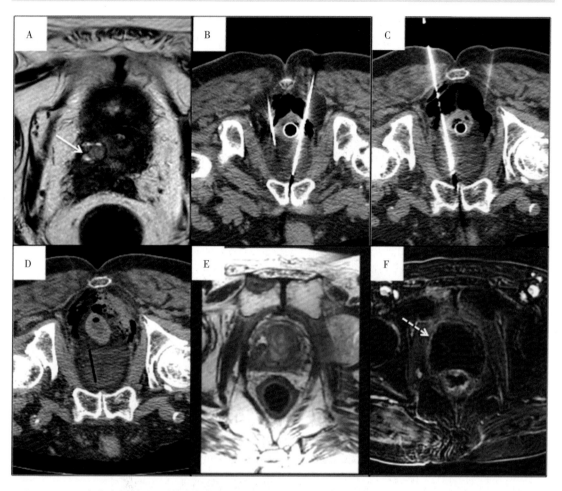

图 27.8 77 岁患有骨转移和前列腺特异性抗原值为 12ng/ml 的患者，放疗后 T3b Gleason 8 (4 +4) 前列腺癌复发的全前列腺保留冷冻消融。(A) T2 加权磁共振 (MR) 图像显示大肿瘤 (箭头)。(B 和 C) 在直肠癌切除后，通过 CT 引导将 4 根针定位到前列腺中。(D) 显示取出针后形成的冰球。(E 和 F) 随访 T2 加权 MR 图像和 T1 加权增强显示在 3 个月时 T2 中不均匀的消融区但没有增强 (不连续箭头)。

HIFU 主要推荐用于前列腺癌直径 < 40mm 或体积 < 40ml 且无前列腺钙化的男性[90]。HIFU 的缺点是声波不易通过空气或固体结构 (如钙化、导管或近距离放射治疗粒子)。由于换能器和聚焦区之间组织的热能量的积聚，必须特别注意覆盖皮肤瘢痕或其他不均匀组织。另外，手术后推荐使用经尿道或耻骨上膀胱导尿管，以在水肿最明显的术后期间保持排尿。要考虑到术前放置的导管可能影响前列腺前部的消融容积 (图 27 –6)。温度监测系统通常采用经直肠途径，可能与发生直肠瘘相关。

## 其他技术

除了 HIFU 和冷冻消融外，其他几种技术也可用于局灶性前列腺消融术。与射频消融相比，光热消融已被开发用于前列腺癌，射频消融常用于其他器官系统[91-94]。光热消融可通过光纤中的激光产生热能而破坏前列腺，然而，此技术仅适用于较小的离散肿瘤，因为它仅限于最大直径 ±1cm 的消融区域。

非热消融技术也可用于前列腺，包括不可逆电穿孔和光动力疗法 (PDT)[95] (图 27.9)。不可逆电穿孔的原理是探针可以发射破坏细胞壁结构的超短电脉冲。这种技术规避了其他消融方式可能发生的血管热沉积效应，显示出较好的应用前景[96]。局部PDT通过经全身给予由前列腺内光激活的光敏剂[97,98]，然后引起细胞的破坏[97,98]（图27.10 和图 27.11）。最常用的光源是通过插入前列腺靶目标区域的光纤引入的。PDT后观察到的氧化损伤是其介导的直接细胞和局部血管损伤引起的。关于这两种技术的安全性和中期结果的研究仍然有限。

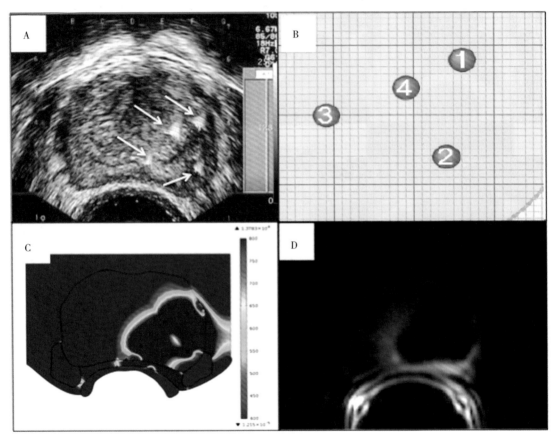

图 27.9　75 岁前列腺癌患者（7mm），前列腺特异性抗原 6ng/ml，Gleason 7（3 +4），局灶行不可逆电穿孔。（A）经直肠超声显示前列腺左侧的针（箭头）。（B）消融期间的针定位（1650 ~2850V，脉冲宽度：90ms，脉冲数量：70）。（C）根据解剖结构和消融算法对电场强度进行有限元处理模拟。（D）3 个月随访 T1 加权造影增强 MR 图像显示消融区域没有增强，结果与模型相似。

## 术后评估

　　局灶性消融被认为是治疗局限性前列腺癌的可行选择，后续监测过程需要标准化和研究有效监测复发性疾病的方法。除了在前列腺消融期间进行实时监测外，US、增强 US或 MRI 可在局部治疗后的第一周内用于验证治疗效果[67 - 69]。此后，评估控制肿瘤的后续行动主要取决于治疗组的经验。这面临以下几个挑战：首先，目前还没有影像评估的标准；其次，PSA 值难以解释，因为在局灶治疗后仍有数量不等的前列腺组织以及非肿瘤组织。另外，有几种因素会影响术后 PSA，例如消融疗法的功效和良性前列腺增生的进展。因此，评估放疗后复发的常用标准已用于评估消融，也就是对应于来自最低点和/或最低点 > 2ng/dl 的 PSA 连续三次升高[99 - 103]。

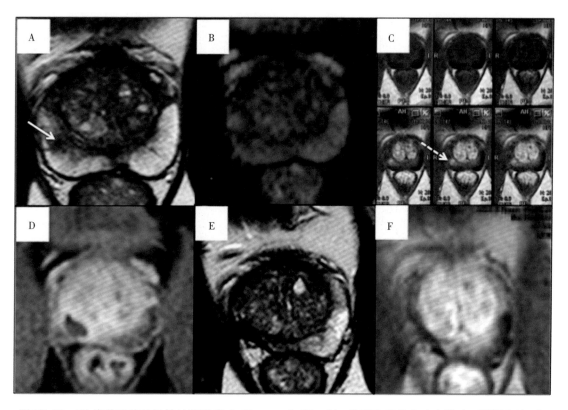

图 27.10　71 岁前列腺特异性抗原患者中 Gleason 6 (3+3) 前列腺癌的光动力治疗（WST11）为 5.04 ng/ml。（A）T2 加权磁共振（MR）图像在右侧周边区域（箭头）显示低信号。（B 和 C）对应的表观弥散系数制图和对比后 T1 加权 MR 图像显示肿瘤（虚线箭头）。（D）3 个月后对比 T1 加权 MR 图像显示去血管区。（E）相应的 T2 加权 MR 图像。（F）3 年的 MR 随访显示在消融区域中只有瘢痕没有复发（Philippe Puech 惠赠）。

## 并发症和结局

目前尚缺乏评估先前描述的消融模式效果的随机试验。然而，几项研究分别报道了前列腺消融后的并发症或结局。在这些研究中，消融技术的选择基于前列腺癌和癌症的特征，以及技术或可用性的经验。

前列腺消融以及所有治疗的另一个主要挑战是如何定义成功和失败。正如在其他器官中推荐的那样，介入放射学协会标准[104]可以用于描述前列腺消融。然而，由于患者的选择和前列腺癌通常是缓慢生长的肿瘤，所以使用常规的疾病特异性和整体存活进行评价有一定困难。要证明对于高危患者来说消融技术与根治性全腺治疗相比较的非劣效

性，或对于低风险患者来说消融术效果优于积极监测，可能需要大量人群研究并长期随访至 10 年。此外，尽管 PSA 结果在标准疗法如前列腺切除术或放射疗法中被认为是有效的，但 PSA 监测的临床应用由于正常分泌的残留组织及临床意义不大的残留病灶中存在预料之中的残留成分，故其在监测局灶前列腺消融的作用仍存在争议。有趣的是，未来试验中可考虑成像影像监测终点。MAPPED 研究是一项为期 6 个月的随机试验，用于评估度替定对前列腺癌患者使用 MRI 测量癌灶体积的影响，这是首次在局限性前列腺癌中将成像作为主要观察终点的试验[105]。

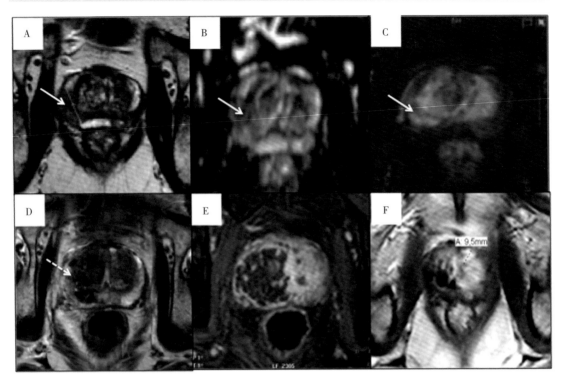

图 27.11　70 岁前列腺癌患者，Gleason 6（3＋3），前列腺特异抗原为 9.16ng/ml，局部血管靶向光动力治疗（WST11）。在右侧尖部和右侧底部两处活检，均呈阳性。（A）T2 加权磁共振（MR）图像显示左侧中央周边区域（箭头）有 23mm 低信号。（B 和 C）对应的表观弥散系数制图和术后增强 T1 加权 MR 图像显示肿瘤（箭头）。（D）在血管靶向光动力疗法后 8 天进行的 T2 加权 MR 图像显示异质消融区（虚线箭头）。（E）相应的造影后 T1 加权 MR 图像显示去血管区。（F）1 年 MR 随访显示 T1W 增强后图像中前列腺次全血流阻断（Philippe Puech 惠赠）。

在所有报道的研究中，住院时间中位数为 1 天[106]，最常见并发症（即尿潴留、尿道狭窄和尿路感染）的发生率为 0 ~ 17%[6,11,107-109]。与其他根治治疗方法的并发症的高发生率相比，消融术的并发症发生率似乎是可以接受的。Rabbani 等报道了 4592 例接受根治性前列腺切除术但未进行过放疗或激素治疗的患者，中位随访时间为 36.9 个月（四分位间距：20.3 ~ 60.6）。轻度并发症发生率为 11.4% ~ 23%（根据 CT-CAE 标准 3.0 为 1 ~ 2 级），主要并发症发生率 5.3% ~ 6.6%（3 ~ 4 级）[110]。

前列腺消融术的一个主要潜在优势是只要标靶正确就能避免损伤神经血管束以及周围器官。经过验证问卷调查结果表明，前列腺消融术后无垫失禁率在 95% 和 100% 之间，无漏率范围为 83% ~ 100%。考虑到局灶消融治疗是根据患者个人意愿选择，，在使用验证问卷时，54% ~ 100% 的患者报告有勃起功能障碍，而直肠毒性报告比较罕见。据报道，尿瘘率为 0 ~ 1% 不等，但有一项研究报道，41 例患者出现 3 级直肠毒性，有 1 例因可能的直肠尿道瘘接受保守治疗[6]。

由于缺乏技术标准或比较研究，目前很难比较每种技术的耐受性。然而，不同消融技术之间的结果非常相似，但依赖于治疗方案（局部治疗与半或全腺体消融术）。在低风险前列腺癌患者进行的系列研究中，他们（106 例患者）选择采用不同消融技术的局部治疗作为主要治疗，结果显示局灶性冷冻消融是造成大多数并发症的原因[11]。然而，在本研究中，总的并发症发生率仅为 13%，仅有两种主要并发症（1.9%；均为 3b 级）。大多数并发症为 1 级，只有 1 例患者发生 2 级并发症。

Ahmed 等根据一项有 41 例男性患者参加的并采用 IDEAL（观念、发展、探索、评估和长期随访）的局部治疗的前瞻性研究，报道了类似的结果[6]。这些治疗包括肿瘤占比小于 60% 的前列腺癌和边缘离神经血管束大于 10mm 的前列腺癌。1 级和 2 级并发症包括：9 例（22%）有自行排尿困难，7 例（17%）有尿路感染，1 例（2%）有急性尿潴留。1 例（2%）发生 3b 级并发症，即腹泻和尿道狭窄。没有患者出现 4 级或更高级别的并发症。

### 局部控制

目前还没有制定标准化的影像学随访方案。Valerio 等[10]在一项荟萃分析中采用的文献随访范围非常广泛，中位随访时间17~47 个月，但只有少数研究的随访时间超过 5 年。表 27.1 和表 27.2 仅报道了两种最常用的局灶冷冻消融治疗和 HIFU 的长期结果。

然而，在所有研究中，前列腺癌特异性生存率非常高。几乎所有系列报道的小样本和短期随访，还有许多有长期自然病史的低风险疾病男性患者的调查结果都表明，前列腺癌生存率高。在确定的随访期内，没有人死于局灶治疗后的前列腺癌，有 4 例男性死于其他原因[10]。

虽然结果看起来很有希望，但由于疾病的多病灶问题及目前前列腺检测技术（即活组织检查或成像）的局限性，残留肿瘤通常在前列腺消融后持续存在。在评估前列腺消融安全性的 6 项早期系列研究中，74 例男性患者在接受消融术后接受了全前列腺根治术，其中 73 例发现存在残留病灶，根据活检结果，残留的癌症仅见于 0~17% 的患者[66,31,111,112]。此外，考虑到当时有不少临床症状不明显的患者纳入了研究，4%~50% 的男性在治疗后出现阳性活检结果（n=255）。正因为采用的病变指标评价概念非常复杂，这些结果必须与所使用的治疗策略相平衡，才能向患者详细解释。此外，因为前列腺消融术后正常剩余前列腺组织会持续存在，所以使用 PSA 监测非常困难。这一点应告知患者。为了克服这一局限，必须进行影像学随访。

只有少数研究比较了根治性前列腺切除术和前列腺消融术。在一项多机构研究中，Bahn 等在配对比较了局灶冷冻疗法和根治性前列腺切除术之后，发现局限性的低危和中危风险前列腺癌有着类似的肿瘤学结局（以无挽救性治疗生存率表示）[112]。经过 3.7 年的随访，没有患者发生肿瘤转移或死亡。

尽管对 8%~41% 的患者进行了补救性治疗，且 5%~20% 的患者被诊断为转移性疾病，但报道了这一结果的两个系列的总生存率为 100%[111,112]。只有 12 个系列报道需要二次局灶治疗，范围为 0~34%。据报道，14 个系列研究的局部治疗率为 0~33%。一项以血管为靶点的光动力治疗的可行性试验具有较高的二级局灶性治疗率（67%）和补救性治疗率（83%）[113]。由于随访时间通常较短，并选择了适当的患者，迄今为止的大部分研究都未报道进展为转移性疾病的情况，在大多数已报道的研究中，发生率仅为0~0.3%。

表 27.1　高强度聚焦超声后长期研究的结局

| 参考 | 患者数 | 风险 | 随访(年) | 介入治疗 | 指南 | 潜在的不良反应 | 平均最低点 PSA (ng/ml) | 结局 |
|---|---|---|---|---|---|---|---|---|
| Crouzet 等, 2013[100] | 1002 | 低度<br>中度<br>高度 | 6.4(0.2~13.9) | 整个前列腺 | US | 失禁:3.1%~6.4%<br>膀胱流出口<br>硬阻:5.9%~34.9% | 0.14 | bFS:8 年:76%,63%,57%<br>DSS:10 年:97%<br>MFS:10 年:94% |
| Ganzer 等, 2013[114] | 538 | 低度<br>中度<br>高度 | 8.1(2.1~14) | 半消融术 | US | 总计:28.3%<br>失禁:16.9%<br>瘘管:0.7% | NR | bDFS:5 年:88%, 83%,48%<br>bDFS:10 年:71%,63%, 32%<br>转移性疾病:0.4%, 5.7%,15.4% |
| El Fegoun 等, 2011[108] | 12 | 低度<br>中 | 10 | 半消融术 | US | NR | NR | RFS:5 年:90%<br>RFS:10 年:38%<br>OS:10 年:83%<br>DSS:10 年:100% |
| Inoue 等, 2011[115] | 137 | 低度<br>中度<br>高度 | 36 个月[12~84] | 半消融术 | US | 失禁:16/137<br>排尿困难:33/137 | 0.07 | DFS:5 年:91%, 81%, 62% |
| Blana 等, 2008[116] | 163 | 低度<br>中度 | 4.8<br>(sd 1.2) | 半消融术 | US | NR | NR | bFS:5 年:75%<br>DFS:5 年:66% |
| Blana 等, 2008[117] | 140 | 低度<br>中度 | 6.4(1.1) | 半消融术 | US | NR | 0.16 | bFS:5 年:77%<br>bFS:7 年:69%<br>DFS:5 年:66%<br>DFS:7 年:59% |

PSA = 前列腺特异性抗原;US = 超声波;bFS = 无生物化学进展生存率;DSS = 特定疾病生存率;MFS = 无转移生存率;NR = 未报道;RFS = 无复发生存率;OS = 总体活;DFS = 无病生存

表 27.2　冷冻消融术后长期研究的结果

| 参考 | 患者数量 | 风险 | 随访(年) | 介入治疗 | 技术 | 指南 | 潜在的不良反应 | 平均最低点 PSA (ng/ml) | 结局 |
|---|---|---|---|---|---|---|---|---|---|
| Bahn 等, 2012[112] | 73 | 中度 | 3.7(1~8.5) | 局灶消融 | 经直肠 | US | 效力减低 14% | 1.6 | OS:100% |
| Cheetham 等, 2010[118] | 76 | 低度 中度 高度 | 10.1(0.2~14.9) | 整个前列腺 | 经会阴 | US | NR | NR | DSS:10 年:87% |
| Onik 等, 2008[119] | 48 | 低度 中度 高度 | 4.5(2.8~10) | 局灶消融 | 经会阴 | US | 效力减低 10% | NR | bFS:94% DSS:100% OS:100% |
| Bahn 等, 2002[120] | 590 | 低度 中度 高度 | 5.43 | 局灶消融 | 经会阴 | US | NR | NR | bFS:7 年:61%,68% , 61% RFS:10 年:38% OS:10 年:83% DSS:10 年:100% |

PSA = 前列腺特异性抗原; US = 超声波; OS = 总体存活; NR = 未报道; DSS = 特定疾病生存率;bFS = 无生物化学进展生存率; RFS = 无复发生存率

## 小结

虽然前列腺消融术是非常有前途的疗法，但在患者选择方面仍须进一步完善，未来针对前列腺癌局灶消融治疗的研究应考虑治疗中度风险的肿瘤，从而避免患者出现与根治治疗有关的损害。有必要在诊断、靶向和随访方面取得共识，并且应从观察性队列研究发展为临床对比试验。影像和消融技术的进步将提高消融治疗的安全性和有效性。

## 致谢

感谢以下人士做出的贡献：Philippe Puech，MD，PhD，放射科医生，CHU de Lille，法国；Olivier Rouvière，MD，放射科医生，Centre Hospitalier Universitaire de Lyon，法国；Yann Le Bras，MD，和 Nicolas Grenier，MD，放射科医生，Gilles Pasticier，MD，和 Gregoire Robert，MD，PhD，泌尿外科医生，Centre Hospitalier Universitaire de Bordeaux，法国；Govindarajan Srimathveeravalli，PhD，助教，放射化学和影像学机构，放射科，Memorial Sloan Kettering Cancer Center，纽约，美国。

## 参考文献

1. Cornelis F, Rigou G, Le Bras Y, Coutouly X, Hubrecht R, Yacoub M, et al. Real – time contrast – enhanced transrectal US – guided prostate biopsy: diagnostic accuracy in men with previously negative biopsy results and positive MR imaging findings. *Radiology* 2013; 269 (1): 159 – 166. PubMed PMID: 23657887.

2. Puech P, Huglo D, Petyt G, Lemaitre L, Villers A. Imaging of organ – confined prostate cancer: functional ultrasound, MRI and PET/computed tomography. *Curr Opin Urol* 2009; 19 (2): 168 – 176.

3. Ahmed HU, Hu Y, Carter T, Arumainayagam N, Lecornet E, Freeman A, et al. Characterizing clinically significant prostate cancer using template prostate mapping biopsy. *J Urol*. 2011; 186 (2): 458 – 464.

4. Solomon SB, Silverman SG. Imaging in interventional oncology. *Radiology* 2010; 257 (3): 624 – 640.

5. Solomon SB, Silverman SG. Imaging in interventional oncology. *Radiology* 2010; 257 (3): 624 – 640. PubMed PMID: 21084414.

6. Ahmed HU, Hindley RG, Dickinson L, Freeman A, Kirkham AP, Sahu M, et al. Focal therapy for localised unifocal and multifocal prostate cancer: a prospective development study. *Lancet Oncol* 2012; 13 (6): 622 – 632.

7. Ahmed HU, Freeman A, Kirkham A, Sahu M, Scott R, Allen C, et al. Focal therapy for localized prostate cancer: a phase I/IItrial. *J Urol* 2011; 185 (21334018): 1246 – 1254.

8. Ahmed HU, Akin O, Coleman JA, Crane S, Emberton M, Goldenberg L, et al. Transatlantic Consensus Group on active surveillance and focal therapy for prostate cancer. *BJU Int* 2012; 109 (11): 1636 – 1647.

9. Ahmed HU. Focal therapy will become standard treatment for localized prostate cancer: pro. *J Urol* 2012; 187 (3): 792 – 794.

10. Valerio M, Ahmed HU, Emberton M, Lawrentschuk N, Lazzeri M, Montironi R, et al. The role of focal therapy in the management of localised prostate cancer: a systematic review. *Eur Urol* 2014; 66 (4): 732 – 751. PubMed PMID: 23769825.

11. Barret E, Ahallal Y, Sanchez – Salas R, Galiano M, Cosset JM, Validire P, et al. Morbidity of focal therapy in the treatment of localized prostate cancer. *Eur Urol* 2013; 63 (4): 618 – 622. PubMed PMID: 23265382.

12. Liu W, Laitinen S, Khan S, Vihinen M, Kowalski J, Yu G, et al. Copy number analysis indicates monoclonal origin of lethal metastatic prostate cancer. *Nat Med* 2009; 15 (5): 559 – 565.

13. Mayes JM, Mouraviev V, Sun L, Tsivian M, Madden JF, Polascik TJ. Can the conventional sextant

prostate biopsy accurately predict unilateral prostate cancer in low – risk, localized, prostate cancer? *Urol Oncol* 2011; 29 (2): 166 – 170.

14. Berg KD, Toft BG, Roder MA, Brasso K, Vainer B, Iversen P. Is it possible to predict low – volume and insignificant prostate cancer by core needle biopsies? *APMIS* 2013; 121 (4): 257 – 265.

15. Sinnott M, Falzarano SM, Hernandez AV, Jones JS, Klein EA, Zhou M, et al. Discrepancy in prostate cancer localization between biopsy and prostatectomy specimens in patients with unilateral positive biopsy: implications for focal therapy. *Prostate* 2012; 72 (11): 1179 – 1186.

16. Maccagnano C, Gallina A, Roscigno M, Raber M, Capitanio U, Saccà A, et al. Prostate saturation biopsy following a first negative biopsy: state of the art. *Urol Int* 2012; 89 (2): 126 – 135.

17. Washington SL, Bonham M, Whitson JM, Cowan JE, Carroll PR. Transrectal ultrasonography – guided biopsy does not reliably identify dominant cancer location in men with low – risk prostate cancer. *BJU Int* 2012; 110 (1): 50 – 55.

18. Katz B, Srougi M, Dall'Oglio M, Nesrallah AJ, Sant'anna AC, Pontes J, et al. Are we able to correctly identify prostate cancer patients who could be adequately treated by focal therapy? *Urol Oncol* 2012; 30 (6): 794 – 797.

19. Tsivian M, Moreira DM, Sun L, Mouraviev V, Kimura M, Moul JW, et al. Biopsy accuracy in identifying unilateral prostate cancer depends on prostate weight. *Urol Oncol* 2012; 30 (1): 21 – 25.

20. Polascik TJ, Mayes JM, Sun L, Madden JF, Moul JW, Mouraviev V. Pathologic stage T2a and T2b prostate cancer in the recent prostate – specific antigen era: implications for unilateral ablative therapy. *Prostate* 2008; 68 (13): 1380 – 1386.

21. Pallwein L, Mitterberger M, Gradl J, Aigner F, Horninger W, Strasser H, et al. Value of contrast – enhanced ultrasound and elastography in imaging of prostate cancer. *Curr Opin Urol* 2007; 17 (1): 39 – 47. PubMed PMID: 17143110. Epub 2006/12/05. eng.

22. Uemura H, Sano F, Nomiya A, Yamamoto T, Nakamura M, Miyoshi Y, et al. Usefulness of perflubutane microbubble – enhanced ultrasound in imaging and detection of prostate cancer: phase II multicenter clinical trial. *World J Urol* 2013; 31 (5): 1123 – 1128. PubMed PMID: 22311543. Epub 2012/02/09. Eng.

23. Crawford ED, Rove KO, Barqawi AB, Maroni PD, Werahera PN, Baer CA, et al. Clinical – pathologic correlation between transperineal mapping biopsies of the prostate and three – dimensional reconstruction of prostatectomy specimens. *Prostate* 2013; 73 (7): 778 – 787.

24. Barentsz JO, Richenberg J, Clements R, Choyke P, Verma S, Villeirs G, et al. ESUR prostate MR guidelines 2012. *Eur Radiol* 2012; 22 (4): 746 – 757.

25. Turkbey B, Mani H, Shah V, Rastinehad AR, Bernardo M, Pohida T, et al. Multiparametric 3T prostate magnetic resonance imaging to detect cancer: histopathological correlation using prostatectomy specimens processed in customized magnetic resonance imaging based molds. *J Urol* 2011; 186 (5): 1818 – 1824. PubMed PMID: 21944089. Epub 2011/09/29. eng.

26. Villers A, Puech P, Mouton D, Leroy X, Ballereau C, Lemaitre L. Dynamic contrast enhanced, pelvic phased array magnetic resonance imaging of localized prostate cancer for predicting tumor volume: correlation with radical prostatectomy findings. *J Urol* 2006; 176 (6): 2432 – 2437.

27. Puech P, Potiron E, Lemaitre L, Leroy X, Haber G – P, Crouzet S, et al. Dynamic contrast – enhanced – magnetic resonance imaging evaluation of intraprostatic prostate cancer: correlation with radical prostatectomy specimens. *Urology* 2009; 74 (5): 1094 – 1099.

28. Lemaitre L, Puech P, Poncelet E, Bouye S, Leroy X, Biserte J, et al. Dynamic contrast – enhanced MRI of anterior prostate cancer: morphometric assessment and correlation with radical prostatectomy findings. *Eur Radiol* 2009; 19 (2): 470 – 480.

29. Barentsz JO, Richenberg J, Clements R, Choyke

P, Verma S, Villeirs G, et al. ESUR prostate MR guidelines 2012. *Eur Radiol* 2012；22（4）：746 – 757. PubMed PMID：22322308. Pubmed Central PMCID：3297750.

30. Hoeks CM, Schouten MG, Bomers JG, Hoogendoorn SP, Hulsbergen – van de Kaa CA, Hambrock T, et al. Three – Tesla magnetic resonance – guided prostate biopsy in men with increased prostate – specific antigen and repeated, negative, random, systematic, transrectal ultrasound biopsies：detection of clinically significant prostate cancers. *Eur Urol* 2012；62（5）：902 – 909. PubMed PMID：22325447. Epub 2012/02/14. Eng.

31. Pinto F, Totaro A, Calarco A, Sacco E, Volpe A, Racioppi M, et al. Imaging in prostate cancer diagnosis：present role and future perspectives. *Urol Int* 2011；86（4）：373 – 382. PubMed PMID：21372554. Epub 2011/03/05. eng.

32. Pinto PA, Chung PH, Rastinehad AR, Baccala AA, Jr., Kruecker J, Benjamin CJ, et al. Magnetic resonance imaging/ultrasound fusion guided prostate biopsy improves cancer detection following transrectal ultrasound biopsy and correlates with multiparametric magnetic resonance imaging. *J Urol* 2011；186（4）：1281 – 1285. PubMed PMID：21849184. Pubmed Central PMCID：3193933. Epub 2011/08/19. eng.

33. Chang JH, Lim Joon D, Lee ST, Hiew CY, Esler S, Gong SJ, et al. Diffusion – weighted MRI, C – choline PET and F – fluorodeoxyglucose PET for predicting the Gleason score in prostate carcinoma. *Eur Radiol* 2014；24（3）：715 – 722. PubMed PMID：24192979.

34. Beheshti M, Vali R, Waldenberger P, Fitz F, Nader M, Loidl W, et al. Detection of bone metastases in patients with prostate cancer by 18F fluorocholine and 18F fluoride PET – CT：a comparative study. *Eur J Nucl Med Mol Imaging* 2008；35（18465129）：1766 – 1774.

35. Beheshti M, Vali R, Waldenberger P, Fitz F, Nader M, Hammer J, et al. The use of F – 18 choline PET in the assessment of bone metastases in prostate cancer：correlation with morphological

changes on CT. *Mol Imaging Biol* 2009；11（19326171）：446 – 454.

36. Beheshti M, Imamovic L, Broinger G, Vali R, Waldenberger P, Stoiber F, et al. 18F choline PET/CT in the preoperative staging of prostate cancer in patients with intermediate or high risk of extracapsular disease：a prospective study of 130 patients. *Radiology* 2010；254（20177103）：925 – 933.

37. Eggener SE, Scardino PT, Carroll PR, Zelefsky MJ, Sartor O, Hricak H, et al. Focal therapy for localized prostate cancer：a critical appraisal of rationale and modalities. *J Urol* 2007；178（6）：2260 – 2267.

38. D'Amico AV, Chen MH, Catalona WJ, Sun L, Roehl KA, Moul JW. Prostate cancer – specific mortality after radical prostatectomy or external beam radiation therapy in men with 1 or more high – risk factors. *Cancer* 2007；110（1）：56 – 61. PubMed PMID：17530618.

39. Humphrey PA. Complete histologic serial sectioning of a prostate gland with adenocarcinoma. *Am J Surg Pathol* 1993；17（5）：468 – 472.

40. Karavitakis M, Ahmed HU, Abel PD, Hazell S, Winkler MH. Anatomically versus biologically unifocal prostate cancer：a pathological evaluation in the context of focal therapy. *Ther Adv Urol* 2012；4（4）：155 – 160.

41. Ward JF, Jones JS. Focal cryotherapy for localized prostate cancer：a report from the national Cryo On – Line Database（COLD）Registry. *BJU Int* 2012；109（11）：1648 – 1654.

42. Bott SRJ, Ahmed HU, Hindley RG, Abdul – Rahman A, Freeman A, Emberton M. The index lesion and focal therapy：an analysis of the pathological characteristics of prostate cancer. *BJU Int* 2010；106（11）：1607 – 1611.

43. Mazzucchelli R, Scarpelli M, Cheng L, Lopez – Beltran A, Galosi AB, Kirkali Z, et al. Pathology of prostate cancer and focal therapy（'male lumpectomy'）. *Anticancer Res* 2009；29（12）：5155 – 5161.

44. Stamey TA, Freiha FS, McNeal JE, Redwine EA, Whittemore AS, Schmid HP. Localized prostate

cancer. Relationship of tumor volume to clinical significance for treatment of prostate cancer. *Cancer* 1993; 71 (3 Suppl): 933 – 938.

45. Epstein JI, Walsh PC, Carmichael M, Brendler CB. Pathologic and clinical findings to predict tumor extent of nonpalpable (stage T1c) prostate cancer. *JAMA* 1994; 271 (5): 368 – 374.

46. Algaba F, Montironi R. Impact of prostate cancer multifocality on its biology and treatment. *J Endourol* 2010; 24 (5): 799 – 804.

47. Ahmed HU. The index lesion and the origin of prostate cancer. *N Engl J Med* 2009; 361 (17): 1704 – 1706.

48. Lin D, Bayani J, Wang Y, Sadar MD, Yoshimoto M, Gout PW, et al. Development of metastatic and non – metastatic tumor lines from a patient's prostate cancer specimen – identification of a small subpopulation with metastatic potential in the primary tumor. *Prostate* 2010; 70 (15): 1636 – 1644.

49. Wise AM, Stamey TA, McNeal JE, Clayton JL. Morphologic and clinical significance of multifocal prostate cancers in radical prostatectomy specimens. *Urology* 2002; 60 (2): 264 – 269.

50. Wolters T, Roobol MJ, van Leeuwen PJ, van den Bergh RCN, Hoedemaeker RF, van Leenders GJLH, et al. A critical analysis of the tumor volume threshold for clinically insignificant prostate cancer using a data set of a randomized screening trial. *J Urol* 2011; 185 (1): 121 – 125.

51. Grasso CS, Wu Y – M, Robinson DR, Cao X, Dhanasekaran SM, Khan AP, et al. The mutational landscape of lethal castration – resistant prostate cancer. *Nature* 2012; 487 (7406): 239 – 243.

52. Ganz PA, Barry JM, Burke W, Col NF, Corso PS, Dodson E, et al. NIH State – of – the – Science Conference Statement: Role of active surveillance in the management of men with localized prostate cancer. *NIH Consens State Sci Statements* 2011; 28 (1): 1 – 27.

53. Piersanti M, Ezzat S, Asa SL. Controversies in papillary microcarcinoma of the thyroid. *Endocr Pathol* 2003; 14 (3): 183 – 191.

54. Allegra CJ, Aberle DR, Ganschow P, Hahn SM, Lee CN, Millon – Underwood S, et al. National Institutes of Health State – of – the – Science Conference statement: diagnosis and management of ductal carcinoma in situ September 22 – 24, 2009. *J Natl Cancer Inst* 2010; 102 (3): 161 – 169.

55. Graversen JA, Mues AC, Perez – Lanzac de Lorca A, Landman J. Active surveillance of renal cortical neoplasms: a contemporary review. *Postgrad Med* 2011; 123 (1): 105 – 113.

56. Kasivisvanathan V, Emberton M, Ahmed HU. Focal therapy for prostate cancer: rationale and treatment opportunities. *Clin Oncol (R Coll Radiol)* 2013; 25 (8): 461 – 473.

57. Nevoux P, Ouzzane A, Ahmed HU, Emberton M, Montironi R, Presti JC, et al. Quantitative tissue analyses of prostate cancer foci in an unselected cystoprostatectomy series. *BJU Int* 2012; 110 (4): 517 – 523.

58. Catto JWF, Robinson MC, Albertsen PC, Goepel JR, Abbod MF, Linkens DA, et al. Suitability of PSA – detected localised prostate cancers for focal therapy: experience from the ProtecT study. *Br J Cancer* 2011; 105 (7): 931 – 937.

59. Mouraviev V, Villers A, Bostwick DG, Wheeler TM, Montironi R, Polascik TJ. Understanding the pathological features of focality, grade and tumour volume of early – stage prostate cancer as a foundation for parenchyma – sparing prostate cancer therapies: active surveillance and focal targeted therapy. *BJU Int* 2011; 108 (7): 1074 – 1085.

60. Masterson TA, Cheng L, Koch MO. Pathological characterization of unifocal prostate cancers in whole – mount radical prostatectomy specimens. *BJU Int* 2011; 107 (10): 1587 – 1591.

61. Polascik TJ, Mayes JM, Schroeck FR, Sun L, Madden JF, Moul JW, et al. Patient selection for hemiablative focal therapy of prostate cancer: variables predictive of tumor unilaterality based upon radical prostatectomy. *Cancer* 2009; 115 (10): 2104 – 2110.

62. Montorsi F, Wilson TG, Rosen RC, Ahlering TE, Artibani W, Carroll PR, et al. Best practices in

robot – assisted radical prostatectomy: recommendations of the Pasadena Consensus Panel. *Eur Urol* 2012; 62 (3): 368 – 381.

63. Eisenberg ML, Shinohara K. Partial salvage cryoablation of the prostate for recurrent prostate cancer after radiotherapy failure. *Urology* 2008; 72 (6): 1315 – 1318.

64. Pucar D, Shukla – Dave A, Hricak H, Moskowitz CS, Kuroiwa K, Olgac S, et al. Prostate cancer: correlation of MR imaging and MR spectroscopy with pathologic findings after radiation therapy – initial experience. *Radiology* 2005; 236 (2): 545 – 553.

65. Cellini N, Morganti AG, Mattiucci GC, Valentini V, Leone M, Luzi S, et al. Analysis of intraprostatic failures in patients treated with hormonal therapy and radiotherapy: implications for conformal therapy planning. *Int J Radiat Oncol Biol Phys* 2002; 53 (3): 595 – 599.

66. Arrayeh E, Westphalen AC, Kurhanewicz J, Roach M, Jung AJ, Carroll PR, et al. Does local recurrence of prostate cancer after radiation therapy occur at the site of primary tumor? Results of a longitudinal MRI and MRSI study. *Int J Radiat Oncol Biol Phys* 2012; 82 (5): 787 – 793.

67. Rouviere O, Lyonnet D, Raudrant A, Colin – Pangaud C, Chapelon JY, Bouvier R, et al. MRI appearance of prostate following transrectal HIFU ablation of localized cancer. *Eur Urol* 2001; 40 (3): 265 – 274.

68. Rouviere O, Glas L, Girouin N, Mege – Lechevallier F, Gelet A, Dantony E, et al. Prostate cancer ablation with transrectal high – intensity focused ultrasound: assessment of tissue destruction with contrast – enhanced US. *Radiology* 2011; 259 (2): 583 – 591.

69. Rouviere O, Girouin N, Glas L, Ben Cheikh A, Gelet A, Mege – Lechevallier F, et al. Prostate cancer transrectal HIFU ablation: detection of local recurrences using T2 – weighted and dynamic contrast – enhanced MRI. *Eur Radiol* 2010; 20 (1): 48 – 55.

70. Fischer T, Thomas A, Tardy I, Schneider M, Hunigen H, Custodis P, et al. Vascular endothe-lial growth factor receptor 2 – specific microbubbles for molecular ultrasound detection of prostate cancer in a rat model. *Investig Radiol* 2010; 45 (20733504): 675 – 684.

71. Pochon S, Tardy I, Bussat P, Bettinger T, Brochot J, von Wronski M, et al. BR55: a lipopeptide – based VEGFR2 – targeted ultrasound contrast agent for molecular imaging of angiogenesis. *Invest Radiol* 2010; 45 (20027118): 89 – 95.

72. Eggener S, Salomon G, Scardino PT, De la Rosette J, Polascik TJ, Brewster S. Focal therapy for prostate cancer: possibilities and limitations. *Eur Urol* 2010; 58 (20378241): 57 – 64.

73. Gangi A, Tsoumakidou G, Abdelli O, Buy X, de Mathelin M, Jacqmin D, et al. Percutaneous MR – guided cryoablation of prostate cancer: initial experience. *Eur Radiol* 2012; 22 (8): 1829 – 1835. PubMed PMID: 22752525.

74. Cornelis F, Grenier N, Moonen CT, Quesson B. In vivo characterization of tissue thermal properties of the kidney during local hyperthermia induced by MR – guided high – intensity focused ultrasound. *NMR Biomed* 2011; 24 (7): 799 – 806. PubMed PMID: 21834004.

75. Bomers JG, Yakar D, Overduin CG, Sedelaar JP, Vergunst H, Barentsz JO, et al. MR imaging – guided focal cryoablation in patients with recurrent prostate cancer. *Radiology* 2013; 268 (2): 451 – 460. PubMed PMID: 23525206.

76. Cornelis F, Havez M, Le Bras Y, Descat E, Richaud P, Grenier N. Salvage CT – guided transgluteal cryoablation for locally recurrent prostate cancer: initial experiences. *J Vasc Interv Radiol* 2013; 24 (5): 685 – 689. PubMed PMID: 23622040.

77. Ryan ER, Sofocleous CT, Schoder H, Carrasquillo JA, Nehmeh S, Larson SM, et al. Split – dose technique for FDG PET/CT – guided percutaneous ablation: a method to facilitate lesion targeting and to provide immediate assessment of treatment effectiveness. *Radiology* 2013; 268 (1): 288 – 295. PubMed PMID: 23564714. Pubmed Central PMCID: 3689447.

78. Detti B, Scoccianti S, Franceschini D, Cipressi S,

Cassani S, Villari D, et al. Predictive factors of [18F] – choline PET/CT in 170 patients with increasing PSA after primary radical treatment. *J Cancer Res Clin Oncol* 2013; 139 (3): 521 – 528. PubMed PMID: 23183655.

79. Bundschuh RA, Wendl CM, Weirich G, Eiber M, Souvatzoglou M, Treiber U, et al. Tumour volume delineation in prostate cancer assessed by [11C] choline PET/CT: validation with surgical specimens. *Eur J Nucl Med Mol Imaging* 2013; 40 (6): 824 – 831. PubMed PMID: 23389430.

80. Sapareto SA, Dewey WC. Thermal dose determination in cancer therapy. *Int J Radiat Oncol Biol Phys* 1984; 10 (6): 787 – 800. PubMed PMID: 6547421. Epub 1984/06/01. eng.

81. Susani M, Madersbacher S, Kratzik C, Vingers L, Marberger M. Morphology of tissue destruction induced by focused ultrasound. *Eur Urol* 1993; 23 Suppl 1: 34 – 38. PubMed PMID: 8513832.

82. Crouzet SM, Kirchner H, Thorpe SJ. Fast saccades toward faces: face detection in just 100 ms. *J Vision* 2010; 10 (4): 1 – 7. PubMed PMID: 20465335.

83. Stride EP, Coussios CC. Cavitation and contrast: the use of bubbles in ultrasound imaging and therapy. Proceedings of theInstitution of Mechanical Engineers Part H. *J Eng Med* 2010; 224 (2): 171 – 191. PubMed PMID: 20349814.

84. Muto S, Yoshii T, Saito K, Kamiyama Y, Ide H, Horie S. Focal therapy with high – intensity – focused ultrasound in the treatment of localized prostate cancer. *Jpn J Clin Oncol* 2008; 38 (3): 192 – 199.

85. Bahn DK, Silverman P, Lee F, Badalament R, Bahn ED, Rewcastle JC. Focal prostate cryoablation: initial results show cancer control and potency preservation. *J Endourol* 2006; 20 (16999628): 688 – 692.

86. Gonder MJ, Soanes WA, Shulman S. Cryosurgical treatment of the prostate. *Invest Urol* 1966; 3 (4): 372 – 378. PubMed PMID: 4160242. Epub 1966/01/01. eng.

87. Onik G, Vaughan D, Lotenfoe R, Dineen M, Brady J. The "male lumpectomy": focal therapy for prostate cancer using cryoablation results in 48 patients with at least 2 – year follow – up. *Urol Oncol* 2008; 26 (18774463): 500 – 505.

88. El Hayek OR, Alfer W, Jr., Reggio E, Pompeo AC, Arap S, Srougi M. Percutaneous prostate cryoablation as treatment for high – risk prostate cancer. *Clinics (Sao Paulo)* 2007; 62 (2): 109 – 112. PubMed PMID: 17505693. Epub 2007/05/17. eng.

89. Mouraviev V, Spiess PE, Jones JS. Salvage cryoablation for locally recurrent prostate cancer following primary radiotherapy. *EurUrol* 2012; 61 (6): 1204 – 1211. PubMed PMID: 22421081. Epub 2012/03/17. eng.

90. Erinjeri JP, Clark TW. Cryoablation: mechanism of action and devices. *J Vasc Interv Radiol* 2010; 21 (8 Suppl): S187 – S91. PubMed PMID: 20656228.

91. Wang J, Sefah K, Altman MB, Chen T, You M, Zhao Z, et al. Aptamer – conjugated nanorods for targeted photothermal therapy of prostate cancer stem cells. *Chemistry* 2013; 8 (10): 2417 – 2422. PubMed PMID: 23757285.

92. Gobin AM, Moon JJ, West JL. EphrinA I – targeted nanoshells for photothermal ablation of prostate cancer cells. *Int J Nanomedicine* 2008; 3 (3): 351 – 358. PubMed PMID: 18990944. Pubmed Central PMCID: 2626934.

93. Chen YY, Hossack T, Woo H. Long – term results of bipolar radiofrequency needle ablation of the prostate for lower urinary tract symptoms. *J Endourol* 2011; 25 (5): 837 – 840. PubMed PMID: 21476862.

94. Jindal G, Friedman M, Locklin J, Wood BJ. Palliative radiofrequency ablation for recurrent prostate cancer. *Cardiovasc Interv Radiol* 2006; 29 (3): 482 – 485. PubMed PMID: 16010507. Pubmed Central PMCID: 2386884.

95. Onik G, Mikus P, Rubinsky B. Irreversible electroporation: implications for prostate ablation. *Technol Cancer Res Treat* 2007; 6 (4): 295 – 300. PubMed PMID: 17668936.

96. Bower M, Sherwood L, Li Y, Martin R. Irreversible electroporation of the pancreas: definitive local

therapy without systemic effects. *J Surg Oncol* 2011；104（1）：22 – 28. PubMed PMID：21360714.

97. Tian Y, Leung W, Yue K, Mak N. Cell death induced by MPPa – PDT in prostate carcinoma in vitro and in vivo. *Biochem Biophys Res Commun* 2006；348（2）：413 – 420. PubMed PMID：16889752.

98. Liang X, Wang KK, Zhu TC. Feasibility of interstitial diffuse optical tomography using cylindrical diffusing fibers for prostate PDT. *Phys Med Biol* 2013；58（10）：3461 – 3480. PubMed PMID：23629149. Pubmed Central PMCID：3759155.

99. Song DY, DeWeese TL. Can PSA nadir predict prostate cancer outcomes following radiotherapy? *Nat Clin Pract Urol* 2006；3（9）：464 – 465. PubMed PMID：16964182.

100. Crouzet S, Chapelon JY, Rouviere O, Mege – Lechevallier F, Colombel M, Tonoli – Catez H, et al. Whole – gland ablation of localized prostate cancer with high – intensity focused ultrasound：oncologic outcomes and morbidity in 1002 patients. *Eur Urol* 2014；65（5）：907 – 914. PubMed PMID：23669165.

101. Roach M, Hanks G, Thames H, Schellhammer P, Shipley WU, Sokol GH, et al. Defining biochemical failure following radiotherapy with or without hormonal therapy in men with clinically localized prostate cancer：recommendations of the RTOG – ASTRO Phoenix Consensus Conference. *Int J Radiat Oncol Biol Phys* 2006；65（4）：965 – 974.

102. Ganzer R, Robertson CN, Ward JF, Brown SCW, Conti GN, Murat FJ, et al. Correlation of prostate – specific antigen nadir and biochemical failure after high – intensity focused ultrasound of localized prostate cancer based on the Stuttgart failure criteria – analysis from the @ – Registry. *BJU Int* 2011；108（8）：196 – 201.

103. Nguyen PL, Chen M – H, D'Amico AV, Tempany CM, Steele GS, Albert M, et al. Magnetic resonance image – guided salvage brachytherapy after radiation in select men who initially presented with favorable – risk prostate cancer：a pro-

spective phase 2 study. *Cancer* 2007；110（7）：1485 – 1492.

104. Goldberg SN, Grassi CJ, Cardella JF, Charboneau JW, Dodd GD, 3rd, Dupuy DE, et al. Image – guided tumor ablation：standardization of terminology and reporting criteria. *J Vasc Interv Radiol JVIR.* 2009；20（7 Suppl）：S377 – S390. PubMed PMID：19560026.

105. Robertson NL, Moore CM, Ambler G, Bott SR, Freeman A, Gambarota G, et al. MAPPED study design：a 6 month randomised controlled study to evaluate the effect of dutasteride on prostate cancer volume using magnetic resonance imaging. *Contemp Clin Trials* 2013；34（1）：80 – 89. PubMed PMID：23085153.

106. Barret E, Ahallal Y, Sanchez – Salas R, Galiano M, Cosset J – M, Validire P, et al. Morbidity of focal therapy in the treatment of localized prostate cancer. *Eur Urol* 2013；63（4）：618 – 622.

107. Lindner U, Trachtenberg J, Lawrentschuk N. Focal therapy in prostate cancer：modalities, findings and future considerations. *Nat Rev Urol* 2010；7（10）：562 – 571.

108. El Fegoun AB, Barret E, Prapotnich D, Soon S, Cathelineau X, Rozet F, et al. Focal therapy with high – intensity focused ultrasound for prostate cancer in the elderly. A feasibility study with 10 years follow – up. *Int Braz J Urol* 2011；37（2）：213 – 219.

109. Ahmed HU, Freeman A, Kirkham A, Sahu M, Scott R, Allen C, et al. Focal therapy for localized prostate cancer：a phase I/IItrial. *J Urol* 2011；185（4）：1246 – 1254.

110. Rabbani F, Yunis LH, Pinochet R, Nogueira L, Vora KC, Eastham JA, et al. Comprehensive standardized report of complications of retropubic and laparoscopic radical prostatectomy. *Eur Urol* 2010；57（3）：371 – 386.

111. Shariat SF, Raptidis G, Masatoschi M, Bergamaschi F, Slawin KM. Pilot study of radiofrequency interstitial tumor ablation（RITA）for the treatment of radio – recurrent prostate cancer. *Prostate* 2005；65（3）：260 – 267.

112. Bahn D, de Castro Abreu AL, Gill IS, Hung AJ,

Silverman P, Gross ME, et al. Focal cryotherapy for clinically unilateral, low – intermediate risk prostate cancer in 73 men with a median follow – up of 3. 7 years. *Eur Urol* 2012; 62 (1): 55 – 63.

113. Moore CM, Nathan TR, Lees WR, Mosse CA, Freeman A, Emberton M, et al. Photodynamic therapy using meso tetra hydroxy phenyl chlorin (mTHPC) in early prostate cancer. *Lasers Surg Med* 2006; 38 (5): 356 – 363.

114. Ganzer R, Fritsche HM, Brandtner A, Brundl J, Koch D, Wieland WF, et al. Fourteen – year oncological and functional outcomes of high – intensity focused ultrasound in localized prostate cancer. *BJU Int* 2013; 112 (3): 322 – 329. PubMed PMID: 23356910.

115. Inoue Y, Goto K, Hayashi T, Hayashi M. Transrectal high – intensity focused ultrasound for treatment of localized prostate cancer. *Int J Urol* 2011; 18 (5): 358 – 362. PubMed PMID: 21449970.

116. Blana A, Rogenhofer S, Ganzer R, Lunz JC, Schostak M, Wieland WF, et al. Eight years' experience with high – intensity focused ultra- sonography for treatment of localized prostate cancer. *Urology* 2008; 72 (6): 1329 – 1333; discussion 33 – 34. PubMed PMID: 18829078.

117. Blana A, Murat FJ, Walter B, Thuroff S, Wieland WF, Chaussy C, et al. First analysis of the long – term results with transrectal HIFU in patients with localised prostate cancer. *Eur Urol* 2008; 53 (6): 1194 – 1201. PubMed PMID: 17997026.

118. Cheetham P, Truesdale M, Chaudhury S, Wenske S, Hruby GW, Katz A. Long – term cancer – specific and overall survival for men followed more than 10 years after primary and salvage cryoablation of the prostate. *J Endourol* 2010; 24 (7): 1123 – 1129. PubMed PMID: 20575687.

119. Onik G, Vaughan D, Lotenfoe R, Dineen M, Brady J. The "male lumpectomy": focal therapy for prostate cancer using cryoablation results in 48 patients with at least 2 – year follow – up. *Urol Oncol* 2008; 26 (5): 500 – 505.

120. Bahn DK, Lee F, Badalament R, Kumar A, Greski J, Chernick M. Targeted cryoablation of the prostate: 7 – year outcomes in the primary treatment of prostate cancer. *Urology* 2002; 60 (2 Suppl 1): 3 – 11. PubMed PMID: 12206842.

# 第 10 篇

# 肿瘤治疗的专用介入技术

# 血管通路：静脉和动脉途径

Thierry de Baère and Eric Desruennes

## 肝动脉端口

### 适应证

肝动脉灌注化疗（HAIC）是一种局部治疗方法，所以最常用于无肝外转移的肝癌患者或以肝病为主的患者[1,2]。此类治疗大多用作转移瘤的标准化静脉内（IV）治疗失败后的挽救治疗，即使使用静脉途径给药时无效的药物，经动脉灌注化疗仍然可取得疗效。由于 HAIC 的高效性，最近有一些报道和正在进行的研究将这种治疗方法作为一线治疗方案，称之为诱导疗法。其目的是尽可能早地将不可切除肿瘤患者的临床分期降至可切除标准[2]。事实已经证明，结直肠癌伴有肝转移灶（CRLM）患者的治疗有效率与手术切除率之间存在线性相关，因此也增加了治愈的机会[3]。这种专门针对肝的诱导性化疗的有效率与降低不可切除肿瘤患者的临床分期至可切除标准之间具有显著的相关性，这一结果显然更受肝脏疾病患者关注。此外，作为肝癌切除术后辅助治疗的 HAIC，已被证明也可提高患者的生存率[4]。

对于原发肿瘤（即肝细胞癌），由于经动脉化疗栓塞（TACE）具有较高疗效，故较少使用 HAIC。那些对 TACE 无应答者，或由于门静脉血栓或晚期肝功能不全不适合行 TACE 的患者可能适合行 HAIC[5,6]。

HAIC 在技术上比全身化疗更具技术挑战性，因为它需要在肝动脉内植入一个留置导管，该导管连接到皮下端口，用于反复进行 HAIC 治疗。目前 HAIC 的主要缺点是这种装置的植入需要开腹手术，另外，频繁出现的导管功能障碍也会导致治疗停止。例如，一项随机对照研究比较 290 例患者使用 5 - 氟尿嘧啶（5 - FU）进行 HAIC 与全身静脉化疗的疗效，HAIC 组 50 例（37%）患者未开始治疗，另有 39 例（29%）患者由于导管故障而在第 6 个疗程前不得不停止治疗。只有 33% 的患者接受了至少 6 个疗程的 HAIC，而静脉化疗途径组完成治疗相应比例为 78%[7]。HAIC 组接受的疗程中位数为 2（0~6），而静脉化疗组为 8.5（6~12）。此类问题可通过使用经皮导管植入技术和导管调整来解决。

### 原理

结直肠癌是西方国家中最常见的癌症，而这种癌症最常见的死因是肝转移。50% ~ 75% 的患者会在结直肠癌病程中出现肝转移。20% 出现在诊断时，30% ~50% 会在稍后出现。虽然手术是肝转移的最佳治疗方案，但仅有 20% 的患者有机会接受手术治疗，且接受手术治疗的患者中会有 70% 发生新的肝转移（CRLM）。因此，为了治疗肝转移瘤，化疗有很大的用武之地。尽管包括 5 - FU - 奥沙利铂和 5 - FU - 伊立替康在内的现代化疗方案的有效率很高，但仍有静脉用药无效者可从 HAIC 中受益，HAIC 被证明能够使那些对前述方案无反应者出现反应。

对于肿瘤局限于肝且不可手术切除的患者，经肝动脉直接给予化疗药物在理论上存在三个优势：首先，与全身输注相比，HA-

IC 递送到肿瘤的药物浓度更高。其次，HA-IC 利用了肝血管供应的 30% 来自肝动脉，70% 来自门静脉的事实。由于肝肿瘤几乎全部由动脉血流提供营养，注射到肝动脉的药物将优先到达肿瘤。最后，如果药物是通过肝吸收而被消除，那么与全身输注给药相比，预期会有较低的全身浓度，因此也就产生了较低的全身毒性。因此，HAIC 的主要优势是增加肿瘤沉积中的药物浓度，从而使应答率显著增加，许多肿瘤都表现出陡峭的剂量 - 应答曲线。这种动脉内途径的优点与肝的药物首过吸收成正比，而与药物的清除率成反比。因此，药物的选择至关重要。氟脲苷（FUDR）已被广泛用于 HAIC，因为它在肝内的首过吸收率超过 95%，肝内暴露量比全身灌注高 100～300 倍。与静脉灌注相比，吡柔比星经 HAIC 给药后肝内暴露量估计增加约 20 倍，5 - FU 暴露量增加 5～10 倍，顺铂增加 4～7 倍，丝裂霉素增加 6～8 倍，奥沙利铂约增加 4 倍，而多柔比星仅增加 2 倍。

所有使用 5 - FU 或 FUDR 的临床试验结果均显示 HAIC 的应答率优于静脉（IV）治疗。然而，只有少数临床试验显示其对生存有益[8,9]。静脉注射伊立替康和奥沙利铂曾被认为与动脉灌注 5 - FU 的反应率相当，因此 HAIC 或多或少都被弃用了。然而，最近一项法国多中心试验在静脉化疗失败患者进行这些新药的动脉灌注化疗，HAIC 每两周使用 100mg/m² 奥沙利铂，总反应率为 64%［95% CI 为 44%～81%］[10]。此外，包括 HAIC 和 IV 奥沙利铂和伊立替康在内的新药联合使用获得了高达 88% 的肿瘤反应率[11]。

这种治疗需要每两周进行一次注射，因此随后每个疗程都要重复建立外周动脉通路和进行肝动脉插管术，极不方便。因此，必须通过与动脉内导管连接的端口获得一个永久且容易操作的通路。在过去，需要开腹手术植入用于动脉内肝脏化疗的端口。最近，

一系列小型研究报道了腹腔镜手术方法[12]。过去曾使用经皮方法将导管置于肝动脉进行化疗，而随后的每次化疗都需要重复建立外周动脉通路和肝动脉插管[13]。而现在通过微创技术可以放置 HAIC 的导管/端口系统，而无需开放手术或重复置管。

## 技术

### 导管通路

导管通常通过腋动脉或股动脉导入[14-16]。仅有一个系列曾报道经过肋间动脉通路[17]。而腋动脉通路的描述要多于股动脉路径。将股动脉路径作为首选通路是因为腹腔干的起始部分通常向下，因此可以更容易地将导管插入肝动脉中，从而避免了使用股动脉通路时所遇到的锐角。腋动脉通路的缺点是其有着较高的总体和严重并发症发生率，包括高达 3% 需要置入支架（会诱导腋动脉血栓形成）治疗的动脉瘤[16]，以及 0.5%～1% 的卒中发生率[13,15]。动脉瘤是由于通过困难及人为压迫腋动脉造成，一些团队通过手术暴露和切断胸 - 肩峰动脉进入腋动脉来预防动脉瘤的发生[15]。卒中是由于位于左侧椎动脉起始处前方的导管诱导产生血栓，因为取出或更换此类导管非常危险，有些学者建议，尽可能通过股动脉通路进行操作[15]。使用股动脉插入导管端口在技术上更具挑战性，但由于血管内材料设计的改进，现在可以在绝大多数患者中实现。而且，即使通过腋动脉途径插入留置导管，股动脉通路也常要用于血管内血流重建。

### 动脉血流重建

由于 HAIC 需要通过单支动脉灌注整个肝脏，且仅需要灌注肝脏（图 28.1），所以插入留置导管前几乎都需要进行血流重建。首先，应在近端使用不锈钢弹簧圈栓塞所替代的肝动脉，通过血管结扎技术也可以达到此效果，以便通过单个导管灌注整个肝脏

（图 28.2）。其次，为了避免灌注药物流入肝外产生的毒性，应栓塞那些位于导管内灌注孔和肝脏之间未给肝脏供血而是给胃、十二指肠或胰腺供血的动脉。在临床实践中，胃十二指肠动脉和胃右动脉是较常见的需要血管内封闭的动脉，因为几乎不可能将导管的灌注孔放置在它们的下游位置。正如结果部分所讨论的，胃右动脉的阻塞是降低输注药物肝毒性的关键因素。

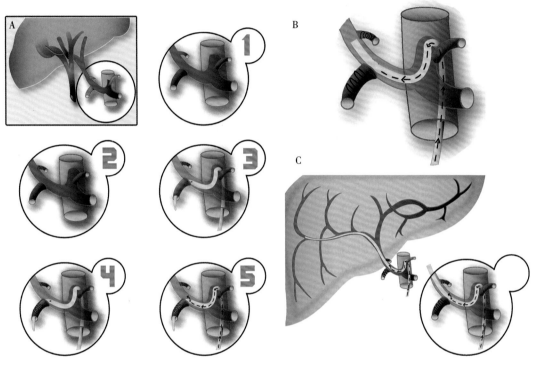

图 28.1　三种不同的导管置入技术示意图。（A）植入动脉内导管并将其远端置入胃十二指肠动脉所需步骤示意图。正常解剖（1），插入到胃右动脉的弹簧圈（2），留置导管置入且侧孔位于肝总动脉远端（3），导管周围胃十二指肠动脉内的弹簧圈（4），以及通过置入导管的化疗血流（5）。（B）弹簧圈栓塞胃十二指肠动脉和胃右动脉后正确植入到肝动脉内的自由浮动导管示意图。（C）弹簧圈栓塞胃十二指肠动脉和胃右动脉后从远端置入肝动脉周围分支的导管示意图。

正确完成胃右动脉栓塞可能是 HAIC 导管插入过程中最具技术挑战性的部分。首先，有时很难在肝动脉造影图上看到它；其次，它可能出现在肝总动脉和肝动脉左支远端间的任何地方。如果不能在肝动脉血管造影片上看到它的起源，通常有效的方法是进行胃左动脉的选择性血管造影。在大多数情况下，可以看到胃右动脉的逆行显影，这有助于确定胃右动脉在肝动脉上的起源部位（图 28.3）。有时，有可能进行胃左动脉的超选择性插管术，然后通过胃右动脉逆行导管插入来完成在其起源部位的弹簧圈栓塞（图 28.3）。未见过关于胆囊毒性的报告，因此没有必要系统性地堵塞供应胆囊的血管；然而，粗大的胆囊动脉应当栓塞。

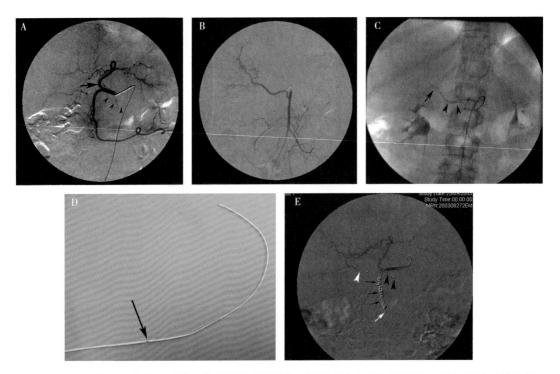

图 28.2　动脉内肝导管置入时的血管造影图以及胃十二指肠动脉内的远端显影。（A）肝中动脉注射造影剂后获得的血管造影图显示左肝（箭头所示）和胃十二指肠动脉的分支。可以隐约看到胃右动脉（箭头）。（B）在肠系膜上动脉注射后获得的血管造影显示肝右动脉。（C）用血管内闭塞装置（箭头）阻塞肝右动脉后，在肝动脉近端部分观察到造影剂（箭头）。（D）5F 的留置导管远端部分显示侧孔（箭头）。通过缩短导管，根据解剖结构为每个患者定制从侧孔到末端的距离。通常，侧孔距尖端 7～10cm。（E）胃右动脉已被弹簧圈（黑色箭头）阻塞，留置导管的尖端（白色箭头）已被置入胃十二指肠动脉，该动脉也被弹簧圈栓塞（黑色箭头）。在股骨置入端口中注入造影剂会使肝完全血管化，而且通过导管的侧孔可遮蔽肝动脉。注意通过肝门的侧支动脉通路，将肝右动脉血管化至闭塞装置的远端（白色箭头）。

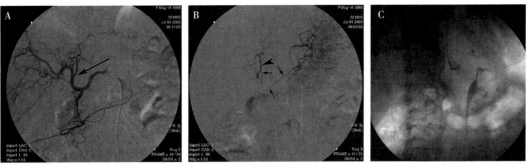

图 28.3　胃右动脉栓塞的逆向技术。（A）在肝中动脉注射后获得的血管造影图显示了通常的解剖结构，左、右分支至肝和胃十二指肠动脉。可以隐约看到胃右动脉（箭头）从肝动脉左支出现。该分支不能通过肝左动脉插管。（B）胃左动脉的注射显示来自胃小弯的所有动脉（箭头），而且胃右动脉反向汇入至肝动脉左支（箭头）。（C）从腹腔干中插入一根 0.018 英寸的导丝，通过胃左和胃右动脉，到达肝动脉的左分支，从而进行胃右动脉起源的栓塞。

## 导管定位

HAIC 导管可以置入并漂浮在肝动脉腔内，有发生移位的危险。可通过将导管深深地插入到胃十二指肠动脉来使导管尖端稳定，如果不能做到这一点，则可将其插入到肝动脉的远端分支，并将留置导管的侧孔置于肝动脉上游的首个分叉处。当导管尖端处于胃十二指肠动脉时，围绕导管送入弹簧圈和/或氰基丙烯酸酯胶，以固定导管和栓塞胃十二指肠动脉。导管内腔的远侧部分在侧孔和远侧孔之间，由于血液凝结，会在几分钟至几小时内自发闭塞。在实践中，在替代肝动脉和胃右动脉的初始血管造影和栓塞后，应使用微导管（2.4~2.8F）在远端网膜右动脉下方尽可能向远侧插入胃十二指肠动脉导管。然后放置一根 0.018 的硬质导丝，用于沿导丝插入输注导管，而其远端插入胃十二指肠动脉。输注导管在距离尖端 7~10cm 处有一个侧孔，而且其尖端从 5F 逐渐变细至 2.7F（ST-305C，B. Braun Medical，Center Valley，美国）。侧孔留置于肝总动脉末端部位，将用于化疗药物输注。然后，通过在对侧股动脉穿刺引入第二根导管，可在留置导管周围栓塞胃十二指肠动脉。

有意思的是，将一个微导管插入到留置导管中，穿过侧孔，向下进入胃十二指肠动脉，使用 0.018 弹簧圈也可将其栓塞。然后，根据其通路路径，将留置导管的近端部分经通道连接到放置在胸壁或骨盆上的端口。所谓导管维护，是在化疗结束后用肝素溶液冲洗（500IU/10ml），直至下一个疗程。常规每两个疗程进行血管造影监控或放射性核素监控，以检查导管的通畅度和灌注区域。

当不能插管 GDA 时，可以放置自由浮动的导管，将其远侧末端推入肝动脉的肝内部分，并将侧孔置于肝动脉上游 1~2cm 处肝动脉右侧和左侧分支中的第一分叉处。

## 禁忌证

肝动脉必须通畅并适合进行 HAIC，肝动脉闭塞或严重狭窄均是禁忌证。同样，由于腹腔干重度狭窄导致逆向血流，故也不允许放置端口导管。所选择的动脉入路（股动脉或腋动脉）必须是通畅的，而且没有任何狭窄或严重的动脉粥样硬化，以便在插入留置导管后能避免血栓形成。由于导管将被留置，为了避免感染，患者在放置导管之前不得有局部或全身感染。门脉系统的通畅不是强制性要求，但应该意识到，如果门静脉通路受损，留置导管可诱发肝动脉血栓形成，则存在肝坏死的风险。

## 结果

### 端口/导管置入

动脉插管技术的成功率非常高，几乎接近100%[15]。根据我们的经验，首次尝试通过股动脉途径的早期成功率为92%（48/52）。导管置入的总体成功率是98%（51/52），其中在 3 例患者中，有 2 例尝试两次穿刺股动脉后成功，1 例经锁骨下动脉穿刺[18]。自由漂浮导管的输液孔移位率非常高（高达50%），相比之下，导管尖端位于胃十二指肠动脉移位率14%（$P = 0.032$），位于肝动脉移位率0（$P = 0.024$），而后两者之间无统计学差异[18]。

一系列经皮导管置入术报道，在 6 个月、1 年和 2 年的通畅率分别是91%、81%和58%，可维持 3~102 个疗程（平均值35）的化疗[15]。一项比较经皮和手术放置导管的研究中，经皮组造成 HAIC 暂时或永久失效的导管相关并发症总体发生率为42.7%，手术组为7.1%[19]。但如果将经皮组的导管移位（35%）不予以考虑，那么两组的并发症发生率是没有区别的。事实上，如果将导管尖端放置于胃十二指肠动脉中而不是让其漂浮在肝动脉内，导管移位基本不会发生。在住院天数和镇痛药需求量方面，经皮组是（1.8 ± 0.7）天和（2 ± 0.9）剂，手术组为（8.2 ± 22）天和（9.7 ± 3.2）剂，经皮组明显低于手术组。在肝外灌注情况下，化疗药物引起的胃十二指肠毒性反应方面，经皮组发生率为 7.1%，低于手术组（17.8%）[19]。

在一项比较研究中，经皮导管置入的成功率为 97%（65/67），手术导管置入的成功率为 98%（58/59）[18]。107 例患者中，在最初的导管功能方面是没有差异的，经皮放置组为 4.80 个疗程，手术组为 4.82 个疗程。但经过修正后，经皮组的功能明显优于手术组（9.18 个疗程 vs 5.95 个疗程；$P = 0.004$）。这种二次通畅的优势是由于经皮置入端口比外科手术更容易修正。与导管并发症相关的 HAIC 停用率方面，经皮组为 21%，手术组为 34%[18]。

HAIC 最常见的并发症是肝外供血动脉灌注化疗药物导致的胃十二指肠溃疡，该情形发生于导管通向导管尖端位置以外的动脉。造成这种并发症的主要动脉是胃右动脉，需要竭尽所能地采取措施进行栓塞。事实上，栓塞胃右动脉后胃十二指肠溃疡的发生率显著低于未栓塞胃肠动脉的发生率 5%（$P = 0.019$）[18]。由于介入放射科医生的学习曲线，胃右动脉栓塞的成功率有了明显提高，从最初的 23 例患者的 17%，上升到最后的 66%（16/24）（$n = 16$）（$P = 0.0006$）[18]。胆囊动脉栓塞不是强制性的，因为在三个系列研究中均没有报道胆囊炎，包括 153 例经皮置入导管/端口的患者（含 8 例胆囊切除的患者在内）[14,16,19]。肝动脉血栓形成罕见，似乎与留置导管的大小有关，即当大于 5F 的导管置入肝动脉时发生过。据报道，端口感染和股动脉血栓形成发生率不到 2%。

介入放射科医生在处理手术放置的肝动脉端口的故障中起着重要作用，在解剖变异或肝外灌注在外科手术中不可见的情况下，以及导管血栓或肝动脉狭窄、夹层或闭塞时[20]，有经验的医生能很有效地恢复完整的肝灌注。另一方面，介入放射学和血管内操作在肝动脉血栓形成或夹层中通常没什么效果[20]。

## 化疗

5 - FU 和 5 - 氟 - 2' - 脱氧脲苷（FUDR，在肝中转化为 5 - FU 的嘧啶抗代谢物）是用于 HAIC 的两种首选药物。它们的使用得到了药理学结果的支持，该结果表明 5 - FU 的肝吸收率为 19% ~ 51%，FUDR 的肝吸收率为 94% ~ 99%。这一特性会使 HAIC 后的全身药物水平低于静脉注射后的系统性药物水平（5 - FU 为 60%，FUDR 为 25%）[21]。与全身给药相比，奥沙利铂通过动脉内途径给药具有显著的药代动力学优势，与健康肝组织中观察到的药物浓度相比，肿瘤中药物浓度增加 4.3 倍[22]。

HAIC 的这些药理学优势使反应率显著增加。7 项随机研究比较了肝动脉灌注 FUDR 与静脉 5 - FU、FUDR 化疗，静脉 5 - FU 联合亚叶酸（即 CRLM 的标准治疗方案）的疗效。所有这些试验均证实 HAIC 的反应率（分别为 42% ~ 62% vs 10% ~ 21%）均较满意，但只有两项试验证实了 HAIC 的生存获益[23,24]。随后进行了两项重要的合作研究，却提供了相互矛盾的结果[9,25]。Kemeny 等[9]报道 HAIC 相比静脉化疗生存期显著改善（24.4 个月 vs 20 个月），但肝外进展时间缩短（7.7 个月 vs 14.8 个月）。

现代静脉化疗方案（将静脉 5 - FU 与草酸铂、伊立替康或两者联合使用）与含有 5 - FU 或 FUDR 的 HAIC 后观察到的疗效相似。事实上，用 FOLFOX 或 FOLFIRI 报道的有效率为 40% ~ 45%，FOLFOXIRI 方案的有效率高达 66%，FOLFOX 或 FOLFIRI 的总生存期为 17 ~ 20 个月，FOLFOXIRI 为 23 个月。这些研究结果对使用动脉内途径获益的主张构成了挑战，尤其是单独使用 HAIC 对于隐匿性肝外转移可能效疗较差。因此，将静脉化疗用新药（伊立替康、奥沙利铂、贝伐单抗和西妥昔单抗）引入 HAIC 方案中，或作为肝动脉灌注给药或与 HAIC – FUDR 联合给药。HAI 奥沙利铂联合静脉 5 – FU 化疗证明，在 39 例可评估患者中，总反应率为 62%，其中分别有 17 例、12 例和 12 例患者对既往全身化疗 FOL-FIRI，FOLFOX 和两者联合用药无效[1]。在本研究报道中，在 18% 的不可手术切除 CRLM，有 2% 行射频消融后可行进一步的 R0 外科切除。包含肝动脉灌注 FUDR 加静脉奥沙利铂和伊立替康化疗的三重组合方案可获得高达 90% 的肿瘤反应率[11]。

最近，49 例不能手术切除的 CRLM 患者（53% 先前接受过化疗）被纳入 HAI 氟尿苷和地塞米松联合奥沙利铂和伊立替康全身化疗的 I 期方案[2]。在本研究中，73% 患者中有超过 5 处 CRLM，98% 患有胆道疾病，86% 患者至少有 6 个节段受累。49 例患者中 92% 有完全（8%）或部分（84%）的反应，47%（23/49）受累患者进行了手术切除。对于未接受过化疗的患者和之前接受过治疗的患者，从 HAI 治疗开始时计算的中位生存期分别为 50.8 个月和 35 个月。

我们研究中心使用 HAIC 奥沙利铂（$100mg/m^2$，2 小时内）和静脉滴注 5 – FU – 亚叶酸（LV $400mg/m^2$，2 小时内；FU $400mg/m^2$ 2 小时内滴注，然后 46 小时内 $2400mg/m^2$；西妥昔单抗 $400mg/m^2$，然后每周 $250mg/m^2$，或每 2 周 $500mg/m^2$）作为一线方案，治疗 36 例广泛且不可切除 CRLM 患者（86% ≥4 LM；91% 为双叶 LM）[26]。总体反应率为 90%（95% CI，70～99），疾病控制率为 100%（95% CI，84～100）。48% 的患者分期下降至 R0 切除和 / 或射频消融。中位随访时间 11 个月，中位无进展生存期为 20 个月（未得出中位总生存期；12 个月和 18 个月总生存率为 100%）。

HAIC 在辅助治疗中效果显著，其中 98 例患者中有 44 例接受术后奥沙利铂 HAIC 联合全身 5 – FU 化疗，54 例（55%）根治性切除患者（其中至少有 4 处 CRLM）术后接受了辅助性 HAIC 治疗[27]。每例患者接受 HAIC 治疗的中位治疗周期为 7 个（范围，1～12）。29 例患者（66%）接受至少 6 个周期的奥沙利铂 HAIC 治疗，22 例患者（50%）接受了完整的治疗计划。其余 22 例患者（50%）分别由于毒副反应（$n = 8$）、HAIC 导管功能障碍（$n = 6$）、早期复发（$n = 6$）和患者拒绝（$n = 2$），没有完成治疗。虽然两组在年龄、性别和治疗前分期相似，但 HAIC 组 3 年总生存率略高（75% vs 62%，$P = 0.17$），HAIC 组的 3 年无淋巴细胞存活率显著高于 IV 组（33% vs 5%，$P < 0.0001$）。在多变量分析中，辅助 HAIC 和 R0 切除边缘状态是无病生存期延长的独立预测因素。

HAIC 在辅助治疗中获得的益处已在 287 例结直肠癌肝转移患者的前瞻性研究中得到了证实，这些患者在根治性切除结直肠肝转移瘤后被随机分配接受 2 个周期的 HAIC 加上 4 个周期的全身化疗或单独 6 个周期的全身化疗[28]。HAIC 和全身化疗方案包括第 1 天输注 2 小时奥沙利铂（$85mg/m^2$），第 2 天和第 3 天输注亚叶酸钙 $200mg/m^2$ 和 5 – FU $2400mg/m^2$。接受 HAIC 治疗的患者在 3 年无病生存率（75.00% vs 63.27%；$P = 0.0035$）、总生存率（84.29% vs 65.31%；$P = 0.0006$）和无肝转移生存率（80.00% vs 69.39%；$P = 0.0451$）方面均明显获益。

得益于经皮端口 – 导管置入的技术突破，HAIC 疗效有了一定提高，目前 HAIC 已被推荐用于疾病的早期阶段及临界手术切除标准的患者当中。目前肝动脉灌注用的药物与静脉化疗用药物相同，其中有些药物可能更适合用于 HAIC，因此需要开发和研究该领域的药物。一些临床前研究表明，在大鼠 CRLM 模型中 HAIC 注射血管内皮生长因子或内皮生长因子抑制剂有效：当单独使用奥沙利铂不能抑制肿瘤生长时，使用西妥昔单抗或贝伐单抗的 HAIC 可显著减少肿瘤组织（$P < 0.05$）。此外，西妥昔单抗和贝伐单抗联合奥沙利铂的 HAIC 可使更多肿瘤生长受抑制[29]。这种 HAI 靶向治疗可能很快会在临床进行研究。

## 静脉导管和端口

外部中央静脉导管和完全置入式中心静脉端口系统被广泛用于静脉通路，以提高接受细胞毒素治疗、抗感染化疗或长期肠外营养通路的稳定性。完全置入式静脉端口系统与外部导管相比具有的优点包括可靠的静脉通路、低感染率、无需维护，以及对诸如沐浴和运动等活动的限制较少。端口通常由外科医生、麻醉医生或放射科医生配合置入。

### 概述

这些设备包括一个由钛或塑料制成的端口，带有自动密封隔膜（可通过经皮针刺穿），以及不透射线导管，通常由耐受良好的长期使用材料硅树脂或聚氨酯制成。大多数端口为单腔，但也有其他两腔的用于单独输注不兼容的药物的端口。导管和端口之间的连接可以在制造期间被接好，或在置入时再接在一起。大多数端口现已经被验证可用于高压注射造影剂，最大压力为 300 psi，相当于流速高达 5ml/s[30]。

### 适应证

端口置入的主要适应证是用于实体瘤和长期抗生素化疗（如囊性纤维化）的细胞毒性化疗，而外部导管主要用于血液疾病和长期胃肠外营养。如果采样后能对端口进行细致冲洗，就可以从端口进行血液采样。

### 术前评估

血小板计数应 $> 50 \times 10^9/L$[3]，白细胞计数 $> 1 \times 10^9/L$[3]，国际标准化比值 $< 1.5$。术前不一定必须摄 X 线胸片，但 X 线检查对肺癌、淋巴瘤和耳鼻咽喉（ENT）肿瘤病例有用。当怀疑纵隔浸润、压迫或血栓形成时，胸部 CT 扫描是必要的，以确认没有上腔静脉闭塞或部分血栓形成。

应将维生素 K 拮抗剂用低分子量肝素（LMWH）替代。术前一天应将 LMWH 减量，手术当天早晨不能用 LMWH。应在术前 2 天停用皮下注射依达肝素和新型口服抗凝剂（利伐沙班、达比加群、阿哌沙班），肾衰竭患者停用的时间要更早。如果可能的话，应停止抗血小板治疗，并在植入前 5 天用低剂量阿司匹林替代，但近期做过冠状动脉或动脉支架置入的患者除外。没有必要停用阿司匹林或非类固醇抗感染药物。

### 通路

超声成像和实时指导是端口置入的标准流程[31]。在我们的机构中，每年在超声引导下植入 2000 个留置导管和端口。中心静脉通路的分布如下：30% 进入颈内静脉，50% 通过锁骨上入路进入头臂静脉，15% 通过锁骨下入路进入腋窝或锁骨下静脉，5% 进入股静脉。

最早被报道的是经皮锁骨下通路。由于存在可靠的解剖标志，尤其是骨性标志，所以进入锁骨下静脉通常容易且快速。也可以通过锁骨内或锁骨上入路。当使用解剖标志时，气胸的发生率并没有减少（1% ~ 5%），锁骨与第一肋骨之间的压缩（夹闭综合征）是通过锁骨下入路插入长期导管的可能风险。1% 的病例发生导管夹闭综合征，并可能导致导管断裂（图 28.4）和心腔或肺动脉中出现碎片栓塞[32,33]。从以上结果看来，使用解剖标志的锁骨下入路并不是长期中心静脉导管的最佳通路，而应该采用超声引导下腋窝/锁骨下静脉的锁骨下通路（图 28.5），或超声引导下的头臂静脉的锁骨上通路（图 28.6）来代替。

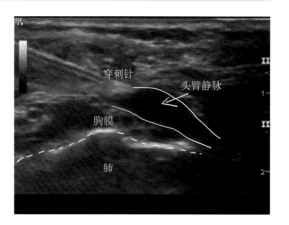

图 28.6 3 岁婴儿头臂静脉超声引导下锁骨上通路。

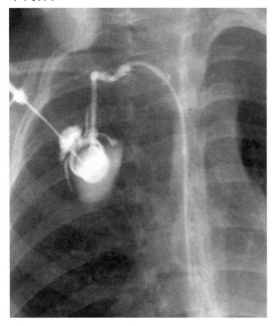

图 28.4 18 个月婴儿锁骨下腔导管断裂和造影剂外渗（导管夹闭综合征）。

零)[34,35]。右侧颈内静脉与上腔静脉直接对齐，而右心耳非常适合用作长期通路。另一方面，置入导管在审美方面存在一些不完美的地方，因为导管有时在颈部周围清晰可见。出于美学考虑，颈静脉插管的最佳方法应该是胸锁乳突肌锁骨头后方的低位和后位入路（图 28.7）。

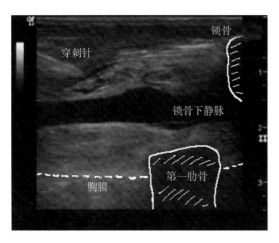

图 28.5 超声引导的锁骨下静脉入路和"平面内"进针。

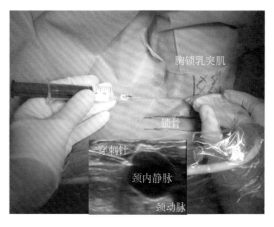

图 28.7 超声引导下颈内静脉的后通路。

由于不会出现气胸和导管夹闭综合征，颈内静脉的经皮通路得到了广泛使用。随着超声引导的使用，相对较高的颈动脉意外穿刺发生率已成为过去（发生率接近于

颈外静脉不常使用，因为它与头臂干的交界处有时呈锐角，此时导管难以通过。

外科医生经常采用头静脉切开入路。这种方法的美学优势是显而易见的，特别是对于女性，但也存在一些缺点，如有 5% ～ 10% 的失败率，因为静脉可能太小或扭曲而使导管难以插入[36]，与其他方法相比可能

会有更多的静脉血栓形成可能。

臂静脉和前臂静脉可用于中心静脉通路，通过静脉切开或在静脉造影或超声引导下完成经皮静脉穿刺[37]。

股静脉的经皮入路具有特殊的适应证，如肺癌或淋巴瘤的纵隔压迫或上腔静脉浸润（图28.8）、上腔静脉血栓形成（图28.9）、局部肿瘤侵袭不能穿刺颈部或胸部静脉、感染和放疗后狭窄。假如该技术掌握得比较好，导管尖端可靠近右心房，发生感染和血栓并发症的可能性与锁骨下或颈内通路相似[38,39]。由于肺癌和纵隔局部淋巴瘤的发生率比较高，股动脉通路占所有置入端口的5%左右。该端口可在大腿外侧或腹壁上置入（图28.10）。

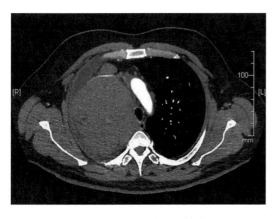

图28.8　纵隔压迫上腔静脉。

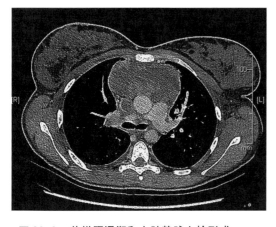

图28.9　前纵隔浸润和上腔静脉血栓形成。

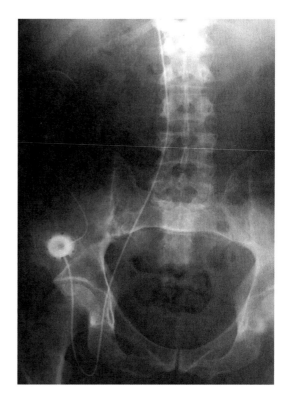

图28.10　股动脉长期通路；端口置入髂骨前方腹壁上。

### 导管尖端位置

最近所有研究均表明，中心静脉装置尖端的位置是预测导管功能障碍和导管相关性静脉血栓形成的重要因素。当尖端位于上腔静脉的最后三分之一处或右心房时，静脉血栓形成率为3%～5%，当尖端位于腔静脉近端三分之一处或在头臂静脉中时，静脉血栓形成率为42%～46%[40,41]。美国胸科医师学会和法国多学科癌症网络的建议是，中心静脉导管和端口的最佳尖端位置是上腔静脉的远端三分之一或右心房近端（图28.11）[42,43]。关于导管尖端位置的建议与制造商和美国食品和药物管理局以往的指南并不相符，但用于长期通路的硅橡胶中心静脉导管（尖端位于右心房）并未见并发症发生。

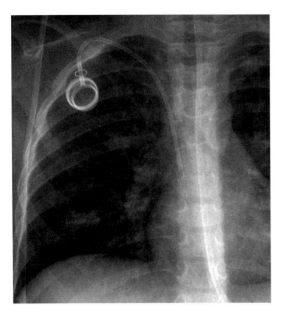

图 28.11 导管尖端的理想位置：在隆突下方 2～4cm 处。

# 静脉血栓预防和治疗的最新进展

当超声引导用于中心静脉通路置入时，2.4% 的患者会发生有症状的上肢深静脉血栓形成[44]。而纵隔淋巴结的存在被证明是导管相关性静脉血栓形成的危险因素[45]，肺癌、淋巴瘤和其他疾病（包括晚期 ENT 或甲状腺癌）的患者在置入中心静脉装置前应仔细检查胸部 CT 扫描。导管太短、存在胃肠癌或广泛转移性疾病的患者也有较高的深静脉血栓形成风险。

对于导管相关的深静脉血栓形成的患者和癌症患者，建议使用 LMWH 治疗至少 3～6 个月[42,43]。如果导管尖端位于正确的位置而且端口功能良好，则尽可能将其留在原位而避免取出。

最近的研究显示，针对导管相关性血栓形成，预防性使用华法林或低分子量肝素与安慰剂相比没有任何优势[46,47]。根据这些发现，美国胸科医师学会抗栓和溶栓治疗会议与法国工作组都提出，临床上重要的导管相关性静脉血栓形成的风险可能很低，无须进行常规预防，并建议临床医生不要在癌症患者中常规进行预防性治疗[42,43]。

## 导管相关感染

轻微暂时性局部感染应使用局部抗菌药物和口服抗生素治疗。尽管如此，还要在出现局部肿胀或排出脓液的地方排脓。

全身性感染是指存在发热、寒战和血培养阳性的情况。在不撤除导管的情况下诊断导管相关感染的方法包括通过端口和周围静脉部位同时抽取血液进行配对血液培养对比。定量血培养或测量细菌生长的时间差均可用于感染的诊断[48,49]。待端口感染得到证实后，如果存在严重中性粒细胞减少症或脓毒性休克，或如果血液培养检出金黄色葡萄球菌、假单胞菌、嗜血杆菌或念珠菌属时，就应拔除端口。如果出现菌血症，应至少进行 10 天肠外和口服抗生素治疗。不撤除端口的抗生素封管技术是检测出表皮葡萄球菌、大肠杆菌或其他消化微生物时可能采用的替代方法[50,51]。局部抗生素封管包含 2ml 高浓度阿米卡星或万古霉素（5mg/ml），每天更换一次，至少使用 10 天，之后应在治疗结束后几天进行血培养来确认治疗成功或失败。

## 参考文献

1. Boige V, Malka D, Elias D, et al. Hepatic arterial infusion of oxaliplatin and intravenous LV5FU2 in unresectable liver metastases from colorectal cancer after systemic chemotherapy failure. *Ann Surg Oncol* 2008；15：219 – 226.

2. Kemeny NE, Melendez FD, Capanu M, et al. Conversion to resectability using hepatic artery infusion plus systemic chemotherapy for the treatment of unresectable liver metastases from colorectal carcinoma. *J Clin Oncol* 2009；27：3465 – 3471.

3. Folprecht G, Grothey A, Alberts S, Raab HR, Kohne CH. Neoadjuvant treatment of unresectable

colorectal liver metastases: correlation between tumour response and resection rates. *Ann Oncol* 2005; 16: 1311 - 1319.

4. Kemeny N, Huang Y, Cohen AM, et al. Hepatic arterial infusion of chemotherapy after resection of hepatic metastases from colorectal cancer. *N Engl J Med* 1999; 341: 2039 - 2048.

5. Seki H, Kimura M, Yoshimura N, et al. Hepatic arterial infusion chemotherapy using percutaneous catheter placement with an implantable port: assessment of factors affecting patency of the hepatic artery. *Clin Radiol* 1999; 54: 221 - 227.

6. Hwang JY, Jang BK, Kwon KM, et al. [Efficacy of hepatic arterial infusion therapy for advanced hepatocellular carcinoma using 5 - fluorouracil, epirubicin and mitomycin - C.] *Korean J Gastroenterol* 2005; 45: 118 - 124.

7. Kerr DJ, McArdle CS, Ledermann J, et al. Intrahepatic arterial versus intravenous fluorouracil and folinic acid for colorectal cancer liver metastases: a multicentre randomised trial. *Lancet* 2003; 361: 368 - 373.

8. Meta - Analysis Group in Cancer. Reappraisal of hepatic arterial infusion in the treatment of nonresectable liver metastases from colorectal cancer. *J Natl Cancer Inst* 1996; 252 - 258.

9. Kemeny NE, Niedzwiecki D, Hollis DR, et al. Hepatic arterial infusion versus systemic therapy for hepatic metastases from colorectal cancer: a randomized trial of efficacy, quality of life, and molecular markers (CALGB 9481). *J Clin Oncol* 2006; 24: 1395 - 1403.

10. Boige V, Lacombe S, de Baere T. Hepatic arterial infusion of oxaliplatin combined with 5FU and folinic acid in non resectable liver metastasis of colorectal cancer: a promising option for failures to systemic chemotherapy. *JCO* 2003; 22 Proceeding of ASCO 2003: 291.

11. Kemeny N, Jarnagin W, Paty P, et al. Phase I trial of systemic oxaliplatin combination chemotherapy with hepatic arterial infusion in patients with unresectable liver metastases from colorectal cancer. *J Clin Oncol* 2005; 23: 4888 - 4896.

12. Franklin ME Jr, Gonzalez JJ Jr. Laparoscopic placement of hepatic artery catheter for regional chemotherapy infusion: technique, benefits, and complications. *Surg Laparosc Endosc Percutan Tech* 2002; 12: 398 - 407.

13. Habbe TG, McCowan TC, Goertzen TC, et al. Complications and technical limitations of hepatic arterial infusion catheter placement for chemotherapy. *J Vasc Interv Radiol* 1998; 9: 233 - 239.

14. Herrmann KA, Waggershauser T, Sittek H, Reiser MF. Liver intraarterial chemotherapy: use of the femoral artery for percutaneous implantation of catheter - port systems. *Radiology* 2000; 215: 294 - 299.

15. Tanaka T, Arai Y, Inaba Y, et al. Radiologic placement of side - hole catheter with tip fixation for hepatic arterial infusion chemotherapy. *J Vasc Interv Radiol* 2003; 14: 63 - 68.

16. Zanon C, Grosso M, Clara R, et al. Combined regional and systemic chemotherapy by a mini - invasive approach for the treatment of colorectal liver metastases. *Am J Clin Oncol* 2001; 24: 354 - 359.

17. Castaing D, Azoulay D, Fecteau A, Bismuth H. Implantable hepatic arterial infusion device: placement without laparotomy, via an intercostal artery. *J Am Coll Surg* 1998; 187: 565 - 568.

18. Deschamps F, Rao P, Teriitehau C, et al. Percutaneous femoral implantation of an arterial port catheter for intraarterial chemotherapy: feasibility and predictive factors of long - term functionality. *J Vasc Interv Radiol* 2010; 21: 1681 - 1688.

19. Aldrighetti L, Arru M, Angeli E, et al. Percutaneous vs. surgical placement of hepatic artery indwelling catheters for regional chemotherapy. *Hepatogastroenterology* 2002; 49: 513 - 517.

20. Farouil G, Deschamps F, Barah A, et al. Interventional revisions of malfunctions affecting surgically implanted port - catheters for hepatic artery infusion. *Surg Oncol* 2013; 22: 48 - 54.

21. Ensminger WD, Rosowsky A, Raso V, et al. A clinical - pharmacological evaluation of hepatic arterial infusions of 5 - fluoro - 2′ - deoxyuridine and 5 - fluorouracil. *Cancer Res* 1978; 38: 3784 - 3792.

22. Dzodic R, Gomez - Abuin G, Rougier P, et al. Pharmacokinetic advantage of intra - arterial hepatic oxaliplatin administration: comparative results with cisplatin using a rabbit VX2 tumor model. *Anticancer Drugs* 2004; 15: 647 - 650.

23. Allen - Mersh TG, Earlam S, Fordy C, Abrams K, Houghton J. Quality of life and survival with continuous hepatic - artery floxuridine infusion for colorectal liver metastases. *Lancet* 1994; 344: 1255 - 1260.

24. Rougier P, Laplanche A, Huguier M, et al. Hepatic arterial infusion of floxuridine in patients with liver metastases from colorectal carcinoma: long - term results of a prospective randomized trial. *J Clin Oncol* 1992; 10: 1112 - 1118.

25. Lorenz M, Muller HH. Randomized, multicenter trial of fluorouracil plus leucovorin administered either via hepatic arterial or intravenous infusion versus fluorodeoxyuridine administered via hepatic arterial infusion in patients with nonresectable liver metastases from colorectal carcinoma. *J Clin Oncol* 2000; 18: 243 - 254.

26. Malka D, Paris E, Caramella C, et al. Combined hepatic oxaliplatin, intravenous LV5FU2 and erbitux. *Proc ASCO* 2010; 2010: abstract 3558.

27. Goere D, Benhaim L, Bonnet S, et al. Adjuvant chemotherapy after resection of colorectal liver metastases in patients at high risk of hepatic recurrence: a comparative study between hepatic arterial infusion of oxaliplatin and modern systemic chemotherapy. *Ann Surg* 2013; 257: 114 - 120.

28. Feng WM, Tang CW, Huang SX, et al. Prophylactic adjuvant hepatic arterial infusion chemotherapy reduced hepatic metastases from stage III colorectal cancer after curative resection. *Hepatogastroenterology* 2012; 59: 1087 - 1090.

29. Sperling J, Brandhorst D, Schafer T, et al. Liver - directed chemotherapy of cetuximab and bevacizumab in combination with oxaliplatin is more effective to inhibit tumor growth of CC531 colorectal rat liver metastases than systemic chemotherapy. *Clin Exp Metastasis* 2013; 30 (4): 447 - 455.

30. Wieners G, Redlich U, Dudeck O, et al. [First experiences with intravenous port systems authorized for high pressure injection of contrast agent in multiphasic computed tomography. ] *Rofo* 2009; 181: 664 - 668.

31. Lamperti M, Bodenham AR, Pittiruti M, et al. International evidence - based recommendations on ultrasound - guided vascular access. *Intensi Care Med* 2012; 38: 1105 - 1117.

32. Aitken DR, Minton JP. The "pinch - off sign": a warning of impending problems with permanent subclavian catheters. *Am J Surg* 1984; 148: 633 - 636.

33. Ouaknine - Orlando B, Desruennes E, Cosset MF, De Baere T, Roche A. [The pinch - off syndrome: main cause of catheterembolism. ] *Ann Fr Anesth Reanim* 1999; 18: 949 - 955.

34. Karakitsos D, Labropoulos N, De Groot E, et al. Real - time ultrasound - guided catheterisation of the internal jugular vein: a prospective comparison with the landmark technique in critical care patients. *Crit Care* 2006; 10: R162.

35. Wu SY, Ling Q Cao LH, et al. Real - time two - dimensional ultrasound guidance for central venous cannulation: a meta - analysis. *Anesthesiology* 2013; 118: 361 - 375.

36. Biffi R, Orsi F, Pozzi S, et al. Best choice of central venous insertion site for the prevention of catheter - related complications in adult patients who need cancer therapy: a randomized trial. *Ann Oncol* 2009; 20: 935 - 940.

37. Marcy PY, Magne N, Castadot P, et al. Is radiologic placement of an arm port mandatory in oncology patients? Analysis of a large bi - institutional experience. *Cancer* 2007; 110: 2331 - 2338.

38. Bertoglio S, DiSomma C, Meszaros P, et al. Long - term femoral vein central venous access in cancer patients. *Eur J Surg Oncol* 1996; 22: 162 - 165.

39. Wolosker N, Yazbek G, Munia MA, et al. Totally implantable femoral vein catheters in cancer patients. *Eur J Surg Oncol* 2004; 30: 771 - 775.

40. Luciani A, Clement O, Halimi P, et al. Catheter - related upper extremity deep venous thrombosis in cancer patients: a prospective study based on Doppler US. *Radiology* 2001; 220: 655 - 660.

41. Cadman A, Lawrance JA, Fitzsimmons L, Spencer － Shaw A, Swindell R. To clot or not to clot? That is the question in central venous catheters. *Clin Radiol* 2004；59：349 － 355.

42. Geerts WH, Bergqvist D, Pineo GF, et al. Prevention of venous thromboembolism：American College of Chest Physicians evidence － based clinical practice guidelines (8th edition). *Chest* 2008；133：381S － 453S.

43. Debourdeau P, Kassab Chahmi D, Le Gal G, et al. 2008 SOR guidelines for the prevention and treatment of thrombosis associated with central venous catheters in patients with cancer：report from the working group. *Ann Oncol* 2009；20：1459 － 1471.

44. Cavanna L, Civardi G, Vallisa D, et al. Ultrasound － guided central venous catheterization in cancer patients improves the success rate of cannulation and reduces mechanical complications：a prospective observational study of 1，978 consecutive catheterizations. *World J Surg Oncol* 2010；8：91

45. Labourey JL, Lacroix P, Genet D, et al. Thrombotic complications of implanted central venous access devices：prospective evaluation. *Bull Cancer* 2004；91：431 － 436.

46. Couban S, Goodyear M, Burnell M, et al. Randomized placebo － controlled study of low － dose warfarin for the prevention of central venous catheter － associated thrombosis in patients with cancer. *J Clin Oncol* 2005；23：4063 － 4069.

47. Karthaus M, Kretzschmar A, Kroning H, et al. Dalteparin for prevention of catheter － related complications in cancer patients with central venous catheters：final results of a double － blind, placebo － controlled phase III trial. *Ann Oncol* 2006；17：289 － 296.

48. Blot F, Nitenberg G, Chachaty E, et al. Diagnosis of catheter － related bacteraemia：a prospective comparison of the time to positivity of hub － blood versus peripheral － blood cultures. *Lancet* 1999；354：1071 － 1077.

49. Mermel LA, Farr BM, Sherertz RJ, et al. Guidelines for the management of intravascular catheter － related infections. *Infect Control Hosp Epidemiol* 2001；22：222 － 242.

50. Messing B, Peitra － Cohen S, Debure A, Beliah M, Bernier JJ. Antibiotic － lock technique：a new approach to optimal therapy for catheter － related sepsis in home － parenteral nutrition patients. *JPEN J Parenter Enteral Nutr* 1988；12：185 － 189.

51. Schiffer CA, Mangu PB, Wade JC, et al. Central venous catheter care for the patient with cancer：American Society of Clinical Oncology clinical practice guideline. *J Clin Oncol* 2013；31：1357 － 1370.

# 姑息治疗和症状管理

**第 29 章**

Drew A. Rosielle, Melissa Atwood, Sean Marks, and William S. Rilling

## 姑息治疗及与癌症患者的沟通

### 姑息治疗概述

世界卫生组织将姑息治疗定义为：通过早期识别和全方位评估，治疗疼痛和其他问题（身体、心理和精神方面）以预防及缓解痛苦，从而改善面临威胁生命的疾病相关问题的患者及其家属的生活质量[1]。姑息治疗的重点在于症状缓解和尽量改善功能，而不一定要影响潜在疾病的自然病程。生命终结支持是不可获缺的部分，因为它是将患者及其亲人视为一个治疗整体。姑息治疗是跨学科方法，不但涉及护士和医生，而且包括牧师、心理学家、社会工作者，以及语言、身体、职业和其他治疗师。尽管姑息治疗在癌症患者的终期护理中有其历史根源，但其范围也包括了各种非恶性肿瘤患者。这些疾病包括神经退行性疾病、晚期器官疾病和住进重症监护病房的患者[2,3]。理想的情况是在疾病早期，连同改善或治愈疾病的疗法一起为患有严重疾病的患者提供姑息治疗。随着疾病的进展，以及随着改善疾病或甚至延长寿命的干预措施变得越来越少，患者的全部治疗都集中在姑息治疗方面。尽管许多针对危及生命疾病的治疗可被称为姑息治疗，但许多患者不需要专门的姑息治疗，姑息治疗的基本能力对于不同专业和从业类型的临床医生都很重要[4]。

姑息医学描述了医生在上述医疗模式中的作用。除了专家症状评估和治疗外，姑息医学医生还要具备确定预后及将所遇到的情况向患者和家属通知等一些附加技能，包括突发的坏消息、确定医疗目标及根据威胁生命的疾病对未来做出规划。姑息医学专业医生的执业范围因地点和制度而异，常见情况包括住院患者姑息治疗咨询服务、急性住院患者姑息治疗病房、姑息治疗门诊、癌症疼痛和症状管理诊所、急诊科、养老院姑息治疗服务及临终关怀机构。姑息治疗正在随着成人和儿科医院内各种项目数量与发病率的增加而增加，因此许多癌症护理提供者在需要时可成为姑息治疗专科医生[5,6]。

将姑息治疗专科医生加入患者治疗计划中有许多好处。致死性疾病的患者经常会出现疼痛、疲劳、恶心、便秘和呼吸困难。应对姑息治疗提供者进行培训，使其能够评估和治疗这些痛苦的症状，并根据需要升级增加和/或调整药物。除了身体疾病问题外，姑息疗法还改善了患者及其家属生活的其他方面。一项研究显示那些早期接受姑息治疗的患者的生活质量得到了改善，在生命结束时较少接受积极医疗，早期转至临终关怀医院及在临终关怀医院住院时间较长。同样的研究显示，接受姑息治疗其患者的存活时间延长[7]。此外家属报告说，当咨询姑息治疗专家后，他们的亲人得到了更好的护理并获得了更好的居丧关怀[8]。姑息治疗介入还与多种症状相关的生活质量指标改善有关，包括减少重症监护病房的驻留时间[9]，降低住院费[10,11]；降低再入院率[12]，并可减少急诊服务使用[13]。

## 临终关怀概述

临终关怀与姑息治疗相关，但又不同于姑息治疗。两者哲学基础和跨学科的医护方法是相同的。然而，临终关怀有一个独特的医疗模式和偿付系统，在美国主要是通过 Medicare Hospice Benefit（MHB）计划来规定。Medicaid 和私人保险公司通常会提供类似的福利。MHB 需要医生证明患者在预期病情下的预期寿命为 6 个月或更短。只要预期寿命短于 6 个月，患者在 6 个月后仍可继续接受临终关怀服务。绝大多数临终关怀是在患者家中提供，或提供给被认为是患者的"家"的长期护理机构。MHB 为下述工作提供资金：熟练护理服务、家庭健康辅助和志愿者家访；耐用医疗设备和与终末诊断有关的医疗设备和药物；临时护理；物理和职业治疗；社会工作和牧师服务；丧亲随访[6,14]。Medicare 认证的临终关怀机构必须能够为严重的症状控制或即将死亡患者提供紧急、院内水平的治疗；MHB 不提供长期护理机构（包括住宅性的临终关怀医院）的膳宿费（表 29.1）。

表 29.1　姑息治疗和临终关怀医疗的对比

| | 姑息治疗 | 临终关怀医疗 |
| --- | --- | --- |
| 治疗目标 | 预防和缓解躯体、情绪、精神和社会 – 心理痛苦并改善生活质量 | 与姑息治疗目标相同 |
| 患者 | 疾病持续期间任何时候都存在严重疾病的患者，在接受姑息疗法的同时可接受延长寿命的治疗 | 重症患者在疾病典型发展过程中的预期寿命短于 6 个月；医护重点是使患者感觉舒适 |
| 医护服务的地点 | 通常是在院内或门诊；偶尔在家里 | 大多情况下在家里，但也会在养老院、院内临终关怀机构，很少在医院中 |
| 何人提供医护服务 | 专业医生和护士；许多项目还提供心理学指导、社会工作者服务和牧师的支持 | 由医生和护士牵头，以团队方式提供牧师、社会工作、丧亲专家和志愿者的支持 |

## 与癌症患者交流

癌症往往是一个非常可怕的诊断，而癌症治疗往往难以理解。事实上，许多晚期癌症患者都不理解他们的癌症是无法治愈的，或者他们的治疗并不是为了治愈他们[7,15]。患者常会出现强烈的情绪和家庭内部冲突，这使得一些重要问题的沟通变得困难重重。下述内容将重点介绍与癌症患者间的沟通。

### 预后

对于晚期癌症患者，医护目标的讨论尤其困难。第一步是临床医生要根据目前的最佳证据确定患者预后。与任何疾病一样，晚期癌症的预后并非精确无误，但有大量的研究可作为指导。对于未达到晚期的癌症，一些疾病特定因素（如癌症类型、分期和组织学分级，以及早期化疗应答）对于确定一个较宽的预后范围非常重要。然而，随着癌症的发展，患者因素，特别是患者的功能状态，对预后变得愈发重要。

功能状态，也称为体能状态，是全面衡量患者行动能力和自我护理的能力。随着患者因癌症进展而变得更加衰弱，其体能状态和生存期都在下降。Karnofsky 体能状态评分（KPS）是一种可靠且使用广泛的衡量体能状态的量表[16-18]。它将患者的功能状态评测为 0（死亡）～100 分（不伴有疾病相关症状）

（表29.2）。已经在多个终末期癌症患者队列中研究了采用 KPS 得到的预后，与最终结果保持了总体一致。转移性癌症和 KPS 为 40 的患者其中位预期寿命为 2~3 个月，预期生存期随体能状态变差而迅速减少[18-21]。评估性能状态的一个好方法是询问患者每天在床上或椅子上度过的时间；对于大多数患者来说，卧床时间大于 50% 表明实质性残疾和预期寿命短于 3 个月。患者身体功能状态还与I 期化疗后患者的生存率密切相关[22]。

表 29.2　**Karnofsky 体能状态量表**

| 条件 | 体能状况（%） | 评论 |
|---|---|---|
| 能够继续正常的活动和工作，不需要特别护理 | 100 | 正常无主诉；无疾病证据 |
| | 90 | 能够进行正常的活动；轻微疾病症状或体征 |
| | 80 | 需要努力才能进行正常活动；某种程度的疾病体征和症状 |
| 不能工作；能够在家生活，并可照料大部分个人需求；需要不同程度的帮助 | 70 | 能够照顾自己；无法进行正常活动或进行活动量大的工作 |
| | 60 | 偶尔需要帮助，但能够自理大部分需求 |
| | 50 | 需要大量援助和频繁医护 |
| 不能自理；需要与机构或医院同等的医护；疾病可能正在迅速发展 | 40 | 失能；需要特别医护和帮助 |
| | 30 | 严重失能；尽管不会立刻死亡，但有住院指征 |
| | 20 | 必须住院，病情严重；必须提供积极的支持治疗 |
| | 10 | 垂死；致死过程进展迅速 |
| | 0 | 死亡 |

　　原文参考文献：Karnofsky DA, Burchenal JH. The clinical evaluation of chemotherapeutic agents in cancer. In Macleod CM, ed. *Evaluation of Chemotherapeutic Agents*. New York, NY: Columbia University Press, 1949; pp. 199 – 205.

　　转载自 Schagg CC, Heinrich RL, Ganz PA. Karnofsky performance status revisited: reliability, validity, and guidelines. *J Clin Oncol* 1984; 2: 187 – 193.

　　影响预后的其他因素包括年龄和疾病负荷。虽然年轻患者体能下降速度不如老年人快，但这种保护效应会随着失能的进展而丧失[21]。晚期癌症患者某些症状的发生预示着预后较差。认知功能障碍、口腔干燥症、吞咽困难、厌食和体重减轻及呼吸困难等均分别与生存期减少相关[17,20-23]。恶性肿瘤高钙血症发生后的中位生存期仅为 1~2 个月，除了一些易对治疗产生反应的肿瘤，如乳腺癌或骨髓瘤[24-26]。未治疗的脑转移瘤患者的中位生存期为 1 个月，治疗后可延长至 3~6 个月[27]。

　　考虑到临床医生并非总是能对每例临床患者的体能状态进行准确评估，格拉斯哥预后评分（GPS）提供了另一种有效的预后评测工具，其中采用血清 C - 反应蛋白（CRP）和白蛋白作为全身性炎症的标志物。较高的 GPS 评分（高 CRP 和低白蛋白）已可靠预测了许多不同类型癌症患者的不良生存率[28]。

　　尽管易于获得的预后指标和标准，但医生给出的预后往往不佳[29,30]。大多数研究表明，医生往往通过 3~5 个因素来估计终末期患癌症患者的预后[19,31,32]。另外，医生常故意向终末期癌症患者透露过度乐观的预后[33]，目的是试图避免让患者的情绪受到伤害。

尽管患者报告的"想要通过预后披露而了解什么"存在大量差异，但一般而言，患者希望能够获得诚实直接的，以善意方式提供的信息[34,35]。在讨论预后时，建议给出一个大致的范围即可，例如"几天到几周""几周到几个月"或"几个月到几年"[36]。与患者分享预后的不确定性也很重要，让他们为最糟糕情况做好准备的同时来希冀最好的结果。举例来说："基于我们谈论的所有事情，恐怕你只剩下几周到几个月的生命。很重要的一点是你要知道医生预测的时间常常是错误的。有些人会活得比我们想象得更长，有些人会获得比我们预测得要短得多。我不知道你的情况会发生什么。"

从某种意义上说，预后披露可以被视为与任何其他医疗干预措施一样，也会表现出风险和获益的平衡。风险包括对患者的情绪伤害及其后果。可能的益处包括允许患者制订正确的未来计划，确定生命重点，并根据预后来充分衡量未来医护的负担和获益。

## 突如其来的坏消息

突然出现的坏消息对于患者和医生而言都在情感上难以接受。对于突然发生的坏消息，没有任何方法可以改善对于患者或患者家庭的精神影响。但是，可以利用某些方法来减少伤害。一般情况下，患者希望以诚实和简单的方式提供信息，期间亲人在场并有充足的时间提问[35]。对于突发的坏消息，考虑四个要素或步骤可能有所帮助：准备、内容、患者的反应和总结（表 29.3）[19,37,38]。在准备过程中，安排一个安静的环境并尽可能减少被打断可能很有帮助。另外，重要的是，要准备有关患者以往治疗、预后和治疗选择等问题。在发布坏消息之前，建议先询问患者对自己的疾病、治疗和未来预期的了解程度，并要询问患者想知道的内容。通过这种方式，临床医生可以确定他或她需要分享信息的范围和类型。

表 29.3　传达预后的四个要素

| 任务 | 可能的表达方式 |
| --- | --- |
| **准备工作** | |
| 研究患者的病情来确定治疗和不治疗的预后参数，包括"延长寿命"和"姑息治疗" | |
| 在一个没有打扰（如电话、传呼、工作人员等）的私密场合，留出充足的时间、座位和纸巾来安排会面 | |
| 事前提醒患者需要讨论有关他或她的健康方面的重要内容；建议患者安排一个对他或她的生命有重要意义的人一起参与会面 | "下次我们见面时，我们将会评估有关你的疾病的一些重要检测结果；我认为重要的是你要安排一个对你很重要的人来陪伴你" |
| 在会议上，首先要确定患者的感受，确认那些可能成为姑息治疗讨论焦点的症状；确定患者当前的失能程度（即体能状态） | "首先，我想知道你现在的感受如何？""你是否什么地方疼痛或其他症状？""最近你过得怎么样？""你能洗澡吗？""现在谁在做饭和打扫卫生？""你认为现在每天需要多长时间卧床休息？" |
| 确定患者了解自己的病情；询问患者希望你能做些什么 | "我想知道你对自己目前疾病的理解是什么，以及你希望我们能为你做什么" |

续表

| 任务 | 可能的表达方式 |
| --- | --- |
| 最后，确定患者希望从你那里知道些什么 | "有些人想尽可能了解关于其疾病的所有情况，而另一些人倾向于不去了解；关于你的疾病，你今天想从我这里了解些什么?" |

**步入正题**

| 告诉患者你有坏消息要分享（"给予预警"）[33] | "我很抱歉，今天要告诉你一些坏消息" |
| --- | --- |
| 清楚、简单和敏感地陈述这些消息 | "看起来癌症已经扩散到骨骼，这意味着不再可能治愈" |
| 每次提供少量信息 | |
| 提供真实的乐观言论 | "我很有信心能用药物控制你的骨骼疼痛" |
| 根据之前发表的数据来传达你估计的生存时间，并根据患者当前的临床状况做出修改 | "Ⅳ期胃癌患者平均存活时间为 4 个月。1/4 的患者的生存时间为 1.5 个月或更短，1/4 的患者存活达 8 个月或更长时间。虽然我不确定你属于哪一类患者，但现在的情况是你大部分时间都感觉非常糟糕，所以我担心你可能有不会超过 4 个月的平均生存时间" |

**患者的回应**

| 以同理心来认识患者的情感和表达 | "我能理解你听到这个坏消息后有多难受" |
| --- | --- |
| 向患者保证会继续参与他或她的治疗；清晰地说明放弃化疗不会造成治疗空白，因为患者经常将"采取治疗措施"和化疗混为一谈 | "虽然我们无法通过化疗来治愈或缩小癌症，但我们可以继续照料您，并为癌症可能引起的症状提供药物治疗，我们总会采取措施来帮助您" |

**收尾**

| 感性总结这些新消息，并提出一个短期治疗计划 | "我们讨论的是你的癌症已经累及骨骼，这导致血液中的钙水平高到一个危及生命的程度；我建议接下来的治疗重点是将钙水平恢复到正常水平，通过每月经静脉给予某种新药来强化肿瘤周围的骨骼；我建议你今天在我们的诊室接受第一次的药物治疗" |
| 安排一次随访（即便患者正在接受临终关怀医疗），因为这是你信守对患者承诺的一个直接例子 | |
| 提议将这些消息与那些不在场但对患者非常重要的人进行讨论。 | |
| 向患者提供你或你的团队的紧急情况联系方式 | |

经许可后转载自 Lamont EB，Christakis NA，Complexities in prognostication in advanced cancer. *JAMA* 2003；290：98－104.

告诉许多专家建议临床医生在即将告知　坏消息之前先提出警示。接下来，应以直白的语言提供这些信息，避免使用医学术语和复杂的统计数据。如果患者想要知道详细的医学解释，他或她通常会告知医生。如果认为患者即将死亡，特别是如果患者对这种情况的了解对于规划适当的未来医疗很重要时，则应明确使用"即将死亡"一词。例如，有人可能会说"你已经因为肝癌接受了几种化疗栓塞治疗。第一次似乎对你有所帮助，肿瘤缩小而且你有段时间感觉良好。然而，经过最近两次治疗后，肿瘤并没有缩小，而且你的病情越来越严重，现在你非常虚弱，大部分时间都需要卧床。基于此，很不幸，更多治疗不会帮助你活得更久或感觉更好。虽然不希望这样，但你不久会因癌症死亡"。

告知坏消息后，重要的是停下来给患者及其家人留出时间做出回应，即使会有一段时间的沉默。患者可能会表达悲伤、绝望、愤怒、自责或其他强烈的情绪；但有些患者在知道会发生什么后反而表现出解脱。无论如何，重要的是以同情心来认识患者的情绪，并让患者在继续听取信息之前有时间表达出来。这种互动的结果将取决于消息的性质。患者和家属通常会想知道这些消息对未来意味着什么，如未来治疗的可用性和类型。如果这个坏消息标志着患者治疗重点从治愈突然转到不可治愈性，那么应评估患者自己对于未来的目标[39]。可以问："根据这些信息，我想和你讨论未来有关你的个人生活和医疗护理的重点。"这使患者有机会提出个人、精神和家庭的目标和关注点，并使医生和患者间开诚布公地讨论实现这些目标的最佳方法，当然，前提是具有医学可用性和可行性。对于某些患者而言，改变治疗重点可能会造成相当大的伤害。在这种情况下，需要强调的是，尽管发生了明显的变化，但重点仍是继续为患者提供尽可能好的医护，即使现在的医护侧重的方面会有所不同。

介入肿瘤科医生常会接诊一些先前多次行医疗和/或外科治疗失败且处于疾病极晚期的患者。在提出治疗计划建议前，需要仔细评估患者的体能状况、患者和家属的目标及对疾病的了解、现有的治疗方案及治疗的风险和益处。对于其中很多患者而言，即使是微创介入肿瘤治疗也不适合他们，而且只会降低他们的生活质量。前瞻性地鉴别这些患者可能很难，而且患者和家属往往会有不切实际的期待。然而，针对晚期疾病患者，重要的是如何让他们考虑和接受不再进行任何进一步的介入治疗这一选择。

## 医学症状管理

在癌症患者症状管理的临床实践中，有很多都是基于数十年的临床经验，而非良好对照的临床试验。尽管如此，经验表明，大多数癌症相关症状都可以经过有效治疗达到患者确定可接受的生活质量。下面列出了症状管理的一般原则。

1. 兼顾考虑症状鉴别诊断并以问题为中心进行评估。癌症患者的新症状或进行性症状最可能是由癌症直接引起，但药物副作用、医疗合并症、心理过程和副肿瘤综合征也可能是病因。

2. 如果症状没有按照预期对治疗产生反应或出现进展，需要重新考虑诊断。制订一个治疗计划，包括经常性评估患者对治疗的反应及任何不良反应。如果患者对药物治疗反应不好，可考虑增加剂量或添加或换用第二种药物，首选考虑更新能够以新作用途径改善症状的药物。这方面的一个例子是在多巴胺拮抗剂基础上添加5-羟色胺拮抗剂来治疗难治性恶心。

3. 每次改变治疗计划后都应尽快安排一次随访。许多癌症患者都是老年人，因此应经常进行多药物和药物相互作用筛查。

4. 在药物治疗的同时采用一些非药物治疗和辅助干预措施。

5. 当常规治疗无法充分缓解症状时，建议及时将患者转给专科医生。很多机构都有姑息医学医生、疼痛管理专家和心理健康专家。

这一部分将讨论癌症患者面临的一些常见症状的医学管理，包括疼痛、恶心、便秘、厌食、疲劳、腹水、抑郁、焦虑和失眠。

## 疼痛

至少 1/3 的癌症患者在接受治疗时会感到疼痛，至少有 3/4 的终末期癌症患者会出现严重疼痛[40]。绝大多数患者的疼痛可通过正规管理得到有效治疗[41]。以下内容将回顾癌症疼痛的评估和治疗，重点是骨转移患者的疼痛管理方法。

疼痛分为伤害性或神经性疼痛。伤害性疼痛是指对组织损伤做出反应的传入神经通路产生的疼痛，可能来自肿瘤浸润、感染、梗死、扩张或其他不良刺激。它分为两个亚型：躯体型和内脏型。躯体型疼痛源于皮肤、肌肉、骨骼和结缔组织。关节炎疼痛、骨折和骨转移都是躯体型疼痛的常见例子。它通常被描述为钝痛且易于确定疼痛部位[42]。内脏型疼痛源自腹部和胸部器官，通常描述为深层、局限但尖锐的疼痛。它可出现转移，例如转移瘤造成肝脏囊性扩张引发的肩部疼痛。如果是因为诸如肠、胆囊或输尿管这类空腔器官扩张引起，内脏疼痛通常被描述为痉挛或疝气疼痛。神经性疼痛描述的是中枢或外周神经系统内神经组织受损或功能失调而产生的疼痛。它可局限于单一神经或神经根，如神经根病变，或更多扩散至远端神经纤维，就像糖尿病或化疗引起的周围神经病变。神经性疼痛可被描述为灼痛、闪痛或麻木感，而且通常与疼痛感觉的变化相关，如异常性疼痛或感觉过敏。据估计，约 40% 的癌症患者疼痛带有神经病变成分[42]。常见情况包括椎体转移瘤浸润到脊神经引起的神经根疼痛、化疗引起的周围神经病变或带状疱疹病毒感染（带状疱疹）引起的疼痛。

表 29.4 概括了疼痛综合评估的关键特征。要点包括彻底的身体检查和评估疼痛部位与辐射部位；疼痛的时间问题；疼痛严重

程度，通常通过一种或几种疼痛量表来衡量（如 0 ~ 10）；疼痛性质（如钝痛或锐痛）可用于评估疼痛的起源（躯体、内脏或神经源性）；疼痛加重和减轻因素；使用药物和非药物治疗及其效果。应特别关注疼痛造成的功能限制（如睡眠、进食、运动和情绪）。最后，进行一次彻底的疼痛评估，这包括讨论可能导致或影响疼痛的社会、心理和精神因素[43]。

表 29.4　疼痛综合评估的要素

| 区域 | 需要评估的区域方面问题 |
| --- | --- |
| 部位 | 表浅或较深<br>局限性或弥漫型，或放射性<br>放射痛的类型 |
| 时间性 | 发病时间，持续时间，持续或间断，昼夜变化，进展速度 |
| 严重性 | 目前，最差，最好，平均严重程度<br>根据 0 ~ 10 量表评估 |
| 性质 | 锐痛，钝痛，酸痛，灼痛，刺痛，麻木 |
| 加重和缓解因素 | 随着体位、某些动作和活动而改变 |
| 治疗 | 药物和非药物，包括补充和替代药物；处方药和非处方药；治疗效果；治疗的不良反应 |
| 功能限制 | 疼痛影响移动、呼吸、说话、饮食能力。疼痛限制正常工作和娱乐活动 |
| 并发症 | 失眠，厌食，恶心，呼吸困难，焦虑，情绪紊乱 |
| 疼痛的心理社会方面问题 | 影响与家人和朋友的关系；疼痛对患者的意义；疼痛的精神作用和对目前生存状态的影响 |
| 治疗目标 | 严重程度和改善功能的目标（改善睡眠，返回工作岗位等） |

建议对癌症患者的新发或加重的疼痛进行系统的鉴别诊断，因为并非所有的疼痛都是肿瘤相关组织损伤的直接后果。例如，癌症患者的背痛可能只是良性的慢性或急性肌肉骨骼背痛；也可能是脊椎转移引起骨痛或压迫引起神经根性疼痛，椎体压缩性骨折，硬膜外转移瘤，涉及腹部或腹膜后肿瘤的疼痛，心理压力或其他部位疼痛引起的肌肉痉挛。

## 治疗——非药物治疗

应评估所有患者采用非药物治疗的可能效果。这些治疗包括健康教育和咨询、身体放松技巧、躯体调节及身体/职业治疗。患者教育本身就是一种止痛干预。通过了解病因和潜在的治疗选择，患者可以感受到更强的掌控能力。简单的咨询介入包括自我意识的重建和正常化，以及冥想和放松技巧。躯体调节包括使用热、冷和按摩等方法，这些简单的调节模式适合大多数患者，且相关风险很小。最后，躯体或职业治疗可以成为许多疼痛性病症的有效辅助手段。辅助和替代药物治疗对于癌症疼痛的作用尚不清楚[44,45]。可根据安全性、患者兴趣、支付能力和当地的可用情况来合理使用。

## 治疗——药物治疗

### 非阿片类镇痛药

非阿片类镇痛药包括对乙酰氨基酚、非甾体抗炎药（NSAIDs）、曲马多和 tapendatol。与阿片类药物不同，它们都具有剂量限制性副作用和镇痛药上限效应。NSAIDs，如布洛芬、双氯芬酸、依托度酸、萘普生和相关药物，通过抑制受损组织中的环氧化酶，从而降低炎症和疼痛，刺激花生四烯代谢产物的组织水平[46]。它们都可以加重肾衰竭和心力衰竭，抑制血小板聚集，并引起消化道出血，这限制了它们在许多癌症患者中的使用。可以将 NSAIDs 与阿片类镇痛药

协同使用，以减轻内脏和躯体疼痛[46]，并且可以限制阿片类药物剂量的增加[47]。选择性环氧合酶-2 抑制剂（如塞来昔布）的胃肠道毒性比传统非甾体抗炎药小，但是在安全性或疗效上没有优势，而且在治疗癌症疼痛中没有特别的作用。对乙酰氨基酚的作用机制仍不清楚，通常与阿片类药物联合使用。由于有肝毒性代谢产物生成，其在健康患者中的剂量限定为每日约 3g。曲马多的药效学比较复杂，它是一种弱阿片受体激动剂，也可调节去甲肾上腺素和 5-羟色胺。已发现它对各种原因引起的轻度至中度癌症疼痛都有效，但对于剧烈疼痛不适用[49]。副作用包括恶心、头晕、出汗和癫痫发作阈值降低；与阿片类药物相比，它引起镇静和便秘的副作用较小[49]。

### 阿片类镇痛药

阿片类药物是由鸦片罂粟植物或合成类似物衍生的镇痛药，它们可以激动阿片受体。阿片类药物是治疗中度至重度癌痛的标准方法[50]。它们对躯体或内脏型疼痛最有效；神经病理性疼痛采用阿片类药物治疗通常较难缓解，但适合进行某种治疗性试验[42]。阿片类药物可用于多种剂量配方和多种给药途径，包括口腔、直肠、舌下、透皮、静脉内、皮下、肌内、鼻腔、雾化、硬膜外和鞘内。阿片类药物没有任何上限剂量，其使用主要受副作用限制。

以下几个原则适用于阿片类药物治疗癌痛。

1. 口服吗啡因其有效性、熟悉程度、易用性和低成本而被认为是首选的阿片类药物[42]。没有证据表明任何一种阿片类药物都能提供优异的镇痛效果，尽管患者对某些阿片类药物的副作用比其他药物更低。

2. 部分阿片类受体激动剂如喷他佐辛或纳布啡对治疗癌痛的作用不大：它们与单纯的阿片类激动剂相比没有治疗或安全益处，而且还会使正在接受阿片类受体激动剂

治疗的患者停药[51]。

3. 应避免使用哌替啶和丙氧芬。这些药物易发生神经兴奋性副作用，特别是老年人和肾功能不全患者[52]。

4. 如果可以，口服是首选给药途径。肌内注射会引起不必要的痛苦，而且其效益并不优于皮下注射，应该避免采用[42]。

5. 持续中度至重度疼痛的患者最好由短效和长效阿片类药物联合治疗。短效制剂用于剧烈疼痛，以补充长效阿片类药物的不足。

美国有许多短效口服阿片类药物（表

29.5），既可以是纯阿片制剂，也可以与非阿片类药物如对乙酰氨基酚或 NSAID 联合使用。由于是非阿片类药物，组合产品具有上限剂量。所有短效口服阿片类药物在 30 分钟内开始镇痛，60～90 分钟时达到峰值效果，可提供 3～4 小时镇痛效果[42]。经口腔黏膜吸收芬太尼是一种超短效阿片类药物，通过颊黏膜吸收。与其他短效阿片类药物相比，它具有独特的药代动力学和给药特性，可在 5～10 分钟内开始镇痛[53]。

表 29.5　常用阿片制剂（美国）

| 阿片类药物 | 主要给药途径 | 联合用药 | 长效药品 |
| --- | --- | --- | --- |
| 可待因 | PO | 对乙酰氨基酚 | 否 |
| 芬太尼 | TD，口腔黏膜 | 无 | TD |
| 氢可酮 | PO，止咳药物可与抗组胺药合用 | 只能与对乙酰氨基酚或布洛芬联合使用 | 否 |
| 氢吗啡酮 | PO，PR，IV，SQ | 无 | 在美国不适用 |
| 美沙酮 | PO，PR，IV，酊剂 | 无 | 参见正文 |
| 吗啡 | PO，PR，IV，SQ，酊剂 | 无 | 是，根据剂型的不同，q8h～q12h 给药 |
| 羟考酮 | PO，PR，酊剂 | 是，与对乙酰氨基酚和 NSAIDs 联合使用 | 是，q8h～q12h 给药 |

PO = 口服；TD = 透皮；PR = 通过直肠；IV = 静脉内；SQ = 皮下；NSAIDs = 非甾体抗炎药

美国有多种长效类阿片制剂可供使用；然而，透皮芬太尼贴剂、缓释吗啡与羟考酮是最常用的处方药物。因此，大多数专家将它们视为该类药物中的一线药物。癌症患者的临床医生应该熟悉和掌握这些药物的管理。大多数缓释型吗啡和羟考酮制剂每 8～12 小时给药 1 次。透皮芬太尼贴剂每 72 小时应用 1 次，适用于有吞咽障碍或不耐受其他长效阿片类药物的持续中度至重度癌痛患者。由于其半衰期长，该药品的剂量增加频率不应超过每 3 天 1 次，因此最适合于对阿片类药物耐受且阿片类药物剂量相对稳定的患者。

美沙酮是一种独特的阿片类药物，具有长且可变的半衰期[54]。尽管它是一种独特且对严重疼痛有效的阿片类药物（尤其对于吞咽困难或肾功能不全的患者），且与其他阿片类药物相比，其价格相对便宜，但随着其他阿片类药物剂量的增加，美沙酮相对于其他阿片类药物的潜在问题也增多。因此，换用美沙酮及替换美沙酮都存在一些问题。由于这些原因，美沙酮通常被认为是癌症相关疼痛的二线或三线药物。美沙酮的最初剂量和加量应由有经验的姑息治疗专家或疼痛管理执业医生进行管理[42]。

剂量调整的频率取决于使用的是哪种阿片类药品。短效阿片类药物可以每 2 ~ 4 小时增加 1 次剂量；长效口服阿片类药物每 24 小时加量 1 次；芬太尼贴剂或美沙酮每 72 小时加量 1 次[55]。对于疼痛控制不充分的患者，不论起始剂量是多少，通常建议将持续控制轻度至中度疼痛的阿片类药物剂量增加 25% ~ 50%，中度至重度疼痛的患者增加 50% ~ 100%[55]。严重疼痛或疼痛急剧加重的患者最好进行住院管理，以便在可控条件下对患者进行阿片类药物剂量的快速调整。

患者和医生经常担心癌症患者使用阿片类药物的安全性和毒性，这有可能导致药物剂量不足和疼痛治疗不足。然而，患者通常可以耐受许多阿片类药物的副作用，允许持续增加阿片类药物剂量以治疗疼痛[56]。中枢神经系统（CNS）抑制作用是一种令人担忧的副作用。它首先表现为镇静和嗜睡，接着表现为呼吸抑制。呼吸抑制的危险因素包括阿片类药物初治患者、高龄、同时使用其他 CNS 抑制药物、快速静脉内推注给药、肾或肝功能恶化及呼吸储备不良[56]。持续疼痛会直接抵消 CNS 抑制作用[41]，使对 CNS 抑制作用的耐受力迅速增强，减少了呼吸抑制的风险[42]。便秘、恶心和瘙痒也是阿片类药物的常见副作用。吗啡和氢吗啡酮在肝中被代谢为肾排泄的活性代谢产物，其中许多具有不良的神经兴奋性副作用，包括痛觉过敏[57]。芬太尼、美沙酮和羟考酮可较安全地用于肾衰竭患者，尽管尚未就此进行临床测试[48]。

医生和患者都经常担心阿片类药物耐受和成瘾[58]。阿片类药物耐受描述的是需要更高剂量的阿片类药物才能达到相似的效果。虽然耐受会引发阿片类药物的某些不良反应（恶心、中枢神经系统抑制），但很少会出现镇痛作用减弱[42,59]。通常，患者对阿片类药物数量增加的要求反映了他们的潜在癌症恶化，而不是耐受[41,60]。术语"成瘾"常与心理依赖同义，描述了"以失控，强行或加量使用，不顾及危害而专注和持续

地使用"，这与身体依赖有所不同，后者定义为在药物停药或剂量减少或药物拮抗剂给药后发生的戒断综合征[61]。身体依赖是持续使用阿片类药物后的可预测和预期现象，不应与行为上定义的心理依赖相混淆。过去或目前有药物滥用问题的患者最好由疼痛管理专家和/或成瘾专家共同管理[61]。有几种评估工具可用于筛查阿片类药物滥用[62,63]。目前大多数已经用于治疗慢性非癌症疼痛。评估工具、仔细的病史采集，信任关系，并根据需要与其他专家合作，都是有用的辅助手段[64]。

## 辅助镇痛药

辅助镇痛药是指对常规镇痛药治疗没有良好反应时，可以辅助用于缓解神经性疼痛和其他疼痛综合征的其他的不同类型的药物，其抗惊厥药和抗抑郁药是最常用和研究最多的佐剂种类。其他种类的药物更少使用，因此不会在此进行充分讨论，包括 γ - 氨基丁酸激动剂如巴氯芬、苯二氮䓬类、糖皮质激素、利多卡因、氯胺酮和可乐定。

抗惊厥药一直被用于慢性神经性疼痛综合征，如带状疱疹后神经痛、三叉神经痛和糖尿病性神经病[40,65]。较新的第二代抗惊厥药因其副作用可以接受和易用性而更受欢迎（表 29.6）。由于若干原因，加巴喷丁被认为是神经性疼痛的一线抗惊厥药。它比其他抗惊厥药物具有更好的疗效，已被广泛研究用于包括癌痛在内的神经性疼痛，而且几乎没有药物 - 药物相互作用[66,67]。常见的副作用包括嗜睡、共济失调和水肿；应在开始用药时采用低剂量，缓慢增加，并根据肾功能调整（表 29.7）。普瑞巴林是一种新药，具有类似于加巴喷丁的药效学和副作用。它具有更高的口服生物利用度，经肝脏代谢，而且比加巴喷丁需要更少的剂量滴定。

抗抑郁药在治疗神经性疼痛方面也很成熟[65]。三环类抗抑郁药，如阿米替林、去甲替林和地昔帕明，都具有与其抗抑郁作用

截然不同的镇痛作用（表 29.8）。然而，它们的使用受到副作用的限制，包括嗜睡、体位性低血压、谵妄、心脏传导异常和便秘[40]。这些对于老年人和身体虚弱者来说最成问题。因此，三环类抗抑郁药并不被推荐为一线用药，除非用于年轻患者的夜间镇静。一些较新的抗抑郁药具有镇痛特性（表 29.8）。文拉法辛和度洛西汀用于癌症相关的神经性疼痛综合征如化疗诱导的神经病中的文献报告最多[67,68]。新型抗抑郁药的耐受性优于三环类抗抑郁药，尽管其疗效尚未得到充分比较评估。

表 29.6　作为辅助镇痛药的第二代抗惊厥药的给药指南

| 药物 | 起始剂量 | 通常的有效剂量 |
| --- | --- | --- |
| 加巴喷丁 | 100mg tid 或 300 qhs | 每日 900～3600mg，分为 bid～tid |
| 普瑞巴林 | 每日 150mg | 每日 150～300mg bid |
| 拉莫三嗪 | 每日 25～50mg | 每日 200～400mg |
| 托吡酯 | 每日 25mg | 100～200mg bid |
| 奥卡西平 | 75～150mg bid | 150～800mg bid |
| 噻加宾 | 4mg qhs | 4mg tid |
| 左乙拉西坦 | 250～500mg bid | 500～1500mg bid |
| 唑尼沙胺 | 每日 100mg | 100～200mg bid |

经许可转载自 McDonald AA, Portenoy RK. How to use antidepressants and anticonvulsants as adjuvant analgesics in the treatment of neuropathic cancer pain. *J Supp Oncol.* 2006；443－52. Copyright 2006，已获 Elsevier 许可

表 29.7　加巴喷丁用于神经性疼痛的剂量和滴定方法[a]

| 起始剂量 | |
| --- | --- |
| 常规 | 100～300mg bid |
| 老人，身体虚弱 | 100～300mg qhs |
| 肾功能不全（CrCl<60ml/min，>15ml/min） | 100～200mg qhs |
| 肾衰竭（CrCl<15ml/min） | 100mg qhs |
| **剂量递增** | |
| 常规 | 50%～100%，每 3 天 |
| 老人，身体虚弱 | 滴定更慢 |
| 肾功能不全/衰竭 | 滴定更慢 |
| **通常的有效剂量** | |
| 常规 | 900～3600mg，分 2～3 次服用 |
| 老人，身体虚弱 | 300～1800mg，分 2～3 次服用 |
| 肾功能不全（CrCl<60ml/min，>15ml/min） | 300～1800mg，分 2～3 次服用 |
| 肾衰竭（CrCl<15ml/min） | 100～300mg qhs |

[a] 滴定的目标：继续剂量递增直至治疗限制性副作用（无效治疗）或直至剂量增加不会产生额外益处（最大益处）

CrCl ＝肌酐清除率

经许可转载自 McDonald AA, Portenoy RK. How to use antidepressants and anticonvulsants as adjuvant analgesics in the treatment of neuropathic cancer pain. *J Clin Oncol.* 2006；443－52. Copyright 2006，已获 Elsevier 许可

表 29.8　抗抑郁药作为辅助镇痛药的剂量指南

| 药物 | 起始剂量 | 常用的有效剂量 |
|---|---|---|
| **三环类抗抑郁药** | | |
| 阿米替林 | 10～25mg，每天夜间给药 | 50～150mg，每天夜间给药 |
| 去甲替林 | 10～25mg，每天夜间给药 | 50～150mg，每天夜间给药 |
| 地昔帕明 | 10～25mg，每天夜间给药 | 50～150 mg，每天夜间给药 |
| **SSRIs** | | |
| 帕罗西汀 | 每日 10～20mg | 每日 20～40mg |
| 西酞普兰 | 每日 10～20 mg | 每日 20～40mg |
| **其他** | | |
| 文拉法辛 | 每日 50～75mg | 每日 75～225mg |
| 安非他酮 | 每日 100～150mg | 每日 150～450mg |
| 度洛西汀 | 每日 60mg | 每日 60mg |

SSRI：选择性 5－羟色胺再吸收抑制剂；

经许可转载自 McDonald AA，Portenoy RK. How to use antidepressants and anticonvulsants as adjuvant analgesics in the treatment of neuropathic cancer pain. *J Supp Oncol*，2006；443－52. Copyright 2006，已获 Elsevier 许可

### 骨转移疼痛

骨转移疼痛在许多癌症中都很常见，在管理上有其独特的困难之处。骨转移需要密切评估和管理，以避免各种并发症，如活动减少、骨折、脊髓压迫和高钙血症。骨转移的急性疼痛大多对阿片类药物和抗感染药物（包括非甾体类抗炎药和皮质类固醇）有反应[46,69]。现有一些介入方法可用于骨转移疼痛更为长期的确定性治疗。双膦酸盐可减少肿瘤部位的破骨细胞活性，在使用约 1 个月后产生镇痛效果。有证据表明这类药物可以改善生活质量，并减轻肺癌、前列腺癌和肾癌的疼痛。它们在其他癌症中缓解疼痛的作用及使用时间仍存在争议。

放疗仍然是治疗骨转移疼痛的金标准；几乎所有骨转移疼痛患者都应该转诊给放射肿瘤科医生进行评估。外照射可使 90% 的患者疼痛得到缓解，大约 50% 的患者可在 1～2 个月内完全缓解[6,7]。许多研究表明，即使与多次治疗相比，单次姑息放疗也可以起到有效的疼痛缓解作用[70-72]。患者的生活质量可以获得显著改善，且治疗负担低。这对所有患者都是理想的选择，尤其是那些预期寿命有限的患者。早期研究表明，经皮射频消融术可用于缓解骨转移，并可有效治疗放疗失败或特定区域已经接受最大照射剂量的患者[73,74]。

可全身性使用放射性同位素，如锶－89，用于治疗扩散的、疼痛的骨转移瘤，这种骨转移不能仅通过外射束放射治疗。多达 70% 患者的疼痛在放射性同位素给药后的 1～4 周内开始缓解，并可持续 1 年以上[75]。骨髓抑制是最常见的限制使用的副作用。其他介入技术正在用于缓解转移瘤[76]，如椎体后凸成形术、椎体成形术及恶性椎体压缩性骨折的相关手术[77]。

### 难治性疼痛

少数癌症患者在适当使用常规药物和非药物疗法时未能取得可接受的镇痛效果。疼痛控制不理想或疼痛不符合预期过程的患者

管理的第一步是：①进行彻底的多维疼痛评估或重新评估，以探究难治性疼痛的原因，应注意心理和精神问题在癌症患者中很常见，可表现为疼痛加重；②确保已经尝试使用足量的阿片类药物、非阿片类药物和辅助镇痛药物；③在疼痛控制不良的鉴别诊断中考虑药物适应或阿片类药物依赖性；④向专业的疼痛管理或姑息治疗专业医生咨询。

有各种侵入性手术可用来处理各种难治性疼痛问题。这些手术包括通过置入导管或植入泵在硬膜外或鞘内用药；神经松解术破坏自主神经传入纤维或自主神经，如肋间、腹腔或下腹神经丛阻滞；或通过神经外科手术来阻断传向大脑的疼痛传导通路，如喉切开术[78,79]。这些手术的成功在很大程度上取决于对疼痛病因进行彻底和准确的评估及从业者的技术技能。

## 恶心和呕吐

高达 60% 的晚期癌症患者会出现恶心，而且其中有一半伴有呕吐[80]。尽管在预防和治疗化疗相关恶心方面取得了进展，但患者仍然认为恶心是癌症治疗过程中对生活质量的一个主要损害[81]。恶心、呕吐可能加重体重减轻，可导致吸入性肺炎和电解质紊乱，并可干扰及时的癌症治疗。

恶心和呕吐的生物化学和病理生理学机制是在脑干呕吐中枢（VC）协调的复杂生理过程。VC 位于孤束核，其主要接受来自位于第四脑室基部 VC 前侧的化学感受器触发区（CTZ）输入的信号。CTZ 位于血脑屏障之外，可成为血液和脑脊液中致吐性毒素的作用靶点。化疗、阿片类药物、肾衰竭和其他代谢紊乱引起的恶心都是部分通过这种机制介导。多巴胺、血清素和神经激肽－1 受体在 CTZ 恶心相关信号转导中起着重要作用。

CTZ 的传入神经有多个来源。胃肠道传入神经，例如来自扩张或炎症，由迷走神经介导。而来自大脑皮质的传入信号输入涉及预期或焦虑相关的恶心。最后，前庭器官向 CTZ 发送运动有关的和一些阿片样物质引起的恶心信号；乙酰胆碱和组胺受体在该系统中有特别重要的作用。由于恶心具有多种潜在原因，重要的是要进行细致的鉴别诊断并寻求适当的诊断检查，重点在于找出最可能的原因（表 29.9）。

表 29.9　癌症患者恶心和呕吐的原因

| **药物** |
| --- |
| 阿片类药物 |
| 化疗药物 |
| 地高辛 |
| 抗抑郁药 |
| 非甾体抗炎药 |
| 抗生素 |
| 铁制剂 |
| **胃肠道原因** |
| 食管炎，反流 |
| 胃炎，消化性溃疡病 |
| 胃肌轻瘫 |
| 便秘，非机械性肠梗阻 |
| 机械性肠梗阻 |
| 胆道梗阻 |
| 胰腺炎 |
| **代谢性疾病** |
| 尿毒症 |
| 高钙血症 |
| 肾功能不全 |
| **中枢神经系统** |
| 颅内压升高（如肿瘤转移） |
| 脑膜炎 |
| 前庭疾病 |

在癌症患者中，需要特别提及的两个恶心原因是：化疗和阿片类药物诱导。化疗引

起的急性恶心发生在化疗后的最初 24 小时内，通常在头几个小时内。对此已进行了广泛研究，并建立了完善的预防性药物治疗方案。大多数方案使用地塞米松和 5 - 羟色胺受体亚型 - 3 的拮抗剂如昂丹司琼、格拉司琼、多拉司琼或其他药物联用[82]。最近，神经激肽 - 1 受体拮抗剂阿瑞匹坦和福沙普坦已成为中至重度催吐性化疗的标准治疗方案的一部分[83]。迟发型化疗诱导恶心和呕吐发生在最初化疗给药后几天，且更多见于某一些化疗药物（如顺铂）中。它对血清素拮抗剂的反应较差[82]，但糖皮质激素、神经激肽 - 1 拮抗剂和奥氮平显示有效[83-86]。

恶心是对阿片类药物的正常反应，并不是一种过敏反应。阿片类药物引起的恶心发生在治疗开始时，或较少见于剂量增加后。有些患者在用某些阿片类药物后会出现严重的恶心，但用其他药时恶心减轻。在阿片类药物中，吗啡和可待因似乎最具致呕性。对于大多数患者而言，恶心会在几天内消退，不需要进行剂量或药物调整。一小部分患者的恶心会继续，可尝试使用其他阿片类药物代替。治疗是经验性的，抗多巴胺能止吐药（如丙氯拉嗪）是合理的首选药物。昂丹司琼对于术后阿片类药物引起的恶心显示出一定效果[87]，但尚未在癌症疼痛治疗中得到证实。

表 29.10 列出了常用的止吐剂。综合权衡成本、可用性和副作用，多巴胺拮抗剂是首选。甲氧氯普胺也许是研究最多的一种药物，而且在治疗与晚期癌症相关的非特异性恶心方面显示出疗效[88-90]。它是一种胃肠促运动药物，使其在胃轻瘫病例中特别有用。此类中的其他药品包括普拉克拉嗪、氟哌啶醇、氟哌利多和氯丙嗪。其中氟哌啶醇研究最多[91]。如果镇静也是治疗目标时，氯丙嗪最适合作为止吐药[88]。

表 29.10　常见的止吐剂

| 种类 | 常用剂量 | 评论 |
| --- | --- | --- |
| 多巴胺拮抗剂 | | |
| 丙氯拉嗪 | 5～10mg PO tid～qid；25mg PR | PO，IV 和 PR 用药 |
| 甲氧氯普胺 | 5～10mg PO tid～qid；最好在饭前给药。已用最高剂量达每日 120mg | 促动力药物；PO，IV，SC 和 PR 途径给药 |
| 氯丙嗪 | 10～25mg PO qid | PO，IV，PR，SC；强镇静作用 |
| 氟哌啶醇 | 0.5～2mg PO q4h | 可通过 PO，PR，IV 给药 |
| 氟哌利多 | 0.625～1.25mg IV q3～4h | 仅限 IV 给药；有 QT 延长风险，加量给药建议监测心电图 |
| 5 - 羟色胺拮抗剂 | | 用于预防化疗引起的恶心和呕吐 |
| 昂丹司琼 | 4～8mg PO qid；化疗前 24～32mg | IV 和口腔崩解片可用 |
| 格拉司琼 | 每日 1～2mg PO | IV 给药 |
| 多拉司琼 | 12.5～100mg PO | IV 给药；无长期用药说明 |
| 非典型抗精神病药物 | | |
| 奥氮平 | 5～10mg PO | 阻断多种神经递质 |

续表

| 种类 | 常用剂量 | 评论 |
|---|---|---|
| **大麻** | | |
| 屈大麻酚 | 2.5~5mg PO q2~4h | 受中枢神经系统副作用限制 |
| **神经激肽-1拮抗剂** | | |
| 阿瑞吡坦 | 125mg PO 一次，然后每日 80mg | 除了作为化疗诱导恶心治疗方案的一部分之外的疗效不详 |
| **糖皮质激素** | | |
| 地塞米松 | 2~4mg q6h | PO, IV, SC, PR |

PO = 口服；PR = 经直肠；IV = 静脉内；SC = 皮下

一种更新的非典型抗精神病药物奥氮平在接受化疗的患者中通过止吐活性改善癌症患者的生活质量而显示出较好的结果[92-95]。鉴于此，美国临床肿瘤学会推荐其用于尽管采取了最佳预防措施但仍然出现恶心或呕吐的患者[96]。一项在接受高度致吐性化疗患者的研究中发现，奥氮平在用于控制剧烈呕吐和恶心方面优于甲氧氯普胺[97]。

异丙嗪具有一些抗多巴胺能的作用，同时也是一种强大的抗组胺药和抗胆碱能药，且通常不适合用于癌症患者。所有的多巴胺拮抗剂都可引起锥体外系反应、镇静作用、口腔干燥症和直立性晕厥。

抗组胺药在癌症相关恶心中的作用有限，除了那些因前庭反应而致的恶心或需要镇静的患者。抗胆碱能药物，如东莨菪碱或格隆溴铵，在缓解肠梗阻相关性恶心、胃肠分泌物增多和绞痛方面特别有用，但作为单一药物，它们属于弱止吐药[80]。东莨菪碱可作为透皮贴剂使用，但可引起谵妄。格隆溴铵是一种不通过血脑屏障因而较少引起谵妄的季胺类药物，可静脉内使用，也可口服或皮下使用。

大麻素对化疗引起的恶心和呕吐有效，但可能不适合高强度催吐性化疗[98]。它们对于其他原因引起的恶心的治疗效果尚不清楚，但其有效性受到其 CNS 副作用（如头晕和镇静）的限制。拟精神失常药物的副作用也很常见，特别是对于老年人[99]。屈大麻酚和那西那派是在美国可以使用的合成大麻素。美国许多州和哥伦比亚地区现在已将医用大麻合法化[100]，研究表明大麻可用于许多常见的癌症相关症状，包括恶心和呕吐[101-103]。

糖皮质激素地塞米松是公认的用于化疗引起的恶心的止吐药。此外，它常被用作终末期患者中晚期癌症有关的顽固性恶心治疗方案的一部分，对于缓解肠梗阻相关症状特别有效[89,90]。地塞米松可迅速缓解脑水肿引起的恶心。糖皮质激素与下面一些严重副作用有关：谵妄、胃溃疡、骨质疏松症、失眠、葡萄糖耐受不良、周围性水肿、肌病和免疫抑制。因此，只限于短期使用。

苯二氮䓬类药物对化疗引起的预期性恶心有效，但对于其他一些疾病并未显示出疗效[104]。作为药物治疗的辅助措施，针灸或穴位按压刺激对化疗引起的恶心有轻微效果[105,106]。

## 便秘

便秘发生率为 40%~90%，而且随着癌症的发展，其患病率逐渐增加[107,108]。便秘作为大便不畅的主观指标，可反映患者对粪便硬度增加、大小或频率减少或两者兼有的感受。除了引起不适外，便秘还会导致大便干结和肠梗阻，并会导致厌食和体重减轻，以及老年人中的谵妄和虚弱[109]。

粪便稠度和频率是多种外部和内部因素间复杂平衡的结果，包括摄食量和类型、胃肠道电解质和液体转运、肠蠕动，以及交感神经、副交感神经和躯体神经系统间的相互作用。上述任何或全部因素都可能导致患者便秘，并增加了评估和治疗的难度。对于便秘，不仅要考虑患者对于便秘本身的实际感受，还应该考虑伴随便秘存在的其他各种症状，包括恶心、厌食、腹痛或腹胀、谵妄和泌尿生殖系统疾病。腹泻，特别是既往便秘的患者，应引起对溢出性腹泻的关注，这种腹泻的粪便物质在便秘粪便团附近液化并在其周围逸出。除了仔细的病史和体格检查外，腹部平片有助于确诊便秘，并可确定便秘程度和排除肠梗阻[107]。

表 29.11 列出了癌症患者便秘的常见原因。需要特别提示的是阿片类药物引起的便秘，因为超过一半的阿片类药物治疗患者报告便秘[110]。有证据表明，芬太尼透皮吸收引起的便秘要少于口服阿片类药物[111]；然而，通常所有的阿片类药物和所有给药途径都有可能引起便秘。阿片类药物通过直接抑制肠蠕动和增加括约肌张力来减少胃肠道蠕动，还会减少胃肠分泌物。

便秘的治疗主要是经验性的，最好的治疗是预防。大多数药物对各种便秘病因都有一定的疗效。药物治疗主要有四大类：兴奋剂、成型剂、渗透剂和表面活性缓泻剂（表 29.12）。选择使用哪种药物应基于预期效果的快速性和便秘的严重程度。一般来说，如果患者对一类泻药反应不佳，应该增加第二类。开始剂量应较低，然后逐渐增量，以防出现痉挛和腹泻。通常用于预防的药物包括一些温和的兴奋剂（如番泻叶）或盐泻药（如镁乳）。表面活性缓泻剂，如多库酯，不能有效预防阿片类药物引起的便秘。

**表 29.11　癌症患者便秘的常见原因**

**药物**

阿片类药物

5-羟色胺拮抗剂（如昂丹司琼）

抗胆碱能药（如三环类抗抑郁药，抗分泌药）

抗酸剂（含钙或铝）

化疗药物（特别是长春新碱类）

铁制剂

非甾体抗炎药

抗高血压剂（如钙通道阻滞剂、β 肾上腺素受体阻滞剂、利尿剂）

**代谢因素**

高钙血症

尿毒症

**机械原因**

肠梗阻

肠狭窄

粪便嵌塞

**其他原因**

口服固体或液体效果不佳

患者不活动

无法到达或使用马桶

脊髓压迫/马尾综合征

大便赋形剂，如纤维素和车前草，对癌症患者的作用有限。它们可增加大便量和水含量，但不会促进肠道活动，因此对阿片类药物引起的便秘无效，不应作为单药用于治疗[110]。刺激性泻药，如番泻叶和比沙可啶，可刺激肌间神经丛并增加向前蠕动，因此这类药物尤其对阿片类药物引起的便秘有效。事实上，许多人建议在阿片类药物疗程开始的同时便开始安排预防性使用番泻叶[110]。以往对于长期使用兴奋剂泻药可能引起结肠损伤的担忧尚未得到证实。

表 29.12  常用缓泻剂

| | 给药 | 起效时间 |
|---|---|---|
| **兴奋剂泻药** | | |
| 番泻叶 | 每日 8.6 ~ 68.8mg，分为 bid | 6 ~ 12 小时 |
| 比沙可啶 | 每日 5 ~ 30mg；口服或直肠给药 | 6 ~ 12 小时 |
| **表面活性剂泻药** | | |
| 多库酯 | 每日 100 ~ 500mg，最多分为 qid | 24 ~ 72 小时 |
| 矿物油 | 15 ~ 45ml，分开服用 | 6 ~ 8 小时 |
| **盐水渗透性泻药** | | |
| 柠檬酸镁（1.745g/30ml） | 每日 150 ~ 300ml | 0.5 ~ 3 小时 |
| 氢氧化镁 | 每日 30 ~ 60ml，可分为 bid | 0.5 ~ 3 小时 |
| 聚乙二醇 | 每日 17g，伴水口服 | 24 小时 |
| **碳水化合物渗透性泻药** | | |
| 乳果糖（10g/15ml 液体） | 每日 15 ~ 60ml，分为 tid | 24 ~ 48 小时 |
| 山梨醇 70% 溶液 | 每日 30 ~ 150mg 或 bid | 24 ~ 48 小时 |
| **阿片样物质拮抗剂** | | |
| 甲基纳曲酮 | 剂量是以体重为基础并皮下给予：大多数成人 8 ~ 12mg；> 114 kg 0.15mg/kg，24 小时内最多 1 剂 | 30 ~ 60 分钟（在有治疗反应的患者中） |
| **氯化物通道激活剂** | | |
| 鲁比前列酮 | 24μg bid | 30 ~ 60 分钟 |

"起效时间"的数据引自：Fallon M，O'Neill B. ABC of palliative care：constipation and diarrhoea. *BMJ*. 1997；315：1293 – 1296 and Mancini I，Bruera E. Constipation in advanced cancer patients. *Supp Care Cancer*. 1998；6：356 – 364.

油基润滑剂（如矿物油）对治疗便秘有效，但不适合长期使用，因为可导致脂溶性维生素缺乏。另外，如果吸入，它们可能导致严重的化学性肺炎。渗透性泻药含有难以吸收的盐类或碳水化合物，渗透性地将液体保留在肠腔中，引起排便。盐水渗透性泻药通常含有镁盐。高剂量使用时，这些药物有导泻作用，但较低剂量可长期安全使用。对于阿片类药物诱发的便秘，它们可以加入到刺激性泻药内起到辅助作用，但应慎用于肾衰竭患者。碳水化合物泻药如乳果糖或山梨醇在较高剂量下也有导泻作用。所有口服泻药都可能引起痉挛、腹胀、恶心和肠胃胀气，以及腹泻和伴随的电解质紊乱。

直肠给药（灌肠剂或栓剂）最好用于顽固性便秘的治疗。所有灌肠剂都会引起结肠扩张，刺激直肠收缩和粪便排泄。含电解质的灌肠剂可增加直肠的水分保留量，从而增加粪便的体积和软度。栓剂具有刺激剂（如比沙可啶）或表面活性剂（如甘油）作用。应该通过手动减压和大容量灌肠剂与大便软化剂对大便嵌顿进行机械性治疗，同时注意疼痛管理，因为该过程可能相当痛苦。

阿片类拮抗剂已成功用于治疗阿片类药物引起的便秘[112,113]。具体而言，甲基纳曲酮是一种阿片受体拮抗剂，可阻断阿片受体

与 μ 受体的结合，它是纳曲酮的四元衍生物。由于永久带电的四价氮原子，它通过血脑屏障的能力受限[114]。因此，它在胃肠道周围起作用，可减轻阿片样药物引起的便秘，但不影响疼痛缓解作用或诱导戒断症状。几项制药厂资助的研究表明，甲基纳曲酮可成功治疗阿片类药物引起的便秘，而且副作用最小[115,116]。

## 全身症状

疲劳、食欲不振和体重减轻是晚期癌症的主要症状，特别是在生命的最后 3 个月。厌食症见于高达 70% 的癌症患者[117]，至少有一半患者会在其疾病过程中出现体重下降[118]。患者和家属通常发现厌食症和体重减轻尤其令人痛苦，这两个症状是"癌症最恶名昭著的特征"[118]，而且家庭成员之间或家庭成员与医疗团队间经常会因为营养问题和经口饮食问题起冲突。医疗团队提供的教育和情感支持对于减轻饥饿恐惧非常重要。医护专业人员可将对于厌食症的"指责"集中在癌症而不是患者身上来帮助缓解家庭冲突。可选择营养咨询，尤其是怀疑热量摄入不足时，尽管这没有显示出任何显著的长期益处[119]。

癌症厌食症 - 恶病质综合征是以厌食症、早饱、体重减轻、肌肉萎缩、乏力和虚弱为特征，通常是指一个综合征。癌症诱导的炎性细胞因子生成紊乱，如肿瘤坏死因子 - α、白细胞介素 - 6 等，被认为是该综合征的基础。饥饿时，由于热量不足，会节省身体能量消耗而优先消耗脂肪；癌症患者的恶病质与此相反，其身体能量消耗增加，脂肪和肌肉组织均会被动员，甚至在没有热量不足的情况下[119,120]。这意味着出现癌症恶病质时，无论是通过增加营养还是食欲刺激来增加热量的摄入，都无法延缓体重减轻，也无法改善生活质量和延长生存期。事实上，尚不清楚目前的疗法在治疗癌症厌食症 - 恶病质上是否有任何益处，但至少能对患者和家属产

生心理安慰[119]。

应当评估体重减轻或抱怨厌食症的癌症患者潜在的可逆病因（表 29.13）。营养疗法可增加患者的食欲和热量摄入，但也会使体重增加，尽管只是通过增加脂肪量。已经研究了几类刺激食欲的营养剂。研究最仔细的是孕酮，特别是甲地孕酮和醋酸甲羟孕酮。甲地孕酮是一种有效的食欲刺激剂，剂量为每日 480 ~ 800mg。醋酸甲孕酮可导致体重增加，剂量为 500mg，每日 2 次[121]。两者均可加重水肿并会增加血栓栓塞事件的风险。任何一种药物都不会改善患者死亡率和生活质量[117,122]。糖皮质激素也有效，但尚未进行长期研究，而且有严重的副作用[117]。大麻素屈大麻酚可改善食欲和低体重，剂量为 2.5mg，餐后 1 小时用药[99]。

**表 29.13　厌食和体重减轻的潜在可治疗的病因**

**口腔**

口咽黏膜炎

口腔干燥

鹅口疮

治疗相关的嗅觉和味觉改变

牙列不佳，义齿不合适

**消化系统**

食管炎

吞咽困难

恶心，呕吐

胃肌轻瘫

近端胃肠梗阻（肿瘤相关，狭窄）

便秘

腹泻/脂肪泻

**社会 - 心理问题**

抑郁症

焦虑

无法购物、付款或准备食物

然而，它的使用受到拟精神失常药物副作用的限制。雄激素并未显示出任何疗效[122]。目前正在进行的一项研究采用 ω-3-脂肪酸、沙利度胺、氨基酸、己酮可可碱、槲寄生、非甾体抗炎药和其他新型药物来调节厌食症-恶病质的炎性底物[117,119,120]。这些药物均未表现出广阔的临床应用前景。

疲劳与癌症相关的厌食症和体重减轻有很多共同之处，有些人认为它们都是癌症伴随的相同炎症和神经激素破坏的病理生理过程的一部分[123,124]。它通常是最常提起的与癌症及其治疗有关的症状，几乎100%的患者都会出现[108,125,126]。疲劳可持续数年，没有治愈性治疗[123]。与癌症相关的疲劳不同于运动引起的疲劳[127]。它与活动量不成正比，而且睡觉和休息不能使之缓解。患者感到全方位受限——不仅是在身体方面，还在情感、精神、职业和社交等方面。

虽然疲劳通常都是因为癌症本身的原因，但也有其他原因，包括化疗或放疗、体重减轻、抑郁、焦虑、睡眠不好、疼痛控制不佳、贫血和主要器官衰竭（心脏、肝、肺或肾）的影响。药物的副作用，特别是类阿片和其他精神药物，通常也有影响。疲劳的治疗应始于解决一些易于干预的潜在原因，如贫血或抑郁症。对贫血已经有了充分研究，应当在疲劳的癌症患者中对其进行检测和治疗。促红细胞生成素常规用于预防和治疗癌症患者的贫血，并显示能够减少输血和改善癌症治疗患者的疲劳和生活质量[128-130]。在晚期癌症患者和终末期患者中，贫血及其矫正在影响疲劳方面发挥的作用很小，因为其他因素更为重要[131,132]。哌醋甲酯等精神兴奋剂已被用于治疗晚期癌症患者的严重疲劳，但治疗结果众说不一[133]。

应向所有抱怨疲劳的患者提供健康教育和支持。询问受疲劳限制的特定活动，以便排除故障和设定目标，即使疲劳本身无法改善。对于有能力的患者，建议进行中度有氧运动，因为其可改善正在接受治疗的患者的疲劳，并有助于防止进一步的失调[134-136]。目前尚不清楚节能治疗，即通过休息为重要活动保存能量是否有效。

## 腹水

大约10%的腹水病例都是由恶性肿瘤引起[137]，其中最常见的是泌尿生殖系统或消化系统癌症[138]。恶性腹水通常继发于腹膜癌，尽管少数患者会因为肝肿瘤浸润或潜在的肝硬化而存在一些门脉高压的因素[139]。乳糜性腹水少见，通常见于淋巴瘤。如一般人群一样，肾病、充血性心力衰竭、胆管或胰管渗漏和血栓形成也可引起腹水。腹膜癌引发腹水的病理生理学原理尚知之甚少，可能是由于肿瘤浸润及腹膜液体吸收能力受损造成直接液体积存[140]。恶性腹水发生后的平均存活期约为20周[138]。

腹水的管理因病因不同而有所差异。限盐和利尿是门脉高压性腹水的主要治疗方法。应指导患者采取低钠饮食（每日少于2000mg）。大多数肝硬化和腹水患者对口服利尿剂反应良好，通常单独使用螺内酯或与袢利尿剂（如呋塞米）联合使用。患者应以中等剂量（50~100mg 螺内酯和 20~40mg 呋塞米）开始，然后逐渐增量直至有效减少腹水。男性乳房发育症可能是螺内酯不能耐受的副作用，这种情况下可用阿米洛利替代。过分激进的利尿可能导致严重并发症，包括酸碱和电解质紊乱，以及肾衰竭。低钾血症和代谢性碱中毒是发生肝性脑病的危险因素，应频繁监测电解质和肾功能[141]。应采取支持性措施预防肝衰竭等更严重的并发症，如自发性细菌性腹膜炎、肝性脑病和消化道出血。

恶性腹水的治疗应针对潜在的癌症。但许多患者已是癌症晚期，对肿瘤治疗反应不佳。这些情况下的管理应当依靠经验，而且应根据患者的总体预后及腹水引起的各种症状。由于不存在电解质紊乱和体液潴留，因此限盐和利尿剂的益处尚不明确[140]。另外，恶性腹水的管理是进行引流，通常通过大剂量腹腔穿刺，每次引流 6L[137]。其他持久性介入，如腹腔静脉短路分流和腹腔引流管可能对特定的患者有很大的帮助，这将在本书其他章节讨论（见第 31 章)[137]。

# 精神病症状

精神病症状很常见，但常未能及时诊断，癌症患者出现的精神症状通常是可以治疗和管理的。本节将重点讨论癌症患者抑郁和焦虑的评估与管理。

## 抑郁症

抑郁症状在癌症患者中比在普通人群中更为常见[124]。对于癌症患者，严重抑郁性障碍（MDD）发病率的最大估计值为 10%～25%，而一般人群中的发病率不到5%[124,142,143]。抑郁症状（包括情绪减退、兴趣缺失、内疚感和悲伤、疲劳、体重减轻、睡眠障碍和记忆力问题）比 MDD 发生率更常见，可能是由于潜在的癌症、一些共存疾病、预期失落感和悲伤或调整障碍所致。尽管如此，抑郁症并非不可避免，也不是癌症的正常部分。根据定义，MDD 会干扰生活质量和功能[144]。事实上，MDD 与总体癌症和癌症相关的死亡率有关，有证据表明它会干扰恰当的癌症评估和治疗[145-147]。因此，早期和积极地识别与管理抑郁症是治疗必不可少的部分。

大多数医护人员对癌症患者的抑郁症认识不足[148]。抑郁症的诊断由于抑郁症的躯体症状与癌症中常见的躯体症状（疲劳、厌食、体重减轻、睡眠障碍和性功能障碍）重叠而表现得异常复杂。此外，悲伤、难过和失落感，以及关于死亡的想法在癌症患者中也很常见，不一定就是病理性的。抑郁症的评估应该考虑到这些因素，不应过于重视躯体症状，更应重视精神疾病（情绪、对先前愉悦活动的兴趣及社交退缩）。持续存在的内疚、羞愧、无价值、绝望和想要自杀等感觉对于可能危及生命的疾病诊断而言并不是特征性的预期情绪调整，而是强烈提示抑郁症（表 29.14)[149]。一个简单的床边工具——询问"你是在过去的两周内大部分时间都感到沮丧、压抑或无望?"，在筛查癌症患者抑郁症方面表现出较高的灵敏度和特异性，尽管其尚未在一系列人群中得到充分验证[150,151]。

表 29.14　区分抑郁与癌症预期的悲伤和难过

| 不太提示抑郁症的患者特征 | 更能提示抑郁症的患者特征 |
|---|---|
| 悲伤、难过和内疚是间歇性的，涉及到具体的损失和限制 | 一直存在生活各方面的悲伤、内疚和羞耻的感受 |
| 接受并赞赏家庭和医护人员提供的帮助支持 | 感觉自己毫无价值，不值得被提供帮助 |
| 认识到可以控制生活的许多方面 | 感到无助，失去控制，无法实现任何有意义的变化 |
| 对未来的可控方面感到有希望 | 对未来的大部分方面感到无望 |
| 声称有时难过和悲伤 | 声称"我很抑郁" |
| 尽管有限和一些"难过的日子"，但能够享受日常人际、工作和家庭生活的各个方面 | 持久的抑郁；情绪不会在亲人身边或进行以前感到愉快的活动时解除 |
| 关注疾病的死亡率和死亡本身 | 有自杀的想法；对死亡的积极渴望 |

药物和非药物治疗对于抑郁症都很有帮助[152,153]。事实上，心理治疗和抗抑郁药物治疗联合使用要比任何一种方法单用更有效[154]。

一旦发现抑郁症，患者主治医生应及时介入或转诊给适合的专业人员。许多机构都有精神卫生专业人员接受过癌症患者医护的特殊培训。此外，许多姑息治疗团队能够提供这些服务，并可提供更多支持。对转移性非小细胞肺癌患者进行的一项随机对照试验显示，姑息治疗专家团队的早期参与有助于生活质量的改善，而且抑郁症状较常规医疗组患者更少[155]。与所有的心理问题一样，不受欢迎的躯体症状如疼痛或恶心都会使抑郁症加重，需要积极管理。

有三种主要的药物可供使用：①三环类（和相关）抗抑郁药；②较新的选择性神经递质再摄取抑制剂；③精神兴奋剂（表29.15）。虽然癌症人群中抑郁症状的患病率较高，但令人诧异的是很少有这方面的癌症相关研究。已经完成的研究证实，癌症患者对抗抑郁药物治疗有反应，而且与一般人群一样，没有哪类抗抑郁药具有优越性的疗效[143]。抗精神病药物的选择应基于相关症状、既往治疗效果、偏好、预后和成本。除精神兴奋剂外，所有抗抑郁药都需要2～8周才能改善情绪；然而，副作用却是会立刻显现。因此要与患者进行沟通，以防过早中止治疗。所有抗抑郁药都应以低剂量开始使用，然后逐渐增量至取得疗效或直至副作用限制进一步使用。抗生素利奈唑胺是一种单胺氧化酶抑制剂，对于正在接受抗抑郁药治疗的患者而言是相对禁忌的药物；这种情况下，应及时与精神科医生沟通[156]。停药时，抗抑郁药应逐渐减量，以免发生戒断综合征。

三环（和相关）抗抑郁药，如阿米替林、去甲替林和去甲丙咪嗪，具有显著的抗胆碱能副作用，如直立性低血压、口干症、头晕、便秘、尿潴留、镇静和谵妄。此外，它们可能会导致心脏传导异常，如房室结阻滞和QT延长。对于老年人和身体虚弱的患者，应谨慎使用。由于这些原因，它们较少作为新的处方药物使用。

较新的药剂包括选择性5－羟色胺再摄取抑制剂（SSRIs），如氟西汀、帕罗西汀、舍曲林和西酞普兰，以及选择性调节肾上腺素、多巴胺、5－羟色胺再摄取的新药，包括安非他酮、文拉法辛、米氮平和度洛西汀。胃肠道不适、性功能障碍和口干症是所有这些药物的常见副作用。癫痫发作、5－羟色胺综合征及短时性的焦虑和自杀的反常性增加很少见，但应予以重视。SSRIs与出血风险增加有关，应谨慎用于血小板减少症患者[157]。氟西汀可能具有明显的兴奋作用，最好避免用于显著焦虑或失眠的患者。文拉法辛或度洛西汀可能是伴有神经病理性或慢性疼痛的患者中特别有吸引力的药物[158,159]。米氮平可引起体重增加，改善恶心，促进睡眠，而且与其他抗抑郁药相比，药物相互作用相对较少，因此可能在癌症患者中特别有效[160]。

精神兴奋药如哌醋甲酯和右旋安非他明可能对有显著的精神运动性阻抑症状的患者有用[161]。它们通常在2天内开始缓解抑郁症状，因此对预期寿命较短的患者尤其有效[144]。通常每天给药2次，早晨和中午各1次，从而可以避免夜间失眠。剂量还可调整为每2～3天1次。

表 29.15　常用的抗抑郁药物

| 种类 | 常用剂量 | 评论 |
| --- | --- | --- |
| **三环类（和相关药物）** | | 心脏传导延迟和抗胆碱能副作用常限制其使用；有镇静作用；对神经性疼痛有一定疗效；从低剂量开始并缓慢增加剂量，特别是对于老年人 |
| 阿米替林 | 夜间使用 25 ~ 150mg<br>老年人开始剂量为 10mg | |
| 去甲替林 | 夜间使用 25 ~ 150mg<br>老年人的开始剂量为 10mg | |
| 地昔帕明 | 每日 25 ~ 200mg；可分为 bid<br>老年人的开始剂量为 10mg | |
| **选择性 5 – 羟色胺再摄取抑制剂** | | |
| 帕罗西汀 | 每日 20 ~ 50mg<br>老年人的开始剂量为 10mg | 可对焦虑障碍特别有用 |
| 氟西汀 | 每天早上 20 ~ 60mg | 可使患者兴奋；半衰期长 |
| 舍曲林 | 每日 25 ~ 200mg | |
| 西酞普兰 | 每日 20 ~ 60mg | |
| 依他普仑 | 每日 10 ~ 20mg<br>老年人开始剂量为 5mg | |
| **选择性 5 – 羟色胺 – 去甲肾上腺素再摄取抑制剂** | | |
| 安非他酮 | 100mg bid ~ 150mg tid | 具有缓释剂型 |
| 文拉法辛 | 37.5 ~ 75mg bid ~ tid | 具有缓释剂型<br>对焦虑障碍和神经性疼痛特别有益 |
| 米氮平 | 15 ~ 45mg qhs | 与镇静作用和体重增加有关 |
| 度洛西汀 | 20 ~ 60mg 每天 1 次或 bid | 对神经性疼痛有效 |
| **精神兴奋药** | | |
| 哌甲酯 | 开始剂量 2.5 ~ 5mg，早晨和中午给药 | 具有缓释剂型；尚不清楚用于抑郁症的最大有效剂量 |
| 右苯丙胺 | 开始剂量 2.5 ~ 5mg，早晨用药 | |

## 焦虑

癌症患者常会出现焦虑，其患病率为 30% ~ 50%[162 - 164]。至今患有原发性焦虑（惊恐障碍、恐怖症或广泛性焦虑症）的发病比例尚不确定（大概 10% 左右）[142]。特定事件前后的暂时性焦虑（如等候检测结果、临床访视或手术前）是常见事件，并非病理性。然而，如果焦虑频繁出现，或限制患者参与日常活动或接受必要治疗时，就应采取抗焦虑措施。焦虑可能继发于各种病理过程，包括药物作用（尤其是糖皮质激素和抗精神病药物），药物或酒精戒断，不受控制的疼痛或呼吸困难，以及抑郁症。

焦虑对认知或心理治疗干预反应良好[153]，如果病情严重应及时转诊。一些辅助疗法，如芳香疗法、按摩、渐进性肌肉放松和指导性图像疗法等可能会有帮助[165,166]。焦虑症的药物治疗可用于临时性、偶发性焦虑症和慢性广泛性症状。偶发性焦虑，如发生于手术之前，对认知性干预措施的反应最好；然而，最主要的方法是使用短效苯二氮䓬类药物进行预先治疗。较长时间的焦虑治疗比较复杂，最好与患者的主治医生或精神卫生专业人员一起管理。定期使用低剂量长效苯二氮䓬类药物（如氯硝西泮或缓释阿普唑仑）是有效的，但存在过度镇静、耐受和滥用的风险。丁螺环酮是一种非苯二氮䓬类抗焦虑药物，其滥用可能性极小，但与 SSRIs 一样，需要数周时间才能起效[167]。SSRIs 对于广泛性焦虑症也可能有效[168]。SSRIs 用于焦虑的药物剂量和给药方法与抑郁症类似。

## 晚期癌症患者的协同治疗

患有晚期癌症且存在多种癌症相关症状的患者需要多学科协调管理来优化治疗。作为将参与患者治疗的许多专家之一，介入肿瘤医生有机会参与患者的协同治疗。因为有许多不同的治疗模式，所涉及的专科医生也是因患者而异。对于一些患者，如晚期肝细胞癌患者，介入肿瘤医生可能是协调患者治疗的主要医师。而对于其他一些患者，姑息治疗医生、肿瘤内科医生、肿瘤外科医生或肝病医生都可能参与协调治疗，而介入肿瘤科医生将担任顾问角色。无论针对某个患者承担什么职责，交流在治疗医生间起着关键性作用。

## 小结

如前所述，姑息治疗的重点是缓解症状和尽可能增强患者功能，不一定要影响基础疾病的自然病程。随着介入肿瘤学领域的成熟，照料晚期癌症患者的介入放射科医生需要从容应对和熟悉该患者群体中一些常见临床问题的管理。他们需要熟悉如何将患者的预后和其他一些关键信息告知患者及其家属。通过与其他临床癌症专业的同事合作，介入肿瘤科医生便能够提供一些治疗选择，以尽可能最大限度地提高患者的生活质量，并帮助肿瘤患者缓解许多临床常见症状。

## 参考文献

1. World Health Organization. WHO definition of palliative care. Available at：www. who. int/cancer/palliative/definition/en. Accessed April 1, 2006.

2. Mosenthal AC, Murphy PA. Trauma care and palliative care：time to integrate the two? *J Am Coll Surg.* 2003；197：509 - 516.

3. Curtis JR, Rubenfeld GD. Improving palliative care for patients in the intensive care unit. *J Palliat Med.* 2005；8：840 - 854.

4. von Gunten, CF. Secondary and tertiary palliative care in US hospitals. *JAMA.* 2002；287：875 - 888.

5. Himelstein BP, Hilden JM, Boldt AM, Weissman DE. Pediatric palliative care. *NEJM.* 2004；350：1752 - 1762.

6. www. capc. org/capc - growth - analysis - snapshot - 2011. pdf. Accessed 18 Sept 2014.

7. Temel JS, Greer JA, Muzikansky A, et al. Early palliative care for patients with metastatic non - small - cell lung cancer. *N Engl J Med.* 2010；363（8）：733 - 742

8. Casarett D, Pickard A, Bailey FA, et al. Do palliative consultations improve patient outcomes? *J Am Geriatr Soc.* 2008；56（4）：593 - 599.

9. Norton SA, Hogan LA, Holloway RG, et al. Proactive palliative care in the medical intensive care unit：effects on length of stay for selected high - risk patients. *Critical Care Medicine.* 2007；35：1530 - 1535

10. Bendaly EA, Groves J, Juliar B, Gramelspacher GP. Financial impact of palliative care consultation in a public hospital. *J Palliat Med* 2008; 11 (10): 1304 – 1408.

11. Morrison RS, Penrod JD, Cassel JB, et al. Palliative Care Leadership Centers' Outcomes Group. Cost savings associated with US hospital palliative care consultation programs. *Arch Intern Med.* 2008; 168 (16): 1783 – 1790.

12. Ranganathan A, Dougherty M, Waite D, Casarett D. Can palliative home care reduce 30 – day readmissions? results of a propensity score matched cohort study. *J Palliat Med.* 2013; 16 (10): 1290 – 1293

13. Brumley R, Enguidanos S, Jamison P, et al. Increased satisfaction with care and lower costs: results of a randomized trial of in – home palliative care. *J Am Geriatr Soc.* 2007; 55: 993 – 1000.

14. Morrison RS, Meier D. Palliative care. *NEJM.* 2004; 350: 2582 – 2590.

15. Weeks JC, Catalano PJ, Cronin A, et al. Patients' expectations about effects of chemotherapy for advanced cancer. *N Engl J Med.* 2012; 367 (17): 1616 – 1625.

16. Schag CC, Heinrich RL, Ganz PA. Karnofsky performance status revisited: reliability, validity, and guidelines. *J Clin Oncol.* 1984; 2: 187 – 193.

17. Vigano A, Dorgan M, Jeanette B, Bruera E, Suarez – Almazor ME. Survival prediction interminal cancer patients: a systematic review of the medical literature. *Palliat Med.* 2000; 14: 363 – 374.

18. den Daas N. Estimating length of survival in end – stage cancer: a review of the literature. *J Pain Symptom Manage.* 1995; 10: 548 – 555.

19. Lamont EB, Christakis NA. Complexities in prognostication in advancer cancer. "To help them live their lives the way they want to." *JAMA.* 2003; 290: 98 – 104.

20. Maltoni M, Pirovano M, Scarpi E, et al. Prediction of survival of patients terminally ill with cancer. Results of an Italian prospective multicentric study. *Cancer.* 1995; 75: 2613 – 2622.

21. Reuben DB, Mor V, Hiris J. Clinical symptoms and length of survival in patients with terminal cancer. *Arch Int Med.* 1988; 148: 1586 – 1591.

22. Janisch L, Mick R, Schilsky RL, et al. Prognostic factors for survival in patients treated in phase I clinical trials. *Cancer.* 1994; 74: 1965 – 1973.

23. Maltoni M, Caraceni A, Brunelli C, et al. Prognostic factors in advanced cancer patients: evidence – based clinical recommendations – a study for the steering committee of the European Association for Palliative Care. *J Clin Oncol.* 2005; 23: 6240 – 6248.

24. Ralson SH, Gallacher SJ, Patel U, Campbell J, Boyle IT. Cancer – associated hypercalcemia: morbidity and mortality. Clinical experience in 126 treated patients. *Ann Intern Med.* 1990; 112: 499 – 504.

25. Iwase M, Kurachi Y, Kakuta S, et al. *Clin Oral Investig.* 2001; 5: 194 – 198.

26. Siddiqui F, Weissman DE. Fast facts and concepts #151: Hypercalcemia of malignancy. February 2006. End – of – Life Physician Education Resource Center. www. eperc. mcw. edu.

27. Khuntia D, Brown P, Li J, Mehta MP. Whole – brian radiotherapy in the management of brain metastasis. *J Clin Onc.* 2006; 24: 1295 – 1304.

28. McMillan DC. The systemic inflammation – based glasgow prognostic score: a decade of experience in patients with cancer. *Cancer Treat Rev.* 2013; 39 (5): 534 – 540.

29. Gripp S, Moeller S, Bolke E, et al. Survival prediction in terminally ill cancer patients by clinical estimates, laboratory tests, and self – rated anxiety and depression. *J Clin Oncol.* 2007; 25 (22): 3313 – 3320.

30. Christakis NA, Lamont EB. Extent and determinants of error in physicians' prognoses in terminally ill patients: prospective cohort study. *West J Med.* 2000; 172 (5): 310 – 313.

31. Glare P, Virik K, Jones M, et al. A systematic review of physicians' survival predictions in termi-

nally ill cancer patients. *BMJ.* 2003；327：195 – 201.

32. Christakis NA, Lamont EB. Extent and determinants of error in doctors' prognoses in terminally ill patients：prospective cohort study. *BMJ.* 2000；320：469 – 473.

33. Lamont EB, Christakis NA. Prognostic disclosure to patients with cancer near the end of life. *Ann Int Med.* 2001；134：1096 – 1105.

34. Hagerty RG, Butow PN, Ellis PM, Dimitry S, Tattersall MH. Communicating prognosis in cancer care：a systematic review of the literature. *Ann Oncol.* 2005；16：1005 – 1053.

35. Randall TC, Wearn AM. Receiving bad news：patients with haematological cancer reflect upon their experience. *Palliat Med.* 2005；19：594 – 601.

36. Weissman DE. Fast facts and concepts #13；Determining prognosis in advanced cancer. 2nd Edition, July 2005. End – of – Life Palliative Education Resource Center. www. eperc. mcw. edu.

37. Ambuel B, Weissman DE. Fast facts and concepts #6；Delivering bad news：part 1. 2nd Edition, July 2005. End – of – Life Palliative Education Resource Center. www. eperc. mcw. edu. 38. Ambuel B, Weissman DE. Fast facts and concepts #11；Delivering bad news；part 2. 2nd Edition, September 2005. End – of – Life Palliative Education Resource Center. www. eperc. mcw. edu.

39. Weissman DE. Decision making at a time of crisis near the end of life. *JAMA.* 2004；292：1738 – 1743.

40. Lussier D, Huskey AF, Portenoy RK. Adjuvant analgesics in cancer pain management. *The Oncol.* 2004；9：571 – 591.

41. Mercadante S, Portenoy RK. Opioid poorly – responsive cancer pain. Part 1：clinical considerations. *J Pain Symptom Manage.* 2001；21：144 – 150.

42. Thomas JR, von Gunten CF. Pain in terminally ill patients. Guidelines for pharmacological management. *CNS Drugs.* 2003；17：621 – 631.

43. Cherny NI. Cancer pain：principles of assessment and syndromes. In：Berger AM, Portenoy RK, Weissman DE, eds. *Principles and Practice of Palliative Care and Supportive Oncology*, 2nd edition. New York, NY：Lippincott Williams and Wilkins；2002：3 – 52.

44. Menefee LA, Monti DA. Nonpharmacologic and complementary approaches to cancer pain management. *J Am Osteopath Assoc.* 2005；105：S15 – 20.

45. Hillard RE. Music therapy in hospice and palliative care：a review of the empirical data. *eCAM.* 2005；2：173 – 178.

46. Mercadante S, Casuccio A, Agnello A, Pumo S, et al. Analgesic effects of nonsteroidal anti – inflammatory drugs in cancer pain due to somatic or visceral mechanisms. *J Pain Symptom Manage.* 1999；17：351 – 356.

47. Mercadante S, Fulfaro F, Casuccio A. A randomized controlled study on the use of anti – inflammatory drugs in patients with cancer pain on morphine therapy：effects on dose – escalation and a pharmacoeconomic analysis. *Eu J Cancer.* 2002；38：1358 – 1363.

48. Davis MP, Walsh D, Lagman R, LeGrand SB. Controversies in pharmacotherapy of pain management. *Lancet Oncol.* 2005；6：696 – 704.

49. Leppert W, Luczak J. The role of tramadol in cancer pain treatment – a review. *Supp Care Cancer.* 2005；13：5 – 17

50. Hanks GW, de Conno F, Cherny N, et al. Morphine and alternative opioids in cancer pain：the EAPC recommendations. *Br J Cancer.* 2001；84：587 – 593

51. Gutstein, HB, Akil H. Opioid analgesics. In：Hardman JG, Limbird LE, eds. *Goodman and Gilman's：the Pharmacological Basis of Therapeutics*, 10th Ed. New York, NY：McGraw – Hill；2001：569 – 619.

52. Weissman DE. Fast facts and concepts #71：Meperidine for pain：What's all the fuss? June 2002. End – of – Life Physician Education Resource Center. www. eperc. mcw. edu.

53. Aranoff GM, Brennan MJ, Douglas PD, Ginsberg B. Evidence – based oral transmucosal fentanyl

citrate（OTFC）dosing guidelines. *Pain Med.* 2005；6：305 - 314.

54. Bruera E，Sweeney C. Methadone use in cancer patients with pain：a review. *J Palliative Med.* 2002；5：127 - 138.

55. Gordon DB，Weissman DE. Fast facts and concepts #70：PRN range analgesic orders. June 2002. End - of - Life Physician Education Resource Center. www. eperc. mcw. edu.

56. Quigley C. The role of opioids in cancer pain. *BMJ.* 2005；331：825 - 829.

57. Dean M. Opioids in renal failure and dialysis patients. *J Pain Symptom Manage.* 2004；28：497 - 504.

58. Paice JA，Toy C，Shott S. Barriers to cancer pain relief：fear of tolerance and addiction. *J Pain Symptom Manage.* 1998；16：1 - 9.

59. Sloan P，Melzack R. Long - term patterns of morphine dose and pain intensity among cancer patients. *Hosp J.* 1999；14：35 - 47.

60. Collin E，Poulain P，Gauvain - Piquard A，et al. Is disease progression the major factor in morphine 'tolerance' in cancer pain treatment？ *Pain.* 1993；55：319 - 326.

61. National Cancer Institute. Substance Abuse Issues In Cancer（PDQ）. Available at：www. cancer. gov/ cancertopics/pdq/supportivecare/substanceabuse/ healthprofessional. Accessed April 1，2006.

62. Passik SD，Kirsh KL，Caspar D. Addiction - related assessment tools and pain management：instruments for screening，treatment planning，and monitoring compliance. *Pain Med* 2008；9：S145 - 166

63. Chou R，Fanciullo GJ，Fine PG，Miaskowski C，Passik SD，Portenoy RK. Opioids for chronic noncancer pain：prediction and identification of aberrant drug - related behaviors：a review of the evidence for an American Pain Society and American Academy of Pain Medicine Clinical Practice Guideline. *J Pain.* 2009；10（2）：131 - 146

64. Claxton R，Arnold R. Screening for opioid misuse and abuse. Fast Facts and Concepts. August 2011；244. www. eperc. mcw. edu/EPERC/ FastFactsIndex/ff_ 244. htm 65. ［Anonymous］.

Management of chronic pain syndromes：issues and interventions. Pain Med. 2005；6：S1 - S21.

66. Caraceni A，Zecca E，Bonezzi C，et al. Gabapentin for neuropathic cancer pain：a randomized controlled trial from the gabapentin cancer pain study group. *J Clin Oncol.* 2004；22：2909 - 2917.

67. McDonald AA，Portenoy RK. How to use antidepressants and anticonvulsants as adjuvant analgesics in the treatment of neuropathic cancer pain. *J Supp Oncol.* 2006；4：43 - 52.

68. Smith EM，Pang H，Cirrincione C，et al. Effect of duloxetine on pain，function，and quality of life among patients with chemotherapy - induced painful peripheral neuropathy：a randomized clinical trial. *JAMA.* 2013；309（13）：1359 - 1367.

69. Hanks GW. The pharmacological treatment of bone pain. *Cancer Surv.* 1988；7：87 - 101.

70. Hamouda WE，Roshdy W，Teema M. Single versus conventional fractionated radiotherapy in the palliation of painful bone metastases. *Gulf J Oncolog.* 2007；1（1）：35 - 41.

71. Hayashi S，Tanaka H，Hoshi H. External beam radiotherapy for painful bone metastases from hepatocellular carcinoma：multiple fractions compared with an 8 - gy single fraction. *Nagoya J Med Sci.* 2014；76（1 - 2）：91 - 99.

72. Wu JS，Wong R，Johnston M，Bezjak A，Whelan T，Cancer Care Ontario Practice Guidelines Initiative Supportive Care Group. Meta - analysis of dose - fractionation radiotherapy trials for the palliation of painful bone metastases. *Int J Radiat Oncol Biol Phys.* 2003；55（3）：594 - 605.

73. Callstrom MR，Charboneau JW. Percutaneous ablation：safe，effective treatment of bone tumors. *Oncology（Williston Park）.* 2005；19（11 Suppl 4）：22 - 26.

74. Posteraro AF，Dupuy DE，Mayo - Smith WW. Radiofrequency ablation of bony metastatic disease. *Clin Radiol.* 2004；59（9）：803 - 811.

75. Finlay IG，Mason MD，Shelley M. Radioisotopes for the palliation of metastatic bone cancer：a systematic review. *Lancet Oncol.* 2005；6：392

- 400.

76. Posteraro AF, Dupuy DE, Mayo - Smith WW. Radiofrequency ablation of bony metastatic disease. *Clin Radiol.* 2004;59:803 - 811.

77. Hacein - Bey L, Baisden JL, Lemke DM, et al. Treating osteoporotic and neoplastic vertebral compression fractures with vertebroplasty and kyphoplasty. *J Palliat Med.* 2005;8:931 - 938.

78. Elkersh MA, Simopoulos TT, Bajwa ZH. Fundamentals of interventional pain medicine. *The Neurol.* 2005;11:285 - 293.

79. Wong GY, Schroeder DR, Carns PE. Effect of neurolytic celiac plexus block on pain relief, quality of life, and survival in patients with unresectable pancreatic cancer. A randomized controlled trial. *JAMA.* 2004;291:1092 - 1099.

80. Davis MP, Walsh D. Treatment of nausea and vomiting in advanced cancer. *Support Care Cancer.* 2000;8:444 - 452.

81. de Boer - Dennert M, de Wit R, Schmitz PI, et al. Patient perceptions of the side - effects of chemotherapy: the influence of 5HT3 antagonists. *Br J Cancer.* 1997;76:1055 - 61.

82. Aapro M. 5 - HT3 - receptor antagonists in the management of nausea and vomiting in cancer and cancer treatment. *Oncology.* 2005;69:97 - 109.

83. Olver IN. Update on anti - emetics for chemotherapy - induced emesis. *Intern Med J.* 2005;35:478 - 481.

84. Hesketh PJ, Grunberg SM, Gralla RJ, et al. The oral neurokinin - 1 antagonist aprepitant for the prevention of chemotherapy - induced nausea and vomiting: a multinational, randomized, double - blind, placebo - controlled trial in patients receiving high - dose cisplatin - the Aprepitant Protocol 052 Study Group. *J Clin Oncol.* 2003;21:4077 - 4080.

85. Herrstedt J, Muss HB, Warr DG, et al. Efficacy and tolerability of aprepitant for the prevention of chemotherapy - induced nausea and emesis over multiple cycles of moderately emetogenic chemotherapy. *Cancer.* 2005;104:1548 - 1555.

86. Hocking CM, Kichenadasse G. Olanzapine for chemotherapy - induced nausea and vomiting: a systematic review. *Support Care Cancer.* 2014;22 (4):1143 - 1151

87. Chung F, Lane R, Spraggs C, et al. Ondansetron is more effective than metoclopramide for the tratement of opioid - induced emesis in post - surgical adult patients. Ondansetron OIE Post - Surgical Study Group. *Eur J Anaesthesiol.* 1999;16:669 - 677.

88. Glare P, Pereira G, Kristjanson LJ, Stocker M, Tattersall M. Systematic review of the efficacy of antiemetics in the treatment of nausea in patients with far - advanced cancer. *Supp Care Cancer.* 2004;12:432 - 440.

89. Bruera E, Seifert L, Watanabe S, et al. Chronic nausea in advancer cancer patients: a retrospective assessment of a metoclopramide - based antiemetic regimen. *J Pain Symptom Manage.* 1996;11:147 - 153.

90. Mystakidou K, Befon S, Liossi C, Vlachos L. Comparison of the efficacy and safety of tropisetron, metoclopramide, and chlorpromazine in the treatment of emesis associated with far advanced cancer. *Cancer.* 1998;83:1214 - 1243.

91. Critchley P, Plach N, Grantham M, et al. Efficacy of haloperidol in the treatment of nausea and vomiting in the palliative patient: a systematic review. *J Pain Symptom Manage.* 2001;22:631 - 634.

92. Passik SD, Lundbert J, Kirsh KL. A pilot exploration of the antiemetic activity of olanzapine for the relief of nausea in patients with advanced cancer and pain. *J Pain Symptom Manage.* 2002;23:526 - 532.

93. Passik SD, Kirsh KL, Theobald DE, et al. A retrospective chart review of the use of olanzapine for the prevention of delayed emesis in cancer patients. *J Pain Symptom Manage.* 2003;25:485 - 488.

94. Navari RM, Einhorn LH, Passik SD, et al. A phase II trial of olanzapine for the prevention of chemotherapy - induced nausea and vomiting: a Hoosier Oncology Group study. *Supp Care Cancer.* 2005;13:529 - 534.

95. Mizukami N, Yamauchi M, Koike K, et al. Olanzapine for the prevention of chemotherapy – induced nausea and vomiting in patients receiving highly or moderately emetogenic chemotherapy: a randomized, double – blind, placebo – controlled study. *J Pain Symptom Manage.* 2014; 47 (3): 542 – 550.

96. Basch E, Prestrud AA, Hesketh PJ, et al. Antiemetics: American Society of Clinical Oncology clinical practice guideline update. *J Clin Oncol.* 2011; 29 (31): 4189 – 4198.

97. Navari RM, Nagy CK, Gray SE. The use of olanzapine versus metoclopramide for the treatment of breakthrough chemotherapy – induced nausea and vomiting in patients receiving highly emetogenic chemotherapy. *Supp Care Cancer.* 2013; 21 (6): 1655 – 1663.

98. Tramer MR, Carroll D, Campbell FA, Reynolds DJ, Moore RA, McQuay HJ. Cannabinoids for control of chemotherapy induced nausea and vomiting: quantitative systematic review. *BMJ.* 2001; 323: 1 – 8.

99. Walsh D, Nelson KA, Mahmoud FA. Established and potential therapeutic applications of cannabinoids in oncology. *SuppCare Cancer.* 2003; 11: 137 – 143.

100. www. ncsl. org/research/health/state – medical – marijuana – laws. aspx. Accessed June 23, 2014.

101. Swift W, Gates P, Dillon P. Survey of Australians using cannabis for medical purposes. *Harm Reduct J.* 2005; 2: 18.

102. Walsh Z, Callaway R, Belle – Isle L, et al. Cannabis for therapeutic purposes: patient characteristics, access, and reasons for use. *Int J Drug Policy.* 2013; 24 (6): 511 – 516.

103. Bowles DW, O'Bryant CL, Camidge DR, Jimeno A. The intersection between cannabis and cancer in the United States. *Crit Rev Oncol Hematol.* 2012; 83 (1): 1 – 10.

104. Malik IA, Khan WA, Qazilbash M, Ata E, Butt A, Khan MA. Clinical efficacy of lorazepam in prophylaxis of anticipatory, acute, and delayed nausea and vomiting induced by high doses of cis-

platin. A prospective randomized trial. *Am J Clin Oncol.* 1995; 18: 170 – 175.

105. Ezzo J, Vickers A, Richardson MA, et al. Acupuncture – point stimulation for chemotherapy – induced nausea and vomiting. *J Clin Onc.* 2005; 23: 7188 – 7198.

106. Roscoe JA, Morrow GR, Hickok JT, et al. The efficacy of acupressure and acustimulation wrist bands for the relief of chemotherapy – induced nausea and vomiting. A University of Rochester Cancer Center Community Clinical Oncology Program multicenter study. *J Pain Symptom Manage.* 2003; 26: 731 – 742.

107. I, Bruera E. Constipation in advanced cancer patients. *Supp Care Cancer.* 1998; 6: 356 – 364.

108. Homsi J, Walsh D, Rivera N, et al. Symptom evaluation in palliative medicine: patients report vs systematic assessment. *Supp Care Cancer.* 2006; 14: 444 – 453.

109. Fallon M, O'Neill B. ABC of palliative care: constipation and diarrhoea. *BMJ.* 1997; 315: 1293 – 1296.

110. Tamayo AC, Diaz – Zuluaga PA. Management of opioid – induced bowel dysfunction in cancer patients. *Supp Care Cancer.* 2004; 12: 613 – 618.

111. Allan L, Richarz U, Simpson K, Slappendel R. Transdermal fentanyl versus sustained release oral morphine in strong – opioid naïve patients with chronic low back pain. *Spine.* 2005; 30: 2484 – 2490.

112. Meissner W, Schmidt U, Hartmann M, Kath R, Reinhart K. Oral naloxone reverses opioid – associated constipation. *Pain.* 2000; 84: 105 – 109.

113. Sykes NP. An investigation of the ability of oral naloxone to correct opioid – related constipation in patients with advanced cancer. *Palliat Med.* 1996; 10: 135 – 44.

114. Clemens KE, Faust M, Jaspers B, Mikus G. Pharmacological treatment of constipation in palliative care. *Curr Opin Support Palliat Care.* 2013; 7 (2): 183 – 191.

115. Thomas J, Karver S, Cooney GA, et al. Methylnaltrexone for opioid – induced constipation in advanced illness. *N Engl J Med.* 2008; 358

（22）：2332 – 2343.

116. Portenoy RK, Thomas J, Moehl Boatwright ML, et al. Subcutaneous methylnaltrexone for the treatment of opioid – induced constipation in patients with advanced illness: a double – blind, randomized, parallel group, dose – ranging study. *J Pain Symptom Manage.* 2008; 35 (5): 458 – 468.

117. Yavuzsen T, Davis MP, Walsh D, LeGrand S, Lagman R. Systematic review of the treatment of cancer – associated anorexia and weight loss. *J Clin Oncol.* 2005; 23: 8500 – 8511.

118. Body JJ. The syndrome of anorexia – cachexia. *Curr Opin Oncol.* 1999; 11: 225 – 260.

119. MacDonald N. Is there evidence for earlier intervention in cancer – associated weight loss? *J Supp Oncol.* 2003; 1: 279 – 286.

120. Wilcock A. Anorexia: a taste of things to come? *Palliat Med.* 2006; 20: 43 – 45.

121. Simons JP, Schols AM, Hoefnagels JM, Westerterp KR, ten Velde GP, Wouters EF. Effects of medroxyprogesterone acetate on food intake, body composition, and resting energy expenditure in patients with advanced, nonhormone – sensitive cancer: a randomized, placebo – controlled trial. *Cancer.* 1998; 82: 553 – 560.

122. Desport JC, Gory – Delabaere G, Blanc – Vincent MP, et al. Standards, options, and recommendations for the use of appetite stimulants in oncology (2000). *Br J Cancer.* 2003; 89: S98 – S100. 123. Sood A, Moynihan TJ. Cancer – related fatigue: an update. *Curr Oncol Rep.* 2005; 7: 277 – 282.

124. Raison CL, Miller AH. Depression in cancer: new developments regarding diagnosis and treatment. *Biol Psychiat.* 2003; 54: 283 – 294.

125. Hickok JT, Roscoe JA, Morrow GR, Mustian K, Okunieff P, Bole CW. Frequency, severity, clinical course, and correlates of fatigue in 372 patients during 5 weeks of radiotherapy for cancer. *Cancer.* 2005; 104: 1772 – 1778.

126. Ahlberg K, Ekman T, Gaston – Johansson F, Mock V. Assessment and management of cancer – related fatigue in adults. *Lancet.* 2003; 362: 640 – 650.

127. Adamsen L. Midtgaard J, Andersen C, Quist M, Moeller T, Roerth M. Transforming the nature of fatigue through exercise: qualitative findings from a multidimensional exercise programme in cancer patients undergoing chemotherapy. *Eur J Cancer Care.* 2004; 13: 362 – 370.

128. Patrick D, Gagnon DD, Zagari MJ, et al. Assessing the clinical significance of health – related quality of life ( HRQoL) improvements in anaemic cancer patients receiving epoetin alfa. *Eur J Cancer* 2003; 39: 335 – 345.

129. Mock V. Evidence – based treatment for cancer – related fatigue. *J Natl Cancer Inst Monograph.* 2004; 32: 112 – 118.

130. Smith RE. Erythropoietic agents in the management of cancer patients. Part 1: Anemia, quality of life, and possible effects on survival. *J Supp Oncol.* 2003; 1: 249 – 258.

131. Munch TN, Zhang T, Wiley J, Palmer JL, Bruera E. The association between anemia and fatigue in patients with advanced cancer receiving palliative care. *J Palliat Med.* 2005; 8: 1144 – 1149.

132. Monti M, Castellani L, Berlusconi A, Cunietti E. Use of red blood cell transfusions in terminally ill cancer patients admitted to a palliative care unit. *J Pain Symptom Manage.* 1996; 12: 18 – 22.

133. Bruera E, Driver L, Barnes EA. Patient – controlled methylphenidate for the management of fatigue in patients with advancer cancer: a preliminary report. *J Clin Oncol.* 2003; 21: 4439 – 4443.

134. Schwartz AL, Mori M, Gao R, Nail LM, King ME. Exercise reduces daily fatigue in women with breast cancer receiving chemotherapy. *Med Sci Sports Exerc.* 2001; 33: 718 – 723.

135. Dimeo FC, Stieglitz RD, Novelli – Fischer U, Fetscher S, Keul J. Effects of physicial activity on the fatigue and psychologicstatus of cancer patients during chemotherapy. *Cancer.* 1999; 85: 2273 – 2277.

136. Iop A, Manfredi AM, Bonura S. Fatigue in cancer patients receiving chemotherapy: an analy-

sis of published studies. *AnnOncol.* 2004；15：712 - 720.

137. Covey AM. Management of malignant pleural effusions and ascites. *J Supp Oncol.* 2005；3：169 - 176.

138. Garrison RN, Kaelin LD, Galloway RH, Heuser LS. Malignant ascites. Clinical and experimental observations. *Ann Surg.* 1986；203：644 - 651.

139. Runyon BA, Hoefs JC, Morgan TR. Ascitic fluid analysis in malignancy - related ascites. *Hepatol.* 1988；8：1104 - 1109.

140. Lee CW, Bociek G, Faught W. A survey of practice in management of malignant ascites. *J Pain Symptom Manage.* 1998；16：96 - 101.

141. Marrero J, Martinez FJ, Hyzy R. Advances in critical care hepatology. *Am J Respir Crit Care Med.* 2003；168：1421 - 1426.

142. Aass N, Fossa SD, Dahl AA, Moe TJ. Prevalence of anxiety and depression in cancer patients seen at the Norwegian Radium Hospital. *Eur J Cancer.* 1997；33：1597 - 604.

143. Pirl WF. Evidence report on the occurrence, assessment, and treatment of depression in cancer patients. *J Natl Cancer Inst Monograph.* 2004；32：32 - 39.

144. Stiefel F, Trill MD, Berney A, Olarte JM, Razavi D. Depression in palliative care：a pragmatic report from the Expert Working Group of the European Association for Palliative Care. *Supp Care Cancer.* 2001；9：477 - 488.

145. Ebmeier KP, Donaghey C, Steel JD. Recent developments and current controversies in depression. *Lancet.* 2006；367：153 - 167.

146. Goodwin JS, Zhang DD, Ostir GV. Effect of depression on diagnosis, treatment, and survival of older women with breast cancer. *J Am Geri Soc.* 2004；52：106 - 111.

147. Hjerl K, Andersen EW, Keiding N, Mouridsen HT, Mortensen PB, Jorgensen T. Depression as a prognostic factor for breast cancer mortality. *Psychosomat.* 2003；44：24 - 30.

148. Passik SD, Dugan W, McDonald MV, Rosenfeld B, Theobald DE, Edgerton S. Oncologists' recognition of depression in their patients with cancer. *J Clin Oncol.* 1998；16：1594 - 1600.

149. Periyakoil VJ. Fast facts and concepts #43：Is it grief or depression? August 2005. 2nd edition. End - of - Life Physician Education Resource Center. www. eperc. mcw. edu

150. Chochinov HM, Wilson KG, Enns M, Lander S. "Are you depressed?" Screening for depression in the terminally ill. *Am JPsychiat.* 1997；154：674 - 676.

151. Arnold RA. Fast fact and concept #146：Screening for depression in palliative care. December 2005. End - of - Life Physician Education Resource Center. www. eperc. mcw. edu.

152. Holland JC, Morrow GR, Schmale A, et al. A randomized clinical trial of alprazolam versus progressive muscle relaxation in cancer patients with anxiety and depressive symptoms. *J Clin Oncol.* 1991；9：1004 - 1011.

153. Sheard T, Maguire P. The effect of psychological interventions on anxiety and depression in cancer patients：results of two meta - analyses. *Br J Cancer.* 1999；80：1770 - 1780.

154. Thase ME, Greenhouse JB, Frank E, et al. Treatment of major depression with psychotherapy or psychotherapy - pharmacotherapy combinations. Arch Gen Psychiatry. 1997；54：1009 - 15.

155. Temel JS, Greer JA, Muzikansky A, et al. Early palliative care for patients with metastatic non - small - cell lung cancer. *N Engl J Med.* 2010；363 (8)：733 - 742.

156. Clark DB, Andrus MR, Byrd DC. Drug interactions between linezolid and selective serotonin reuptake inhibitors：case report involving sertraline and review of the literature. *Pharmacother.* 2006；25：269 - 276.

157. Weinrieb RM, Auriacombe M, Lynch KG, Lewis JD. Selective serotonin re - uptake inhibitors and the risk of bleeding. *Expert Opin Drug Safety.* 2005；4：337 - 344.

158. Kroenke K, Messina N, Benattia I, Graepel J, Musgnung J. Vanlafaxine extended release in the short - term treatment of depressed and anxious

primary care patients with multisomatoform disorder. *J Clin Psychiat.* 2006; 67: 72 - 80.

159. Raskin J, Pritchett YL, Wang F, et al. A double - blind, randomized multicenter trial comparing duloxetine with placebo in the management of diabetic peripheral neuropathic pain. *Pain Med.* 2005; 6: 346 - 356.

160. Theobald DE, Kirsh KL, Holtsclaw E, Donaghy K, Passik SD. An open - label, crossover trial of mirtazapine (15 and 30 mg) in cancer patients with pain and other distressing symptoms. *J Pain Symptom Manage.* 2002; 23: 442 - 447.

161. Pereira J, Bruera E. Depression with psychomotor retardation: diagnostic challenges and the use of psychostimulants. *J Palliat Med.* 2001; 4: 15 - 21.

162. Burgess C, Cornelius V, Love S, Graham J, Richards M, Ramierez A. Depression and anxiety in women with early breast cancer: five year observational cohort study. *BMJ.* 2005; 330: 702.

163. Hipkins J, Whitworth M, Tarrier N, Jayson G. Social support, anxiety and depression after chemotherapy for ovarian cancer: a prospective study. *Br J Health Psychol.* 2004; 9: 569 - 581.

164. Fowler JM, Carpenter KM, Gupta P, Golden - Kreutz DM, Andersen BL. The gynecologic oncology consult: symptom presentation and concurrent symptoms of depression and anxiety. *Obstet Gynecol.* 2004; 103: 1211 - 1217.

165. Fellowes D, Barnes K, Wilkinson S. Aromatherapy and massage for symptom relief in patients with cancer. *Cochrane Database of Systematic Reviews.* (2): CD002287, 2004.

166. Sloman R. Relaxation and imagery for anxiety and depression control in community patients with advanced cancer. *Cancer Nurs.* 2002; 25: 432 - 435.

167. Bottomley A. Anxiety and the adult cancer patient. *Eur J Cancer Care.* 1998; 7: 217 - 224.

168. Goodman WK. Selecting pharmacotherapy for generalized anxiety disorder. *J Clin Psychiat.* 2004; 65: S8 - S13.

# 第30章 CT 引导下神经松解术治疗肿瘤引发的相关腹部和盆腔疼痛

Ashraf Thabet

## 概述

癌症相关的腹部和盆腔疼痛很常见[1-6]。例如,高达 70% ~ 80% 的胰腺癌患者遭受剧烈疼痛[2,4-6]。癌症相关疼痛治疗具有挑战性,一般而言,系统性镇痛治疗是一线治疗[7-9]。

但对于高达 1/3 的胰腺癌患者来说,镇痛药并不能很好地控制疼痛[7-9]。这些阿片类药物会有副作用,包括恶心、呕吐、便秘和镇静,降低了患者生活质量。这种镇痛疗法难治的癌症相关疼痛的管理需要多学科协同策略,包括外科学、放射肿瘤学、镇痛药物学和介入放射学。

影像引导的神经松解术是癌症相关腹部和盆腔疼痛治疗的重要策略[7,10]。腹腔神经丛神经松解术(CPN)是最常用的方法,可谓是一种非常有效的辅助治疗,可能对 70% ~ 90% 的腹部恶性肿瘤相关疼痛患者产生持久疗效[1,11,12]。影像引导神经松解术治疗成功的关键因素包括:①复查横断面影像,通常采用 CT;②了解相关解剖学知识;③注射足量的神经松解剂;④确保神经松解剂充分扩散[1]。

虽然这些术语可以互换使用,但神经松解术应与神经"阻滞"区分开来[1]。神经松解是指永久性破坏介导疼痛的神经通路,通常使用乙醇或苯酚等药物,而神经阻滞是用局部麻醉药或类固醇药物暂时中断[1,13-15]。然而,由于神经再生和肿瘤生长,神经松解效应持续时间一般不会超过 3

~6 个月。

浓度为 95% ~ 100% 的乙醇是一种常用的神经松解剂[1]。它的一个缺点是滴注过程中会出现短暂疼痛;可首先灌注利多卡因或布比卡因或将其与乙醇混合来减轻手术过程中的疼痛。此外,苯酚也可用作神经松解剂,因其具有局部麻醉作用,所以手术过程中较少出现疼痛。然而,苯酚效果不是很好,而且黏度较乙醇高,因而限制了其与造影剂的混合使用[1,16-18]。因此,乙醇是更常用的神经松解药物。

已经报道过的影像引导方式包括 X 线透视、CT 和内镜超声。但考虑到 CT 对于解剖结构的良好显示能力及在进行神经松解术时可显示造影剂的扩散情况,可以使用 CT 引导或 CT 荧光检查进行 CPN。

## 腹腔神经丛神经松解术

腹腔神经丛是由神经纤维和神经节构成的复杂网络,介导传入上腹部脏器的交感神经和副交感神经传出信息,但不介导来自肌肉骨骼系统或腹壁的伤害性刺激[1]。因此,腹腔神经丛神经松解可用于肿瘤相关的上腹部疼痛[1,11]。在疾病过程早期进行手术可实现更长久的疼痛缓解作用[1,2,19]。

CPN 的禁忌证包括不可纠正的凝血障碍和/或血小板减少症,以及腹腔内感染或脓毒血症。肠梗阻也是一个禁忌证,因为对于神经丛介导的交感神经进行的神经松解可能暂时影响肠蠕动[1]。

## 解剖学

　　腹腔神经丛位于腹主动脉的前外侧缘，从腹腔动脉发起处延伸至肠系膜上动脉的发起处[1,11,16,17,20,21]。来自腹部脏器的伤害刺激信息由伴行于交感神经的传入神经纤维传递，分别由较大内脏神经、较小内脏神经和最小内脏神经从 T5～T12 沿脊柱行进到腹腔神经节的交感神经传出纤维，以及来自迷走神经的副交感神经传出纤维构成[1,11,18,22]。内脏神经支配包括从食管远端到横结肠间的肠道、胰腺、肝、胆道、肾、肾上腺、近端输尿管和肠系膜[1,11,16,18,20-22]。通过了解经由腹腔神经丛的神经传输通路就可以理解 CPN 可以缓解疼痛的原理及其副作用（暂时性直立性低血压和腹泻）的发生原因。

　　可通过 CT 显示腹腔神经节，并可以标示出肾上腺的定位（图 30.1）[1,13,18,20,22-26]。右侧和左侧神经节位于膈脚前外侧[1,17,27]。因

此，神经松解术是通过将神经松解剂注入膈脚后间隙（图 30.2），使之在腹腔和肠系膜上动脉发起处之间扩散。此外，神经松解剂也可沉积到膈脚后间隙（图 30.2），内脏最大、较大和小神经在此沿脊柱交感神经节和腹腔神经节之间行进[1,11]。

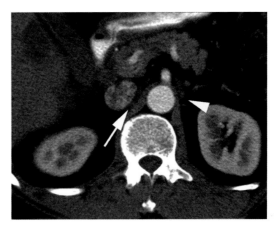

图 30.1　腹腔神经节的 CT 扫描外观。右侧（箭头）和左侧（箭头）神经节位于膈肌脚前外侧，可以显示出一侧肾上腺的位置。

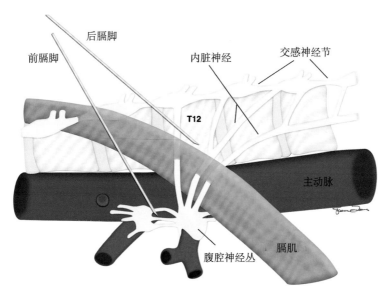

图 30.2　腹腔神经丛神经松解术的前膈脚和后膈脚入路。采用前膈脚入路时，针头指向腹部神经丛，而采用后膈脚时针头指向内脏神经。

## 技术

　　检查并纠正凝血和血小板计数。由于短

暂性低血压是潜在的并发症，所以患者应进行静脉补液治疗。需对先前的 CT 成像进行回顾分析，以明确肿瘤位置，确定适合横膈

脚入路还是膈脚后入路神经松解术，并确定进针入路和患者体位。

经横膈脚入路，是将手术针通过横膈肌脚推入到前膈脚间隙（图 30.3），适合许多腹腔神经丛区域内无肿瘤浸润的患者。如果肿瘤浸润前膈脚间隙，通常会考虑采用膈脚后入路（图 30.3），因为这样可抑制神经松解剂扩散。另外，如果进行膈脚后神经松解术，对胰尾部的肿瘤止痛似乎更容易成功[28]。

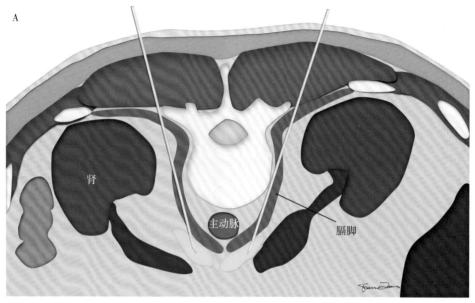

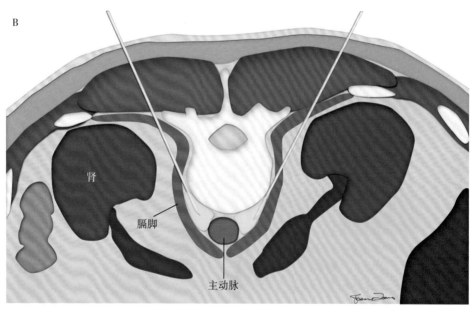

图 30.3　（A）腹腔神经丛神经松解术，横膈脚入路。图示说明了右侧和左侧椎旁途径，在腹腔动脉和肠系膜上动脉起始部之间的主动脉前方注入神经松解剂。（B）膈脚后入路。神经松解剂在膈肌后部和主动脉后侧注入。

## 体位和路径

患者俯卧位便于双侧椎旁后间隙进入前后膈脚间隙，但可能会侵犯胸膜/肺，因此有气胸危险。调整 CT 扫描角度可避免伤及肺部的风险。侧卧位则有助于减少同侧肺容积。有些患者不能俯卧，如呼吸困难，病态肥胖或严重疼痛，此时首选侧卧或斜卧位。

尽管有仰卧位患者可行前入路手术，但一般很少采用，因为经过腹腔进针时有可能侵犯内脏，因此存在一定风险[1]。

有时一些额外操作可能也是必要的，以获得安全针道。如果进针时无法避开胸膜和肺，则可沿着脊柱将针推向胸膜外脂肪。可注射生理盐水来横向分离胸膜和肺。有时，椎旁入路可能需要针道穿过肝或腹膜后器官（如肾）。在这种情况下，应尽量减少通过器官的穿刺次数，而且在需要穿过肾时应选择避开肾窦[1]。

### 横膈脚入路

在没有肿瘤大量浸润腹腔神经丛且没有肿瘤位于胰体/尾部的患者，可选择前膈脚入路进行神经松解[28]。后入路比较直接，而且常是在双侧沿着椎旁间隙进针。获取初步 CT 图像并选择针路，对准腹腔和肠系膜上动脉起源间的主动脉前方的空隙。一旦在初步 CT 读片时确定了针的部位、深度和角度，便可施用局部麻醉（如 1% 利多卡因）。

CT、CT - 透视或锥束 CT 可用于影像引导。通常将 20 ~ 22G 的针（如 Chiba 针）通过右或左椎旁间隙推入，直到尖端位于主动脉前方 1cm 内。在每次注射前都要先进行回抽以确保无血液成分返回（提示进入血管）。随后，注射不超过 5ml 稀释的造影剂（例如，在生理盐水稀释的 1∶25 ~ 1∶40 碘帕醇）并进行 CT 扫描来评估造影剂扩散情况（图 30.4）。如果在主动脉前方周围观察到造影剂扩散，并以头尾方式向腹腔和肠系膜上动脉起源处扩散，则说明进针位置正

确。造影剂也可沿着腹腔和肠系膜上动脉扩散。如果主要在过于靠前处看到扩散，或造影剂主要沿椎旁间隙向后流动，则可能需要调整针头。理想情况下，如果能通过 CT 观察，造影剂应扩散包围腹腔神经节。

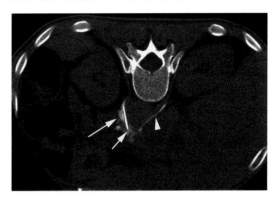

图 30.4　腹腔神经丛神经松解，前膈脚入路。针尖（短箭头）位于主动脉前方。造影剂沿主动脉的右侧（箭头）和左侧（长箭头）方向看到。

如果仅在主动脉的同侧方向观察到造影剂扩散，则将 2ml 局部麻醉剂如 1% 利多卡因注入，随后在几分钟后，将 20ml 95% ~ 100% 乙醇注入。使用 1 ~ 2ml 局麻药或生理盐水冲洗针头，将其拔出，然后在对侧重复此过程。然而，如果明确见到造影剂扩散到对侧（图 30.4），则应将局麻药和乙醇体积增加 1 倍，而且不需要再进行对侧操作。

有些方法可代替前膈脚间隙。在没有严重退行性椎间盘疾病的情况下可考虑跨椎间盘方法；这种情况下，在手术开始时施用抗生素（如头孢唑林 1g）。用 22G 针通过 T12 ~ L1 或 L1 ~ L2 椎间盘和沿主动脉推进，直到进入前膈脚间隙，达到近似腹腔动脉起始点的水平[1,17,18,29]。CT 机架倾斜可以帮助椎间盘沿路成像。

在没有主动脉瘤的情况下，也可考虑采用经主动脉入路。这种方法的主要优点是只需要一次进针。针头穿过主动脉进入前膈脚间隙；在每次注射前进行抽吸看是否有回血，以确保针尖不在主动脉血管腔内。随

后，注射 4ml 稀释造影剂并进行 CT 扫描以确认在前膈脚间隙中的造影剂扩散。然后注入 2～4ml 局部麻醉剂和 40ml 乙醇；在抽出针之前再次冲洗穿刺针。

### 膈脚后入路

在 CT 显示腹腔起始部位有胰腺尾部肿块和/或较大的肿瘤浸润的情况下，可选择膈脚后入路（图 30.5）进行神经松解。该技术类似于之前描述的后椎旁或跨椎间盘的方法，但使用的注射剂量较小，因为此处空间太狭窄。通常用 20～22G 针通过椎旁入路进入膈脚后间隙。在每次注射前进行抽吸以确保没有进入血管，此处注意不要穿透主动脉或脊髓动脉。注射大约 2ml 稀释的造影剂并确认造影剂向胸椎和腰椎椎体的前方及外侧扩散[1]。随后注入 2ml 局部麻醉药和 5～10ml 95%～100% 乙醇。

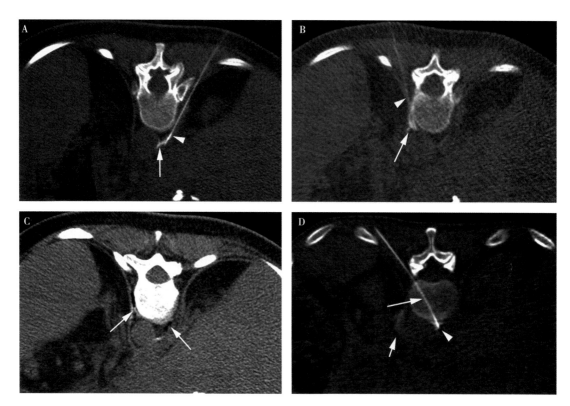

图 30.5　（A）腹腔神经丛神经松解术，膈脚后入路。针尖（箭头所示）位于右侧后膈脚间隙，仅有同侧造影剂扩散（箭头所示）。（B）在左侧重复该技术，在膈脚后间隙注入造影剂（箭头所示）并使造影剂扩散（箭头）。（C）术后 CT 显示乙醇扩散（箭头所示），在右侧和左侧后膈脚间隙内向头侧扩展。内脏最大、较大和小神经从该间隙通过。（D）针体位于椎间盘（箭头所示），针尖位于对侧后膈脚间隙（长箭头所示）。从椎旁入路进入将造影剂注入同侧后膈脚间隙（短箭头所示）。

如果后膈脚间隙非常小，或如果大部分造影剂主要向椎间神经孔后方扩散，可注入较少的乙醇。罕见情况下，会见到造影剂扩散到对侧后膈脚间隙，此时局部麻醉剂和乙醇用量可能需要增加 1 倍，且无须进行对侧操作。否则，须双侧置入针头。注意不要将造影剂注入膈肌脚内，因为可能会引起疼痛，并可能使膈脚增大，导致后膈脚间隙变窄或缩小，使针的定位变得更加困难。

有时，椎体或椎体与主动脉后壁之间会存在一个主动脉后脂肪平面，可使针头安全通过。如果是这种情况，则从皮肤进针到对侧后膈脚间隙可采用单针后腹主动脉后入路一次完成（图30.6）。在这种情况下，针从椎旁入路向前沿主动脉后方进入对侧后膈脚间隙，进行神经松解后，冲洗并后退针头，在同侧膈脚间隙重复进行神经松解。

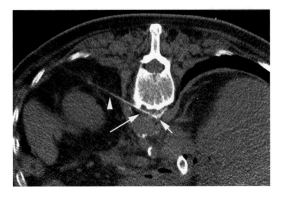

图30.6　腹腔神经丛神经松解术，后腹主动脉后膈脚入路。一根22G Chiba针（箭头所示）通过后腹主动脉平面（长箭头所示）进入到对侧后膈脚间隙（短箭头所示）。可以看到单侧造影剂扩散。在乙醇注入和针道冲洗后，将针退回到同侧后膈脚间隙并重复注射（未予显示）。

### 结果

在一项超过1100例因腹部恶性肿瘤引起疼痛的荟萃分析中，约90%的患者在3个月时疼痛部分或完全缓解，70%～90%的患者在部分或完全疼痛缓解后死亡[12]。腹腔神经丛神经松解术的主要优点之一是可减少阿片类药物依赖，从而降低发生与阿片类药物有关的副作用的风险。在一项对6项随机对照试验的荟萃分析中，接受CPN治疗的患者疼痛缓解，并有统计学意义，且阿片类药物使用量及相关便秘减少，也没有出现主要并发症[9]。

### 并发症

尽管有些人作为住院患者转诊进行CPN，但该手术可在门诊患者完成。除了缓解疼痛外，CPN的一些副作用可能在注射后出现；这可能归因于腹腔脏器的交感神经阻滞的副作用。这包括最常出现短暂性（<12小时）的直立性低血压，并可能与交感神经中传出神经的神经松解作用有关。围术期静脉补液非常重要[1]。也可能发生短暂性腹泻，该机制虽然尚未完全了解，但可能与交感神经被阻滞后，副交感神经的作用无交感神经拮抗有关[1]。文献中罕见关于截瘫的报道，这可能与在神经松解过程中误刺入脊髓动脉有关。在手术过程中，每次注射前应抽吸以帮助评估血管侵入情况。

一些患者在CPN后可能并没有明显的疼痛缓解。如果松解术不成功，可以考虑重复进行CPN。首先，回顾先前手术图像，以确定之前的针放置位置、造影剂扩散和注射的神经松解剂体积；如果发现这些变量中的一个或多个并非最佳，则可使用相同的技术重复进行神经松解术。也可以考虑对方法进行改良，即如果上次前膈脚入路神经松解不成功，可选择膈脚后入路神经松解术。

## 上腹下神经丛神经松解术

超过50%的下腹部/盆腔原发性或继发性恶性肿瘤患者可能会出现盆腔疼痛[30-33]。阿片类镇痛药是主要的治疗药物。因为在降结肠到直肠上之间的膀胱、前列腺、性腺、子宫、阴道上和肠的伤害刺激性信息通过上腹下神经丛与交感传入神经一起传入，上腹下神经松解术可作为治疗癌症相关盆部疼痛的重要辅助方法。

### 解剖

来自盆腔器官的伤害性刺激信息沿着交感神经传入腰交感神经链。这些神经纤维形成一个位于L5～S1椎体水平前方的神经丛，而且位于主动脉分叉处主动脉丛的延伸部分[30,34]。通常可通过椎旁或椎间盘入路进针（图30.7）[35]。

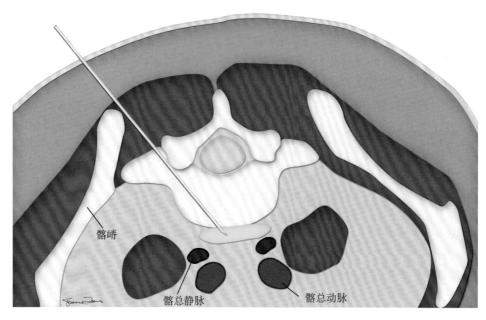

图 30.7　经椎间盘途径上腹部神经溶解术。针头通过 L5 - S1 椎间盘进入。神经松解剂在椎间盘前方被灌注。

## 技术

尽管文献中有许多报道描述了可在 X 线透视引导下进行上腹下神经丛松解术，但 CT 引导下显示可能更清楚。与 CPN 一样，CT 引导有清晰的解剖学显像优势，并有助于引导将针置入 L5 ~ S1 水平前方的腹膜后位置，同时避免损伤主动脉、髂总血管和脊神经。

## 体位和方法

典型的上腹下神经丛采用后入路。一般来说，可以使用椎旁或经椎间盘入路。如果选择跨椎间盘方法，则须预防性使用抗生素（如静脉内 1g 头孢唑林）。患者取俯卧位，枕头垫于腹部下方，以便从右侧和/或左侧进入上腹下神经；然而，如果患者不能俯卧，可考虑侧卧位。

CT 预显像初步确定获取进针计划。CT台架倾斜成角度，使得 CT 图像平行于 L5 ~ S1 椎间盘，规划一条针路径，理想情况下针终止于靠近中线和 L5 ~ S1 椎间盘前方（图 30.8）。在 CT 上可以看到散开的脊神经

根；注意进针轨迹以避免横穿这些神经根，进而降低手术过程中疼痛的风险。然而，椎旁入路可能受到髂嵴、腰椎横突或其他骨状结构的阻碍。如果在任一侧都没有合适的椎旁路线，则选择跨椎间盘途径，这种方法也可能缩短手术时间[35]。

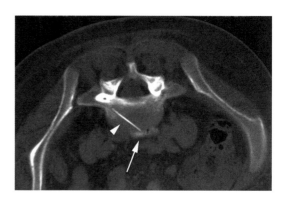

图 30.8　上下腹下神经丛松解术。穿刺针（无尾箭头）通过椎间盘通路推进，尖端前进至 L5 ~ S1 椎间盘前方。可在椎间盘前方见到造影剂扩散（箭头）。

使用 20 ~ 22G 针（如千叶针）在 CT、CT 透视或锥束 CT 引导下进针穿过椎间盘

前缘，在此过程中通常有失去阻力感但距椎间盘前不超过 1cm[35]。应进行抽吸以确保无回血，此步骤需在每次注射之前进行。随后，以与 CPN 类似的方式给予 2ml 稀释造影剂（图 30.8）。理想情况下，在 L5 ~ S1 椎间盘两侧前方可观察到造影剂扩散，并且可以在上骶骨及沿着髂总血管观察到造影剂。在这种情况下，注入 2ml 局部麻醉剂（如 1% 利多卡因），然后给予 20ml 95% ~ 100% 乙醇。穿刺针用生理盐水或局部麻醉剂冲洗并取出。但是，如果仅仅是单侧观察到造影剂扩散，则注射的乙醇体积减半，并且后退针头到对侧，或在对侧重新置针。

### 结果

　　许多报道已经描述了经上腹下神经丛松解术后患者疼痛评分降低，阿片类药物需求量减少[19,30,16]。例如，Plancarte 等报道 51% 的接受神经松解术的患者疼痛评分降低 50%[36]。Erdek 等也发现疼痛缓解结果与 CT 引导之间有很强的相关性[19,30]。

### 并发症

　　与其他 CT 引导手术一样，出血是一种可能的并发症。一些使用 X 线透视技术引导进行神经松解术的作者认为有输尿管和腰骶神经受损的危险[30]。然而，CT 引导的使用可能有助于降低这种风险，因为靶目标结构被更好地描绘出来。如果使用经椎间盘入路，可能会有发生椎间盘炎或椎间盘突出/破裂的风险，但发生率较低[30,35,37]。

## 奇神经节神经松解术

　　虽然上腹下神经丛神经松解可能是治疗癌症相关盆腔疼痛的有效辅助手段，但对于低位盆腔/会阴疼痛可能不太有效。椎旁交感神经链被称为奇神经节或 Walther 神经节，是另一个神经松解目标[38]，它可能与上腹下神经丛松解联合进行。

### 解剖学

　　奇神经节位于骶骨/尾骨前方，骶尾韧带水平附近[38]。它参与传导来自下直肠/肛门、远端阴道和尿道、外阴和会阴的交感神经的伤害性信息[38]。有时该神经节在 CT 上显示为椭圆形结构，在骶尾关节或尾骨前方的最长维度上测量为 2 ~ 3mm[39,40]。

### 技术

　　文献已报道过采用各种使用 X 线透视、CT 和超声引导的奇神经节松解术[38,39,41 - 45]。CT 引导被认为能够实现更准确的穿刺定位，同时可降低并发症的风险，如避免伤及骨盆中的内脏[38,39]。通常情况下，患者取俯卧位，枕头斜放于在腹部和下肢内侧之间[39]。可将 CT 机架倾斜以获得平行于骶尾交界处的图像；矢状重建可能有助于确定交界处。

　　单个 22G 穿刺针通过骶尾关节进针，尖端到达交界处。与 CPN 相比，注射大约 2ml 稀释造影剂（图 30.9）；典型征象是看到造影剂在前穹窿间隙内向头部和尾部扩散。理想情况下，造影剂会包围 CT 上可见的神经节[39,40]。然后注入 2ml 局部麻醉药（如 1% 利多卡因）和 5 ~ 10ml 95% ~ 100% 乙醇。用局部麻醉药或生理盐水冲洗穿刺针头并将其撤出。

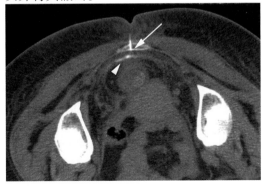

图 30.9　奇神经节松解术。针头到达骶尾交界处（箭头）。造影剂扩散（箭头）到尾骨前穹窿区域。

## 结果

文献中仅有少数报道总结了奇神经节阻滞/神经松解术治疗癌症相关疼痛的经验。一系列研究报道，与癌症相关的直肠癌、阴道癌和/或会阴疼痛16例患者中，50%疼痛完全缓解，而其余患者有60%～90%的疼痛减轻，随访范围为4个月至死亡[38,41]。

## 并发症

尽管文献中尚未报道有明显的并发症，但潜在的并发症包括盆腔脏器穿孔或出血[39]。此外，还有可能误穿或注射到坐骨神经[39]。使用CT引导、术前排空膀胱，并通过注入造影剂预测神经松解剂的扩散，可能有助于减少这些并发症[39]。

## 参考文献

1. Kambadakone A, Thabet A, Gervais DA, Mueller PR, Arellano RS. CT – guided celiac plexus neurolysis: a review of anatomy, indications, technique, and tips for successful treatment. *Radiographics* 2011; 31: 1599 – 1621.

2. de Oliveira R, dos Reis MP, Prado WA. The effects of early or late neurolytic sympathetic plexus block on the management of abdominal or pelvic cancer pain. *Pain* 2004; 110: 400 – 408.

3. Staats PS, Hekmat H, Sauter P, Lillemoe K. The effects of alcohol celiac plexus block, pain, and mood on longevity in patients with unresectable pancreatic cancer: a double – blind, randomized, placebo – controlled study. *Pain Med* 2001; 2: 28 – 34.

4. Wong GY, Schroeder DR, Carns PE, et al. Effect of neurolytic celiac plexus block on pain relief, quality of life, and survival in patients with unresectable pancreatic cancer: a randomized controlled trial. *JAMA* 2004; 291: 1092 – 1099.

5. Wyse JM, Chen Y – I, Sahai AV. Celiac plexus neurolysis in the management of unresectable pancreatic cancer: when and how? *World J Gastroen-*

*terol* 2014; 20: 2186 – 2192.

6. Yan BM, Myers RP. Neurolytic celiac plexus block for pain control in unresectable pancreatic cancer. *Am J Gastroenterol* 2007; 102: 430 – 438.

7. Miguel R. Interventional treatment of cancer pain: the fourth step in the World Health Organization analgesic ladder? *Cancer Control* 2000; 7: 1490156.

8. Shulman M, Harris JE, Lubenow TR, Nath HA, Ivankovich AD. Comparison of epidural butamben to celiac plexus neurolyticblock for the treatment of pain of pancreatic cancer. *Clin J Pain* 2000; 16: 304 – 309.

9. Arcidiacono PG, Calori G, Carrara S, McNicol ED, Testoni PA. Celiac plexus block for pancreatic cancer pain in adults. *Cochrane Database Syst Rev* 2011; 16: CD007519.

10. Tam A, Ahrar K. Palliative interventions for pain in cancer patients. *Semin Intervent Radiol* 2007; 24: 419 – 429.

11. Rathmell JP. *Atlas of Image – Guided Intervention in Regional Anesthesia and Pain Medicine*. 2nd edn. Philadelphia, PA: Lippincott Williams and Wilkins, 2012.

12. Eisenberg E, Carr DB, Chalmers TC. Neurolytic celiac plexus block for treatment of cancer pain: a meta – analysis. *Anesth Analg* 1995; 80: 290 – 295.

13. Penman D. Celiac plexus neurolysis. *Best Pract Res Clin Gastroenterol* 2009; 23: 761 – 766.

14. Noble M, Gress FG. Techniques and results of neurolysis for chronic pancreatitis and pancreatic cancer. *Curr Gastroenterol Rep* 2006; 8: 99 – 103.

15. Soweid AM, Azar C. Endoscopic ultrasound – guided celiac plexus neurolysis. *World J Gastroenterol Endosc* 2010; 2: 228 – 231.

16. Mercadante S, Nicosia F. Celiac plexus block: a reappraisal. *Reg Anesth Pain Med* 1998; 23: 37 – 48.

17. Wang PJ, Shang MY, Qian Z, et al. CT – guided percutaneous neurolytic celiac plexus block technique. *Abdom Imaging* 2006; 31: 710 – 718.

18. Titton RL, Lucey BC, Gervais DA, Boland GW, Mueller PR. Celiac plexus block：a palliative tool underutilized by radiologists. *Am J Roentgenol* 2002；179：633 – 636.

19. Erdek MA, Halpert DE, Gonzalez – Fernandez M, Cohen SP. Assessment of celiac plexus block and neurolysis outcomes andtechnique in the management of refractory visceral cancer pain. *Pain Med* 2010；11：92 – 100.

20. Loukas M, Klaassen Z, Merbs W, et al. A review of the thoracic splanchnic nerves and celiac ganglia. *Clin Anat* 2010；23：512 – 522.

21. Bonica JJ. The role of the anaesthetist in the management of intractable pain. *Proc R Soc Med* 1954；47：1029 – 1032.

22. Erdine S. Celiac ganglion block. *Agri* 2005；17：14 – 22.

23. de Cicco M, Matovic M, Fracasso A, et al. Single – needle celiac plexus block：is needle tip position critical in patients with no regional anatomic distortions？ *Anesthesiology* 1997；87：1301 – 1308.

24. Zhang XM, Zhao QH, Zeng NL, et al. The celiac ganglia：anatomic study using MRI in cadavers. *Am J Roentgenol* 2006；186：1520 – 1523.

25. de Cicco M, Matovic M, Bortolussi R, et al. Celiac plexus block：injectate spread and pain relief in patients with regional anatomic distortions. *Anesthesiology* 2001；94：561 – 565.

26. Penman ID, Gilbert D. Basic technique for celiac plexus block/ neurolysis. *Gastroenterol Endosc* 2009；69：S163 – S165.

27. Wang ZJ, Webb EM, Westphalen AC, Coakley FV, Yeh BM. Multi – detector row computed tomography appearance of celiac ganglia. *J Comput Assist Tomogr* 2010；34：343 – 347.

28. Rykowski JJ, Higler M. Efficacy of neurolytic celiac plexus block in varying locations of pancreatic cancer. *Anesthesiology* 2000；92：347 – 354.

29. Ina H, Kitoh T, Kobayashi M, et al. New technique for the celiac plexus block：the transintervertebral disc approach. *Anesthesiology* 1996；85：212 – 217.

30. Kroll CE, Schartz B, Gonzalez – Fernandez M, et al. Factors associated with outcome after superior hypogastric plexus neurolysis in cancer patients. *Clin J Pain* 2014；30：55 – 62.

31. van der Beuken – van Everdingen MH, de Rijke JM, Kessels AG, et al. Prevalence of pain in patients with cancer：a systematicreview of the past 40 years. *Ann Oncol* 2007；18：1437 – 1449.

32. van der Beuken – van Everdingen MH, de Rijke JM, Kessels AG, et al. High prevalence of pain in patients with cancer in a large population – based study in The Netherlands. *Pain* 2007；132：312 – 320.

33. Breivik H, Cherney N, Collett B, et al. Cancer – related pain：a pan – European survey of prevalence, treatment, and patient attitudes. *Ann Oncol* 2009；20：1420 – 1433.

34. Bosscher H. Blockade of the superior hypogastric plexus block for visceral pelvic pain. *Pain Pract* 2001；2：162 – 170.

35. Gamal G, Helaly M, Labib YM. Superior hypogastric block：transdiscal versus classic posterior approach in pelvic cancer pain. *Clin J Pain* 2006；22：544 – 547.

36. Plancarte R, de Leon – Casasola OA, El – Helaly M, Allende S, Lema MJ. Neurolytic superior hypogastric plexus block for chronic pelvic pain associated with cancer. *Reg Anesth* 1997；22：562 – 568.

37. Erdine S, Yucel A, Celik M, Talu GK. Transdiscal approach for hypogastric plexus block. *Reg Anesth Pain Med* 2003；28：304 – 308.

38. Scott – Warren JT, Hill V, Rajasekaran A. Ganglion impar blockade：a review. *Curr Pain Headache Rep* 2013；17：306.

39. Datir A, Connell D. CT – guided injection for ganglion impar blockade：a radiologic approach to the management of coccydynia. *Clin Radiol* 2010；65：21 – 25.

40. Chang – Seok O, In – Hyuk C, Hyun – Ju J, et al. Clinical implications of topographic anatomy on the ganglion impar. *Anesthesiology* 2004；101：249 – 250.

41. Plancarte R, Amescua C, Patt RB, et al. Presacral blockade of the ganglion of Walther（ganglion

impar). *Anesthesiology* 1990；73：A751.

42. Foye PM. New approaches to ganglion impar blocks via coccygeal joints. *Reg Anesth Pain Med* 2007；32：269.

43. Ho KY, Nagi PA, Gray L, et al. An alternative approach to ganglion impar neurolysis under computed tomography guidance for recurrent vulvar cancer. *Anesthesiology* 2006；105：861 – 862.

44. Foye PM. Ganglion impar injection techniques for coccydynia（coccyx pain）and pelvic pain. *Anesthesiology* 2007；106：1062 – 1063.

45. Lin CS, Cheng JK, Hsu YW, et al. Ultrasound – guided ganglion impar block：a technical report. *Pain Med* 2010；11：390 – 394.

# 腹水和积液的姑息治疗

Hooman Yarmohammadi and George I. Getrajdman

## 概述

腹水是指腹腔内液体的病理累积，恶性腹水是癌症引起腹腔内液体积聚[1]。顽固性腹水是指腹水对以下措施无反应：①卧床休息；②限制液体摄入到1500ml/d并将限制盐摄入到80mmol/d；③400mg/d螺内酯或300mg/d氨苯蝶啶加120mg/d呋塞米治疗4周；④患者由于氮质血症而不能耐受药物治疗[2,3]。

良性和恶性腹水最常见的原因（约占近80%病例）是肝硬化[4]。在全部腹水患者中，恶性腹水约占10%[5]。最常见的与腹水相关的癌症可分为两种，腹腔内（即卵巢癌、胃癌、胰腺癌和结肠癌）和腹腔外（乳腺癌、肺癌和淋巴瘤）恶性肿瘤[6]。在所有恶性腹水患者中，约20%的原发肿瘤来源不明[7]。

恶性腹水有多种病理生理学因素，且并不完全清楚[8]。癌症患者的腹水病因与肝硬化患者不同，最常见的病理生理学变化是壁层腹膜血管通透性改变和恶性肿瘤转移到腹膜或腹膜癌扩散（50%）[6,9]。血管内皮生长因子（VEGF）可增加血管通透性。多项综述表明，恶性腹水患者的血管内皮生长因子（VEGF）水平升高，特别是卵巢癌、胃癌和结直肠癌患者[10]。其他相关因素包括淋巴管浸润导致淋巴管引流障碍（20%；最常见于淋巴瘤和乳腺癌患者）、肝转移导致门静脉高压症（15%）和激素机制[11]。循环血容量衰竭或减少会激活肾素-血管紧张素-醛固酮系统，导致腹水患者（包括恶性腹水患者）钠潴留[12]。

## 诊断性检测

测定基础代谢指标（包括血清电解质、血尿素氮和肌酐）、肝功能指标（包括血清白蛋白）和尿钠水平可提供患者的肝功能、体积和营养消耗状况，有助于指导初始治疗。应通过诊断性腹腔穿刺来进行细胞分类和计数、革兰染色培养、白蛋白水平检测和细胞学检查。细胞学检查对癌病的灵敏度为97%。血清-腹水白蛋白梯度 > 1.1g/dl 对诊断门静脉高压的准确率为97%。

## 腹水管理

腹水可引起不适并显著降低患者的生活质量。除乳腺癌、淋巴瘤和卵巢癌外，一旦癌症患者出现腹水，1年生存率低于10%，中位生存时间范围为1~4个月。因此，姑息性治疗对这些患者起着至关重要的作用。治疗方案包括饮食限制、利尿剂使用、反复大量腹腔穿刺引流、永久性留置导管、植入腹腔/引流管、腹膜静脉分流术和经颈静脉肝内门体分流术（TIPS）。

### 利尿剂和限制钠摄入

钠摄入量应减少到每天摄入1~2g，液体限制到1~2L/d，而且经常将利尿剂作为一线治疗药物。但只有尚无对照试验评估它们对于恶性腹水的疗效[13]。但只有 40% ~ 44% 的恶性腹水患者可通过利尿剂治疗缓解[5,8,12]。利尿剂可更有效治疗继发于肝转移和门静脉高压伴低血清白蛋白水平恶性腹水[14]，但通常对癌性腹水有时无效。癌性腹水患者血浆肾素活性较高，且血清 – 腹水白蛋白梯度 > 1.1 g/dl，液体细胞学检测阴性[14]。即使是在上述报道的这组患者中，利尿剂和限制钠摄入似乎也是在疾病初期有效，但随着疾病的进展而疗效降低。

螺内酯是恶性腹水中最常用的利尿剂，剂量范围为 100 ~ 450mg/d。其他药物，如呋塞米，可加入此方案，特别是在尿钠 < 30 mEq/L 或患者在螺内酯治疗期间出现高钾血症时。一般来说，强效利尿剂治疗可预期的最大腹水重吸收约为 800ml，体重减轻 < 1 kg/d[15]。通常起始剂量是在早晨服用 100mg 螺内酯，联合或不联合 40mg 呋塞米。应在 1 周内记录每日体重，并重复检查基础代谢指标。如果初始剂量无效且基础代谢指标仍可接受，则剂量可加倍。每周进行一次，直至腹水得到控制或患者达到不可耐受的剂量，最大剂量为 160mg 呋塞米和 400mg 螺内酯。

药物治疗具有无创性的优点。缺点是它对恶性腹水疗效有限及与药物治疗和利尿剂有关的一些风险，如低血糖、高钾血症、脱水、痉挛、肾功能不全（20%）和肝肾综合征。因此，这些患者需要连续检查临床指标和电解质。

## 大量腹腔穿刺引流术

大量腹腔穿刺引流术是治疗恶性难治性腹水最常见的方法[12]，可使约 90% 的患者的症状得到暂时性缓解[5,8,16]。引流量应根据患者的状况和腹水严重程度进行调节。一般认为每次引流 4 ~ 6L 是安全的，但引流量较大的患者可以抽液至干燥，以延长疗效的持续时间[17,18]。虽然对于液体引流速度尚未达成一致意见，但报告显示一般患者可以很好地耐受 30 ~ 90 分钟[19]。引流可在没有影像引导的情况下完成。然而，超声引导是一种快速、简单的方法，可降低风险，对腹水患者也很重要。

一些作者建议在穿刺过程中同时输注 5% 右旋糖酐以预防低血压[20]。如果患者出现低血压、脱水或已知患者存在严重肾损伤，应考虑同时进行静脉补液。已发现同时输注白蛋白对肝硬化相关腹水的患者有益；然而，没有证据表明其输注有益于恶性腹水患者[21,22]。大容量腹腔穿刺引流术的主要优点是可以让约 90% 患者的症状得到暂时性缓解[8,16]。然而，这种缓解是暂时的，几天后症状便会复发，平均间隔 10.4 天便需要重复治疗[8]；并且，该措施存在内脏损伤，液体渗漏，腹膜炎/败血症，肠穿孔，低血压，肾衰竭或形成液体小腔的风险。体液、电解质和蛋白质的长期耗竭将导致患者生活质量在 1 ~ 2 个月内急剧下降[23]。

## 永久留置导管

需要频繁腹腔穿刺、大量引流的患者应采用永久性置管，这样患者可以轻松地在家中引流腹水，无须到医院就诊。可以选择的导管包括非隧道式猪尾或祥环导管（图 31.1），隧道导管如 Tenckhoff 导管（图 31.2），PleurX 导管（Denver Biomedical, Denver, CO）（图 31.3），Asept 腹膜引流系统（pfmmedical, Cologne, Germany），以及腹膜 Port – A – Caths 导管（Smiths Medical, St. Paul, MN）（图 31.4）[12,24 - 32]。

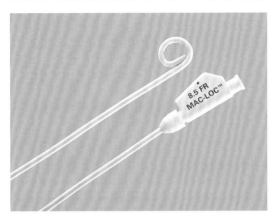

图 31.1　**猪尾或袢环导管**（Cook Medical Inc.，Bloomington，IN，USA）。

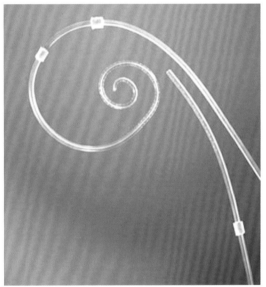

图 31.2　**Tenckhoff 腹膜透析导管；直式和盘式**（Cook Medical Inc. Bloomington，IN，USA）。

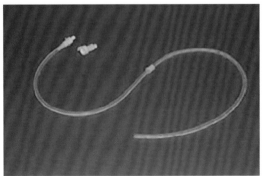

图 31.3　**PleurX 导管**（Denver Biomedical，Golden，CO，USA）。

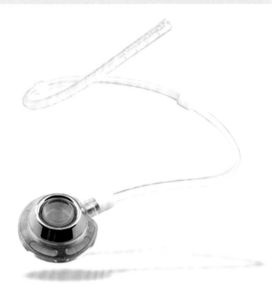

图 31.4　**腹膜 Port – A – Cath 导管**（Bard Medical，C. R. Bard Inc.，Covington，GA，USA）。

这些导管在超声或 X 线透视引导下放置，期间清醒状态下经静脉使用镇静药。可通过门诊手术或住院期间置入引流导管。在放置之前，建议预防性使用单剂量的抗生素[5,24]。

感染的风险涉及多种因素，并取决于导管的类型、隧道形成、操作者的经验及手术的无菌性[24]。与非隧道式导管相比，隧道式导管感染率较低，稳定性较高[27,23]，长期成功率达 96%[34]。潜在的并发症是插入部位的渗漏、导管堵塞、导管脱出和蜂窝织炎[34]。导管可能会留置数月。然而，为了防止感染，如果每天引流量小于 100ml，应将其拔除[35]。

## 猪尾导管或袢环导管

这类导管通常在超声或 X 线透视引导下置入。腹水通过重力和压力阀间歇或连续地排出。24% ~35% 的患者会出现并发症，包括腹膜炎、渗漏、堵塞和脱出[26,29,36]。此类导管的感染率很可能与导管放置的持续时间有关。因此，在预期寿命只有几周时才可使用非隧道式导管。

## Tenckhoff 导管

这类导管有一个或两个驻留在皮下组织中的涤纶袖带。尖端可以是直的或是盘状的（图 31.2）。围绕袖带可形成瘢痕组织并降低感染率和减少脱落。将这类导管在超声和透视引导下置入，可减少并发症（如肠穿孔或出血）[5,29,33]。将导管插入正中线还是下腹部（左侧或右侧，下腹壁血管的外侧）则取决于超声观察到的最大面积腹水的位置（图 31.5）。导管在皮下组织中穿过，在侧面和下方或侧上方形成隧道。袖带应置于皮下组织切口远端至少 2cm 处。导管出口处应便于患者观察和日常护理，且易于为患者操作引流。该手术可在门诊完成。对于存在解剖结构困难的患者，可使用 CT 引导。

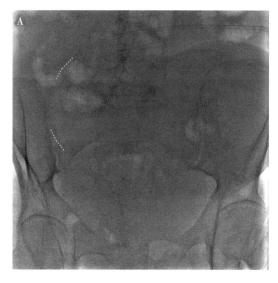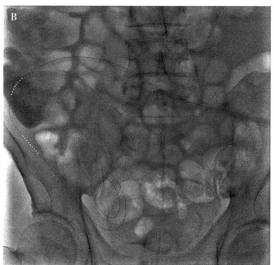

图 31.5　（A）Tenckhoff 导管（白色虚线）放置在正中线并形成侧面和上方间的隧道。（B）Tenckhoff 导管置于右下腹部；皮下隧道通向侧部和上方。

并发症包括导管堵塞、渗漏、蜂窝织炎和腹膜炎。Barnett 和 Rubins 进行了文献综述，并指出接受 Tenckhoff 导管置管的癌症患者中发生腹膜炎的比例为 4.4%[33]。为了尽量减少渗漏，腹水应该排空。因此，建议在手术时尽可能安全地引流腹水。另外，在置管切口处局部使用外科胶可进一步减少渗漏。

根据腹水再次积聚的速度，指导每位患者经常排出腹水以免发生高张性腹水，可能需要每隔 1 天引流一次；也可使用间断 - 重力引流法进行导管引流。

## PleurX 和 Asept 导管

这类导管是 15.5F 硅橡胶，单向袖阀，隧道式导管，经美国食品和药物管理局批准用于引流恶性胸腔积液和腹水。该类导管有一个单向阀，使其成为一个封闭的系统，因此这类导管除非连接到定制的真空瓶，否则将不会引流。PleurX 导管可使用与 Tenckhoff 导管类似的技术来放置，但两者间有细微差异。其入口位于脐部的上外侧，而且皮下隧道是在上内侧产生。这种方法形成了一个 C 形隧道，有助于防止流体渗漏（图 31.6）。

指导患者每天引流腹水，持续 2 周，以使隧道愈合。之后，根据需要指导他们进行引流，以防出现严重腹水。

并发症与 Tenckhoff 导管相似，包括感染、闭塞、渗漏和腹膜炎[23,26,27]。

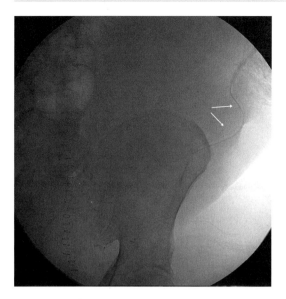

图 31.6　放置在骨盆最低位区域的 PleurX 导管（白色箭头）隧道位于上方内侧，形成一个 C 形环。

## 腹腔多功能导管泵

这些导管泵放置技术与放置静脉或胸腔导管泵（如 mediport）相同，并且被放置在皮下口袋中。

文献中报道了两种不同类型的腹腔多功能导管泵用于治疗恶性腹水[31,32,37]。第一组使用 6F 或 8F 血管通路导管泵[37]。该组

报道有较高的并发症发生率，包括堵管、伤口裂开及细菌性腹膜炎[37]。第二组使用专门设计用于腹膜通路的 16F 导管泵[31,32]。较大的导管尺寸可以快速引流腹水。

这些导管泵只能使用特殊的无芯针即 Huber 针通过。因此，这些导管泵的主要缺点是每次引流需要专业医务人员进行操作。另外，与其他导管相比，引流速度非常慢。

## 腹腔静脉分流术

1974 年，Harry H. Leveen 介绍了腹腔静脉分流术[38]。Lund 和 Newkirk 于 1979 年通过增加一个可按压的单向泵对其进行了改良。这种变化使堵管发生率降低。最新的分流管是一种称为 Denver 分流管（CareFusion Corporation，San Diego，CA）的改进型（图 31.7）。

分流管将来自腹腔的腹水流体输入中心静脉循环。Denver 分流管由两个通过泵室连接的硅橡胶导管组成。这种泵室包含一个或两个单向阀门，阀门在 $1cmH_2O$ 的压力下打开。这些单向阀可防止血液回流到分流器的静脉分支。双瓣膜模型更常用，而且可更有效地防止反流[39]。当腹水非常黏稠或每日腹水量非常高时，可使用单阀型[39]。

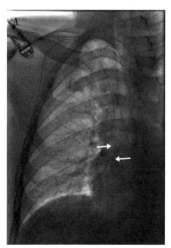
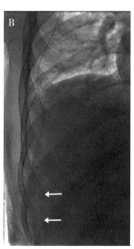
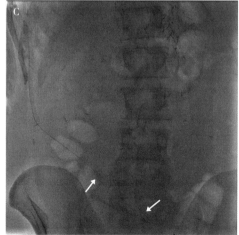

图 31.7　Denver 分流管（A）尖端位于腔内交界处的颈内静脉分支（箭头）。（B）沿右下胸壁的 Denver 分流管（箭头）。（C）在盆腔中分流管末端的腹膜支（箭头）。

Denver 分流管有两种尺寸的静脉导管，即 11.5F 和 15.5F。进入隐静脉或锁骨下静脉时应使用较小的尺寸。大多数作者喜欢颈内静脉进入。11.5F 和 15F 两种口径均可用于颈内静脉。与较小口径的导管相比，较大尺寸的分流阻塞较少。

由于没有外部引流导管，所以没有生活方式限制。此外，也没有流体或富含蛋白质的腹水的损失。因此，这种分流对于乳糜性腹水患者特别有益。

该过程相对简单，可以在中度镇静的情况下进行，但有些麻醉医生也会使用深度镇静或全身麻醉。该手术在门诊进行，也可留院过夜观察[40-43]。接受 Denver 分流管置入术的患者通常有恶病质，并且由于预备手术区的暴露面积较大，容易受低温影响，因此应配有取暖设备。泵室应放置在下肋上方，以便手动操作压缩泵。从泵腔到第一腹膜侧孔的距离应比在隧道导管的距离短，因此必须仔细测量从规划的泵袋口到腹膜入口间的距离，以确保侧孔完全位于腹膜腔内。

由于占用手术时间最长的步骤是将腹水引流彻底，所以第一步便是在计划的位置放置较大口径的引流管。应该尽可能地将腹水引流彻底以降低发生弥散性血管内凝血障碍（DIC）的概率。在引流腹水的同时，混有肾上腺素的利多卡因会渗入到泵袋中。在相对于泵袋计划位置的头侧做一个长度 2cm 的切口，使其远离患者进行抽吸腹水的位置。由腹膜入口处向下将泵引入到腹膜终末端，注意引流管不要打折。

待腹膜终末端装置放置完成后，需行颈静脉穿刺置管，放置连接管连通泵袋和颈静脉的操作需在麻醉下进行。该装置包括一个较长的有延展性的金属隧道器。可用手术胶将静脉分支连接到隧道器上，防止穿刺过程中导管滑落，特别是在恶病质的患者中实施此操作时。

当腹水排空后，使用高流量管将 1L 温盐水灌入腹膜腔。然后通过内置剥离护套将大口径引流导管换成分流管，并通过管道静脉分支灌注盐水。最后放置静脉分支，缝合并粘合切口。

所有患者应接受预防性抗生素（第一代头孢菌素）静脉注射，有些患者在术后 7～10 天继续使用抗生素[39]。指导患者每天 2 次，每次按压泵 20 下，同时早上和晚上保持卧位。手动泵按压应在患者处于仰卧位时进行，因为患者仰卧时腹水可出现最大流量。

腹膜静脉分流的并发症总发生率为 25%～40%[16,41,45]，包括堵管（最常见，发生率为 24%～31%），感染（4.5%），一过性发热（5%），中心静脉血栓形成，肺水肿（10%～16%），肺栓塞（6.7%），渗漏，充血性心力衰竭，肿瘤播散，静脉曲张出血和 DIC（2.4%～9.3%）[6,46-48]。大部分患者会出现稀释性凝血障碍，可称为"亚临床" DIC。凝血因子的剧烈变化在术后立即发生。这些变化在分流后第 3 天至第 2 周逐渐恢复正常[49,50]。5% 的患者可发生短暂性发热，应与感染相鉴别。

分流管将可能含有恶性细胞的腹水排入中心静脉系统，特别是肺血管系统。这种并发症已在多例报道中有所描述[51,52,53]。然而，没有明确性的重要临床证据显示有肿瘤细胞的血行播散。Tarin 等评估了 14 例不能行手术治疗的癌症患者，这些患者接受了腹膜静脉分流术治疗恶性腹水[54]。他们的临床观察和尸体解剖结果表明，腹膜静脉分流不会导致有重要临床状况的血源性转移，并且即使有大量活肿瘤细胞经常进入血液，转移也不一定会发展[54]。腹水中的高蛋白含量（> 4.5 g/L）被认为是分流禁忌证，因为分流闭塞的风险较高；但是，这可通过使用 15.5F 的 Denver 分流管来防止。

患者选择是治疗分流患者最重要的一步。一般而言，高张细胞性腹水患者的并发症更为常见。放置 Denver 分流器的禁忌证包括：充血性心力衰竭，静脉曲张出血史，严重血性腹水，凝血障碍（INR > 2.0，血

小板计数 $<50 \times 10^9/L$），腹膜炎，腹水，肝衰竭（总胆红素水平 > 6mg/dl）和肾衰竭（如果患者不在透析中）[6,8,55]。大量胸腔积液、无出血史的静脉曲张和门静脉高压是相对禁忌证[56,57]。

70% 的患者经分流术后腹水症状可得到有效缓解[6]。卵巢癌或乳腺癌患者（≥50%）的反应率最高，胃肠癌患者反应率最低（10% ~ 15%）[6]。因此，有些作者将胃肠癌归类为分流术的禁忌证[6,16]。

Denver 分流管的优点是不需外部引流，不会损失液体或营养物质，因此具有极佳的缓解作用并可提供更高的生活质量。因此，该分流管应该用于没有禁忌证的患者，并且其预期寿命应足以获得益处。对于预期寿命长度，目前还没有一致意见；有些作者主张预期存活时间应超过 1 个月，其他意见主张超过 3 个月[6,58-60]。总体而言，腹膜静脉分流术的平均功能存活时间为 12 周，75% 的患者可有效缓解直至死亡[8,50]。

## 经颈静脉肝内门体分流术（TIPS）

TIPS 是治疗难治性腹水的有效治疗方法[61]。然而，对于恶性腹水，TIPS 仅适用于门静脉高压症为腹水潜在形成机制的癌症患者[62]。TIPS 禁忌用于广泛肝转移、充血性心力衰竭、肝衰竭和肝性脑病的患者。TIPS 的并发症有肝性脑病、引流闭塞和肝衰竭。

## 其他的恶性腹水治疗方法

已有关于采用不同药物用于不同的癌症引起腹水的腹膜内化疗的研究报道。最常用的药物是顺铂、丝裂霉素、多柔比星、博来霉素和 5 - 氟尿嘧啶[63-65]。但上述研究结果并不理想，特别是用于胃肠道恶性肿瘤患者时。卵巢癌似乎对腹腔内化疗最为敏感[15]。由于化疗药物需要均匀分布于腹膜腔内，所以分隔性腹水是该技术的禁忌证。总体而言，只有不到一半的患者获得暂时性的部分缓解（<47%），这些结果是基于对

少数患者治疗的零散经验。其并发症包括长期的发热、腹痛和粘连。

采用腹腔内注射的免疫疗法成功率报道各不相同，这种方法可追溯到 20 世纪 80 年代，包括腹膜内注射 α - 或 β - 干扰素[66]，肿瘤坏死因子（TNF）[67]，非致病性感染因子如短小棒状杆菌[68] 和 OK - 432[69,70]。TNF 抑制 VEGF 与其受体（Flk - 1）间的相互作用。然而，腹腔内注射 TNF 的疗效尚未在人类恶性腹水患者中得到确实的证明[71]。Gebbia 等报道腹膜内 β - 干扰素注射对 40% 的恶性腹水患者有效[72]。OK - 432 是一种青霉素热处理的 Su - 菌株化脓性链球菌 A3，其作用机制是激活细胞毒性 T 细胞[69,73]。通过单独使用或与白细胞介素 - 2 联用，腹膜内使用 OK - 432 对 77 例胃肠道恶性腹水患者的有效率为 60%，对 22 例胃癌患者的有效率为 82%[73,74]。免疫治疗的副作用包括发热、寒战、恶心和肠胀气。

腹膜内放射性同位素，如 AU - 198 或 $^{32}P$ 磷酸铬，已用于治疗恶性腹水。但由于涉及复杂的运输要求，它们已逐渐被放弃[75,76]。

据报道，不同癌症（包括卵巢癌、胃癌、胰腺癌、结直肠癌和肉瘤）中 VEGF 活性水平都增加[77]。因此，已报道了一种新的靶向治疗概念，其目标是通过抑制 VEGF 进而抑制新生血管形成来减少腹水的产生[77]。已经研究的抗 VEGF 药物包括抗 VEGF 抗体、抗 VEGF 受体抗体和金属蛋白酶抑制剂。贝伐单抗是一种抗 VEGF 分子，通过腹膜内注射用于存在胃肠道恶性肿瘤、妇科恶性肿瘤和乳腺癌起源的恶性腹水患者中，并成功减少了腹水[77]。基质金属蛋白酶（MMP）与 VEGF 一样可增加血管通透性。在转移过程中癌细胞可利用基质金属蛋白酶[78]，在有卵巢癌和结肠癌诱导的腹水的小鼠腹腔内给予 MMP 抑制剂，可以减少腹水生成[79]。

腹膜内化疗、免疫疗法和靶向疗法都是很有前景的恶性腹水治疗选择；然而，它们的临

床应用尚未完全阐明，需要进一步的研究。

## 恶性积液的管理

恶性胸腔积液更常见于乳腺癌、肺癌以及淋巴瘤。与恶性腹水相似，恶性积液的存在预示预后不良，预期生存仅仅几个月。

恶性积液可引起呼吸困难、呼吸短促、咳嗽和胸膜炎性胸痛，影响癌症患者的生活质量。治疗方法是胸腔穿刺或置入引流导管。

应在手术前 1 周内（如果最近接受过介入治疗，时间可以更近）行胸部 CT 检查。此时的 CT 扫描可提供重要的手术规划信息，并可检测任何积液腔分隔。

### 胸腔穿刺术

初始胸腔穿刺一般用于诊断。对穿刺后的吸出物进行培养，用于细胞计数、细胞学检查、pH 值测量和乳酸脱氢酶检测。胸腔穿刺术对于识别已知恶性肿瘤患者的非恶性渗出物也可能有用。

对淋巴瘤或小细胞肺癌患者进行化疗可缓解其恶性胸腔积液。在这些患者中，重复胸腔穿刺可暂时缓解症状。否则，大多数恶性积液患者需要采用某种类型的永久性引流。

### 胸腔引流导管

胸腔引流一般使用猪尾导管或隧道式（PleurX 或 Asept）导管。这些是门诊手术，可在超声和透视引导下在患者清醒镇静时进行。

### 猪尾导管

这种导管由硅树脂或聚氨酯制成。用作胸管的规格范围为 8 ~ 16F。虽然小口径胸管足以治疗气胸，但它们很容易被富含蛋白质的胸膜液堵塞，因此应当使用管径较大的引流管（12 ~ 16F）进行体液引流。当胸腔积液多处分隔且不能自由流动时，可使用非隧道式导管。这些导管主要用于住院患者，放入到胸膜腔。若每日引流量少于 25ml，应获取两种视角（正位和侧位）的胸片。

如果积液已经消除，便可拔除导管。如果胸部 X 线片显示积液残留，可在透视引导下重新置入导管或增大导管尺寸，也可将组织纤溶酶原激活剂注入导管内。

### 隧道式导管

若积液可自由流动，也可使用隧道式导管排出（图 31.8）。患者或医护人员在家中可使用真空瓶间歇排出积液。指导患者每隔 1 天排出最多 1000ml 的液体[17]，并记录每次引流量。如果连续 3 次引流量降至 25ml 以下，患者应在两次就诊间进行胸片检查。如果未检测到残余积液，则可将导管拔除。如果尽管引流量低，但仍有残留积液，建议通过导管使用组织纤溶酶原激活剂[17]，可改善引流并重新保持通畅，否则可能需要更换导管或重新定位。

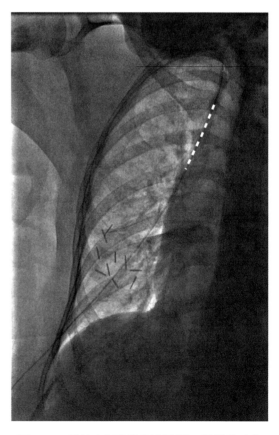

图 31.8　引流右侧胸腔积液的 PleurX 导管（白色虚线）。

# 建议和指南小结

最佳的治疗策略取决于积液的特征、疾病状态、预期寿命和患者的个人倾向。

1. 利尿剂和钠摄入限制措施是一线治疗方案，对 40%～44% 的恶性腹水患者有效。

2. 大容量穿刺抽液适合所有利尿剂用药和饮食限制措施无效的患者。

3. 一旦需要太过频繁地进行大量腹腔穿刺引流，建议使用导管引流。治疗选择取决于患者的预期寿命和具体情况：

a. 如果预期寿命少于 1 个月，且腹水未分隔，则可以使用隧道式导管；如果腹水存在分隔，也可以使用猪尾导管。

b. 如果预期寿命超过 1 个月，且腹水未分隔而患者也没有禁忌证，则建议使用 Denver 分流管。

c. 如果预期寿命超过 1 个月，且腹水未分隔而禁忌使用 Denver 分流管，则可以放置隧道式导管。

# 参考文献

1. Taber C. (ed.) Taber's Cyclopedic Medical Dictionary. Philadelphia, *PA*: *FA Davies*, 1965.

2. Guardiola J, Xiol X, Escriba JM, Castellvi JM, Castellote J, Baliellas C, et al. Prognosis assessment of cirrhotic patients with refractory ascites treated with a peritoneovenous shunt. Am J Gastroenterol 1995; 90 (12): 2097 – 2102. PubMed PMID: 8540495. Epub 1995/12/01. eng.

3. Rosemurgy AS, Zervos EE, Clark WC, Thometz DP, Black TJ, Zwiebel BR, et al. TIPS versus peritoneovenous shunt in the treatment of medically intractable ascites: a prospective randomized trial. *Ann Surg* 2004; 239 (6): 883 – 889; discussion 9 – 91. PubMed PMID: 15166968. Pubmed Central PMCID: PMC1356297. Epub 2004/05/29. eng.

4. Runyon BA. Management of adult patients with ascites due to cirrhosis. *Hepatology* 2004; 39 (3): 841 – 856. PubMed PMID: 14999706. Epub 2004/03/05. eng.

5. Becker G, Galandi D, Blum HE. Malignant ascites: systematic review and guideline for treatment. *Eur J Cancer* 2006; 42 (5): 589 – 597. PubMed PMID: 16434188. Epub 2006/01/26. eng.

6. Adam RA, Adam YG. Malignant ascites: past, present, and future. *J Am Coll Surg* 2004; 198 (6): 999 – 1011. PubMed PMID: 15194082. Epub 2004/06/15. eng.

7. Ringenberg QS, Doll DC, Loy TS, Yarbro JW. Malignant ascites of unknown origin. *Cancer* 1989; 64 (3): 753 – 755. PubMed PMID: 2743267. Epub 1989/08/01. eng.

8. Smith EM, Jayson GC. The current and future management of malignant ascites. *Clin Oncol* 2003; 15 (2): 59 – 72. PubMed PMID: 12708713. Epub 2003/04/24. eng.

9. Garrison RN, Galloway RH, Heuser LS. Mechanisms of malignant ascites production. *J Surg Res* 1987; 42 (2): 126 – 132. PubMed PMID: 2434730. Epub 1987/02/01. eng.

10. Zebrowski BK, Liu W, Ramirez K, Akagi Y, Mills GB, Ellis LM. Markedly elevated levels of vascular endothelial growth factor in malignant ascites. *Ann Surg Oncol* 1999; 6 (4): 373 – 378. PubMed PMID: 10379858. Epub 1999/06/24. eng.

11. Lifshitz S. Ascites, pathophysiology and control measures. *Int J Radiat Oncol Biol Phys* 1982; 8 (8): 1423 – 1426. PubMed PMID: 7141919. Epub 1982/08/01. eng.

12. Lee CW, Bociek G, Faught W. A survey of practice in management of malignant ascites. *J Pain Symptom Manage* 1998; 16 (2): 96 – 101. PubMed PMID: 9737100. Epub 1998/09/16. eng.

13. Sharma S, Walsh D. Management of symptomatic malignant ascites with diuretics: two case reports and a review of the literature. *J Pain Symptom Manage* 1995; 10 (3): 237 – 242. PubMed

PMID：7629417. Epub 1995/04/01. eng.

14. Pockros PJ, Esrason KT, Nguyen C, Duque J, Woods S. Mobilization of malignant ascites with diuretics is dependent on ascitic fluid characteristics. *Gastroenterology* 1992；103（4）：1302 - 1306. PubMed PMID：1397889. Epub 1992/10/01. eng.

15. Cavazzoni E, Bugiantella W, Graziosi L, Franceschini MS, Donini A. Malignant ascites：pathophysiology and treatment. *Int J Clin Oncol* 2013；18（1）：1 - 9. PubMed PMID：22460778. Epub 2012/03/31. eng.

16. Parsons SL, Watson SA, Steele RJ. Malignant ascites. *Br J Surg* 1996；83（1）：6 - 14. PubMed PMID：8653366. Epub 1996/01/01. eng.

17. Covey AM. Management of malignant pleural effusions and ascites. *J Support Oncol* 2005；3（2）：169 - 173, 76. PubMed PMID：15796449. Epub 2005/03/31. eng.

18. McNamara P. Paracentesis - an effective method of symptom control in the palliative care setting? *Palliat Med* 2000；14（1）：62 - 64. PubMed PMID：10717726. Epub 2000/03/16. eng.

19. Gotlieb WH, Feldman B, Feldman - Moran O, Zmira N, Kreizer D, Segal Y, et al. Intraperitoneal pressures and clinical parameters of total paracentesis for palliation of symptomatic ascites in ovarian cancer. *Gynecol Oncol* 1998；71（3）：381 - 385. PubMed PMID：9887235. Epub 1999/01/15. eng.

20. Fischer DS. Abdominal paracentesis for malignant ascites. *Arch Intern Med* 1979；139（2）：235. PubMed PMID：434979. Epub 1979/02/01. eng.

21. Gines P, Tito L, Arroyo V, Planas R, Panes J, Viver J, et al. Randomized comparative study of therapeutic paracentesis with and without intravenous albumin in cirrhosis. *Gastroenterology* 1988；94（6）：1493 - 1502. PubMed PMID：3360270. Epub 1988/06/01. eng.

22. Salerno F, Badalamenti S, Incerti P, Tempini S, Restelli B, Bruno S, et al. Repeated paracentesis and i. v. albumin infusion to treat 'tense' ascites in cirrhotic patients. A safe alternative therapy. *J Hepatol* 1987 Aug；5（1）：102 - 8. PubMed

23. Iyengar TD, Herzog TJ. Management of symptomatic ascites in recurrent ovarian cancer patients using an intra - abdominal semi - permanent catheter. *Am J Hospice Palliat Care* 2002；19（1）：35 - 38. PubMed PMID：12171424. Epub 2002/08/13. eng.

24. Fleming ND, Alvarez - Secord A, Von Gruenigen V, Miller MJ, Abernethy AP. Indwelling catheters for the management of refractory malignant ascites：a systematic literature overview and retrospective chart review. *J Pain Symptom Manage* 2009；38（3）：341 - 349. PubMed PMID：19328648. Epub 2009/03/31. eng.

25. Brooks RA, Herzog TJ. Long - term semi - permanent catheter use for the palliation of malignant ascites. *Gynecol Oncol* 2006；101（2）：360 - 362. PubMed PMID：16499957. Epub 2006/02/28. eng.

26. Richard HM, 3rd, Coldwell DM, Boyd - Kranis RL, Murthy R, Van Echo DA. Pleurx tunneled catheter in the management of malignant ascites. *J Vasc Interv Radiol：JVIR* 2001；12（3）：373 - 375. PubMed PMID：11287517. Epub 2001/04/05. eng.

27. Rosenberg S, Courtney A, Nemcek AA, Jr., Omary RA. Comparison of percutaneous management techniques for recurrent malignant ascites. *J Vasc Interv Radiol：JVIR* 2004；15（10）：1129 - 1131. PubMed PMID：15466800. Epub 2004/10/07. eng.

28. Sartori S, Nielsen I, Trevisani L, Tassinari D, Ceccotti P, Barillani M, et al. Sonographically guided peritoneal catheter placement in the palliation of malignant ascites in end - stage malignancies. *AJR Am J Roentgenol* 2002；179（6）：1618 - 1620. PubMed PMID：12438065. Epub 2002/11/20. eng.

29. O' Neill MJ, Weissleder R, Gervais DA, Hahn PF, Mueller PR. Tunneled peritoneal catheter placement under sonographic and fluoroscopic guidance in the palliative treatment of malignant ascites. *AJR Am J Roentgenol* 2001；177（3）：615 - 618. PubMed PMID：11517056. Epub

2001/08/23. eng.

30. Ozkan O, Akinci D, Gocmen R, Cil B, Ozmen M, Akhan O. Percutaneous placement of peritoneal port – catheter in patients with malignant ascites. *Cardiovasc Interv Radiol* 2007; 30 (2): 232 – 236. PubMed PMID: 17206391. Epub 2007/01/09. eng.

31. Kirsch MJ, Romano WJ, Wang SK, Arpasi PJ, Mazon CD. Peritoneal ports for treatment of intractable ascites. *J Vasc Interv Radiol: JVIR* 2005; 16 (3): 363 – 368. PubMed PMID: 15758132. Epub 2005/03/11. eng.

32. Sabatelli FW, Glassman ML, Kerns SR, Hawkins IF, Jr. Permanent indwelling peritoneal access device for the management of malignant ascites. *Cardiovasc Interv Radiol* 1994; 17 (5): 292 – 294. PubMed PMID: 7529660. Epub 1994/09/01. eng.

33. Barnett TD, Rubins J. Placement of a permanent tunneled peritoneal drainage catheter for palliation of malignant ascites: a simplified percutaneous approach. *J Vasc Interv Radiol: JVIR* 2002; 13 (4): 379 – 383. PubMed PMID: 11932368. Epub 2002/04/05. eng.

34. Stokes LS. Percutaneous management of malignant fluid collections. *Semin Interv Radiol* 2007; 24 (4): 398 – 408. PubMed PMID: 21326592. Pubmed Central PMCID: PMC3037250. Epub 2007/12/01. eng.

35. Stevens PJ, DeHaek K, Soeters R, Krige JE. A new approach to the management of malignant ascites: a permanently implanted abdominal drain. *Eur J Surg Oncol* 1990; 16 (1): 47 – 53. PubMed PMID: 1689678. Epub 1990/02/01. eng.

36. Lee A, Lau TN, Yeong KY. Indwelling catheters for the management of malignant ascites. *Support Care Cancer* 2000; 8 (6): 493 – 499. PubMed PMID: 11094995. Epub 2000/11/30. eng.

37. Rosenblum DI, Newman JS, Boden TM, Markowitz D, Powell D, et al. Use of subcutaneous venous access ports to treat refractory ascites. *J Vasc Interv Radiol: JVIR* 2001; 12 (11): 1343 – 1346. PubMed PMID: 11698635. Epub 2001/11/

08. eng.

38. Leveen HH, Christoudias G, Ip M, Luft R, Falk G, Grosberg S. Peritoneo – venous shunting for ascites. *Ann Surg* 1974; 180 (4): 580 – 591. PubMed PMID: 4415019. Pubmed Central PMCID: PMC1344147. Epub 1974/10/01. eng.

39. Martin LG. Percutaneous placement and management of peritoneovenous shunts. *Semin Interv Radiol* 2012; 29 (2): 129 – 134. PubMed PMID: 23729983. Pubmed Central PMCID: PMC3444874. Epub 2013/06/05. eng.

40. Hussain FF, Meer ZF, Lopez AJ. Peritoneovenous shunt insertion for intractable ascites: a district general hospital experience. *Cardiovasc Interv Radiol* 2004; 27 (4): 325 – 328. PubMed PMID: 15346206. Epub 2004/09/04. eng.

41. Sugawara S, Sone M, Arai Y, Sakamoto N, Aramaki T, Sato Y, et al. Radiological insertion of Denver peritoneovenous shuntsfor malignant refractory ascites: a retrospective multicenter study (JIVROSG – 0809). *Cardiovasc Interv Radiol* 2011; 34 (5): 980 – 988. PubMed PMID: 21191592. Epub 2010/12/31. eng.

42. Zanon C, Grosso M, Apra F, Clara R, Bortolini M, Quaglino F, et al. Palliative treatment of malignant refractory ascites by positioning of Denver peritoneovenous shunt. *Tumori* 2002; 88 (2): 123 – 127. PubMed PMID: 12088251. Epub 2002/06/29. eng.

43. Orsi F, Grasso RF, Bonomo G, Monti C, Marinucci I, Bellomi M. Percutaneous peritoneovenous shunt positioning: technique and preliminary results. *Eur Radiol* 2002; 12 (5): 1188 – 1192. PubMed PMID: 11976866. Epub 2002/04/27. eng.

44. Won JY, Choi SY, Ko HK, Kim SH, Lee KH, Lee JT, et al. Percutaneous peritoneovenous shunt for treatment of refractory ascites. *J Vasc Interv Radiol: JVIR* 2008; 19 (12): 1717 – 1722. PubMed PMID: 18948021. Epub 2008/10/25. eng.

45. Agle SC, Padia RK, Zervos EE. Denver peritoneovenous shunts for the management of malignant ascites: a review of the literature in the post

LeVeen Era. *Am Surg* 2011；77（8）：1070 - 1075. PubMed PMID：21944526.

46. Stanley MM. Treatment of intractable ascites in patients with alcoholic cirrhosis by peritoneovenous shunting（LeVeen）. *Med Clin North Am* 1979；63（3）：523 - 536. PubMed PMID：449438. Epub 1979/05/01. eng.

47. Marimuthu K, Kumar AS, Sabanathan S, Gowrishankar A, Kumar PS, Rajkumar JS. Indigenous cost - effective peritoneo - venous shunt for refractory ascites. *Int Surg* 2004；89（2）：85 - 89. PubMed PMID：15285240. Epub 2004/08/03. eng.

48. Lund RH, Moritz MW. Complications of Denver peritoneovenous shunting. *Arch Surg* 1982；117（7）：924 - 928. PubMed PMID：6979992. Epub 1982/07/01. eng.

49. Schumacher DL, Saclarides TJ, Staren ED. Peritoneovenous shunts for palliation of the patient with malignant ascites. *Ann Surg Oncol* 1994；1（5）：378 - 381. PubMed PMID：7531600. Epub 1994/09/01. eng.

50. Cheung DK, Raaf JH. Selection of patients with malignant ascites for a peri- toneovenous shunt. *Cancer* 1982；50（6）：1204 - 1209. PubMed PMID：7104966. Epub 1982/09/15. eng.

51. Nervino HE, Gebhardt FC. Peritoneovenous shunt for intractable malignant ascites. A single case report of metastatic peritoneal mesothelioma implanted via LeVeen shunt. *Cancer* 1984；54（10）：2231 - 2233. PubMed PMID：6207908. Epub 1984/11/15. eng.

52. Smith RR, Sternberg SS, Golbey RB. Fatal pulmonary tumor embolization following peritoneovenous shunting for malignant ascites. *J Surg Oncol* 1981；16（1）：27 - 35. PubMed PMID：6257978. Epub 1981/01/01. eng.

53. Fildes J, Narvaez GP, Baig KA, Pai N, Gerst PH. Pulmonary tumor embolization after peritoneovenous shunting for malignant ascites. *Cancer* 1988；61（10）：1973 - 1976. PubMed PMID：3359399. Epub 1988/05/15. eng.

54. Tarin D, Price JE, Kettlewell MG, Souter RG, Vass AC, Crossley B. Clinicopathological observations on metastasis in man studied in patients treated with peritoneovenous shunts. *Br Med J（Clin Res Ed）* 1984；288（6419）：749 - 751. PubMed PMID：6423061. Pubmed Central PMCID：PMC1444638. Epub 1984/03/10. eng.

55. Schwartz ML, Swaim WR, Vogel SB. Coagulopathy following peritoneovenous shunting. *Surgery* 1979；85（6）：671 - 676. PubMed PMID：377537. Epub 1979/06/01. eng.

56. Markey W, Payne JA, Straus A. Hemorrhage from esophageal varices after placement of the LeVeen shunt. *Gastroenterology* 1979；77（2）：341 - 343. PubMed PMID：312748. Epub 1979/08/01. eng.

57. Qazi R, Savlov ED. Peritoneovenous shunt for palliation of malignant ascites. *Cancer* 1982；49（3）：600 - 602. PubMed PMID：6174196. Epub 1982/02/01. eng.

58. Gough IR. Control of malignant ascites by peritoneovenous shunting. *Cancer* 1984；54（10）：2226 - 2230. PubMed PMID：6207907. Epub 1984/11/15. eng.

59. Souter RG, Tarin D, Kettlewell MG. Peritoneovenous shunts in the management of malignant ascites. *Br J Surg* 1983；70（8）：478 - 481. PubMed PMID：6871638. Epub 1983/08/01. eng.

60. Wickremesekera SK, Stubbs RS. Peritoneovenous shunting for malignant ascites. *N Z Med J* 1997；110（1037）：33 - 35. PubMed PMID：9066565. Epub 1997/02/14. eng.

61. Ochs A, Rossle M, Haag K, Hauenstein KH, Deibert P, Siegerstetter V, et al. The transjugular intrahepatic portosystemic stent - shunt procedure for refractory ascites. *N Engl J Med* 1995；332（18）：1192 - 1197. PubMed PMID：7700312. Epub 1995/05/04. eng.

62. Rosenberg SM. Palliation of malignant ascites. *Gastroenterol Clin North Am* 2006；35（1）：189 - 199, xi. PubMed PMID：16530120. Epub 2006/03/15. eng.

63. Jones AL, Trott P, Cunningham D, Rosin RD, Coleman D, Sauven P, et al. A pilot study of intraperitoneal cisplatin in the management of gastric

cancer. *Ann Oncol* 1994；5（2）：123 – 126. PubMed PMID：8186154. Epub 1994/02/01. eng.

64. Speyer JL, Collins JM, Dedrick RL, Brennan MF, Buckpitt AR, Londer H, et al. Phase I and pharmacological studies of 5 – fluorouracil administered intraperitoneally. *Cancer Res* 1980；40（3）：567 – 572. PubMed PMID：7471076. Epub 1980/03/01. eng.

65. Kefford RF, Woods RL, Fox RM, Tatterall MH. Intracavitary Adriamycin nitrogen mustard and tetracycline in the control of malignant effusions：a randomized study. *Med J Aust* 1980；2（8）：447 – 448. PubMed PMID：7010099. Epub 1980/10/18. eng.

66. Stuart GC, Nation JG, Snider DD, Thunberg P. Intraperitoneal interferon in the management of malignant ascites. *Cancer* 1993；71（6）：2027 – 2030. PubMed PMID：7680276. Epub 1993/03/15. eng.

67. Rath U, Kaufmann M, Schmid H, Hofmann J, Wiedenmann B, Kist A, et al. Effect of intraperitoneal recombinant human tumour necrosis factor alpha on malignant ascites. *Eur J Cancer* 1991；27（2）：121 – 125. PubMed PMID：1827272. Epub 1991/01/01. eng.

68. Mahler F, Rapin CH, Macgee W. Corynebacterium parvum as palliative treatment in malignant ascites. *J Palliat Care* 1988；4（3）：58 – 62. PubMed PMID：3183831. Epub 1988/09/01. eng.

69. Katano M, Torisu M. New approach to management of malignant ascites with a streptococcal preparation, OK – 432. II. Intraperitoneal inflammatory cell – mediated tumor cell destruction. *Surgery* 1983；93（3）：365 – 373. PubMed PMID：6600854. Epub 1983/03/01. eng.

70. Torisu M, Katano M, Kimura Y, Itoh H, Takesue M. New approach to management of malignant ascites with a streptococcal preparation, OK – 432. I. Improvement of host immunity and prolongation of survival. *Surgery* 1983；93（3）：357 – 364. PubMed PMID：6187080. Epub 1983/03/01. eng.

71. Stoelcker B, Echtenacher B, Weich HA, Sztajer H, Hicklin DJ, Mannel DN. VEGF/Flk – 1 interaction, a requirement for malignant ascites recurrence. *J Interfer Cytok Res* 2000；20（5）：511 – 517. PubMed PMID：10841080. Epub 2000/06/07. eng.

72. Gebbia V, Russo A, Gebbia N, Valenza R, Testa A, Palmeri S, et al. Intracavitary beta – interferon for the management of pleural and/or abdominal effusions in patients with advanced cancer refractory to chemotherapy. In Vivo 1991；5（6）：579 – 581. PubMed PMID：1810442. Epub 1991/11/01. eng.

73. Katano M, Morisaki T. The past, the present and future of the OK – 432 therapy for patients with malignant effusions. *Anticancer Res* 1998；18（5D）：3917 – 3925. PubMed PMID：9854504. Epub 1998/12/17. eng.

74. Yamaguchi Y, Satoh Y, Miyahara E, Noma K, Funakoshi M, Takashima I, et al. Locoregional immunotherapy of malignant ascites by intraperitoneal administration of OK – 432 plus IL – 2 in gastric cancer patients. *Anticancer Res* 1995；15（5B）：2201 – 2206. PubMed PMID：8572625. Epub 1995/09/01. eng.

75. Jackson GL, Blosser NM. Intracavitary chromic phosphate（32P）colloidal suspension therapy. *Cancer* 1981；48（12）：2596 – 2598. PubMed PMID：7306919. Epub 1981/12/15. eng.

76. Ariel IM, Oropeza R, Pack GT. Intracavitary administration of radioactive isotopes in the control of effusions due to cancer. Results in 267 patients. *Cancer* 1966；19（8）：1096 – 1102. PubMed PMID：5912325. Epub 1966/08/01. eng.

77. Kobold S, Hegewisch – Becker S, Oechsle K, Jordan K, Bokemeyer C, Atanackovic D. Intraperitoneal VEGF inhibition using bevacizumab：a potential approach for the symptomatic treatment of malignant ascites？ *Oncologist* 2009；14（12）：1242 – 1251. PubMed PMID：20008305. Epub 2009/12/17. eng.

78. Brown PD. Matrix metalloproteinase inhibitors：a novel class of anticancer agents. *Adv Enzyme Regul* 1995；35：293 – 301. PubMed PMID：

7572350. Epub 1995/01/01. eng.

79. Watson SA, Morris TM, Robinson G, Crimmin MJ, Brown PD, Hardcastle JD. Inhibition of organ invasion by the matrix metalloproteinase inhibitor batimastat (BB − 94) in two human colon carcinoma metastasis models. *Cancer Res* 1995; 55 (16): 3629 – 3633. PubMed PMID: 7627972. Epub 1995/08/15. eng.